U0284736

国家卫生健康委员会"十四五"规划教材

全国高等学校药学类专业研究生规划教材

供药学类专业用

药代动力学理论与实践

主　　编　王广基

副 主 编　刘晓东

编　　委（按姓氏笔画排序）

王广基（中国药科大学）

刘东阳（北京大学第三医院）

刘克辛（大连医科大学）

刘晓东（中国药科大学）

李　川（中国科学院上海药物研究所）

余露山（浙江大学药学院）

阿基业（中国药科大学）

陈西敬（中国药科大学）

郝海平（中国药科大学）

柳晓泉（中国药科大学）

潘国宇（中国科学院上海药物研究所）

人民卫生出版社

·北　京·

图书在版编目（CIP）数据

药代动力学理论与实践 / 王广基主编 . —北京：
人民卫生出版社，2022.7
　　ISBN 978-7-117-32822-7

　　Ⅰ. ①药… 　Ⅱ. ①王… 　Ⅲ. ①药物代谢动力学–研究
Ⅳ. ①R969.1

　　中国版本图书馆 CIP 数据核字（2022）第 014791 号

人卫智网	www.ipmph.com	医学教育、学术、考试、健康，购书智慧智能综合服务平台
人卫官网	www.pmph.com	人卫官方资讯发布平台

药代动力学理论与实践
Yaodai Donglixue Lilun yu Shijian

主　　编：王广基
出版发行：人民卫生出版社（中继线 010-59780011）
地　　址：北京市朝阳区潘家园南里 19 号
邮　　编：100021
E - mail：pmph @ pmph.com
购书热线：010-59787592　010-59787584　010-65264830
印　　刷：北京华联印刷有限公司
经　　销：新华书店
开　　本：850×1168　1/16　　印张：29
字　　数：735 千字
版　　次：2022 年 7 月第 1 版
印　　次：2022 年 8 月第 1 次印刷
标准书号：ISBN 978-7-117-32822-7
定　　价：109.00 元
打击盗版举报电话：010-59787491　E-mail：WQ @ pmph.com
质量问题联系电话：010-59787234　E-mail：zhiliang @ pmph.com
数字融合服务电话：4001118166　E-mail：zengzhi @ pmph.com

出版说明

研究生教育是高等教育体系的重要组成部分,承担着我国高层次拔尖创新型人才培养的艰巨使命,代表着国家科学研究潜力的发展水平,对于实现创新驱动发展、促进经济提质增效具有重大意义。我国的研究生教育经历了从无到有、从小到大、高速规模化发展的时期,正在逐渐步入"内涵式发展,以提高质量为主线"的全新阶段。为顺应新时期药学类专业研究生教育教学改革需要,深入贯彻习近平总书记关于研究生教育工作的重要指示精神,充分发挥教材在医药人才培养过程中的载体作用,更好地满足教学与科研的需要,人民卫生出版社经过一系列细致、广泛的前期调研工作,启动了国内首套专门定位于研究生层次的药学类专业规划教材的编写出版工作。全套教材为国家卫生健康委员会"十四五"规划教材。

针对当前药学类专业研究生教育概况,特别是研究生课程设置与教学情况,本套教材重点突出如下特点:

1. 以科学性为根本,展现学科发展趋势 科学性是教材建设的根本要求,也是教材实现教学载体功能的必然需求。因此,本套教材原则上不编入学术争议较大、不确定性较高的内容。同时,作为培养高层次创新人才的规划教材,本套教材特别强调反映所属学术领域的发展势态和前沿问题,在本领域内起到指导和引领作用,体现时代特色。

2. 以问题为导向,合理规划教材内容 与本科生相比,研究生阶段更注重的是培养学生发现、分析和解决问题的能力。从问题出发,以最终解决问题为目标,培养学生形成分析、综合、概括、质疑、发现与创新的思维模式。因此,教材在内容组织上,坚持以问题为导向,强调对理论知识进行评析,帮助学生通过案例进行思考,从而不断提升分析和解决问题的能力。

3. 以适用性为基础,避免教材"本科化" 本套教材建设特别注重适用性,体现教材适用于研究生层次的定位。知识内容的选择与组织立足于为学生创新性思维的培养提供必要的基础知识与基本技能。区别于本科教材,本套教材强调方法与技术的应用,在做好与本科教材衔接的同时,适当增加理论内容的深度与广度,反映学科发展的最新研究动向与热点。

4. 以实践性为纽带,打造参考书型教材 当前我国药学类专业研究生阶段人才培养已经能与科研实践紧密对接,研究生阶段的学习与实验过程中的知识需求与实际科研工作中的需求具有相通性。因此,本套教材强化能力培养类内容,由"知识传授为主"向"能力培养为主"转变,强调理论学习与实际应用相结合,使其也可以为科研人员提供日常案头参考。

5. 以信息平台为依托,升级教材使用模式 为适应新时期教学模式数字化、信息化的需要,本套教材倡导以纸质教材内容为核心,借用二维码的方式,突破传统纸质教材的容量限制与内容表现形式的单一,从广度和深度上拓展教材内容,增加相关的数字资源,以满足读者多元化的使用需求。

作为国内首套药学类专业研究生规划教材,编写过程中必然会存在诸多难点与困惑,来自全国相关院校、科研院所、企事业单位的众多学术水平一流、教学经验丰富的专家教授,以高度负责的科学精神、开拓进取的创新思维、求真务实的治学态度积极参与了本套教材的编写工作,从而使教材得以高质量地如期付梓,在此对于有关单位和专家教授表示诚挚的感谢! 教材出版后,各位老师、学生和其他广大读者在使用过程中,如发现问题请反馈给我们(renweiyaoxue2019@163.com),以便及时更正和修订完善。

人民卫生出版社

2021 年 1 月

主编简介

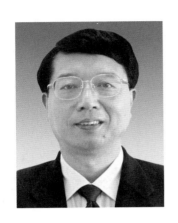

王广基，教授，博士研究生导师，中国工程院院士。曾任中国药科大学副校长。现任中国药科大学学术委员会主任委员、江苏省科学技术协会副主席、江苏省药物代谢动力学重点实验室主任、国家中医药管理局中药复方药代动力学方法学重点研究室主任。兼任中国药学会应用药理专业委员会名誉主任委员，中国药理学会制药工业专业委员会主任委员，江苏省药理学会理事长。是第十一届、第十二届全国人大代表。

为"863"重大专项"临床前药代动力学关键技术及平台研究"的全国牵头人，建立了具有国际先进水平的临床前药代动力学技术平台，成为我国创新药物研发的重要支撑，促进了我国创新药物的研发及产业化；创建了"靶细胞药代动力学-药效学结合研究"新理论及新模型，为靶点在细胞内药物及纳米靶向制剂的评价与研究提供了新方法；开拓了中药多成分药代动力学研究理论方法，解决多个关键技术难题，推动了我国中药新药研发现代化与中药国际化进程。获国家科学技术进步奖二等奖4项、省部级科技进步奖一等奖4项；获2012年何梁何利基金科学与技术进步奖。是教育部药物代谢动力学博士学位授权点学科带头人。

前　言

药代动力学(又称药物代谢动力学、药物动力学或药动学)是定量研究药物在体内吸收、分布、代谢和排泄规律的一门学科。在实验的基础上,通过求算相应的药代动力学参数,可以预测和评价药物在体内吸收、分布、代谢和排泄过程以及疾病状态下药物体内处置过程改变,为临床合理用药提供理论基础和参考依据。通过药物代谢产物和代谢机制研究,可能发现具有生物活性、临床更安全的新药,也可能发现药物产生潜在毒副作用的代谢产物。药代动力学是新药评价、临床药理学以及临床药物治疗学的重要内容。对药物代谢酶、转运体及其表达与功能调控、内源性代谢的相关研究,也在不断促进药代动力学学科的发展及其在基础生命科学的应用。

作为研究生教材,该书围绕药代动力学学科领域中热点、新药非临床和临床研究过程有关药代动力学难点进行分别论述。全书共十九章,与其他教材相比,本书重点阐述现代药代动力学理论在新药非临床/临床药物评价中的作用,着重强调理论性和实践性以及理论与实践融合贯通。

编者均为在中国药科大学、中国科学院上海药物研究所、北京大学、浙江大学、大连医科大学等高校和科研院所长期从事药代动力学研究生教学和科研方面经验丰富的专家、教授,本书理论性和实践性较强,可作为硕士生、博士生教材使用,也可作为从事药代动力学研究及相关科研人员的参考书。

王广基

2022 年 6 月

目　录

第六章　药物制剂生物利用度及其生物等效性评价　　101

第一章　药代动力学概述

药代动力学（pharmacokinetics，PK），或称药物代谢动力学、药物动力学、药动学、药物分布动力学，是研究药物在体内的吸收（absorption）、分布（distribution）、代谢（metabolism）和排泄（excretion）（简称 ADME）过程的一门学科。在服用药物后，随着时间的推移，药物首先从给药部位吸收进入体循环，通过被动扩散或主动转运的方式分布到各个组织 / 器官，在体内代谢酶作用下经过代谢或降解等生物转化，转化为代谢产物，同时部分药物或代谢物在血液或组织中与相应蛋白结合。最后，原型药物及其代谢物又通过尿液、粪便、汗液、乳汁等排出体外。经过上述体内过程，药物及其代谢物在体内浓度水平就会产生有规律的动力学变化。因此，药代动力学也可以理解为药物在时间、空间（身体各组织 / 器官）两个维度上、在体内发生的量变和质变的动态过程。药物在体内的质变可通过药物代谢和代谢通路研究加以阐释，而量变过程主要由药物浓度 - 时间曲线、拟合的数学模型加以描述，据此可以了解药物的药代动力学特点并估算药代动力学参数。药代动力学的内涵十分丰富，了解先导化合物或药物在体内外的吸收速度和程度、分布组织与器官、代谢类别、速度快慢、程度高低、代谢产物性质和特点、排泄路径与形式等，对评价先导化合物成药性，阐明药物在体内发挥药效、产生毒副作用、发生药代相互作用及其机制等至关重要。

迄今为止，药代动力学的发展已超过 100 年。药代动力学从最初经典的以理论模型研究为重点逐步发展成为以理论为基础、试验研究为工具、应用需求为导向的现代药代动力学。1913 年 Michaelis 和 Menten 提出了生物体内的药物随时间变化存在有规律的动力学变化问题。1919 年瑞士人 Widmark 利用数学公式对体内药物的动态变化做了数据分析，并于 1924 年与 Tandberg 共同提出开放式一室动力学模型。1937 年，瑞典乌普萨拉大学 Torsten Teorell 在 *International Archives Pharmacodynamics*（《国际药效学志》）上连续发表了 2 篇经过血管内和血管外给药后物质体内分布动力学论文，提出二室模型动力学假设，并用数学公式进行描述，标志着药代动力学模型理论研究取得实质性进展。然而，由于当时对药代动力学理论及应用价值的重要性认识有限，加之药物在体内过程各异、数学方法描述又十分复杂，药代动力学理论和模型研究进展缓慢。20 世纪 60 年代起，药理学、临床药物治疗学和生物科学的发展促进了人们对药物体内过程和药代动力学特点的关注；1953 年 Dost 博士编写了历史上第一本药代动力学教科书，1961 年 Nelson 发表了第一篇药代动力学综述。随着分析化学学科的发展和分析仪器的进步，生物样本中微量药物的定量测定再次促进了药代动力学的发展。1972 年，在美国马里兰州波兹大学国立卫生科学研究所召开的药理学与药代动力学国际会议上，药代动力学作为一门独立学科被正式确认，并自此在世界范围内迅速推广。

　　20世纪70至80年代，我国药代动力学试验研究工作主要集中在测定动物和人体内血药浓度、尿药浓度、组织浓度等内容，借助线性房室模型和非线性房室模型研究药物的药代动力学特点、评价生物等效性，后逐步扩展到药物从给药部位的吸收、在机体各个组织/器官的分布、体内代谢和排泄的规律性，以及影响因素的研究。药代动力学知识的普及和研究的广泛开展，帮助培养了大批既具有扎实理论基础，又具有一定实践经验的高级专业人才，药代动力学研究开始推进到代谢酶、基因多态性、转运体及其调控机制等方向的前沿研究。20世纪末，随着人民生活水平的快速提高，大众对健康和医药需求旺盛，并由此掀起了我国新药研发，特别是仿制药研发的高潮，药代动力学研究和生物等效性评价进入高速发展时期。先导化合物的药代动力学性质在创新药物成药性评价中发挥越来越重要的作用，国家"863"计划、连续多个"五年计划"均资助药代动力学平台的建设和研究，由中国药科大学王广基教授等牵头组织的全国12家最具实力的药代动力学研究单位，对药代动力学关键技术进行攻关，经过近十年的努力，建立和完善了药代动力学平台体系，促进我国药代动力学研究水平与国际接轨。21世纪初期，随着细胞生物学、分子生物学的快速发展，药代动力学又逐步从宏观的整体动物、人、组织/器官水平向微观的细胞、亚细胞器、微粒体、酶、DNA等分子水平深入，使得科学家越来越清晰地认识到药物在体内不同组织器官中所经历的吸收、分布、代谢、排泄等体内过程，了解到动态变化过程中涉及的代谢酶、转运体及上游基因、核受体等调控方式，不仅为临床药物检测、个体化给药方案设计、药物代谢酶基因多态性与个体差异、临床药物相互作用等研究提供了强大的技术保障，而且在创新药物研发、早期成药性评价、药物新结构设计、药物剂型设计、药物作用靶点诸多方面发挥了重要作用。

一、药代动力学与创新药物研发

　　药代动力学在新药研发中的作用至关重要。有资料统计显示，20世纪新药研发，由于未重视先导化合物的药代动力学性质，在所有未能成功上市的药物中，因药代动力学性质问题而造成新药研发失败的比例最高，占所有因素（包括药物有效性、安全性等）的40%。考虑到每个成功上市的创新药物研发周期漫长（一般10~15年）、资金耗费庞大（平均5亿~10亿美元），新药研发失败不仅占用大量人力、物力资源，造成巨大经济损失，还产生高昂的新药研发时间成本。进行药代动力学研究，对先导化合物进行早期成药性评价，及时排除成药性不佳的候选药物，对于创新药物研发意义重大。目前，药代动力学已经与药理学、毒理学并列成为早期新药研发评价的三大核心内容。

　　先导化合物或候选药物的药代动力学研究对新药研究、临床应用意义重大，可以为更新、更优的结构药物设计、更精准的给药方式、深入的机制研究等提供重要信息。通过对药物在体内吸收方式、吸收特征的研究，不仅可以了解药物吸收的速度和程度，评价生物利用度，还可以指导药物结构改造，或者设计前体药物，研制吸收更好、生物利用度更高的药物，提高药物的有效性和安全性。通过研究药物在体内各个组织器官的分布、药物与血浆或组织蛋白结合能力，以及在血液循环系统与组织器官中的转运特点，不仅可以了解药物主要分布器官，阐明病灶组织药效作用精准性、特殊组织/器官毒性，还可以为药物高分布组织/器官与病灶组织/器官可能的关联研究、未知作用靶点的重要机制研究提供线索。药物在体内的代谢方式、代谢产物和代谢速度是药代动力学研究的核心内容，其体内的代谢/消除速度决定生物半衰期，是临床制定给药方案、给药时间间隔的关键参数；药物在体内的代谢通路、代谢酶是研究和评估临床药物相互作用的重要因素,也是考察基因多态性造成个体差异的关键所在;代谢产物的药效和毒性则是评价药物作用效果及药物是否具有潜在毒性的关键指标。药物在体内的排泄方式、排泄途径不仅是药代动力学性质的重要特征,还与药物的肾脏毒性、肠肝循环、乳汁分泌药物、婴幼儿哺乳安全紧密相关。

先导化合物或候选药物的体内药代动力学特征、药代动力学参数是了解药物个性特征的核心数据,而药代动力学曲线是展示药物药代动力学性质最直接、最形象的方式。通常情况下,以给药后各时间点为横坐标,以对应时间点测定的外周血中药物浓度为纵坐标,绘制药物浓度—时间曲线,可形象地展示药物浓度随时间的变化。根据药物的性质和体内转运特点,药代动力学还建立了房室模型理论,即:把机体视为一个大的房室系统,按照药物的动力学特性和血流交换速度,将系统分为若干个小的房室,根据药物在各个房室之间的转运情况,建立药代动力学数学模型。上述模型不仅可以计算一些重要的药物性质参数,如消除速度常数、半衰期、清除率、表观分布容积、曲线下面积等,用于评估药物性质,比较不同剂型、不同结构改造药物药代动力学特点,还可以根据模型和参数对药代动力学曲线进行模拟,对不同给药剂量下药代动力学曲线、体内暴露水平进行预测,可极大方便药代动力学研究和临床给药剂量、给药方案设计,为药物治疗的精准、有效、低毒提供非常重要的参考数据。

二、药代动力学与临床个体化用药

药代动力学研究的最终目标是保障临床药物使用的安全性和有效性,其对药物临床研究、个体化给药方案制订或设计等至关重要。对绝大多数药物来说,在患者使用药物时,其疗效、毒性与血药浓度的关系比给药剂量的关系更加紧密。临床药代动力学(clinical pharmacokinetics)定量描述药物在人体内的吸收、分布、代谢和排泄过程,在药物临床给药剂量、给药方式或给药频次等给药方案的制定、治疗药物监测(therapeutic drug monitoring,TDM)和药物相互作用研究中应用广泛。例如,经过药物临床药代动力学研究,可以建立数学模型、估算参数、预测血药浓度变化,通过改变给药剂量、给药时间间隔方式来调节血药浓度,以此提高药物的疗效或降低毒性。另外,药物在进入临床研究前,需要首先对候选药物进行药代动力学研究、与已知参比制剂进行生物等效性研究,进一步考察不同种族、年龄、性别、遗传背景、特殊人群等因素对药物在人体内代谢过程的影响,对临床应用、阐释药效或毒副作用、新药设计、改进药物剂型、设计合理的给药方案、提高治疗的有效性与安全性,以及评价药物相互作用均具有重要意义。

临床上,多种因素可能影响药物在个体内的药代动力学行为,其中遗传基因变异可能非常明显地影响人体对药物的反应,此领域属于遗传药理学(pharmacogenetics)范畴。遗传药理学包括药效动力学(pharmacodynamics,PD)和药代动力学两方面,据统计,在绝大多数药物的使用中约 1/3 患者不能取得满意疗效,约 1/6 患者发生不同程度的不良反应,总的安全有效率仅约 50%,药物不良反应位居人类第 5 大死亡原因。现代医学研究表明,药物代谢酶遗传因素是造成药物反应个体和群体差异的主要原因。例如,采用单核苷酸多态性(single nucleotide polymorphism,SNP)相关性研究药物代谢细胞色素 P450 酶,如 CYP3A、CYP2C9 的基因遗传多态性(genetic polymorphism),可以提示不同基因型患者在应用如下药物时出现疗效和毒性异常现象,如免疫抑制剂(他克莫司、环孢素等)、抗精神病类药物(卡马西平等)、抗凝药物(华法林)、抗肿瘤药物(硫唑嘌呤、伊利替康等)等,为避免药效降低或者出现毒副反应提供个体化指导。

药物在体内的药效动力学和药代动力学行为还会受到生物节律的影响,如 5- 氟尿嘧啶体内的代谢酶——二氢嘧啶脱氢酶存在昼夜变化,一些疾病如冠脉梗死、心绞痛和哮喘等在 24 小时内的发病概率也是不同的。由于生物时辰节律的存在,药物与机体的相互作用呈时辰变化,出现了时辰药理学(chronopharmacology)、时辰药代动力学(chronopharmacokinetics)和时辰治疗学(chronotherapy)、时辰毒理学(chronotoxicology)等研究课题。其研究引申出关于抗高血压药、抗缺血药、平喘药、激素、免疫调节剂和细胞毒性药物的治疗新概念,有助于调整给药时间,使之与生物节律和疾病节律相适应,达到增加疗效、降低毒副作用的目的。如哮喘患者的病情夜间比白天严重,服用茶碱后的代谢节律表明,血药浓度白天比夜间高,这与哮喘病情变化的节律相吻合,通过调整剂量可以科学解决这一问题,即白天减少给药剂量,晚上增加给药剂量。又如氨基糖苷类抗生素通常以 1 次 /12 小时的频率给药,该药物时辰药代动力学研究表明其主要经肾排出,并对肾和听神经有一定毒性,但该药物白天血药浓度较低,夜间浓度较高。利用该药物的时辰变化特点,晚间减少用药剂量,可降低体内血药浓度从而降低毒性;而白天增加用药剂量,能提高体内药物浓度,达到较好的抗菌作用。

三、药代动力学与药物结构优化

药代动力学研究可以为更优的药物结构设计和改造提供关键数据。水杨酸最早从柳树中提取,具有良好的退热止痛作用,但毒性很大,尤其对胃刺激强烈。德国化学家霍夫曼在犹太籍导师阿图尔·艾兴格林指导下第一次合成了水杨酸的前体药物——乙酰水杨酸,即阿司匹林,它保持了水杨酸的解热镇痛作用,而毒性和副作用大为降低。事实上,阿司匹林是水杨酸的前体药物,在体内容易代谢生成水杨酸,从这个角度看,阿司匹林是一个简单的利用体内代谢规律设计前药的最早范例。药物的体内过程取决于药物的自身性质,特别是其化学结构。通过对药物体内过程与化学结构的关系研究,建立药代动力学、药效动力学与药物化学结构的相关关系,有助于合理设计体内过程生物利用度更高的新药。如抗生素氨苄西林在胃酸 pH 下稳定,但吸收不好,生物利用度只有 30%~50%,而在苯环上引入羟基形成阿莫西林后生物利用度可达 90%。对结构进行改进不仅能提高生物利用度,还能改变药物的生物半衰期,从而调整给药时间间隔和频次。普通青霉素半衰期不到 1 小时,需要每天数次用药。长效青霉素是青霉素的二苄基乙二胺盐,体内可逐渐水解为活性物青霉素,半衰期长达数天,血药浓度可维持 2 周,可以 2~3 天甚至更长时间用药一次,对敏感细菌引起的轻、中度感染或预防感染具有良好效果。另外,对药物在体内的代谢产物及其活性进行研究,有助于发现新的药物。例如,抗组胺药物特非那定有很好的抗过敏作用,但该药高剂量时,可导致患者心电图的 Q-T 延长,在与红霉素、氟康唑等 CYP3A4 抑制剂合用时,更易发生心脏毒性,甚至危及生命安全,而其活性代谢产物非索非那定(fexofenadine)在体内不经 CYP3A4 代谢,心脏毒性作用明显降低;通过氯雷他定(loratadine)代谢产物活性研究,得到了活性更强的抗组胺药物地氯雷他定(desloratadine);通过对地西泮的代谢产物研究,得到其系列活性代谢产物,这些产物多数已作为药物上市。

四、药代动力学与药物作用新机制及新靶点发现

药代动力学研究是药物的药理 / 药效 / 毒性机制探索、药物作用新靶点发现的重要途径。药代动

力学一个重要研究内容是阐明药物在体内各个组织、器官的暴露水平，一般来说，药物在高暴露的器官组织中产生药效作用、毒性作用的可能性更大。例如，酪氨酸激酶抑制剂通常对肺组织亲和性强，组织暴露水平高，这类药物如果用于治疗肺癌，其靶向作用很好，但如果用于治疗其他组织器官的肿瘤，其在肺组织中较高的暴露水平会导致较强的肺毒性。中枢神经系统作用药物通常需要进入神经系统才能发挥很好的作用，这类药物的药效也常取决于在中枢神经系统中暴露水平的高低。但由于中枢神经系统直接给药非常困难，通常以注射或口服方式给药，这种情况下，药物从外周进入中枢神经系统存在通过血脑屏障的阻碍，大部分药物虽然在外周可以达到较高暴露水平，但进入中枢神经系统的比例很低，所以此类药物的药效难以保障。例如，左旋多巴口服给药后，大部分药物在外周被破坏，能通过血脑屏障进入中枢神经系统发挥药效作用的药物量很少。如果能改进药物结构，将此类药物设计成前体药物，在外周保持稳定，进入中枢神经系统后再代谢生成左旋多巴，就可以大幅提高药效。当然，最新研究发现，治疗中枢神经系统疾病的药物并不一定必须进入中枢神经系统。药物可以通过脑-肠轴等方式，通过作用于中枢神经系统之外的肠道或外周，以间接方式发挥作用。例如，有研究发现人参皂苷 Rg1，虽然具有良好的神经保护作用，但不管是口服还是静脉注射，都难以进入中枢神经系统。其减轻脑部炎症作用非常明显，但通过直接注射进入脑脊液的给药方式，药效反而不佳。究其原因，主要是因为人参皂苷 Rg1 不是在中枢神经系统发挥直接作用，而是通过抑制外周犬尿氨酸通路，减少炎症物质对中枢神经系统刺激，通过脑-肠轴间接对中枢神经系统产生药效。另外，有研究发现一些其他中药成分，如小檗碱通过影响肠道胆盐水解酶，通过牛黄胆酸和肠道 FXR 信号通路发挥降脂作用；三七皂苷 R1 还可以通过改变肠道菌群组成、改善肠道生理状态，间接发挥脑保护作用。

五、药代动力学与创新药物制剂评价

药代动力学研究可以为药物制剂设计、给药方式设计、评价不同制剂产品生物等效性提供核心依据。对于治疗急性疾病需要迅速发挥药效的药物，可以设计为注射剂、速溶片、分散片、口腔崩解片等，加快药物的释放、溶解和吸收，使其在体内或者所需组织 / 器官中快速达到所需浓度而发挥作用。对于药物生物半衰期短，但需要长时间维持的慢性疾病，如高血压、糖尿病等，除了可以考虑对药物结构进行改进，延长药物半衰期外，还可以考虑在药剂学角度设计为缓控释制剂，使得药物持久缓慢释放，发挥持续作用，达到减少给药次数、方便患者服药的目的，如硝苯地平渗透泵片。对于需要定位于特定组织、器官、细胞的药物，可以利用对特定组织、蛋白、靶点有精准靶向亲和的特点，采用纳米药物、脂质体药物、微球药物、抗体偶联药物（antibody-drug conjugate，ADC）、嵌合抗原受体修饰（chimeric antigen receptor，CAR）的 T 细胞治疗药物（CAR-T）等，实现精准靶向输送药物目的。对同一个药物来说，为保证不同剂型、不同厂家生产药物质量稳定性、产品可靠性和临床药效一致性，对不同厂家生产药物进行药物含量、溶解 / 溶出速度、进入体内的速度和程度等质量的一致性评价显得十分重要和必要。其中，生物等效性研究是评价药品质量、保障药效最关键和核心的环节。

六、细胞药代动力学

传统药代动力学重点研究药物在人体或者动物体内吸收、分布、代谢和排泄过程，通常以血药浓度、组织器官中药物浓度为指标进行衡量，而药物作用的靶点常常在细胞内部，甚至亚细胞器内，而外周循

环系统中的血药浓度或组织器官中药物浓度水平往往无法反映药物在细胞内或亚细胞器内的水平,难以为药物作用的细胞内效应提供可靠参考。因此,亟须将传统的"宏观药代动力学"研究拓展到微观的细胞/亚细胞水平进行研究。从20世纪末至21世纪初,药代动力学研究逐渐从经典的整体动物、组织器官的宏观水平向精细的细胞、亚细胞器、分子靶点等微观水平方向发展。细胞药代动力学(cellular pharmacokinetics)就是指将单个细胞看作一个整体,定量研究药物在细胞/亚细胞水平上的摄取、转运、代谢和外排的动力学过程,包括药物透过细胞膜、亚细胞器膜,在细胞质、各亚细胞器中随时间而产生的质变和量变过程。细胞药代动力学可反映药物在"微观"细胞及亚细胞水平上的动力学变化规律,阐明药物进入细胞内及亚细胞器内药物浓度水平,通过建立数学模型进一步阐明药物在细胞内的处置规律、预测和评价药物在细胞内分布和消除特点,为研究药物的精准靶向及阐明药效或毒性提供可靠数据。通过使用不同组织器官来源的细胞株,可以研究药物在其作用靶组织/器官细胞中摄取与外排等药代动力学特点,阐明药物在不同类别组织/器官特殊细胞中的靶向性。

进一步地,通过研究药物在细胞内和亚细胞器内的分布、作用靶点蛋白的结合,可以阐明药物在细胞内、亚细胞器内的精准靶向作用。对于肿瘤细胞,细胞药代动力学研究尤为重要,不仅可以了解药物进入肿瘤细胞内、亚细胞器内和靶点的能力,而且通过研究肿瘤细胞对药物的摄取和外排作用,可以阐明肿瘤细胞因外排转运体介导的耐药机制,为寻找逆转耐药方法、实现增强抗肿瘤药物的作用敏感性提供依据。在早期药物的药代动力学性质和早期成药性评价方面,采用细胞药代动力学方法研究先导化合物生物膜透过特点、Caco2细胞摄取与透过性质,可以预测和评价药物的生物利用度,为口服药物成药性评价提供依据;通过研究先导化合物在细胞内、不同亚细胞器内的分布与暴露水平,可以预测药物在特定细胞内和亚细胞器内的分布,评价药物作用的精准性和靶向性;通过全面研究药物在细胞内的处置过程,可有效筛选评价新型细胞靶向药物,提高成药性评价的准确性和效率,降低药物研发的风险;通过指导设计靶向前药或制剂,可以提高药物靶向性,降低毒副作用,增加新药/新制剂研发的成功率。

七、中药药代动力学

中药成分众多、体内浓度低、机制复杂,其体内过程是个"黑箱",中药药代动力学研究是一个世界级科学难题,也是阐明中药药效成分和体内过程、探索中药作用机制、进行体内药效评价的关键所在。研究中药成分和体内药代动力学是提高中药质量标准、确保中药药效的根本保证,也是中药现代化和国际化的必由之路。中药具有组方多样、药物成分众多、体内代谢转化复杂、药物成分不明、作用靶组织或靶点不清、作用机制不明等诸多特点,进行中药成分分析、代谢转化研究是进行中药药代动力学研究的基础。

与单成分药物的药代动力学相比,中药药代动力学特色鲜明,挑战巨大。首要问题是中药药代动力学如何确定测定的药物成分和需要测定哪些成分。这个问题看似非常简单,实际非常复杂,内涵也极为丰富。因为确定的药物成分不仅要求能够被很好地检测,而且必须是主要药效成分,具有代表性,其作用靶点、作用机制基本清晰。在药物成分检测方面,随着色谱分离技术、质谱检测技术、高通量信息解析技术的进步和分析测试仪器、软件的快速发展,目前已经有能力实现单次进样对众多中药复杂成分进行全面定性分析,同时对中药内所含成分或者体内微量药物成分进行定量检测,为中药药代动力学研究提供了基本保障。在药效成分确定方面,可根据单个药物成分药理学研究加以确定。如果单个药物成分的药效与组方中药或者中药提取物药效相似，那么检测的药物成分基本明确。但大量研究工作显示，提取的单个药物成分往往药效不明显或者大大弱于组方中药或者中药提取物，提示单个药物成分的发挥可能依赖于中药中其他成分，这种情况下，研究药物成分组合药效显得非常必要。在发现组合药物成分取得良好药效后，增加检测药物成分进行多成分中药药代动力学研究显得很有必要。但选择进行多成分中药药代动力学研究后，采用什么方式对多个成分的中药药代动力学数据进行整合，为临床用药方案设计、给药剂量确定和方便药代动力学／药效动力学（PK/PD）研究提供参考和依据，考验着中药药代动力学的研究。

中药药代动力学研究本身并不强制要求明确药效作用靶点、作用机制，但明确药物成分的作用靶点、作用机制对于确定中药药代动力学研究的药物成分、进行 PK/PD 研究意义重大。例如，很多中药原型成分难吸收，蓄积在胃肠道，体外试验无效，但可通过改变肠道菌群或体内活性物质，或在菌群作用下生成活性代谢物发挥间接药效。研究中药成分肠道代谢、吸收对肠道菌群与体内活性物质的影响，有利于阐释口服难吸收中药成分的作用机制，是确定中药药代动力学测定药效成分的可靠依据。

中药药代动力学研究的另外一个难点问题是 PK/PD 研究缺乏药效标志物。中药药效作用不同于西药，具有整体性、本质性、渐进性、缓和性的特点，特别对于慢性疾病，很多中药治疗疾病是基于药物对机体功能，特别是代谢功能的调节而实现的。大量研究表明，对于机体代谢和功能调节药物来说，采用代谢组学研究药物对机体代谢调节作用进而评价中药药效具有很好的现实性和可行性，药物对代谢的调节作用、代谢通路调节和代谢通路中典型分子的调节是表征药效的有效手段。通过代谢组学研究发现药效的分子标志物不仅可以为中药提供药效指标，还可为中药 PK/PD 研究提供可靠基础。

八、药代动力学与代谢组学结合研究

药代动力学与代谢组学结合研究是近年来药代动力学研究的一个重要方面。代谢组学重点研究广泛参与机体生命活动、具有各种代谢功能的内源性小分子，而药代动力学主要研究药物在体内的代谢和处置过程。两者虽然在研究对象上有所区别，但本质上具有相似之处。很多数据表明内源性物质的代谢消除、排泄与外源性物质（如药物／毒物）具有很高的相似性和一定的重叠性。内源性分子和药物共用相同、相似的代谢酶和转运体。例如，在代谢方面，细胞色素 P450 酶亚型 CYP3A4 对多种甾体类激素、CYP7A1 对胆固醇、CYP4F 对前列腺素、CYP2J 对花生四烯酸产生代谢作用，内源性胆红素、5- 羟色胺常经过 UGT 酶进行葡糖醛酸结合代谢；在排泄方面，OAT 类转运体介导多种胆汁酸、尿酸、甲状腺激素、前列腺素转运，而很多含有羧基基团的药物也是经过此转运体外排。

从研究内容看，药代动力学是研究药物在体内吸收、分布、代谢、排泄的行为、特点和规律的学科，其重点是描述随时间变化，药物在机体内空间转移、质变和量变的体内过程。这种药物在体内的过程反映的是机体对药物的处置作用。而代谢组学研究生物体在基因调控、蛋白质和系统代谢作用下，体内小分子随生物体的生长、发育、变化（突变）、疾病、衰老等过程而导致的数量和浓度水平上的变化规律，是生物体代谢特点，或特定病理、生理条件下的代谢变化特征。从药物治疗疾病、对机体产生影响的角度看，代谢组学探讨的生物体内源性分子变化反映了药物对机体的影响和调节作用，与药代动力学反映的机体对药物的作用互相对应和补充。

不仅如此，药代动力学与代谢组学还存在更密切、更深层次的关联。大量临床数据证实，不同的个

体在服用相同药物时,即使给药剂量相同,体内血药浓度水平、药代动力学行为也会产生很大差异,因此,在临床上相同给药方案往往造成药效减弱或毒副作用加大的情况。究其原因,与个体的性别、年龄、遗传特征、生理特点、脏器功能、情绪、工作状态、运动强度、营养状况及所处的环境等有关。如何准确表征个体差异,根据个体特点制订临床给药方案、设定给药剂量,一直是临床药学需要解决的最重要的问题。以基因多态性为核心的药物基因遗传学研究长期以来是临床个体化用药、给药剂量调整的核心依据,但其局限性在于无法体现遗传因素以外的其他因素对个体差异造成的影响。越来越多的证据表明,遗传因素以外的其他因素对个体差异造成的影响更大。单纯考虑药物遗传学因素 - 药物代谢酶的基因多态性远远不能满足迅速发展的临床需求。但如何表征个体差异一直是未解难题,系统生物学特别是代谢组学为表征个体差异提供了一个很好的平台,代谢组学所反映的个体差异有望为临床个体化用药提供可靠的数据和支持。"药物代谢组学(pharmaco-metabonomics)"的概念应运而生,其核心内容是依据干预前个体的基础数据信息预测机体给药或受到外源性物质 / 毒物影响后药物 / 毒物在体内暴露水平和由此而产生的药效、毒性、不良反应等,为临床药学研究和个体化给药方案设计带来新的发展。

九、展望

药代动力学研究在创新药物研发、药物结构优化、临床安全用药、个体化给药方案设计、药物作用机制 / 靶点发现、新剂型药代动力学性质及等效性评价等多个领域已经得到广泛应用,并显示出极高的应用价值。随着相关学科、领域的快速发展,药代动力学研究内容和应用范畴逐步扩大。中药研究和创新中药研发促进了药代动力学从传统研究单个药物及个别代谢物逐渐扩展到以多个中药成分、多个代谢物为检测对象的中药药代动力学,为阐明中药药效物质基础、提高中药质量和药效稳定性提供了科学数据。临床上,借助代谢酶的基因多态性研究、阐明个体差异化代谢特点的药物代谢组学发展为临床药物选择和剂量调整、药效 / 毒性预测提供了新的技术手段。而细胞和分子生物学的蓬勃发展促进了药代动力学从经典研究整体动物 / 人、各组织 / 器官、血液 / 尿液等深入到细胞 / 亚细胞水平,扩大到种类丰富、功能复杂、定位于不同组织的代谢酶和转运体,为实现从经典的"宏观"药代动力学向"精准""微观"药代动力学发展奠定了牢固基础。

不可否认,虽然药代动力学取得了前所未有的发展和进步,但在基础研究和应用研究方面仍然面临着巨大挑战。特别是随着生物大分子药物(如多肽、多糖、核酸、RNA 等)和生物药物(如活细胞药物、ADC、CAR-T 等)的不断出现,沿用传统的药代动力学研究方法、手段和评价标准已经不能适应新型药物的药代动力学研究要求。为开拓药代动力学研究思路、创新研究方法与手段,调整评价标准已经成为药代动力学发展亟须解决的问题,有待大家共同努力。

(王广基   阿基业)

参考文献

[1] 王广基,刘晓东,柳晓泉 . 药代动力学 . 北京:化学工业出版社,2005.
[2] 周宏灏 . 遗传药理学 . 北京:人民军医出版社,2003.
[3] 刘晓东,柳晓泉 . 药代动力学教程 . 南京:江苏科技出版社,2015.

［4］刘昌孝. 药物代谢动力学. 长沙:湖南人文科技出版社,1980.

［5］M. 吉伯尔迪,D. 佩里尔. 药物动力学. 2 版. 朱家璧,译. 北京:科学出版社,1987.

［6］M. 吉伯尔迪,D. 佩里尔. 药物代谢动力学. 2 版. 黄圣凯,陈刚,译. 南京药学院印刷厂,1984.

［7］NELSON E. Kinetics of drug absorption,distribution,metabolism,and excretion. J Pharm Sci,1961,50:181-192.

［8］SHELL J W. Pharmacokinetics of topically applied ophthalmic drugs. Survey of Ophthalmology,1982,26:207-218.

［9］ZHOU F,ZHANG J,LI P,et al. Toward a new age of cellular pharmacokinetics in drug discovery. Drug Metab Rev,2011, 43:335-345.

第二章　药代动力学经典理论

药物进入体内并发挥疗效前首先在体内经历吸收(absorption,A)、分布(distribution,D)、代谢(metabolism,M)和排泄(excretion,E)过程的处置(图2-1),简称ADME过程,然后才能到达相应的作用部位并发挥疗效。由此可见,药物在体内的处置过程在其疗效发挥中扮演十分重要的角色。药代动力学研究的目的就是要揭示药物在体内的动态变化规律,但药物在体内的处置过程极为复杂,且自始至终都处于动态变化之中,并受到体内外诸多因素的影响。为了揭示体内药量随时间变化的规律,药代动力学借助数学原理和方法,从速度论的角度出发,根据体内药量随时间变化的特点,建立特定的数学模型,然后根据体内药量和时间的数据及所建立的数学模型,采用计算机求得相应的药代动力学参数,通过这些参数来阐明体内药量随时间变化的规律。掌握了药物在体内的变化规律可以帮助我们了解药物疗效和毒性发生、发展的规律,阐明药物的疗效和毒性产生的物质基础,进而指导临床制订合理的给药方案,提高临床用药的安全性和合理性。

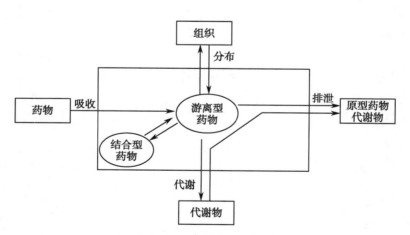

图 2-1　药物在体内的处置过程

第一节 房室模型基本原理

一、房室模型及其动力学特征

1. 房室模型的基本概念 药物在体内经历吸收、分布、代谢和排泄过程的处置,并始终处于动态变化之中,且这些处置过程可以受到体内外诸多因素的影响而发生改变。由此可见,药物的体内过程极为复杂,药物在体内的命运是这些处置过程综合作用的结果。为了阐明体内药量随时间变化的规律,常常要借助数学的原理和方法来定量描述药物体内过程的动态变化规律性。房室模型(compartment model)理论从速度论的角度出发,建立一个数学模型来模拟药物在机体内的处置过程,它将整个机体视为一个系统,按药物在体内的转运速率将机体划分为若干个房室(compartment)。把机体看成是由若干个房室组成的一个系统,称之为房室模型。

在上述模型中,房室划分的主要依据是药物在体内各组织或器官中的转运速率,将药物转运速率相同或相似的组织或器官可归纳成为一个房室。但这里所指的房室只是数学模型中的一个抽象概念,并不代表生理解剖学上的任何一个组织或器官,且对于不同的药物而言,每个房室中所包括的组织或器官可以是不同的,因此,房室模型的划分具有抽象性、相对性和主观随意性。但房室的概念又与机体各组织/器官的血流量、膜通透性等生理解剖学特性有一定的联系。同一房室中各组织/器官的药物浓度并不一定相同,但药物在其间的转运速率应是相同或相似的。

根据药物在体内转运速率的不同,可将机体划分为单房室模型和多房室模型。单房室模型是指药物可在体内迅速达到动态平衡,药物在全身各组织部位的转运速率是相同或相似的,此时把整个机体视为一个房室,称之为单房室模型或一房室模型,如图 2-2A 所示。多房室模型中最常见的是二房室模型,它将机体分为两个房室,即中央室(central compartment)和外周室(peripheral compartment),如图 2-2B 所示。中央室由一些膜通透性较好、血流比较丰富、药物易于灌注的组织/器官组成,如血液、心、肝、肾、肺等。药物在体内往往首先进入这类组织/器官,因为药物在其中的转运速率较快,血液中的药物可迅速与这些组织/器官中的药物达到动态平衡;外周室则是由一些血流不甚丰富、药物转运速率较慢,且难于灌注的组织/器官组成,如脂肪、静止状态肌肉等。这些组织/器官中的药物与血液中的药物需经一段时间方能达到动态平衡。

2. 房室模型的动力学特征 在采用房室模型研究药物的动力学特性时,首先要假设药物从房室中消除的速率及其在各房室间的转运速率均符合一级动力学过程。为了更好地理解这一点,有必要介

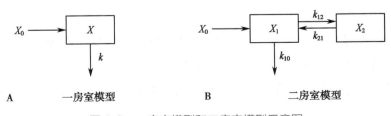

图 2-2 一房室模型和二房室模型示意图

绍一下化学反应动力学是如何将各种反应速率进行分类的。

若反应速率不受反应物量的影响而始终恒定,则称为零级反应,其数学式表达见式(2-1)。

$$\frac{\mathrm{d}x}{\mathrm{d}t} = -kx^0 = -k \tag{式(2-1)}$$

式(2-1)中,x 为反应物的量,k 为速率常数,$\mathrm{d}x/\mathrm{d}t$ 表示反应速率,负号则表示反应朝反应物量减少的方向进行。

若反应速率与反应物的量或浓度成正比,则称为一级反应,其数学式表达见式(2-2)。

$$\frac{\mathrm{d}x}{\mathrm{d}t} = -kx^1 = -kx \tag{式(2-2)}$$

若反应速率与反应物的量的二次方成正比,则称为二级反应,其数学式表达见式(2-3)。

$$\frac{\mathrm{d}x}{\mathrm{d}t} = -kx^2 \tag{式(2-3)}$$

在房室模型中假设药物在各房室间的转运速率以及药物从房室中消除的速率均符合一级动力学过程,其动力学过程属于线性动力学范畴。因此,房室模型又称线性房室模型,它只适合描述按线性动力学处置的药物体内过程。

按一房室模型处置的药物静脉注射给药后,其血药浓度 - 时间曲线呈单指数函数的特征,即半对数血药浓度 - 时间曲线呈直线关系,如图 2-3A 所示;按二房室模型处置的药物静脉注射给药后,其血药浓度 - 时间曲线呈现出双指数函数的特征,即半对数血药浓度 - 时间曲线呈双指数曲线,如图 2-3B 所示。这是我们判别一房室模型和二房室模型的重要动力学特征。

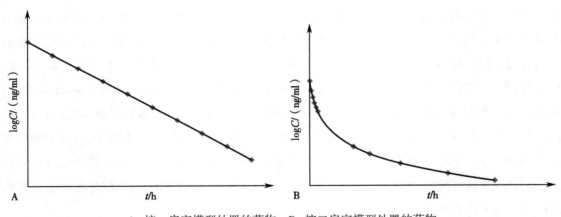

A. 按一房室模型处置的药物　B. 按二房室模型处置的药物

图 2-3　静脉注射给药后的血药浓度 - 时间曲线

二、拉普拉斯变换

药物在体内的处置过程多数属于一级过程,即线性过程,根据数学模型给出线性微分方程组,通常借助于拉普拉斯变换(Laplace transform,又称拉氏变换)求解,拉氏变换先将上述线性微分方程化为象函数的代数方程,再求出象函数 $F(s)$,然后经拉氏逆变换求得原微分方程的解。其过程如下:

$$f(t) \xrightarrow{\text{拉氏变换}} L[f(t)] \longrightarrow F(s) \xrightarrow{\text{拉氏逆变换}} L^{-1}[F(s)]$$
原函数　　　　　　　　象函数　　　　　象原函数

其定义为:将原函数乘以 e^{-st}(s 为拉氏算子),然后从 $0 \to \infty$ 积分即得象函数,象函数再经拉氏逆变换求得原微分方程的解。下面介绍几种在药代动力学研究中常见函数的拉氏变换:

1. 常系数 A 的拉氏变换

$$L[A] = \int_0^\infty A e^{-st} dt = -A\left(\frac{1}{s}\right) e^{-st} \Big|_0^\infty = \frac{A}{s} \qquad \text{式(2-4)}$$

2. 指数函数 e^{-st} 的拉氏变换

$$L(e^{-at}) = \int_0^\infty e^{-at} e^{-st} dt = \int_0^\infty e^{-(a+s)t} dt$$
$$= -\frac{1}{(s+a)} e^{-(a+s)t} \Big|_0^\infty$$
$$= \frac{1}{s+a} \qquad \text{式(2-5)}$$

3. 导数函数 $df(t)/dt$ 的拉氏变换

$$L[df(t)/dt] = \int_0^\infty df(t)/dt e^{-st} dt = \int_0^\infty e^{-st} df(t)$$
$$= e^{-st} f(t) \Big|_0^\infty - \int_0^\infty f(t) de^{-st} = s\bar{X} - f(0) \qquad \text{式(2-6)}$$

式中,将 $\int_0^\infty e^{-st} f(t) dt$ 定义为 $Lf(t) = \bar{X}$。

4. 和的拉氏变换

$$L[f_1(t) + f_2(t)] = L[f_1(t)] + L[f_2(t)] \qquad \text{式(2-7)}$$

即和的拉氏变换等于拉氏变换的和。

一些常用函数的拉氏变换见表 2-1。

表 2-1　一些常用函数的拉氏变换

函数,$F(t)$	拉氏变换,$f(s)$
1	$1/s$
A	A/s
t	$1/s^2$
Ae^{-at}	$A/(s+a)$
Ate^{-at}	$A/(s+a)^2$
$\dfrac{A}{\alpha}(1-e^{-at})$	$A/s(s+a)$
$\dfrac{A}{\alpha} e^{-(b/a)t}$	$A/(as+b)$
$\dfrac{(B-Aa)e^{-at}-(B-Ab)e^{-bt}}{b-a}(b \neq a)$	$(As+B)/(s+a)(s+b)$
$\dfrac{A}{b-a}(e^{-at}-e^{bt})$	$A/(s+a)(s+b)$

续表

函数,$F(t)$	拉氏变换,$f(s)$
$e^{-at}\left[A+(b-Aa)t\right]$	$(As+B)/(s+a)^2$
$-\dfrac{1}{PQR}\left[P(Aa^2-Ba+C)e^{-at}\right.$ $+Q(Ab^2-Bb+C)e^{-bt}$ $+R(Ac^2-Bc+C)e^{-ct}$ $\left.(P=b-c,Q=c-a,R=a-b)\right.$	$\dfrac{(As^2+Bs+C)}{(s+a)(s+b)(s+c)}$
$A\left[\dfrac{1}{ab}+\dfrac{1}{a(a-b)}e^{-at}-\dfrac{1}{b(a-b)}e^{-bt}\right]$	$A/s(s+a)(s+b)$
$\dfrac{A}{a}t-\dfrac{A}{a^2}(1-e^{-at})$	$A/s^2(s+a)$
$\dfrac{B}{ab}-\dfrac{Aa-B}{a(a-b)}e^{-at}+\dfrac{Ab-B}{b(a-b)}e^{-bt}$	$(As+B)/s(s+a)(s+b)$
$\dfrac{B}{ab}-\dfrac{a^2-Aa+B}{a(b-a)}e^{-at}$ $+\dfrac{b^2-Ab+B}{b(b-a)}e^{-bt}$	$\dfrac{(s^2+As+B)}{s(s+a)(s+b)}$

注:引自朱家璧.药物动力学.北京:科学出版社,1987.

三、房室模型的判别和选择

在运用房室模型估算药代动力学参数时,所选择模型对药代动力学参数估算有直接影响,如半衰期等药代动力学参数的估算值呈现出明显的模型依赖性,即选用不同的模型所估算出的结果是不同的,因此模型的选择显得尤为重要。在进行药代动力学分析时应首先确定所研究的药物按几室模型进行处置,一般可先用半对数图进行初步判断,但尚需计算机拟合后加以进一步的判断。在用计算机进行药代动力学分析时常用的判别标准有三个:

1. 残差平方和(R_e)

$$R_e=\sum_{i=1}^{n}(C_i-\hat{C}_i)^2 \qquad \text{式}(2\text{-}8)$$

式中,C_i为实测浓度,$\hat{C}_i$为拟合浓度。

2. 拟合度(r^2)

$$r^2=\frac{\sum\limits_{i=1}^{n}C_i^2-\sum\limits_{i=1}^{n}(C_i-\hat{C}_i)^2}{\sum\limits_{i=1}^{n}C_i^2} \qquad \text{式}(2\text{-}9)$$

3. AIC(Akaike's information criterion)值

$$AIC=n\ln R_e+2P \qquad \text{式}(2\text{-}10)$$

式中,n为实验数据的个数,P是所选模型参数的个数,R_e为加权残差平方和,P和R_e按式(2-11)和式(2-12)计算。

$$P = 2n \qquad\qquad 式(2\text{-}11)$$

$$R_e = \sum_{i=1}^{n} W_i\,(C_i - \hat{C}_i)^2 \qquad\qquad 式(2\text{-}12)$$

式中，n 为指数项的个数，W_i 为权重系数。权重系数可以为 1 或 $1/C_i$ 或 $1/C_i^2$，选择哪一个权重系数应视具体情况而定。

目前比较公认的判别法是 AIC 值法，该法被广泛地用于模型判别和选择。AIC 值的绝对值越小，则可认为该模型拟合越好，在两种模型算得的 AIC 值相同时，则以简单的模型为最佳拟合模型。在使用 AIC 值法选择模型时，应充分考虑到不同的权重系数对结果的影响，特别是当血药浓度范围跨度比较大时应考虑采用加权法估算药代动力学参数，以便减少估算的误差。

四、药代动力学参数的生理及临床意义

药代动力学参数（pharmacokinetic parameter）是反映药物在体内动态变化规律性的一些常数，如消除半衰期、药峰时间、药峰浓度、清除率、表观分布容积和血药浓度 - 时间曲线下面积等，通过这些参数来反映药物在体内经时过程的动力学特点及动态变化规律。药代动力学参数是临床制订给药方案的主要依据之一，根据药代动力学参数可以设计和制订安全有效的给药方案，包括给药剂量、给药间隔和最佳的给药途径等。此外还可针对不同的病理状态，制订个体化给药方案，提高用药的安全性和有效性。掌握这些参数还有助于阐明药物作用的规律性，了解药物在体内的治疗作用和毒性产生的物质基础。有些参数还是评价药物制剂体内质量的重要指标，在药剂学和新药的开发研究中常常被用于制剂的体内质量评价。

1. **药峰时间和药峰浓度**　药物经血管外给药后出现的最大血药浓度值为药峰浓度（$C_{\max}$），达到药峰浓度所需的时间为药峰时间（$t_{\max}$），如图 2-4 所示。

两者是反映药物在体内吸收速率的两个重要指标，常被用于药物吸收速率的评价。与吸收速率常数相比它们能更直观和准确地反映出药物的吸收速率，因此更具有实际意义。药物的吸收速率快，则达峰时间短，药峰浓度高，反之亦然。如 A、B、C 三种制剂的吸收程度相同，但吸收速率制剂 A>B>C，如图 2-5 所示。从图 2-5 可以看出 A、B、C 三种制剂的疗效和副作用也是不同的。

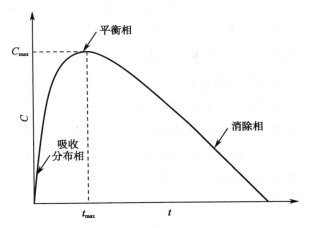

图 2-4　血管外给药的血药浓度 - 时间曲线

2. **消除半衰期**　消除半衰期（half life time，$t_{1/2}$）是指血药浓度下降一半所需的时间，其单位为 h 或 min。它是反映药物从体内消除速率快慢的一个重要的参数，它与消除速率常数之间存在倒数关系，临床上常用 $t_{1/2}$ 来反映药物消除的快慢，它是临床制订给药方案的主要依据之一。按一级过程消除的药物的半衰期和消除速率常数之间的关系可用式(2-13)表示：

$$t_{1/2} = \frac{0.693}{k} \qquad\qquad 式(2\text{-}13)$$

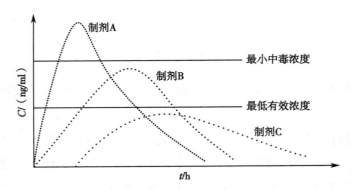

图 2-5　制剂 A、B、C 的血药浓度 - 时间曲线

3. 表观分布容积　表观分布容积（apparent volume of distribution，V_d）是药物在体内达到动态平衡时，体内药量与血药浓度的一个比例常数，其本身并不代表真实的容积，因此没有直接的生理学意义，主要用以反映药物在体内分布程度的广窄，其单位为 L 或 L/kg。对于单室模型的药物而言，其 V_d 与体内药量 X 和血药浓度 C 之间存在下列关系：

$$V_d = \frac{X}{C} \qquad 式（2-14）$$

药物的 V_d 大小取决于其脂溶性、膜通透性、组织分配系数、器官的大小和血流量及药物与血浆蛋白等生物物质的结合率等因素。如药物的血浆蛋白结合率高，则其 V_d 较小，血药浓度高。根据药物的 V_d 可以粗略地推测其在体内的大致分布情况。如药物的 V_d 为 3~5L，那么这个药物可能主要分布于血液，这类药物常常与血浆蛋白大量结合，因而难以向其他组织 / 器官转运，如保泰松、双香豆素和苯妥英钠等；如药物的 V_d 为 10~20L，则说明这个药物主要分布于血浆和细胞外液，这类药物往往不易通过细胞膜而进入细胞内液，如溴化物和碘化物等；如药物的 V_d 为 40L，则这个药物可以分布于血浆和细胞内、外液，表明其在体内可以广泛分布，如安替比林；有些药物的 V_d 非常大，可以达到 100L 以上，这一容积已远远地超过了体液的总容积，这类药物在体内往往有特异性的组织分布，如硫喷妥钠可以大量地分布于脂肪组织，因为它具有较高的脂溶性；而 ^{131}I 可以大量地浓集于甲状腺，因而其分布容积也很大。由此可见我们可以通过分布容积来了解药物在体内的大致分布情况。

4. 血药浓度 - 时间曲线下面积　血药浓度 - 时间曲线下面积（area under the curve，AUC），是评价药物吸收程度的一个重要指标，常被用于评价药物及其制剂的吸收程度。AUC 可用梯形面积法按式（2-15）进行估算：

$$AUC = \sum_{i=1}^{n} \frac{C_{i-1} + C_i}{2}(t_i - t_{i-1}) + \frac{C_n}{k} \qquad 式（2-15）$$

式中，C_n 为最后取样点血药浓度。

5. 生物利用度　生物利用度（bioavailability，F）是指药物经血管外给药后，药物被吸收进入血液循环的速度和程度的量度，它是评价药物吸收程度的重要指标。生物利用度可以分为绝对生物利用度和相对生物利用度两种，前者主要用于比较血管内和血管外给药后的吸收差异，而后者主要用于比较两种制剂的吸收差异，可分别用式（2-16）和式（2-17）表示：

绝对生物利用度　　　　　$$F = \frac{AUC_{ext}}{AUC_{iv}} \times \frac{D_{iv}}{D_{ext}} \times 100\% \qquad 式（2-16）$$

式中，AUC_{iv} 和 AUC_{ext} 分别为静脉注射和血管外给药后的血药浓度 - 时间曲线下面积，D_{iv} 和 D_{ext} 分别为静脉注射和血管外给药剂量。

相对生物利用度 $$F=\frac{\text{AUC}_{\text{T}}}{\text{AUC}_{\text{R}}}\times\frac{D_{\text{R}}}{D_{\text{T}}}\times100\%$$ 式（2-17）

式中，AUC_{R} 和 AUC_{T} 分别为服用参比制剂和受试制剂的血药浓度 - 时间曲线下面积，D_{R} 和 D_{T} 分别为参比制剂和受试制剂的剂量。

6. 清除率　清除率（clearance，Cl）是指在单位时间内，从体内消除的药物的表观分布容积数，其单位为 L/h 或 L/（h·kg），它主要反映机体从血中清除药物的速率或效率，它也是反映药物从体内消除的一个重要的参数。清除率 Cl 与消除速率常数 k 和表观分布容积之间存在式（2-18）的关系：

$$\text{Cl}=k\cdot V_{\text{d}}$$ 式（2-18）

第二节　一房室模型

一房室模型把整个机体视为一个房室，是一种最简单的房室模型，按一房室模型处置的药物进入体内后迅速分布于体液和全身各组织 / 器官，并在体内各组织 / 器官之间迅速达到动态平衡。药物在各组织 / 器官之间的转运速率是相同或相似的，但达到态平衡后各组织 / 器官部位的药量并不一定相等，药物按一级过程从体内消除。按一房室模型处置的药物静脉注射给药后，其血药浓度 - 时间曲线呈现出典型的单指数函数特征，即血药浓度的半对数与时间呈直线关系，这是一房室模型的重要动力学特征，也是判别一房室模型的主要依据之一。

一、单剂量给药的药代动力学

（一）静脉注射给药的药代动力学

1. 静脉注射给药的模型及其动力学特征　按一房室模型处置的药物静脉注射给药的模型见图 2-6，其血药浓度 - 时间曲线如图 2-7 所示。

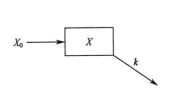

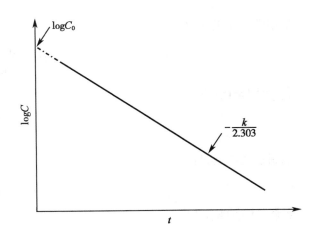

图 2-6　一房室模型静脉注射给药的模型图　　　　图 2-7　一房室模型静脉注射给药的血药浓度 - 时间曲线

图 2-6 中 k 为一级消除速率常数, X_0 为给药剂量, X 为体内药量, 根据上述模型, 体内药量的变化速率可用微分方程式(2-19)表示:

$$\frac{\mathrm{d}X}{\mathrm{d}t} = -kX \qquad\qquad 式(2-19)$$

式(2-19)经拉氏变换得式(2-20), 式中的 s 为拉氏算子:

$$s\overline{X} - X_0 = -k\overline{X} \qquad\qquad 式(2-20)$$

式(2-20)经整理后, 再经拉氏逆变换得到体内药量变化的函数表达式:

$$X = X_0 \mathrm{e}^{-kt} \qquad\qquad 式(2-21)$$

根据定义:

$$X = VC \qquad\qquad 式(2-22)$$

故可将体内药量变化的函数表达式改写为血药浓度与时间的关系式:

$$C = C_0 \cdot \mathrm{e}^{-kt} \qquad\qquad 式(2-23)$$

2. 静脉注射给药的药代动力学参数估算

将式(2-23)两边取对数得:

$$\log C = \log C_0 - \frac{k}{2.303}t \qquad\qquad 式(2-24)$$

式(2-24)表明 $\log C$ 与 t 呈线性关系, 该直线的斜率为 $-k/2.303$, 截距为 $\log C_0$。经线性回归, 从其斜率可求得消除速率常数 k, 从其截距可求得给药后瞬间的血药浓度 C_0。根据 V 的定义可按式(2-25)求得分布容积:

$$V = \frac{X_0}{C_0} \qquad\qquad 式(2-25)$$

根据消除半衰期的定义得:

$$\log \frac{C_0}{2} = \log C_0 \cdot -\frac{k}{2.303} \cdot t_{1/2} \qquad\qquad 式(2-26)$$

故消除半衰期可按式(2-27)求得:

$$t_{1/2} = \frac{0.693}{k} \qquad\qquad 式(2-27)$$

根据清除率的定义得:

$$\mathrm{Cl} = \frac{-\mathrm{d}X/\mathrm{d}t}{C} \qquad\qquad 式(2-28)$$

根据式(2-19)得:

$$\mathrm{Cl} = \frac{kX}{C} \qquad\qquad 式(2-29)$$

根据式(2-22)得:

$$\mathrm{Cl} = k \cdot V \qquad\qquad 式(2-30)$$

根据 AUC 的定义得:

$$\mathrm{AUC} = \int_0^\infty C\,\mathrm{d}t = \int_0^\infty C_0\,\mathrm{e}^{-kt}\mathrm{d}t = \frac{C_0}{k} = \frac{X_0}{kv} \qquad\qquad 式(2-31)$$

从式(2-31)可以看出 AUC 与给药剂量 X_0 成正比。

（二）静脉滴注给药的药代动力学

1. **静脉滴注给药的模型及其动力学特征**　静脉滴注是药物以恒速经静脉给药的一种方式，血药浓度随时间的递增而增加，直至达到稳态 C_{ss}，其模型见图 2-8。

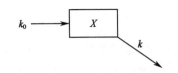

图 2-8　一房室模式静脉滴注给药的模型图

图 2-8 中 k_0 为滴注速率，X 为体内药量，k 为一级消除速率常数。根据上述模型可以得出微分方程见式(2-32)：

$$\frac{\mathrm{d}X}{\mathrm{d}t}=k_0-kX \qquad\qquad 式（2-32）$$

式(2-32)经拉氏变换后得：

$$s\overline{X}=k_0/s-k\overline{X} \qquad\qquad 式（2-33）$$

式(2-33)经整理后，再经拉氏逆变换后得到体内药量变化的函数表达式：

$$X=\frac{k_0}{k}(1-\mathrm{e}^{-kt}) \qquad\qquad 式（2-34）$$

根据 $X=VC$ 关系式，可将式(2-34)改写为：

$$C=\frac{k_0}{Vk}(1-\mathrm{e}^{-kt}) \qquad\qquad 式（2-35）$$

药物以恒速静脉滴注给药后，其血药浓度 - 时间曲线如图 2-9 所示。达稳态前任一时间的血药浓度均小于 C_{ss}，因此任一时间点的 C 值可用 C_{ss} 的某一分数来表示，即达坪分数，以 f_{ss} 表示：

$$f_{ss}=\frac{C}{C_{ss}}=\frac{k_0/kv(1-\mathrm{e}^{-kt})}{k_0/kv} \qquad\qquad 式（2-36）$$

故，

$$f_{ss}=1-\mathrm{e}^{-kt} \qquad\qquad 式（2-37）$$

如以 $t_{1/2}$ 的个数 n 来表示时间，则式(2-37)变为：

$$f_{ss}=1-\mathrm{e}^{-0.693n} \qquad\qquad 式（2-38）$$

将式(2-38)两边取对数并整理得：

$$n=-3.32\cdot\log(1-f_{ss}) \qquad 式（2-39）$$

从图 2-9 及式(2-34)和式(2-38)可以看出一房室模型静脉滴注给药的药代动力学特征：

（1）血药浓度随时间递增，当 $t\to\infty$ 时，$\mathrm{e}^{-kt}\to 0$，血药浓度即达到稳态水平，稳态血药浓度 C_{ss} 可按式(2-40)估算。

$$C_{ss}=\frac{k_0}{Vk} \qquad 式（2-40）$$

（2）从式(2-40)可以看出，稳态水平高低取决于滴注速率，即 C_{ss} 与 k_0 成正比。

（3）达到稳态水平所需要的时间取决于药物的消

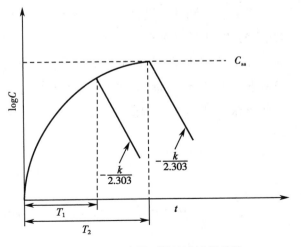

图 2-9　一房室模型静脉滴注给药的
血药浓度 - 时间曲线

除半衰期,而与静脉滴注速率无关。从式(2-38)可以看出,经 3.32 $t_{1/2}$ 即可达到坪水平的 90%;经 6.64 $t_{1/2}$ 即可达到坪水平的 99%。

(4) 一旦期望稳态水平确定后,静脉滴注速率可按式(2-41)计算:

$$k_0 = C_{ss}Vk \qquad\qquad 式(2-41)$$

2. 静脉滴注给药的药代动力学参数估算 静脉滴注给药的药代动力学参数估算有两种方法:其一是在达稳态后停止滴注,估算药代动力学参数,对于半衰期短的药物而言一般可采用这种方法;其二是在达稳态前即停止滴注,估算药代动力学参数,这种方法适合于半衰期较长的药物。

(1) 血药浓度达稳态前停止滴注:如在血药浓度达到稳态前即停止滴注,则其血药浓度变化可用式(2-42)表示。

$$C = \frac{k_0}{Vk}(1-e^{-kT})e^{-kt'} \qquad\qquad 式(2-42)$$

式中,T 为滴注时间,t' 为滴注后时间,将式(2-42)两边取对数得:

$$\log C = \log \frac{k_0}{kV}(1-e^{-kT}) - \frac{kt'}{2.303} \qquad\qquad 式(2-43)$$

式(2-43)经线性回归,从其斜率可求得消除速率常数 k,从其截距可求得分布容积 V。

(2) 血药浓度达稳态后停止滴注:如在血药浓度达到稳态后停止滴注,则此时血药浓度变化可用式(2-44)表示。

$$C = \frac{k_0}{Vk}e^{-kt'} \qquad\qquad 式(2-44)$$

式中,t' 为滴注结束后时间,将式(2-44)两边取对数得:

$$\log C = \log \frac{k_0}{Vk} - \frac{kt'}{2.303} \qquad\qquad 式(2-45)$$

上述直线的斜率为 $-k/2.303$,截距为 $\log k_0/Vk$,从其斜率我们可求得消除速率常数 k,从其截距我们可求得分布容积 V。

(三) 静脉注射加静脉滴注给药的药代动力学

根据静脉滴注给药的动力学特征可知,对于半衰期较长的药物采用静脉滴注给药时,欲达到期望的稳态水平需要较长的时间。但临床上对于某些危重疾病的治疗常常期望血药浓度能够迅速达到预期的治疗水平,为使血药浓度迅速达到该水平,并维持在该水平上,可采用静脉滴注开始时给予静脉注射负荷剂量(loading dose),要使血药浓度瞬时达到期望的 C_{ss} 水平,其负荷剂量 $X_{ss}=C_{ss}V$,维持该水平所需要的静脉滴注速率为 $k_0=C_{ss}V$,静脉注射加静脉滴注给药后体内药量变化的函数表达为:

$$X = X_{ss}e^{-kt} + \frac{k_0}{k}(1-e^{-kt}) \qquad\qquad 式(2-46)$$

因 $C_{ss}V = \dfrac{k_0}{k}$,故负荷剂量可按式(2-47)计算:

$$X_{ss} = \frac{k_0}{k} \qquad\qquad 式(2-47)$$

（四）血管外途径给药的药代动力学

1. 血管外途径给药的模型及其动力学特征　血管外途径给药是指静脉以外的给药途径,一般包括口服、肌内注射和直肠给药等途径。经血管外途径给药后,药物不直接进入血液循环系统,需经历一个吸收过程才能进入血液循环系统,其模型如图 2-10 所示。药物按一级过程从吸收部位吸收,血药浓度 C 随时间的增加而递增,直至达到血药浓度峰值 C_{max},而后药物按一级过程从体内消除,药物经血管外途径给药后,其血药浓度 - 时间曲线如图 2-11 所示。

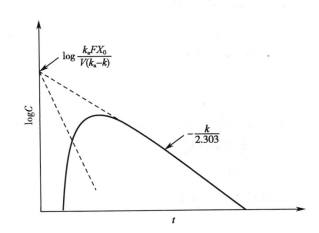

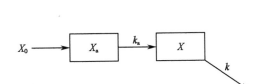

图 2-10　一房室模型血管外途径给药的模型图　　图 2-11　一房室模型血管外途径给药的血药浓度 - 时间曲线

图中 X 为体内药量,X_a 为吸收部位的药量,k_a 一级吸收速率常数,k 为一级消除速率常数。

根据上述模型体内药量的变化速率的微分方程见式（2-48）:

$$\frac{dX}{dt}=k_aX_a-kX \qquad 式（2-48）$$

而吸收部位药量的变化速率的微分方程见式（2-49）:

$$\frac{dX_a}{dt}=-k_aX_a \qquad 式（2-49）$$

式（2-48）和式（2-49）经拉氏变换后得:

$$s\overline{X}-0=k_a\overline{X}_a-k\overline{X} \qquad 式（2-50）$$

$$s\overline{X}_a-FX_0=-k_a\overline{X}_a \qquad 式（2-51）$$

式中体内药量的初始值为零,吸收部位的初始药量为 FX_0,F 为生物利用度,式（2-51）经整理后,再经拉氏逆变换后得到体内药量变化的函数表达式:

$$C=\frac{k_aFX_0}{V(k_a-k)}(e^{-kt}-e^{-k_at}) \qquad 式（2-52）$$

从图 2-11 和式（2-51）可以看出血管外给药的药代动力学特征:

（1）血药浓度 - 时间曲线为一条双指数曲线,这条双指数曲线可以看成是由两条具有相同截距的直线相减而成,即:

$$C=Ie^{-kt}-Ie^{-k_at} \qquad 式（2-53）$$

$$I = \frac{k_a F X_0}{V(k_a - k)} \qquad \text{式(2-54)}$$

（2）在这条双指数曲线中因为 $k_a \gg k$，当 t 充分大时 $e^{-k_a t}$ 先趋于零，即 $e^{-k_a t} \to 0$。

（3）血药浓度 - 时间曲线可分为三个时相：即吸收分布相、平衡相和消除相。

2. 血管外途径给药的药代动力学参数估算

（1）消除速率常数：根据前述的血管外途径给药的药代动力学特性，其药代动力学参数可采用残数法（method of residual）估算，当 t 充分大时，$e^{-k_a t}$ 先趋于零，即 $e^{-k_a t} \to 0$，故式（2-52）可以改写为：

$$C = I_1 e^{-kt} \qquad \text{式(2-55)}$$

将式（2-55）两边取对数得：

$$\log C = \log I_1 - \frac{k}{2.303} t \qquad \text{式(2-56)}$$

上述方程经线性回归后，即可从其斜率和截距求得消除速率常数 k 和 I_1。

（2）吸收速率常数

用式（2-49）减去式（2-47）：$I e^{-kt} - I(e^{-kt} - e^{-k_a t}) = I e^{-k_a t}$

得到剩余血药浓度函数表达式：

$$C_r = I_2 \cdot e^{-k_a t} \qquad \text{式(2-57)}$$

将式（2-57）两边取对数得：

$$\log C_r = \log I_2 - \frac{k_a}{2.303} t \qquad \text{式(2-58)}$$

上述方程经线性回归后，即可从其斜率和截距求得吸收速率常数 k_a 和 I_2。

（3）分布容积：分布容积可按式（2-59）估算。

$$V = \frac{k_a F X_0}{I(k_a - k)} \qquad \text{式(2-59)}$$

（4）滞后时间（lag time, t_0）：从理论上讲 I_1 应等于 I_2，但实际上常常出现 $I_1 \neq I_2$ 的现象，这是由于药物吸收前有一个释放过程，然后才能被吸收，存在一个滞后时间，导致 I_1 和 I_2 出现位移，使 $I_1 \neq I_2$，此时 I_1 和 I_2 在 t_0 处相交。故：

$$I_1 e^{-k t_0} = I_2 e^{-k_a t_0} \qquad \text{式(2-60)}$$

$$\frac{I_2}{I_1} = e^{-(k - k_a) t_0} \qquad \text{式(2-61)}$$

将式（2-60）两边取对数得并整理得：

$$t_0 = \frac{\ln I_2 / I_1}{k_a - k} \qquad \text{式(2-62)}$$

（5）药峰时间（t_{max}）和药峰浓度（C_{max}）

1）药峰时间

对 $C = I e^{-kt} - I e^{-k_a t}$ 进行一阶导数求极值，则 t 达到最大值 t_{max}：

$$\frac{\mathrm{d}C}{\mathrm{d}t} = I(-ke^{-kt_{\max}} + k_{a}e^{-k_{a}t_{\max}}) = 0 \qquad\text{式(2-63)}$$

$$\frac{k_{a}}{k} = \frac{e^{-kt_{\max}}}{e^{-k_{a}t_{\max}}} = e^{(k_{a}-k)t_{\max}} \qquad\text{式(2-64)}$$

将式(2-63)两边取对数得：

$$t_{\max} = \frac{2.303}{k_{a}-k} = \log\frac{k_{a}}{k} \qquad\text{式(2-65)}$$

2）药峰浓度

以 $t_{\max}$ 代入式(2-52)即可求得药峰浓度 $C_{\max}$：

$$C_{\max} = I(e^{-kt_{\max}} - e^{-k_{a}t_{\max}}) \qquad\text{式(2-66)}$$

二、多剂量给药的药代动力学

在临床实践中，许多慢性疾病的药物治疗必须经重复多次给药方能达到预期的疗效。这类药物需按照一定的剂量和给药间隔，经多次重复给药后才能使血药浓度保持在一定的有效浓度范围内，从而达到预期疗效。

1. **静脉注射多剂量给药的药代动力学**　临床上为达到预期的疗效常采用多剂量给药，以便使血药浓度维持在有效的浓度范围内。按一房室模型处置的药物经连续多次给药后，血药浓度呈现出规律性的波动，如图 2-12 所示。

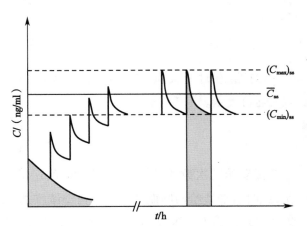

图 2-12　静脉注射重复多次给药后的血药浓度 - 时间曲线

对于一房室静脉注射给药而言，如按等剂量和间隔给药，则首次静脉注射给药后，体内的最大药量为 $(X_{1})_{\max}$ 和最小药量 $(X_{1})_{\min}$ 可用下列方程表示：

$$(X_{1})_{\max} = X_{0} \qquad\text{式(2-67)}$$

$$(X_{1})_{\min} = X_{0}e^{-k\tau} \qquad\text{式(2-68)}$$

经一个间隔 τ，给予第二次相同剂量的药物后，体内的最大和最小药量分别为：

$$(X_{2})_{\max} = X_{0} + X_{0}e^{-k\tau} = X_{0}(1+e^{-k\tau}) \qquad\text{式(2-69)}$$

$$(X_{2})_{\min} = X_{0}(1+e^{-k\tau}) \cdot e^{-k\tau} \qquad\text{式(2-70)}$$

经一个间隔 τ，给予第三次相同的剂量后，体内的最大和最小药量分别为：

$$(X_{3})_{\max} = X_{0}(1+e^{-k\tau}+e^{-2k\tau}) \qquad\text{式(2-71)}$$

$$(X_{3})_{\min} = X_{0}(1+e^{-k\tau}+e^{-2k\tau}) \cdot e^{-k\tau} \qquad\text{式(2-72)}$$

依次类推，至第 n 次，体内的最大和最小药量分别为：

$$(X_{n})_{\max} = X_{0}(1+e^{-k\tau}+e^{-2k\tau}+\cdots+e^{-(n-1)k\tau}) \qquad\text{式(2-73)}$$

$$(X_n)_{\min} = X_0(1 + e^{-k\tau} + e^{-2k\tau} + e^{-3k\tau} + \cdots + e^{-(n-1)k\tau})e^{-k\tau}$$ 式(2-74)

(1) 多剂量函数

若设 $$r = 1 + e^{-k\tau} + e^{-2k\tau} + \cdots + e^{-(n-1)k\tau}$$ 式(2-75)

将上式两边乘以 $e^{-k\tau}$ 则：

$$r \cdot e^{-k\tau} = e^{-k\tau} + e^{-2k\tau} + e^{-3k\tau} + \cdots + e^{-(n-1)k\tau} + e^{-nk\tau}$$ 式(2-76)

由式(2-74)减去式(2-75)得：

$$r - r \cdot e^{-k\tau} = 1 - e^{-nk\tau}$$ 式(2-77)

经整理后即可得到多剂量函数 r：

$$r = \frac{1 - e^{-nk\tau}}{1 - e^{-k\tau}}$$ 式(2-78)

则经 n 次给药后,体内的最大和最小药量分别为：

$$(X_n)_{\max} = X_0 \cdot \frac{1 - e^{-nk\tau}}{1 - e^{-k\tau}}$$ 式(2-79)

$$(X_n)_{\min} = X_0 \cdot \frac{1 - e^{-nk\tau}}{1 - e^{-k\tau}} e^{-k\tau}$$ 式(2-80)

(2) 稳态时最大血药浓度 $(C_{\max})_{ss}$ 和最小血药浓度 $(C_{\min})_{ss}$：经 n 次给药后,血药浓度的变化可用式(2-81)表示。

$$C_n = \frac{X_0}{V} \cdot \left(\frac{1 - e^{-nk\tau}}{1 - e^{-k\tau}} \right) e^{-k\tau}$$ 式(2-81)

随着给药次数的增加,血药浓度不断递增,但递增的速度逐渐减慢,直至达到稳态(steady state)水平,此时若继续给药则血药浓度不再继续增加,而是在稳态水平上下波动,见图 2-12。稳态时的血药浓度 C_{ss} 变化可用式(2-82)表示,其血药浓度 - 时间曲线见图 2-12。

$$C_{ss} = \frac{X_0}{V} \left(\frac{1}{1 - e^{-k\tau}} \right) e^{-k\tau}$$ 式(2-82)

稳态时的最大和最小血药浓度分别为：

$$(C_{\max})_{ss} = \frac{X_0}{V} \cdot \left(\frac{1}{1 - e^{-k\tau}} \right)$$ 式(2-83)

$$(C_{\min})_{ss} = \frac{X_0}{V} \left(\frac{1}{1 - e^{-k\tau}} \right) \cdot e^{-k\tau}$$ 式(2-84)

(3) 稳态时的坪浓度 $\bar{C}_{ss}$：稳态时的坪浓度指稳态时间隔 τ 期间的"坪"血药浓度,用 $\bar{C}_{ss}$ 表示。其定义为：

$$\bar{C}_{ss} = \frac{\int_0^\infty C_{ss}dt}{\tau} = \frac{X_0}{kv\tau}$$ 式(2-85)

(4) 稳态水平分数：药物浓度达到稳态水平的某一分数 f_{ss},可按式(2-86)估算。

$$f_{ss} = \frac{C_n}{C} = 1 - e^{-nk\tau}$$ 式(2-86)

式中,C_n 和 C 分别为第 n 次给药的坪浓度和稳态时的坪浓度。

代入式(2-81)和式(2-82)后得:

$$e^{-nk\tau}=1-f_{ss}$$ 式(2-87)

两边取对数得:

$$-nk\tau=2.303 \cdot \log(1-f_{ss})$$ 式(2-88)

由式(2-88)知经 3.32 $t_{1/2}$ 达到 90% 稳态水平;经 6.64 $t_{1/2}$ 可达到 99% 稳态水平。故一般认为经 4~6 个半衰期药物已基本达到稳态浓度。此关系式表明达到稳态水平某一百分比所需的时间与药物的半衰期成正比,而与给药次数和给药间隔无关。

(5)负荷剂量:对于一些半衰期较长的药物而言,需经过较长的时间才能达到稳态水平,而临床上一些急重患者必须得到及时的治疗,为使药物迅速达到期望的治疗浓度,常采用负荷剂量(loading dose)法,即首先给予负荷剂量,然后再给予维持剂量,使血药浓度始终维持在有效水平。凡首次剂量即可使血药浓度达到稳态水平的剂量称为负荷剂量,可用式(2-89)估算。

$$X_0^* = X_0 \left(\frac{1}{1-e^{-k\tau}} \right)$$ 式(2-89)

式中,X_0^* 和 X_0 分别为负荷剂量和维持剂量。

(6)积累系数 R:经重复多次给药后,药物在体内有蓄积的现象,其积累程度可用积累系数 R 表示,定义为稳态平均血药浓度与第一次给药的平均血药浓度之比。

$$R = \frac{\overline{C}_{ss}}{\overline{C}_1} = \frac{\int_0^\tau C_{ss} dt}{\int_0^\tau C_1 dt} = \frac{1}{1-e^{-k\tau}}$$ 式(2-90)

2. 血管外途径多剂量给药的药代动力学 按单室模型处置的药物,其重复多次给药后的血药浓度 - 时间方程,可在单剂量给药后的血药浓度 - 时间方程式中,将每一个指数项乘以多剂量函数 r,即可得到血管外重复多次给药的血药浓度 - 时间方程。

$$C_n = \frac{k_a F X_0}{V(k_a - k)} \left(\frac{1-e^{-nk\tau}}{1-e^{-k\tau}} e^{-kt} - \frac{1-e^{-nk_a\tau}}{1-e^{-k_a\tau}} e^{-k_a t} \right)$$ 式(2-91)

其血药浓度 - 时间曲线如图 2-13 所示。

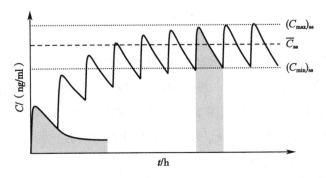

图 2-13 一房室模型血管外重复多次给药后的药物浓度 - 时间曲线

（1）稳态时的血药浓度：稳态时的血药浓度可用式（2-92）表示。

$$C_{ss} = \frac{k_a F X_0}{V(k_a - k)} \left(\frac{1}{1-e^{-k\tau}}e^{-kt} - \frac{1}{1-e^{-k_a\tau}}e^{-k_at} \right) \qquad \text{式（2-92）}$$

（2）稳态达峰时间$(t_{max})_{ss}$：可采用一阶导数求极值的方法估算稳态达峰时间$(t_{max})_{ss}$。

$$\frac{dC_{ss}}{dt} = \frac{k_a F X_0}{V(k_a - k)} \left(\frac{-ke^{-kt_{max}}}{1-e^{-k\tau}} - \frac{-k_a e^{-k_a t_{max}}}{1-e^{-k_a\tau}} \right) = 0 \qquad \text{式（2-93）}$$

式（2-93）经整理后得：

$$t_{max} = \frac{1}{k_a - k}\ln\left[\frac{k_a(1-e^{-k\tau})}{k(1-e^{-k_a\tau})} \right] \qquad \text{式（2-94）}$$

（3）稳态时最大血药浓度$(C_{max})_{ss}$和最小血药浓度$(C_{min})_{ss}$：根据定义，稳态时最大血药浓度$(C_{max})_{ss}$可用式（2-95）表示。

$$(C_{max})_{ss} = \frac{k_a F X_0}{V(k_a - k)} \left(\frac{e^{-kt_{max}}}{1-e^{-k\tau}} - \frac{e^{-k_a t_{max}}}{1-e^{-k_a\tau}} \right) \qquad \text{式（2-95）}$$

稳态时各浓度$(C_{min})_{ss}$可用式（2-96）表示。

$$(C_{min})_{ss} = \frac{k_a F X_0}{V(k_a - k)} \left(\frac{e^{-k\tau}}{1-e^{-k\tau}} - \frac{e^{-k_a\tau}}{1-e^{-k_a\tau}} \right) \qquad \text{式（2-96）}$$

第三节 二房室模型

在多房室模型中最为常见的是二房室模型，故本章主要介绍二房室模型的一些动力学特征。按二房室模型处置的药物静脉注射给药后，其半对数血药浓度 - 时间曲线呈现出双指数函数的特征，这是我们判别二房室模型的重要的动力学特征。静脉注射给药后，中央室血药浓度迅速衰减，表示药物迅速由中央室向外周室转运，然后血药浓度以单指数形式衰减。外周室血药浓度 - 时间曲线前段药物浓度逐渐递升直至达到动态平衡，后段与中央室一样呈单指数衰减。

一、单剂量给药的药代动力学

（一）静脉注射给药的药代动力学

1. 模型的建立及其动力学特征 药物经快速静脉注射后，首先进入血液，然后迅速与中央室中的药物达到动态平衡，同时药物由中央室按一级过程向外周室转运并从中央室按一级过程消除。按二房室模型处置的药物静脉注射给药的模型见图 2-14，其血药浓度 - 时间曲线如图 2-15 所示。

图 2-14 中 X_0 为静脉注射剂量，k_{12} 和 k_{21} 为中央室与外周室间的一级转运速率常数，k_{10} 为一级消除速率常数，X_1 和 X_2 分别为中央室与外周室药量。

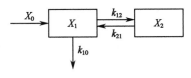

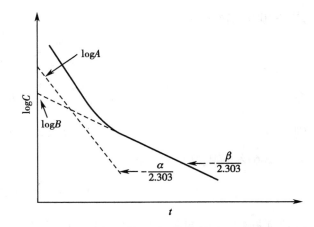

图 2-14 二房室模型静脉注射
给药的模型图

图 2-15 二房室模型静脉注射给药的
血药浓度 - 时间曲线

根据上述模型可以列出中央室和外周室药量变化的微分方程：

$$\frac{\mathrm{d}X_1}{\mathrm{d}t} = k_{21}X_2 - k_{12}X_1 - k_{10}X_1 \qquad \text{式}(2\text{-}97)$$

$$\frac{\mathrm{d}X_2}{\mathrm{d}t} = k_{12}X_1 - k_{21}X_2 \qquad \text{式}(2\text{-}98)$$

式（2-97）和式（2-98）经拉氏变换后得：

$$s\overline{X}_1 - X_0 = k_{21}\overline{X}_2 - k_{12}\overline{X}_1 - k_{10}\overline{X}_1 \qquad \text{式}(2\text{-}99)$$

$$s\overline{X}_2 - 0 = k_{12}\overline{X}_1 - k_{21}\overline{X}_2 \qquad \text{式}(2\text{-}100)$$

式（2-99）和式（2-100）经整理得：

$$\overline{X}_1 = \frac{(s+k_{21})X_0}{(s+k_{21})(s+k_{12}+k_{10}) - k_{12}k_{21}} \qquad \text{式}(2\text{-}101)$$

$$\overline{X}_2 = \frac{k_{12}\overline{X}_1}{(s+k_{21})} \qquad \text{式}(2\text{-}102)$$

令 $(s+k_{21})(s+k_{12}+k_{10}) - k_{12}k_{21} = (s+\alpha)(s+\beta)$，展开得：

$$s^2 + (k_{21}+k_{12}+k_{10})s + k_{21}k_{10} = s^2 + (\alpha+\beta)s + \alpha\beta \qquad \text{式}(2\text{-}103)$$

由式（2-102）按待定系数法可知：

$$\alpha + \beta = k_{21} + k_{12} + k_{10} \qquad \text{式}(2\text{-}104)$$

$$\alpha\beta = k_{21}k_{10} \qquad \text{式}(2\text{-}105)$$

故式（2-100）可改写为：

$$\overline{X}_1 = \frac{(s+k_{21})X_0}{(s+\alpha)(s+\beta)} \qquad \text{式}(2\text{-}106)$$

故式（2-101）可改写为：

$$\overline{X}_2 = \frac{k_{12}X_0}{(s+\alpha)(s+\beta)} \qquad \text{式}(2\text{-}107)$$

式（2-105）经拉氏逆变换后得：

$$C_1 = \frac{X_0(\alpha - k_{21})}{V_1(\alpha - \beta)}e^{-\alpha t} + \frac{X_0(k_{21} - \beta)}{V_1(\alpha - \beta)}e^{-\beta t} \qquad \text{式（2-108）}$$

令

$$A = \frac{X_0(\alpha - k_{21})}{V_1(\alpha - \beta)}; \quad B = \frac{X_0(k_{21} - \beta)}{V_1(\alpha - \beta)}$$

则

$$C_1 = Ae^{-\alpha t} + Be^{-\beta t} \qquad \text{式（2-109）}$$

式（2-106）经拉氏逆变换后得：

$$C_2 = \frac{k_{12}X_0}{V_2(\alpha - \beta)}(e^{-\beta t} - e^{-\alpha t}) \qquad \text{式（2-110）}$$

从其血药浓度 - 时间曲线和函数方程可以看出其动力学特征：

（1）血药浓度 - 时间曲线为一条双指数函数曲线，该曲线由两条直线相叠加而成，两条直的截距分别为 $\log A$ 和 $\log B$，斜率分别为 $-\alpha/2.303$ 和 $-\beta/2.303$。

（2）由于 $\alpha \gg \beta$，当 t 充分大时，$e^{-\alpha t}$ 先趋于零。

2. 药代动力学参数估算　根据前述的二房室模型静脉注射给药的药代动力学特性，其药代动力学参数可采用残数法估算。

（1）消除相速率常数

当 t 充分大时，$e^{-\alpha t}$ 先趋于零，式（2-108）变为：

$$C_1 = Be^{-\beta t} \qquad \text{式（2-111）}$$

式（2-111）两边取对数得：

$$\log C_1 = \log B - \frac{\beta}{2.303}t \qquad \text{式（2-112）}$$

由式（2-112）的斜率和截距可以分别求得消除相速率常数 β 和 B，消除相半衰期 $t_{1/2\beta}$ 可按式（2-113）计算：

$$t_{1/2\beta} = \frac{0.693}{\beta} \qquad \text{式（2-113）}$$

（2）分布相速率常数：用式（2-108）减去式（2-110）得到剩余浓度 $C_{r。}$

$$C_r = Ae^{-\alpha t} \qquad \text{式（2-114）}$$

将式（2-114）两边取对数得：

$$\log C_r = \log A - \frac{\alpha}{2.303}t \qquad \text{式（2-115）}$$

由式（2-115）的斜率和截距可以分别求得分布相速率常数 α 和 A，分布相半衰期 $t_{1/2\alpha}$ 可按式（2-116）计算：

$$t_{1/2\alpha} = \frac{0.693}{\alpha} \qquad \text{式（2-116）}$$

（3）中央室分布容积 V_1：根据定义，当 $t=0$ 时，$C = C_{0。}$

$$C_0 = \frac{X_0(\alpha - k_{21})}{V_1(\alpha - \beta)} + \frac{X_0(k_{21} - \beta)}{V_1(\alpha - \beta)} \qquad \text{式（2-117）}$$

故 $C_0 = A + B$，中央室分布容积 V_1 可按式（2-118）估算：

$$V_1 = \frac{X_0}{A+B}$$
式(2-118)

（二）静脉滴注给药的药代动力学

1. Benet 方程　对于二房室以上的模型很难用拉氏变换法直接求解，Benet 等人建立了线性乳突模型(linear mammillary model)，并推导出中央室药量变化的经验公式，又称 Benet 方程。线性乳突模型（图 2-16）可以看作是房室模型的通式，该模型把机体看成由 n 个房室组成的一个系统，中央室处在特殊的地位，它与其他各室按一级过程相连，其他各室间无直接的联系，药物仅从中央室消除。

Benet 方程把体内药量变化的函数分解为两部分，即输入函数和配置函数，然后通过简单的一般处理，推导出具有任意一级、零级输入过程的线性乳突模型的公式。它运用配置函数和输入函数来表达某一模型房室中央室药物经时过程公式的拉氏变换，输入函数与配置函数的乘积即为药物经时过程公式的拉氏变换：

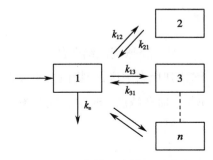

图 2-16　线性乳突模型示意图

$$a_{s,c} = in_s \cdot d_{s,c}$$
式(2-119)

式中 in_s 为输入函数的拉氏变换，$d_{s,c}$ 为配置函数的拉氏变换。

（1）输入函数

1）静脉注射的输入函数的拉氏变换

$$in_s = X_0$$
式(2-120)

2）一级吸收的输入函数的拉氏变换

$$in_s = \frac{k_a F X_0}{(s+k_a)}$$
式(2-121)

3）零级静脉输注的输入函数的拉氏变换

$$in_s = \frac{k_0(1-e^{-Ts})}{s}$$
式(2-122)

（2）配置函数：式(2-122)是一个凭经验推导的用来表征中央室配置函数拉氏变换的通式。

$$d_{s,c} = \frac{\prod_{i=2}^{n}(s+E_i)}{\prod_{i=1}^{n}(s+E_i) - \sum_{j=2}^{n}\left\{k_{lj}k_{jl}\prod_{\substack{m=2\\m\neq j}}^{n}(s+E_m)\right\}}$$
式(2-123)

式中符号及字母的意义如下：

$d_{s,c}$：中央室的配置函数，它是拉氏运算子 s 的函数。

$\prod$：连乘号。

$\sum$：加和号。

k_{lj} 和 k_{jl}：为 l 室与第 j 室间的一级转运速率常数。

E_i 和 E_m：从 i 室或 m 室输出的所有一级速率常数之和。

n：房室数。

由式(2-115)可得中央室配置函数拉氏变换:

$$\text{一房室模型} \quad d_{s,c} = \frac{1}{(s+k)} \qquad \text{式(2-124)}$$

$$\text{二房室模型} \quad d_{s,c} = \frac{s+k_{21}}{(s+\alpha)(s+\beta)} \qquad \text{式(2-125)}$$

$$\text{三房室模型} \quad d_{s,c} = \frac{(s+k_{21})(s+k_{31})}{(s+\alpha)(s+\beta)(s+\pi)} \qquad \text{式(2-126)}$$

2. 静脉滴注给药的药代动力学 药物以恒速静脉滴注给药后血药浓度随时间的增加而递增,最终达到稳态浓度,药物由中央室按一级过程向外周室转运并按一级过程从中央室消除,其模型如图 2-17 所示,血药浓度 - 时间曲线如图 2-18。

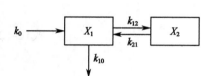

图 2-17 二房室模型静脉滴注给药的模型图

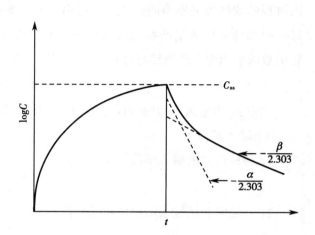

图 2-18 二房室模型静脉滴注给药血药浓度 - 时间曲线

其输入函数的拉氏变换为:

$$in_s = \frac{k_0(1-e^{-Ts})}{s} \qquad \text{式(2-127)}$$

二房室模型静脉滴注给药中央室配置函数的拉氏变换为:

$$d_{s,c} = \frac{s+k_{21}}{(s+\alpha)(s+\beta)} \qquad \text{式(2-128)}$$

则中央室药物经时过程公式的拉氏变换为:

$$a_{s,c} = \frac{k_0(1-e^{-Ts})(s+k_{21})}{s(s+\alpha)(s+\beta)} \qquad \text{式(2-129)}$$

式(2-129)经拉氏逆变换得中央室药物的函数表达式:

$$C_1 = \frac{k_0(k_{21}-\alpha)(1-e^{-\alpha T})}{\alpha(\alpha-\beta)V_1}e^{-\alpha t} + \frac{k_0(k_{21}-\beta)(e^{-\beta T}-1)}{\beta(\alpha-\beta)V_1}e^{-\beta t} \qquad \text{式(2-130)}$$

(三)血管外途径给药的药代动力学

药物经血管外途径给药后,药物从吸收部位按一级过程吸收进入中央室,然后药物由中央室按一级过程向外周室转运并按一级过程从中央室消除,其模型如图 2-19 所示,血药浓度 - 时间曲线如图 2-20 所示。

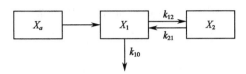

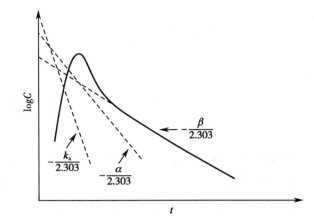

图 2-19　二房室模型血管外途径给药的模型图　　　　图 2-20　二房室模型血管外途径给药的血药浓度 - 时间曲线

其输入函数的拉氏变换为：

$$\text{in}_s = \frac{k_a F X_0}{(s+k_a)} \qquad \text{式}(2\text{-}131)$$

二房室模型血管外途径给药中央室配置函数的拉氏变换为：

$$\text{d}_{s,c} = \frac{s+k_{21}}{(s+\alpha)(s+\beta)} \qquad \text{式}(2\text{-}132)$$

则中央室药物经时过程公式的拉氏变换为：

$$\text{a}_{s,c} = \frac{F X_0 k_a (s+k_{21})}{(s+k_a)(s+\alpha)(s+\beta)} \qquad \text{式}(2\text{-}133)$$

式（2-133）经拉氏逆变换得中央室药物的函数表达式：

$$C_1 = \frac{k_a F X_0 (k_{21}-k_a)}{V_1(\alpha-k_a)(\beta-k_a)}\text{e}^{-k_a t} + \frac{k_a F X_0 (k_{21}-\alpha)}{V_1(k_a-\alpha)(\beta-\alpha)}\text{e}^{-\alpha t} + \frac{k_a F X_0 (k_{21}-\beta)}{V_1(\alpha-\beta)(k_a-\beta)}\text{e}^{-\beta t} \qquad \text{式}(2\text{-}134)$$

二、多剂量给药的药代动力学

按二房室模型处置的药物，其重复多次给药后的血药浓度 - 时间方程，可将单剂量给药后的血药浓度 - 时间方程式中，将每项指数项乘以多剂量函数 r，即可得到重复多次给药的血药浓度 - 时间方程。

1. **静脉注射给药的药代动力学**　将式（2-108）每项指数项乘以多剂量函数 r，即可得到具有二房室模型特征药物静脉注射重复多次给药的血药浓度随时间变化的函数表达式。

$$C_n = A\left(\frac{1-\text{e}^{-n\alpha\tau}}{1-\text{e}^{-\alpha\tau}}\right)\text{e}^{-\alpha t} + B\left(\frac{1-\text{e}^{-n\beta\tau}}{1-\text{e}^{-\beta\tau}}\right)\text{e}^{-\beta t} \qquad \text{式}(2\text{-}135)$$

2. **血管外途径给药的药代动力学**　将式（2-133）每项指数项乘以多剂量函数 r，即可得到具有二房室模型特征药物血管外重复多次给药的血药浓度随时间变化的函数表达式：

$$C_n = L\left(\frac{1-\text{e}^{-nk_a\tau}}{1-\text{e}^{-k_a\tau}}\right)\text{e}^{-k_a t} + M\left(\frac{1-\text{e}^{-n\alpha\tau}}{1-\text{e}^{-\alpha\tau}}\right)\text{e}^{-\alpha t} + N\left(\frac{1-\text{e}^{-n\beta\tau}}{1-\text{e}^{-\beta\tau}}\right)\text{e}^{-\beta t} \qquad \text{式}(2\text{-}136)$$

式中 L、M 和 N 分别为：

$$L=\frac{k_{\mathrm{a}}FX_0(k_{21}-k_{\mathrm{a}})}{V_1(\alpha-k_{\mathrm{a}})(\beta-k_{\mathrm{a}})};\quad M=\frac{k_{\mathrm{a}}FX_0(k_{21}-\alpha)}{V_1(k_{\mathrm{a}}-\alpha)(\beta-\alpha)};\quad N=\frac{k_{\mathrm{a}}FX_0(k_{21}-\beta)}{V_1(\alpha-\beta)(k_{\mathrm{a}}-\beta)}$$

第四节　非房室模型的统计矩方法

经典房室模型理论处理血药浓度时间数据,有比较严格的前提假设。其原理抽象,解析繁杂,借助相应的软件才能处理。在实际工作中有时候数据和房室模型经典理论吻合并不理想。为了解决这一问题,1969 年首次用统计矩方法描述了胆固醇的药代动力学特征。

统计矩(statistical moment)方法中包括零阶矩、一阶矩和二阶矩,在药代动力学中,用药物分子在体内的平均驻留时间(MRT)反映速度快慢;用平均驻留时间方差(VRT)反映药物分子在体内的平均停留时间的差异大小,但是由于 VRT 误差较大,难以提供明确结论,实用价值很小,目前已很少使用,故在本书中对 VRT 不做介绍。

虽然统计矩方法的公式推导依旧复杂,但是公式的使用和经典房室模型相比简单得多。与经典房室模型相比,非房室模型适用于任何房室,仅假设药物末端以单指数消除。其实统计矩方法和房室模型各有优缺点,相互补充。目前的体内数据解析中统计矩方法很普遍,各国药品审评中心均在相应的指导原则中推荐采用。

一、非房室模型参数的定义和计算公式

1. **血药浓度 - 时间曲线下面积**　不管何种房室模型或给药途径,血药浓度的经时过程均可看成随机分布的曲线,其零阶矩血药浓度 - 时间曲线下面积(area under curve,AUC)定义如下:

$$\mathrm{AUC}=\int_0^\infty C(t)\,\mathrm{d}t \qquad\qquad 式(2\text{-}137)$$

计算 0~∞ 的 AUC 时可划分为两个阶段:在通常单剂量给药的药代动力学研究中,血药浓度只能观察至某一个时间 t^*,于是从 0~t^* 的 AUC 可用梯形法计算,再把 t^*~∞ 的 AUC 与这块面积相加起来,如式(2-138)所示。

$$\mathrm{AUC}=\int_0^\infty C(t)\,\mathrm{d}t=\int_0^{t^*}C(t)\,\mathrm{d}t+\int_{t^*}^\infty C(t)\,\mathrm{d}t \qquad\qquad 式(2\text{-}138)$$

0~t^* 的 AUC 用线性梯形法则(linear trapezoidal method)求出:

$$\mathrm{AUC}_{0\sim t}=\sum(C_i+C_{i-1})(t_i-t_{i-1})/2 \qquad\qquad 式(2\text{-}139)$$

由于血药浓度 - 时间曲线的尾端一般符合指数消除,故$\mathrm{AUC}_{t^*\sim\infty}$可由式(2-140)计算:

$$\mathrm{AUC}_{t^*\sim\infty}=\int_{t^*}^\infty C(t)\,\mathrm{d}t=\int_{t^*}^\infty C_{t^*}\mathrm{e}^{-kt}\mathrm{d}t=\frac{C_{t^*}}{k} \qquad\qquad 式(2\text{-}140)$$

则$\mathrm{AUC}_{0\sim\infty}$可由$\mathrm{AUC}_{0\sim t^*}$与$\mathrm{AUC}_{t^*\sim\infty}$相加求出:

$$\mathrm{AUC}_{0\sim\infty}=\sum(C_i+C_{i-1})(t_i-t_{i-1})/2+C_{t^*}/k \qquad\qquad 式(2\text{-}141)$$

式中,k 可从末端相对数浓度 - 时间曲线回归求算。

AUC 计算方法还有很多,如样条插值、多项式插值等,不但计算繁杂,而且对于提高数据的准确性

也未见明显益处,目前应用未普及,国际上通用线性梯形法则。

2. 平均驻留时间　平均驻留时间(mean residence time,MRT)被称为一阶原点矩。其计算方法如下:

$$MRT = \int_0^\infty tC(t)\,dt / AUC = AUMC/AUC \qquad 式(2\text{-}142)$$

$$AUMC = \int_0^{t^*} tC(t)\,dt + \int_{t^*}^\infty tC(t)\,dt = \int_0^{t^*} tC(t)\,dt + \frac{t^*C^*}{k} + \frac{C^*}{k^2} \qquad 式(2\text{-}143)$$

一次给药含有无数个药物分子,例如,对于分子量为 300g/mol,即使 1mg 的药物也含有 2×10^{18} 个药物分子($0.001/300 \times 6.023 \times 10^{23}$)。这些分子在体内停留的时间并不一致,有些被迅速排泄,而有些可能停留较长的时间,极少数甚至可能停留终生。MRT 中"平均"就是这些药物分子停留时间的平均值。

但是对于线性药物动力学过程的药物,药物的消除符合指数函数衰减,其停留时间遵从"对数正态分布"。理论上,正态分布的累积曲线,平均值在样本总体的 50% 处,对数正态分布的累积曲线,则在 63.2% 处。对于静脉注射来说,MRT 就表示消除给药量的 63.2% 所需要的时间,但是如果存在吸收项,MRT 大于消除给药量的 63.2% 所需要的时间。

对于静脉注射给药的 MRT 是一种类似于半衰期的统计矩,故对于静脉注射药物的 MRT 与其半衰期具有一定函数关系。因为 MRT 代表消除掉 63.2% 的给药剂量所需要的时间,所以对于单室处置的药物,MRT 与半衰期有如下关系:

$$MRT_{iv} = \frac{2.303}{k} \log \frac{100\%}{100\% - 63.2\%} \approx \frac{1}{k} \qquad 式(2\text{-}144)$$

式中,k 表示一级消除速率常数,将式(2-144)带入式(2-27)即可得单室处置药物 MRT 与其半衰期的关系:

$$t_{1/2} = 0.693 \times MRT \qquad 式(2\text{-}145)$$

对于多室处置药物 MRT 与消除速率关系可用式(2-146)表示:

$$MRT_{iv} = \frac{1}{Cl / V_{ss}} \qquad 式(2\text{-}146)$$

此外,给药方式也会影响 MRT。非瞬时给药的 MRT 总是大于静脉注射时的 MRT。例如,当短时间恒速静滴时,其 MRT 计算如下:

$$MRT_{inf} = MRT_{iv} + \frac{t}{2} \qquad 式(2\text{-}147)$$

式中,t 表示静脉滴注时间。

不是所有的情况都可以使用上述公式计算 MRT。例如,对于多剂量给药,给药达稳态后,因为有前面给药的残留,所以不能通过上述公式计算其 MRT。由前述公式可见,AUC 和 MRT 的计算都基于药物末端消除相为线性消除的假设,所以如果药物的消除不符合线性药代动力学特征,也不能根据上述公式计算 MRT 和 AUC。

3. 生物利用度　生物利用度(F)通常是指某口服剂量实际到达血液循环的分数,用于指药物经血管外给药后,药物被吸收进入血液循环的速度和程度的一种量度,是评价制剂的重要指标。生物利用度分为绝对生物利用度和相对生物利用度。

由于通常静脉注射剂量的生物利用度等于 1,故绝对生物利用度计算公式为:

$$F = \frac{D_{iv} \times AUC_{oral}}{D_{oral} \times AUC_{iv}} \times 100\% \qquad 式(2\text{-}148)$$

相对生物利用度计算公式为：

$$F = \frac{D_R \times AUC_T}{D_T \times AUC_R} \times 100\%$$

式（2-149）

上述公式的前提条件是口服与静脉注射给药时的清除率相等。

4. 清除率　对于指数特征消除的药物，药物按等比进行消除。单位时间内消除的药物的量并不一致，但是和浓度的比值保持恒定，所以就用 dx/dt 对全血或血浆药物浓度的比值来表示清除率。清除率定义为在单位时间内，从体内消除的药物的表现分布容积数，单位是 L/h。总清除率 Cl 等于总消除速率常数 dx/dt 对全血或血浆药物浓度的比值：

$$Cl = \frac{dx/dt}{C}$$

式（2-150）

将式（2-150）右端从 0~∞ 时间积分，可得：

$$Cl = \frac{\int_0^\infty (dx/dt)\,dt}{\int_0^\infty C\,dt}$$

式（2-151）

$\int_0^\infty C\,dt$ 即为 AUC，$\int_0^\infty (dx/dt)\,dt$ 等于最终消除药物的总量，对于非静脉给药，则有：

$$Cl = \frac{FD}{AUC}$$

式（2-152）

对于静脉给药则有：

$$Cl = \frac{D_{iv}}{AUC}$$

式（2-153）

对于静脉滴注则有：

$$Cl = \frac{k_0}{C_{ss}}$$

式（2-154）

式中，C_{ss} 是稳态血药浓度，k_0 是药物恒定输入速率。由式（2-154）可见，静脉滴注的稳态浓度与滴注速率有关。

通过尿药数据，可以估算肾清除率（Cl_r）。肾清除率是指单位时间内从肾中表观分布容积内药物被清除掉的量，可以简单地用尿药排出速率和血药浓度的比值来估算：

$$Cl_r = \frac{dx_u/dt}{C}$$

式（2-155）

5. 平均吸收时间　对于非静脉给药，可以利用统计矩方法对吸收进行解析。通过计算不同给药方法的 MRT 之差，可估算口服或者肌内注射给药后的平均吸收时间（mean absorption time，MAT），即：

$$MAT = MRT_{oral} - MRT_{iv}$$

式（2-156）

式中，MRT_{oral} 为血管外方式给药后的 MRT，而 MRT_{iv} 为静脉注射给药后的 MRT。当吸收速率常数 $k_a \gg k$，且药物的消除符合一房室模型时，可以用式（2-157）近似计算 MAT：

$$MAT = MRT_{oral} - \frac{1}{k}$$

式（2-157）

当吸收可用单纯的一级过程来表征时,则:

$$MAT = \frac{1}{k_a}$$ 式(2-158)

式(2-158)中 k_a 为表现一级吸收速率常数,则吸收半衰期为:

$$t_{1/2k_a} = 0.693MAT$$ 式(2-159)

当吸收为零级过程,则:

$$MAT = \frac{t}{2}$$ 式(2-160)

式中, t 为吸收过程所需时间。

口服给药时,由于药物的释放、药物的溶解扩散以及胃肠蠕动的不规则,药物的吸收常常不能简单地用一级过程来表征,经典房室模型拟合所得的速率常数 k_a 仅为一表现值。如果能获取静脉注射的 MRT_{iv},计算出 MAT 则更具有参考意义。

6. **稳态表观分布容积** 表观分布容积是一个能将血药浓度和体内的药物总量联系起来的房室模型药代动力学参数,虽然它不能代表具有生理意义的真正容积,但是根据表观分布容积大小可推测药物在体内分布以及结合情况,故它有广泛的实用意义。对于符合一房室模型的药物,存在着组织和血液之间药物的平衡在瞬时就完成的假设,即相当于表观分布容积从初始时就已确定,可以表示为给药剂量除以给药后的瞬时浓度。但是对于按照多房室模型处置的药物,其分布需要一定时间,无法简单地通过一房室模型药物表观分布容积计算方法进行计算。对于多房室处置药物最初开始分布所占的容积,即初始稀释容积 V_c(也常常称为中央室分布容积)除了能表示血浆容积外,还很有可能包括肝、肺和肾等高灌注组织。初始稀释容积最初达到了将血药浓度和体内总药量联系起来的目的,但随着药物分布进入缓慢平衡的组织,血药浓度的下降比体内药量下降的速率更快(图 2-21A)。如图 2-21B 所示,有效的表观分布容积随着时间的增大而增大,直至药物在血浆与所有组织间的分布达到平衡为止。只有此时,所有组织中的药量下降与血浆中药量的下降平行,血浆中浓度与体内总药量之间成比例关系,这种现象在末端相才出现。

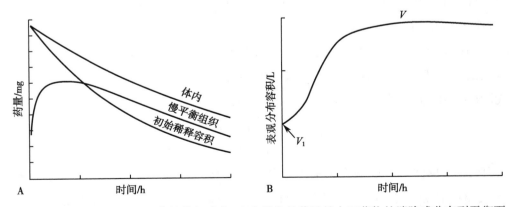

A. 药物从初始稀释容积(血浆是其组成之一)中消失的药量是由于药物的消除或分布到平衡更慢的组织中。因此,初始稀释容积内下降的药量要比体内药量下降得多,只有分布达到平衡时,初始稀释容积中药量的衰减才与体内药量的衰减平行。B. 作为这些过程相应的反应,分布容积随着时间增大,直至一个极值(V)。

图 2-21 单剂量静脉推注给药后的表观分布容积变化

若以上述二房室模型来看,末端相的表观分布容积 V 可按式(2-161)计算:

$$V = \frac{Cl}{\lambda_2} \qquad 式(2-161)$$

虽然上述表观分布容积通常可以表示末端相时体内药量与血药浓度的关系,但是明显可以看出,消除能够影响它的大小。当药物的消除相对于分布表现得越快,则在末端相时,缓慢平衡组织与血浆中的药量比值就越大,相应得到的表观分布容积就越大。因此,需要定义一个反映纯分布的容积参数,这个容积术语就是稳态表观分布容积(V_{ss})。对于按二房室模型处置的药物,其 V_{ss} 可以通过式(2-162)计算:

$$V_{ss} = \left(1 + \frac{k_{12}}{k_{21}}\right) \cdot V_c \qquad 式(2-162)$$

因此,通过房室模型计算药物的 V_{ss} 需要先确定适合该药物的房室模型,并通过血药浓度数据拟合相应的房室模型并计算 V_{ss}。然而,非房室模型可以提供一种不依赖于求解房室模型计算药物 V_{ss} 的方法,该方法可以避免选择房室模型过程中的主观随意性。对于静脉推注药物,可按式(2-163)计算 V_{ss}:

$$V_{ss} = Cl \cdot MRT = \frac{D_{iv} \cdot AUMC}{AUC^2} \qquad 式(2-163)$$

对于静脉滴注药物,可按式(2-164)计算 V_{ss}:

$$V_{ss} = \frac{k_0 t \cdot AUMC}{AUC^2} - \frac{k_0 t^2}{2AUC} \qquad 式(2-164)$$

式中,t 为静脉滴注的持续时间,k_0 为滴注速率。

对于血管外给药药物,可按式(2-165)计算:

$$V_{ss} = \frac{FD}{AUC} \cdot \left(\frac{AUMC}{AUC} - \frac{1}{k_a}\right) \qquad 式(2-165)$$

式中,F 为生物利用度,k_a 为吸收速率常数。

上述系列公式是基于统计矩方式来获取 V_{ss}。我们更倾向于使用 V_{ss} 回来描述药物的分布程度是因为在消除只出现在采样房室的前提下,该参数是不依赖于消除进程的,因此可以用来比较不同组患者的分布容积,对临床实践具有指导意义。

7. 药物代谢分数   需要了解药物变为某种代谢产物的代谢分数,不仅需要药物,而且还需要将代谢物作单剂量给药。某代谢物的代谢分数 f_m 等于药物给药后该代谢物的浓度 - 时间曲线的零阶矩,与等摩尔该代谢物投用后代谢物浓度时间曲线的零阶矩之比。

$$f_m = \frac{AUC'_x}{AUC'} \qquad 式(2-166)$$

式中,AUC'_x 为药物静脉注射后 $0 \sim \infty$ 血浆中代谢物浓度 - 时间曲线下面积,而 AUC' 则为等摩尔该代谢物给药后 $0 \sim \infty$ 代谢物浓度时间 - 曲线下面积。但是由于大多数情况下代谢物未经审批机关批准供人体使用,故无法将代谢物直接给人使用。一次给药,同时测定原型药物和代谢物的浓度,此时:

$$\frac{AUC_m}{AUC} = f_m \cdot \frac{Cl}{Cl_m} \qquad 式(2-167)$$

式中,AUC_m 表示代谢物浓度 - 时间曲线下面积,AUC 表示原型药物血药浓度 - 时间曲线下面积,Cl_m 表示代谢物清除率,Cl 表示原型药物清除率。

二、多剂量给药的统计矩方法

1. **稳态浓度(坪浓度)**　当药物以某一剂量、用相等的间隔时间作多剂量给药后,在稳态时一个剂量间期内 AUC 等于单剂量给药后 AUC。坪浓度 $\overline{C}$ 可用式(2-168)计算:

$$\overline{C} = \frac{AUC}{\tau} \qquad \text{式}(2\text{-}168)$$

这里 AUC 是单剂量给药后的 AUC,τ 为给药间期。坪浓度的估算可以用于计算临床多次给药的相对波动情况等。

2. **到达稳态浓度的时间**　为了进行稳态下的药代动力学解析或判断某患者在持续用药后是否已经到达稳态,需估算血药浓度达到稳态浓度的某个重要分数(如 90% 或 99%)所需要的时间。连续多次给药,给药周期内的 $AUC_{0\sim\tau}$ 达到稳态时给药周期内的 AUC_{ss} 的某一分数时所需的时间,实质上就等于多剂量给药后达到稳态水平的同一分数所耗用的时间。这种关系可用式(2-169)表示,f_{ss} 为达坪分数:

$$f_{ss} = \frac{AUC_{0\sim\tau}}{AUC_{ss}} \qquad \text{式}(2\text{-}169)$$

三、非房室模型与房室模型的优缺点比较

统计矩方法和经典房室模型都能用于处理药物浓度时间数据,两者各有优缺点,相互补充。

统计矩方法最大的优点是限制性假设较少,只要求血药浓度 - 时间曲线的尾端符合指数消除,而这一点容易被实验所证实。此外,解决了不能用相同房室模型拟合全部实验数据的问题。例如,有的实验对象其数据符合一房室模型,另有部分对象数据符合二房室模型,很难比较各参数。而用非房室模型分析,不管指数相有多少,都可以比较各组参数,如 AUC、MRT、Cl 等。但是从另一个角度看,这也是非房室模型的缺点,不能提供血药浓度 - 时间曲线的细节,只能提供总体参数。对于相同的 AUC,可以同时存在无数条不同的血药浓度 - 时间曲线。

经典房室模型的优点是理论所获得的参数具有一定的生理意义,但是目前不少论文忽视了模型的前提和假设,存在不少滥用和错误。例如,对于缓控释制剂,或者吸收不规则的制剂,药物的吸收很难采用指数形式进行描述,但是目前还是有不少文献进行 k_a 的拟合。这种情况下房室模型拟合出来的理论参数往往和实际相差很大。

（柳晓泉　刘昊晨）

参考文献

[1] M. 吉伯尔迪,D. 佩里尔. 药物动力学. 朱家璧,译. 北京:科学出版社,1987.

[2] 黄圣凯. 临床药理学(上册). 上海:上海科学技术出版社,1983.

[3] 桑国卫. 临床药理学. 北京:人民卫生出版社,1991.

[4] 梁文权. 生物药剂学与药物动力学. 北京:人民卫生出版社,2000.

[5] 赵香. 临床药代动力学基础与应用. 郑州:郑州大学出版社,2002.

［6］王广基.药物代谢动力学.北京:化学工业出版社,2006.

［7］刘晓东,柳晓泉.药物代谢动力学教程.南京:江苏凤凰科学技术出版社,2015.

［8］ROWLAND M,TOZER T N. Clinical pharmacokinetics and pharmacodynamics:concepts and applications.Philadelphia:Lippincott Williams and Wilkins,2011.

［9］MEIBOHM B. Pharmacokinetics and pharmacodynamics of biotech drugs:principles and case studies in drug development. New Jersey:John Wiley & Sons,2006.

第三章　药物的吸收、分布、排泄及其研究方法

药物的生物学效应与其体内过程密切相关。药物从给药部位吸收进入血液，随血流分布到各个器官/组织，经过代谢转化，原型药物和代谢物进一步从各组织器官外排，经肾脏/尿液、肝脏/胆汁/粪便、汗液、呼气等途径排出体外。此过程往往有药物转运体的参与，同时与药效和毒性密切相关。系统地研究药物体内过程的药代动力学特征、分子机制、调控因素对于了解药物的药代动力学性质、指导新药研发和临床合理用药具有重要价值。例如，研究口服药物在胃肠道的吸收机制，发现介导药物吸收或外排的关键转运体，可为制定提高其生物利用度策略提供依据；解析药物在体内主要组织的分布特征，有助于发现其药效和毒性的靶器官，指导药物的结构优化，从而提高药物靶组织分布；揭示药物的主要排泄途径和影响因素，有助于理解药物体内发生蓄积或药物相互作用的原因，同时为制定药物的解毒措施提供指导。药物的吸收、分布和排泄常常涉及药物的多重跨膜转运，药物转运体是介导该过程的重要分子载体，其表达和功能的改变是药物体内过程发生改变、药效出现变化的重要因素。本章在简要阐述药物转运调控规律的基础上，分别对药物的吸收、分布、排泄的影响因素及常见体内、体外研究方法进行介绍。

第一节　药物的转运

一、药物的跨膜转运

药物在体内吸收、分布、代谢及排泄的过程中均涉及级联的膜转运（membrane transport）过程。药物的膜转运主要包含被动转运和主动转运等形式，受到药物本身理化性质和诸多生理因素的影响。例如，口服药物在胃肠道黏膜上皮细胞的转运是影响其吸收速度和程度的重要环节，与药物因素（如溶解度、晶型、脂溶性等理化参数）和胃肠道生理环境（如转运体、局部血流量、pH）密切相关；药物吸收进入体循环后，其在组织中的分布速度和浓度同样受到药物跨膜转运能力的调节，其中组织生理屏障上特定转运体对药物的摄取和外排作用是关键环节。由此可见，药物的膜转运是机体各组织、器官对外源性物质处置的重要环节，影响药物的体内暴露及其生物学效应。药物膜转运研究可以为深入阐明药物体内过程、药物相互作用、药物毒性机制及新药研发提供重要信息。近年来，国内外针对药物跨膜转运的研究发展迅速，关键药物转运

体的发现、分子结构、表达、功能及其调控机制已成为药代动力学领域的主要研究方向之一。

二、药物转运体

转运体是生物体内介导内源性物质(如胆汁酸和电解质)以及外源性物质(如药物、环境中的毒物和有害异物)转运的一类大分子蛋白,广泛分布在肠、肝、肾、脑、肺等器官和各种生理屏障中,其中介导药物跨膜转运的转运体被称为药物转运体(drug transporter)。目前,转运体按类别主要分为 ATP 结合盒(ATP-binding cassette,ABC)转运体和溶质性载体(solute carrier,SLC)转运体两大家族。ABC 转运体一般属于外排转运体,主要包括 P- 糖蛋白(P-glycoprotein,P-gp)、多药耐药相关蛋白(multidrug resistance associated protein,MRP)、乳腺癌耐药蛋白(breast cancer resistance protein,BCRP)及胆酸盐外排泵(bile salt export pump,BSEP)等。SLC 转运体家族多数为介导药物进入细胞的摄入转运体,主要包括有机阴离子转运多肽(organic anion transporting polypeptide,OATP)、有机阴离子转运体(organic anion transporter,OAT)、有机阳离子转运体(organic cation transporter,OCT)、L- 氨基酸转运体(L-type amino transporter,LAT)、寡肽转运体(peptide transporter,PEPT)等。

自 1976 年 Juliano 和 Ling 首次在中国仓鼠卵巢癌细胞上发现 P-gp 以来,越来越多的研究表明,转运体在药物的体内处置过程中发挥着重要作用。目前已知许多药物是转运体的底物或者抑制剂,是药物联用时易出现药物效应增强或减弱的重要原因。新药研发中药物转运体研究的重要性已引起国内外药品监管部门的高度重视。根据我国国家药品监督管理局(NMPA)《药物非临床药代动力学研究技术指导原则》和美国食品药品管理局(FDA)《药物相互作用研究技术指导原则(草案)》的要求,七种具有重要临床意义的外排和摄入转运体(P-gp、BCRP、OATP1B1、OATP13、OAT1、OAT3、OCT2)是创新药物药代动力学研究与申报的必备研究项目。

三、药物转运体的调控

转运体参与细胞和组织的微环境调控,其表达和功能可随着机体内外环境的改变发生动态变化。与其他细胞内蛋白类似,药物转运体的基因表达受到多环节调控,具有多态性。已知转运体的基因表达调控可发生在 DNA、转录、转录后、翻译及翻译后水平。核受体对转运体表达的调控受到广泛关注,常见的核受体如组成型雄甾烷受体(constitutive androstane receptor,CAR)、孕烷 X 受体(pregnane X receptor,PXR)、法尼醇 X 受体(farnesoid X receptor,FXR)及其共调节因子(co-regulator)均可参与 P-gp、MRP、OATP 等转运体的基因表达调控。

药物转运体的表观遗传调节机制近年来也受到关注,有关 DNA 甲基化、组蛋白修饰等表观遗传修饰调控药物转运体的相关研究越来越多。例如,多项研究表明,组蛋白去乙酰酶抑制剂(丙戊酸钠)在多种细胞系中可以上调 P-gp 的蛋白表达;抗肿瘤药物柔红霉素、依托泊苷和长春碱可增加 P-gp 基因启动子组蛋白乙酰化水平,导致 P-gp 表达升高。又如,OCT2 被发现是介导奥沙利铂转运进入肾脏等组织的关键转运体。基于 OCT2 转运体在人肾癌组织低表达的现象,研究者通过表观遗传的方法激活 OCT2 表达,证明其可增加奥沙利铂的抗癌疗效。以上研究发现弥补了以往从基因多态性角度认识转运体变化的不足,反映了机体和药物的相互作用和疾病过程中转运体动态调节的特征,有助于进一步理解药物反应的多样性,为临床合理用药以及治疗新方法提供新方向。

目前有关炎症等病理因素对转运体的调控已有充分报道。在类风湿性关节炎、炎症性肠病、肝炎及肝性脑病等状态下均可观察到组织局部及组织外转运体的改变,对药物体内过程带来潜在影响。为了模拟炎症因素的影响,研究中常利用细胞因子或者促炎物质(如脂多糖)等诱导炎症状态,发现促炎细胞因子通过炎症相关的信号通路调节核受体(如 PXR、CAR、FXR)等转录因子的功能,从而影响转运体的表达和活性。近年来,相关研究已进一步结合临床疾病特征,探讨炎性微环境因素调节转运体的机制及其对药物治疗作用的影响。例如,研究者通过三维球体肿瘤细胞模型模拟癌组织的生化异质性,研究肿瘤形成过程中 P-gp 表达和功能的动态变化,揭示缺氧和炎症微环境因素对 P-gp 等转运体的调节机制及其对阿霉素等化疗药物抗肿瘤效应的影响。

此外,研究还发现转运体的表达及功能受到如饮食情况、昼夜节律、激素等因素的调控,其深入机制仍有待阐释。例如,Na^+ 依赖性葡萄糖主动转运体(sodium dependent glucose active transporter,SGLT)主要分布在小肠和肾脏,对葡萄糖重吸收起着重要的作用。大鼠肠道中 SGLT-1 的 mRNA 表达存在昼夜节律性,上午 10 点左右 SGLT-1 mRNA 表达水平显著高于下午 3 点左右的 SGLT-1 mRNA 表达水平。此外,动物进食前后,肠道中葡萄糖浓度变化较大,进食后肠道内葡萄糖浓度显著增加,同时肠道上皮细胞中 SGLT-1 的表达也明显上调,可促进对葡萄糖的转运和吸收。体内多种激素同样可以调控 SGLT 的表达,例如,表皮生长因子(epidermal growth factor,EGF)通过与表皮生长因子受体(epidermal growth factor receptor,EGFR)结合,引起表皮生长因子受体内在的酪氨酸激酶磷酸化,从而激活下游信号转导途径,增加 SGLT 的转录和表达。

四、转运体在疾病发生发展中的作用研究

除了药物等外源性物质的转运,转运体介导的内源性物质的转运广泛参与机体的生理过程,其功能异常在多种疾病中的作用和机制也成为近年来的研究热点。例如,神经递质的转运异常被认为参与了神经精神疾病的发生和发展,肾脏葡萄糖及氨基酸转运体的基因突变可引起肾性糖尿病及氨基酸尿症。SLC22A12 转运体参与调节尿酸水平,其基因突变与尿酸水平改变、痛风、肾结石有关。此外,人体内广泛表达的 ABCG2(BCRP)转运体对肠道的尿酸转运尤为重要,与 SLC22A12 肾脏部位的转运体共同参与尿酸稳态的调节。另有一些研究表明 ABC 和 SLC 转运体与代谢性疾病相关。SLC22A5 转运体基因突变可导致全身性肉碱缺乏症,从而导致心肌病变和其他疾病。在多种急慢性肝病患者或动物疾病模型中,ABC 和 SLC 转运体的表达或功能发生改变,或成为代谢性疾病的治疗靶点。由此可见,基于转运调控的研究可以为认识疾病的发生发展机制提供新的研究思路,后续研究有望在全面揭示关键转运体及其底物功能的基础上,为相关疾病的新治疗策略发现提供科学依据。

第二节　药物的吸收及其研究方法

一、概述

药物的吸收是指药物分子通过细胞膜(如胃肠黏膜、皮下组织、肌肉、毛细血管等)进入血液循环的过程。除静脉注射及静脉滴注给药直接进入血液循环之外,其他血管外给药途径都存在药物经血管壁

进入血液循环的过程。临床常用的血管外给药途径分为消化道给药、肌内或皮下注射给药、吸入给药及皮肤给药,以上不同的给药途径下药物的吸收过程各异,并且与药物性质和剂型等多种因素有关。不论何种途径,药物的吸收均涉及药物与机体的相互作用,并伴随着级联转运过程。因此,揭示其中的关键调节因素对于提高药物的疗效和优化给药方案有着重要价值。

二、药物吸收的影响因素

不同给药途径下药物吸收的途径存在较大差异,影响药物吸收的具体因素也不尽相同,一般可以分为机体因素和药物因素两方面。有关口服药物吸收的影响因素研究较多,除了药物本身的物理化学因素和剂型因素之外,常见的有胃肠道局部因素(如胃排空速率、肠蠕动速率、胃肠液 pH)、胃肠道的代谢和转运因素、循环系统因素(如胃肠血流速率、肠首过效应、肝肠循环)。在研究口服药物药代动力学特性的实验中,可以从以上角度来分析药物吸收发生改变的原因,制定合适的给药方案。例如,进食后会显著延迟阿伦磷酸盐的吸收,与食物对胃排空速率和胃肠道 pH 的改变相关。基于此影响因素,目前该药品说明书提示药物宜安排在两餐之间服用,且在进食饮料或其他药物之前至少半小时通过白开水吞服。注射给药也是常见的给药途径,除静脉注射给药外,其他途径都存在吸收过程,与影响药物从注射部位向附近组织及血管内皮扩散、分配的因素密切相关。例如,注射部位的血流量和血流速度、药物的理化性质、剂型是常见的影响因素。

三、药物吸收的研究方法

1. 口服药物的吸收研究　小肠由于吸收面积大、血流量丰富、与药物接触时间长的特点成为消化道吸收的主要部位。被动扩散是药物胃肠道吸收最重要的方式,但主动转运也占很重要的地位。在体肠灌流是研究药物肠道吸收的常用方法,能够真实反映药物的总体吸收情况,常用于研究药物的渗透和在不同肠段的吸收动力学,灌流方式可分为振动灌流、循环灌流和单向灌流。例如,为测定冬凌草乙素在大鼠不同肠段的吸收动力学,研究者将大鼠禁食 12 小时后,在麻醉状态下分离出各肠段并结扎胆管。取各肠段约 10cm 分别于两端切口并进行插管结扎,以预热至 37℃的生理盐水冲洗肠内容物,最后排空生理盐水。采用恒流泵,将预热至 37℃的空白 Krebs-Ringer's(K-R)溶液以 0.2ml/min 的流速灌流 15 分钟平衡各肠段,然后以预热的含药 K-R 溶液 0.2ml/min 流速循环平衡 45 分钟。之后将每一肠段分别持续灌流 105 分钟,收集 5 次流出液,采用 HPLC-MS/MS 法测定冬凌草乙素的浓度,计算冬凌草乙素在各肠段的吸收速率常数(k_a)和表观吸收系数(apparent permeability coefficient,P_{app})。在此基础上,可通过改变灌流液中药物浓度、pH 以及加入 P-gp 抑制剂等方法考察其吸收机制或影响因素。由于出口处药物浓度会受到肠组织对水分吸收或分泌的影响,实验中常向灌流液中添加不可吸收的标记物,如放射性标记的聚乙二醇 4000(PEG4000)以去除肠道水转运对出口处药物浓度的影响。与离体模型相比,原位肠道灌流保证了血液和淋巴液的供应,更好地模拟了药物在体内的吸收过程。

离体实验模型包括外翻肠囊法、组织流动室法等。其原理均为以离体肠段作为研究对象,在保证其体外生理活性的条件下模拟药物在体内肠道中的吸收过程。组织流动室法具体为取出离体肠段后剪开形成具一定表面积的小肠块,安装于装有缓冲液的扩散池中,通入空气搅动缓冲液来控制不搅动水层的厚度,并且提供组织氧气。药物加入供应室,在接收室取样测量药物不同时间的累积量。剥离肠道肌肉层以去除其对上皮细胞转运功能的影响。通常向黏膜及浆膜缓冲液中加入谷氨酰胺或葡萄糖等作为能量，使组织具有最大可能的存活能力和存活时间。此法也可以用于研究其他限制药物吸收的因素，通过改变供应室的化合物组成来研究离子、pH 及其他物质对药物吸收转运的影响；且可以通过从黏膜及浆膜缓冲液中取样测定黏膜到浆膜或反方向上的药物流量，以确定药物是被动扩散还是载体介导的转运吸收。外翻肠囊法中，一般取禁食 12 小时的大鼠，麻醉状态下剪取实验所需肠段 10cm，放入 37℃的 K-R 溶液中，用营养液冲洗小肠表面，并清除浆膜层表面的脂肪和血管。用圆头细玻璃棒将肠段翻转使黏膜层在外、浆膜层在内。洗净内容物后，结扎肠段一端，另一端固定在塑料管上。将肠囊置于盛有 100ml 含药 K-R 溶液的烧杯中，恒温振荡水槽中 37℃保温。肠囊内注入 K-R 溶液 1.5ml，使肠囊内液体（受药体系）的液面高于肠囊外液体（供药体系）的液面，持续通入空气。分别于 15 分钟、30 分钟、45 分钟、60 分钟和 90 分钟在肠管内取样 100μl，并立即补加 100μl 恒温的空白 K-R 溶液。通过测定不同时间取样中药物的浓度，可反映不同肠段的吸收特征。采用以上离体法进行肠吸收动力学研究时，需要注意离体肠段具有区域的局限性，不同区段的肠段对药物的排泄和吸收作用不同；此外，由于血流供应的缺乏，药物代谢酶活性和细胞旁路转运等环节可发生改变而使实验结果产生偏差。

细胞模型是体外评价药物吸收的重要手段，有助于控制实验条件并从细胞和分子水平研究药物的吸收机制，可作为体内研究的补充。Caco-2 细胞于 1989 年被提出用于小肠的吸收特性研究，目前已被 FDA 批准作为标准的通透性筛选方法用于可溶性药物的吸收研究。Caco-2 细胞来源于人体结肠上皮癌细胞，可在培养过程中自发形成有极性，具有微绒毛及紧密连接等类似小肠上皮细胞刷状缘侧分化特征的单细胞层，并表达部分主动转运体如 P-gp，已成为研究药物跨膜被动转运的通用模型。实验前需将 Caco-2 细胞以合适的密度接种于 Transwell 小室中，常规培养 15~21 天可自发进行上皮样分化和形成紧密连结，分化出绒毛面（肠腔侧）和基底面（肠壁侧）。常用细胞单层跨膜电阻（transepithelial electrical resistance，TEER）、标志物的 P_{app} 评价 Caco-2 细胞单层模型的建立，其中 TEER 测定是一种简单权威的评价方法。当 TEER 大于 $200\Omega \cdot cm^2$ 即表明完整细胞单层和细胞间紧密连接的形成，而当 TEER 呈现降低趋势时则提示细胞的完整性可能被破坏。P_{app} 可以通过测定特定标志物从顶侧（apical，AP）向基底侧（basolateral，BL）的扩散，反映整个细胞单层膜的通透情况，也常用于对被动扩散药物的体内吸收研究。

MDCK 细胞来源于犬肾脏上皮细胞，是典型的分泌型上皮细胞株。MDCK 细胞接种在 Transwell 半透膜之上后能分化形成单层柱状细胞并形成紧密连接，整个过程仅需 2~6 天，是理想的上皮细胞模型。与 Caco-2 细胞相比，MDCK 细胞具有培养周期短、生长迅速的特点，能在较短时间内快速达到融合。由于细胞单层的 TEER 更低，更接近于小肠，故 MDCK 细胞常被选择性用于研究药物在小肠的吸收和转运机制。然而，由于缺乏转运体，MDCK 细胞只能用于预测药物在上皮细胞的被动转运，而不能预测主动转运或外排。此外，MDCK 细胞也用于研究肾小管上皮细胞的形态和功能，其在体外培养条件下通过转染人类 MDR1 基因，诱导 P-gp 高表达，可作为肾脏药物相互作用评估、药物体外肾毒性快速筛选等理想模型。

2. 经皮给药的吸收研究 经皮给药后药物透过皮肤吸收进入血液循环并达到有效血药浓度。表皮最外层是由含有纤维蛋白角质素的细胞板组成的角质层。角质细胞膜含有类脂质，可起半透性膜作用，是药物吸收的主要途径，属被动扩散过程。在血药浓度达峰值之后，由于角质层的贮存作用和低运输能力，接下来常伴随长时间连续的低血药浓度扩散期。针对这一特点，常用透皮吸收制剂达到缓释和控释目的。自 1981 年美国上市第一个经皮给药制剂产品——东莨菪碱贴片以来，经皮给药系统逐渐受到国内外医药市场的重视。

目前研究较多的是用离体皮肤法测定药物的透皮速率，主要使用各种透皮扩散池模拟药物在体透皮过程。以复方雌二醇 / 左炔诺孕酮透皮贴片的透皮吸收为例，研究中将贴片紧贴于制备好的小鼠皮肤角质层上，加入接收介质为 30% PEG400 水溶液 100ml，将 Franz 扩散池温度保持为 3℃±5℃，磁力搅拌速度设定为 120r/min，分别于 0 小时、6 小时、12 小时、24 小时、48 小时、72 小时、96 小时、122 小时、144 小时和 168 小时取样。每次取样用洁净针管从取样口取 2ml 接收液，立即补充新鲜配制的接收液。样品用 0.22μm 的微孔滤膜过滤后进行浓度测定，反映药物透皮吸收的动态过程。

3. **吸入给药的吸收研究** 肺部吸收表面积大，毛细血管网丰富，而且肺泡上皮细胞层薄，其特殊的生理结构使肺部给药具有起效快的特点。同时，肺部的生物代谢酶活性低，使蛋白多肽类药物可以通过肺泡表面快速吸收而不丧失生物活性，避免肝脏首过效应。肺部吸入给药使用方便，目前肺部的局部作用药物主要应用于如哮喘、慢性阻塞性肺疾病等呼吸系统疾病的治疗。例如，在沙丁胺醇气雾剂吸收的实验研究中，研究者采用豚鼠鼻腔插管喷入法给予硫酸沙丁胺醇气雾剂，于不同时间点收集血浆样品并测定血药浓度，从而构建肺部给药后的血浆沙丁胺醇浓度 - 时间曲线。研究结果发现血浆中沙丁胺醇浓度在给药后 7 分钟左右即达到峰值，反映出肺部给药后药物吸收快速的特点。

4. **眼部给药的吸收研究** 药物经眼部给药后需要经过角膜、结膜屏障、血房水屏障、血视网膜屏障等吸收，影响药物吸收的因素主要有角膜渗透性、泪液清除和眼部给药途径（眼局部给药、结膜下给药、玻璃体内给药、巩膜给药）。眼部给药发挥局部作用的药物吸收途径主要包括角膜渗透和结膜渗透。角膜是药物发挥局部作用的主要吸收途径，药物与角膜接触并渗入角膜，进一步进入房水经前房到达虹膜和睫状肌，被局部血管网吸收发挥局部作用。结膜内有着丰富的血管和淋巴管，药物经结膜吸收后，经巩膜转运至眼球后部，再经结膜血管网进入体循环，这一吸收途径不利于药物进入房水发挥局部治疗作用。研究药物经眼部给药后的吸收过程常选择家兔作为实验动物。例如，左氧氟沙星是一种新型喹诺酮类抗菌药物，有较广阔的抗菌谱。以家兔作为实验对象，给家兔双眼结膜囊内滴入左氧氟沙星。滴眼后于不同时间段吸取泪液，再用生理盐水冲洗，取房水，测定滴眼后不同时间房水中的药物浓度，以研究其眼部吸收的动力学过程。

5. **药物的淋巴系统转运研究** 淋巴系统转运在食物来源物质（如转运脂肪、脂溶性维生素、胆固醇）和部分药物的吸收过程中起着重要作用。药物经淋巴吸收具有避免肝首过效应、提高药物生物利用度、直接靶向淋巴系统等优点，微粒给药系统（包括微乳、脂质体、固体脂质纳米粒、纳米球和纳米囊等）能选择性地经淋巴系统转运，对涉及淋巴系统的疾病治疗有积极的推动作用。目前，淋巴转运实验模型已广泛应用于研究微粒给药系统的淋巴靶向作用，评价微粒给药系统经淋巴转运的效率，从而指导剂型的优化设计。然而，由于动物各种属在淋巴系统解剖生理学上的不同，导致运用不同实验模型研究药物经淋巴转运吸收实验结果的差异性，因此选择合适的实验模型非常重要。目前报道的用于研究微粒给药系统经淋巴转运的实验模型可大致分为两类：体内模型和体外模型。体内模型主要基于大鼠、小鼠和犬；体外模型主要有孤立乳糜微粒模型。选用清醒的大鼠模型进行淋巴转运实验是一种改良的动物模型，该模型与麻醉大鼠模型不同的是淋巴管和颈静脉插管从大鼠后颈部穿出，与可旋转的样品采集器相连。与麻醉的大鼠模型相比，清醒的大鼠模型采用灌胃给药，避免了十二指肠插管给药对大鼠生理状况造成的影响,减少对大鼠的创伤,降低手术因素对实验结果的影响。插管手术通常需要 3 天的恢复期,淋巴液的采集可持续 12 小时以上。此外,孤立乳糜微粒模型也是研究药物淋巴转运的常用方法。例如,研究者利用从大鼠血液中提取出来的乳糜微粒考察了维生素 D、维生素 E、卤泛群等 9 种亲脂性药物经淋巴转运的情况,研究结果与在大鼠淋巴插管模型中得到的结论具有良好的相关性。

第三节 药物的分布及其研究方法

一、概述

药物的分布是指药物进入血液后,在组织器官血流或药物跨膜屏障能力的驱动下,可逆地分配到不同组织部位的过程。与其他药代动力学特性一样,外源性化学物质的组织分布范围和速度与药物分子的大小、脂溶性、极性、pK_a、血浆蛋白结合能力以及药物与组织亲和力、器官的血流量、膜的通透性、转运体等多种因素有关。绝大多数药物在体内不同的器官或组织中的分布是不均匀的,一般情况下药物首先分布于血流丰富的器官,如肝脏、心脏和肾脏,而后分布于肌肉、脂肪和外周器官,并随着药物的吸收、排泄而处于不断变化的动态平衡状态。然而,由于生理性屏障(如血脑屏障、胎盘屏障等)的存在,高血流灌注器官不一定意味着高的组织分布比例,转运体是其中的重要调节因素。例如,脑微血管内皮细胞的血管腔侧内表面存在 P-gp 和其他外排转运体,有助于降低药物的血脑屏障渗透性及脑分布。研究药物分布及其调节因素有助于了解各组织中药物浓度与生物效应的关系,对于改善药物体内过程、指导合理用药有着重要意义。此外,近年来研究已从宏观的组织层面深入到微观细胞和亚细胞器层面,为了解靶点在细胞内药物的效应机制提供新的认识。

二、药物分布的研究方法

药物分布是药物体内过程的重要组成部分,与药物疗效及副作用的产生密切相关,因此需要准确、灵敏及动态的分析技术以更好地了解药物的分布特征。在药物开发阶段,传统的组织分布研究主要依靠给药后分离各组织并通过色谱等方法进行药物浓度测定。此外,放射自显影技术、微透析、基质辅助激光解吸/电离成像质谱等新技术也逐渐应用于药物分布方面的研究。将分析技术与药物分布研究相关科学问题结合,最大化实现动态、实时、准确分析,对于新药的早期评价和药效/毒性机制研究具有较好的推动作用。

1. **色谱法** 高效液相色谱法(high performance liquid chromatography,HPLC)是 20 世纪 70 年代迅速发展起来的一种分离分析技术,目前已广泛应用于药物的吸收、分布、代谢和排泄研究。与质谱技术相结合,液质联用方法具有灵敏、准确等特点,目前已常规应用于大多数药物在实验动物各组织器官的药物及代谢物的含量测定。实际应用中,需要首先对方法的准确度、精密度、线性范围、基质效应等指标进行考证,以保证结果的可靠性。同时,该方法也存在一些不可避免的缺陷,如需要分离组织器官、无法动态连续取样以及样品前期处理烦琐等缺点。

2. **微透析法** 微透析法(microdialysis)是研究药物体内过程的新型采样方法,可在活体动物身上进行实时、动态采样,所采集的样品不需前处理即可直接进样分析,在药物分布研究中逐渐成为常用的靶向分析技术。微透析法利用透析的原理,将可以渗透水和小分子溶质的中空纤维半透析膜或微透析探针置入组织间质空间,匀速灌注液体与组织平衡后可以测定透析液中受试药物的浓度。由于其实时、动态的采样特点,微透析法可以作为传统色谱法的补充和验证。例如,微透析法能够对脑内特定部位进行动态、连续取样的特点可以为研究药物的脑区分布和血脑屏障渗透提供精密可靠的方法。为了测定灯盏花素给药后其在脑组织的分布特征,研究者在大鼠皮质中央前区埋入套管(深度 2.5mm),牙科水泥固定。待大鼠恢复正常状态后,经套管插入微透析探针,在大鼠清醒状态下灌流人工脑脊液 30 分钟以达到半透膜两侧的物质交换平衡。随后静脉注射灯盏花素注射液,于不同时间点收集透析液并可同时于尾静脉取血。测得灯盏花素浓度后,分别绘制药物在血浆、脑细胞外液浓度 - 时间曲线,计算 AUC。将微透析法测得的脑细胞外液 AUC 与血浆 AUC 相比即可得到血脑屏障渗透系数。实际应用中需注意该法不适宜对高分子量、高蛋白结合率和高脂溶性的药物进行药代动力学研究。此外,微透析法采集得到的样品浓度($C_{dialysis}$)并不是组织中真实的药物浓度($C_{\infty ECF}$),而是其值的一部分,其比值 $C_{dialysis}/C_{\infty ECF}$ 定义为相对回收率。

3. **基质辅助激光解吸电离质谱法**　常规液质联用法虽然可以获得可靠的定量数据,但是定量方法依赖于合适的标准化合物,处理步骤烦琐并且需要评估不同器官的提取效率及基质效应。此外,该方法不能提供真实的组织水平定量数据。在过去的 10 多年中,基质辅助激光解吸电离质谱法(MALDI-MS)作为一项无须标记、高分辨率的技术获得了广泛关注,该技术对全身和单个组织中的内源性或外源性分子、代谢物以及靶点进行位置特异性地测定。目前,这一技术能够识别不同化学实体的位置和生物样本的高分辨率图像,但仍无法实现可靠的常规定量。此外,与飞行时间质谱法(TOF-MS)联合可以用于蛋白等生物大分子的高通量筛选。

4. **荧光标记法**　目前荧光化合物作为活体成像工具被广泛应用于研究靶器官中化合物的定位,可观察体内药物分布的动态过程。例如,研究者利用活体荧光显微成像评价光致敏剂 NPe6 在皮肤内 EMT6 肿瘤模型的体内分布情况。NPe6 经尾静脉全身给药后,使用含荧光基团的抗 CD31 抗体标记脉管系统,在注射后 3 小时内采用共聚焦荧光显微镜对肿瘤和正常血管中 NPe6 的吸收及其对邻近薄壁组织的区域动力学进行可视化观察。结果发现,在注射后 60 分钟内,药物主要存在于血管系统中。随后,在肿瘤和正常组织的外渗率无明显差异的情况下,又重新显著分布在整个血管外区域。该方法也存在一些不足,由于组织背景的变化和缺乏图像分辨率,荧光标记无法提供可靠的量化结果。另外,由于化合物的大小和可能存在的化学修饰,有时荧光标记可能改变化合物的活性或结合。因此,要想获得准确的体内过程特征,必须先验证每个荧光标记化合物的药物活性。近年来,药物分布研究在不断朝向更精细化水平发展,研究视角从宏观的组织器官向微观的细胞器层面深入。细胞药代动力学(cellular pharmacokinetics)新理论的提出不仅探讨药物主要聚集在哪些组织和器官,而且开始涉及靶器官细胞内药物摄取情况,甚至深入到细胞的亚结构,研究药物在靶细胞内的具体分布与聚集状态。对于阿霉素等可在荧光显微镜下自发产生荧光的药物,可以较为方便地观察其在不同亚细胞器的分布情况,从而研究其胞内动力学过程与其抗肿瘤效应的关联。

5. **液体闪烁计数法**　液体闪烁计数法(liquid scintillation counter, LSC)是使用液体闪烁体(闪烁液)接受射线并转换成荧光光子的放射性技术。将闪烁体溶解在适当的溶液中,配制成为闪烁液,并将待测放射性物质放在闪烁液中进行测量。其基本原理是依据射线与物质相互作用产生荧光效应,荧光光子被光电倍增管接收转换为光电子,再经倍增,在光电倍增管阳极上收集到大量光电子,以脉冲信号形式输出。将信号复合、放大、分析、显示,表示出样品液中放射性强弱与大小。例如,研究者采用质谱 / 液体闪烁计数法测定了干眼症治疗药物 lifitegrast 在兔体内的眼部分布浓度、药代动力学特征,以及 ^{14}C 标记的 lifitegrast 在犬体内的排泄过程。结果发现,在兔中 lifitegrast 的 C_{max} 和 $AUC_{0~8h}$ 在不同配方中相似,C_{max} 在眼前段组织(结膜、角膜、前巩膜)中最高,为 5 190~14 200ng/g,而在后段组织的浓度较低(0~826ng/g),$AUC_{0~8h}$ 也有类似的趋势,而血浆中的浓度低($C_{max}<18ng/ml$)。在犬中,静脉 / 眼部注射后,^{14}C-lifitegrast 主要经粪便消除。排泄的放射性物质主要为原药形式,从而说明 lifitegrast 到达靶组织进行干眼治疗,降低了非靶组织效应。^{14}C-lifitegrast 的原药排泄提示体内药物代谢程度低,与 lifitegrast 临床试验疗效 / 安全性数据一致。液体闪烁计数法价格昂贵、测定成本高。

6. 放射自显影技术　　放射性物质为药物的发现和开发提供了一种高度敏感的方法,通过将放射性同位素标记药物分子,实现定量地评估化学实体的吸收、分布、代谢和排泄过程。相比非放射性技术,放射性标记化合物是目前提供药代动力学信息的最有效技术手段。其中,定量全身放射自显影术(QWBA)和微量放射自显影术(MARG),是检测药物组织分布的两种常用技术,不仅为药物研究人员提供了定量组织浓度数据,而且提供了治疗药物在动物完整器官、组织和细胞中的可视化结果,可帮助判断药物在体内的分布情况,包括亚组织甚至在细胞水平上的化合物及代谢物的分布,从而更好地判断药物或代谢物是否具有预期的活性及毒副作用。然而,当原药和代谢物均含有放射性标记物质的情况下,需要注意该技术不能够区分原药和代谢物。

目前,QWBA 和 MARG 已经被用于研究各种化合物,包括抗体、脂质体化合物、纳米颗粒、寡核苷酸、多肽、蛋白质、放射性药物和有机小分子。利用 QWBA 对组织分布进行研究,以图像形式表达标记物分布,定位准确、灵敏度高,可以快速直观地得到药物在体内的分布情况,为明确药物毒性靶器官提供有力的证据。相比质谱而言,利用放射性化合物和放射自显影技术可获得真实的组织水平定量数据。有机小分子通常用 ^{14}C 或 ^{3}H 标记,大分子(如蛋白质和肽)通常使用 ^{125}I 或 ^{35}S 标记。QWBA 通常适用于所有类型的实验动物,包括小鼠、仓鼠、大鼠、豚鼠、兔子、雪貂、猫、狗和非人类灵长类动物,可实现物种间的比较。在需要将毒理学模型(如大鼠、犬)的组织药代动力学参数与药理学 / 药效学模型(如豚鼠、兔或猫)进行比较时,该技术非常具有价值。例如,研究者用该方法来研究在猴中拉坦前列素的药代动力学。在该研究中,将放射性标记的拉坦前列素局部施用于猴的眼睛,并进行 QWBA。结果表明,药物引起的放射性物质通过泪腺导管传播,在胃肠道、肾脏、肝脏、血液、胆汁和尿液中都存在高浓度的放射性物质。当然,这些放射性技术也有一定的缺陷。由于所有 QWBA 和 MARG 结果均直接反映了总放射性,且图像和定量结果不一定等同于给药的母体化合物检测。放射性物质可能会受到测试分子中同位素标记物稳定性的影响。如果放射性元素是不存在于体内的化学物质,那么定量检测结果将会包括放射性物质以及未知的放射性杂质,可能导致药物和 / 或代谢物的组织浓度的严重过量或不足。因此,QWBA、MARG 技术不一定能真实反映靶点与毒副作用的关联性。

三、药物分布与药物作用机制研究

传统化学药物的研发不断地进行优选和临床验证模式,并基于已知的生物学靶标发现有效的化合物。一般认为,药物进入体内后往往会广泛分布到不同的组织器官,药物在靶组织/靶细胞的有效分布是其产生药效的基础,而与非靶组织的结合常常是产生副作用的原因之一。然而,近年的研究表明,由于机体在组织器官之间存在复杂的对话,因此药物作用的直接靶部位可能并不在病灶器官。这一现象在中枢神经系统药物研发中表现最为明显。例如,化合物 Ro61-8048 是设计合成的一种犬尿氨酸 -3- 单加氧酶(kynurenine 3-monooxygenase,KMO)抑制剂,具有较好的口服生物利用度。在阿尔茨海默病及亨廷顿病小鼠模型中,给予 Ro61-8048 的前体化合物 JM6 可以有效改善行为异常及相关病理指标。然而,药代动力学研究表明,尽管 JM6 在体内可以转化为 Ro61-8048,但 Ro61-8048 大部分分布在血浆中,并不能进入中枢神经系统。这一看似矛盾的现象提示研究者从外周血液中寻找 Ro61-8048 的作用机制,并发现其对外周单核细胞 KMO 的抑制、增加外周犬尿氨酸的入脑是发挥中枢神经系统保护作用的直接机制。这一发现进一步证明了机体在中枢和外周间存在着复杂的相互作用,突破了药物必须透过血脑屏障的传统认识,为相关中枢神经系统疾病药物的设计提供了新思路。

近十年来,基于单基因、单靶点药物研发模式的不足使得多成分、多靶点药物的研发受到医药界的重视。天然产物在疾病防治方面有着悠久的临床应用基础,然而以天然药物为模板/来源的药物发现策略存在着作用机制和靶点不够明确的瓶颈。针对这一关键问题,近年来有学者提出"反向药动学"(reverse pharmacokinetics)的研究理念,认为从疗效确切的天然产物出发,在阐明其关键成分的体内代谢、分布特征的基础上,结合特定的疾病发病机制和生物学规律,选择合适的体内外模型从而深入揭示药物作用的核心部位与环节。例如,虽然人参皂苷类化合物具有口服吸收差、中枢分布极少而在胃肠道分布广泛的药代动力学特征,但研究者从其体内分布特征以及中枢 - 外周互动的生物学规律出发,发现外周免疫细胞趋化及神经免疫互动过程是人参皂苷发挥脑神经保护作用的新机制,对于揭示人参皂苷等弱吸收成分改善抑郁等多种中枢神经系统疾病的作用提供了新思路。以上研究也提示不能简单地将传统化学药物研发模式直接应用于指导天然产物来源的药物研发,需要充分基于中药的自身特点拓展研究理念。

近年来的研究表明,许多基于靶点设计的已上市药物可以用于适应证之外的疾病干预,引发了"老药新用"(drug repurposing)的研究热潮。"老药新用"是药物与机体之间复杂相互作用的体现,也为高效发现一些疾病的治疗药物提供了富有前景的途径。这一现象也提示需要灵活认识药物的体内分布与生物学效应之间的关联,关注药物的器官分布特性与其药效器官之间的关联模式。全面认识药物的体内分布特征可以更为深入地了解药物的预期效应和脱靶效应,从而为发现其新的作用机制或适应证提供思路。

第四节 药物的排泄及其研究方法

一、概述

药物排泄是机体通过肾脏、胆汁等途径将药物或其代谢产物排出体外的过程。药物排泄对机体内药物的暴露水平有着重要的调节作用,排泄异常或受阻与药物的毒副反应均密切相关。药物的跨膜转运是药物排泄中的核心过程,涉及不同类型的摄取转运体和外排转运体的参与。例如,肾脏是机体排泄药物及其代谢物的主要器官,药物排泄过程包括肾小球滤过、肾小管主动分泌和肾小管重吸收三个过程。在肾小管主动分泌过程中,摄取型转运体(如 OAT)介导药物穿透血管侧膜进入肾脏上皮细胞,随后经肾小管外排转运体排入腔侧。在药物从肾小管重吸收返回血液的过程中,部分药物转运体如OATP、PEPT 等也发挥作用。由此可见,药物排泄过程是多个环节中多种药物转运体协同作用的结果,其净效应会受到较多因素的限制,从而对药物的体内暴露水平产生影响。事实上,目前的研究已充分证实遗传、生理、病理和药物等因素均可显著影响药物的排泄过程,对药物的排泄机制开展深入研究,探究关键药物转运体与药物的相互作用规律对于优化临床用药方案、提高药物治疗的安全性有重要价值。

二、药物排泄的研究方法

1. **药物经肾脏排泄的研究方法**　离体肾灌流可特异性考察肾脏对药物的处置情况,因而能够在器官水平研究药物排泄的机制和影响因素。离体肾灌流的操作程序包括动物在麻醉状态下,进行左肾动脉插管,灌流液恒速灌流后再进行肾静脉和输尿管插管;在体灌流平衡一段时间后,左肾被摘离置于特定的体外装置进行灌流。因该技术能在一定时间内维持肾脏的生理、生化功能,在离体肾灌流过程中可多次取灌流液,分析测定其中外源性物质及其代谢物。灌流结束后可对肾脏进行组织学观察,了解外源性物质对肾组织本身的影响。此外,可通过调节灌流介质的成分和流速,严格控制进入肾脏中外源性物质的量,确定受试物在肾脏中发生的变化以及对肾脏的效应。

在体研究药物肾脏排泄的实验中通常选用大鼠。实验过程中先将大鼠麻醉后暴露颈静脉(用于给药或取血)并进行双侧输尿管插管,给药后于预先设定的时间点收集尿液和血液,记录尿量,测定各时间点的血药浓度、尿液中药物及其代谢物浓度,计算累积排泄量,直至排泄完成。该方法可利用尿药总排泄量与给药剂量的比值计算尿药排泄分数,并可同时计算尿药排泄速率,确定药物是否为肾脏转运体(如 OAT1/3、OCT2 以及 PEPT2)的底物。例如,研究采用在体法考察丙磺舒、维拉帕米和地高辛等药物对双环铂在大鼠中经肾排泄的影响及其机制,通过原子吸收法测定大鼠尿液中的铂浓度,发现合用丙磺舒等药物可抑制双环铂的肾排泄速度,提示双环铂或其含铂代谢物的肾脏排泄过程可能涉及 P-gp、OAT或 OATP 等多种转运体的参与。

2. **药物经胆汁排泄的研究方法**　胆汁排泄是药物排泄的另一个重要途径。胆汁排泄研究方法可分为体内和体外两个方面。体外研究药物经胆汁消除的常用方法之一是"三明治"培养原代肝细胞模型。原代肝细胞是模拟肝脏代谢和转运体外排或摄取的重要工具。传统原代肝细胞培养方法会使肝细胞迅速丧失极性及代谢能力,失去胆管网络,难以模拟体内肝的小管外排功能。"三明治"培养是将人或鼠的原代肝细胞培养于两层胶原之间,底层铺鼠尾胶使肝细胞贴壁,上层铺基质胶使其形成肝板样结构,从而维持肝细胞极化状态,保持肝细胞的代谢活性及调节机制以模拟肝脏功能。培养几天后,肝细胞形成完整胆小管网络并同时保持紧密连接,且肝脏转运体正常表达并定位于恰当的膜区域后可用于转运体功能研究。当细胞在含钙的标准缓冲液中孵育时,紧密连接体完整,摄取进入肝细胞的药物可在转运体作用下外排至胆管;当细胞在无钙缓冲液中孵育时,紧密连接体遭到破坏,管腔内药物扩散进入细胞培养液中。因此,通过在含钙和无钙条件下测定药物细胞蓄积量的差值可计算排入胆管的药量。

例如,研究者在建立"三明治"大鼠原代肝细胞模型后,加入模型药物罗丹明123,分别在含钙和无钙的Hank's缓冲液中孵育并测定罗丹明123的细胞蓄积量,计算胆汁排泄指数(BEI)。在孵育体系中预先加入已知的P-gp抑制剂环孢素预孵育,可以评价P-gp转运体对药物胆汁排泄的影响。双转染细胞模型是另一种研究药物胆汁排泄的有效方法,可以用来分析药物在肝胆中的矢量转运,并且可以用于新药筛选。例如,将人的肝摄取转运体OATP8和胆汁排泄转运体MRP2转染至MDCK细胞中,选用有机阴离子四溴酚酞磺酸作为模型药物来描述双转染细胞中由OATP8和MRP2介导的药物跨细胞转运过程。此外,研究者已建立了将单一外排泵(MRP2/ABCC2)和三种基底外侧摄取转运体(OATP1B1/SLCO1B1,OATP1B3/SLCO1B3和SLCO2B1)转染至MDCK细胞的模型,以更接近模拟药物排泄的过程。实验中需要注意的是,极化转染的细胞模型是研究药物摄取和胆汁清除的有效工具,比原代人肝细胞更容易获得,并且可用作高通量筛选工具,但缺乏肝细胞中完整的转运体、代谢酶和辅助因子,并且转运体的表达水平可能与体内肝细胞有一定的差异。

药物经胆汁排泄的体内研究中常在啮齿类动物模型上开展,通过肝灌流和胆管插管引流胆汁,可用于研究药物的胆汁排泄程度以及外源物与转运体的相互作用。肝灌流实验是将肝脏的血液循环与全身分离,通过肝血管系灌流药物,使药物仅经过肝脏而单纯研究肝脏内的药物转运,同时还可收集胆汁。大鼠缺乏胆囊,可以连续地收集胆汁,且大鼠的肝脏大小适中,不需要很高的灌流速度即可持续灌流,因此大鼠的肝脏灌流是用于研究药物胆汁排泄的常见方法之一。在体肝灌流一般是先将大鼠麻醉后仰位固定,结扎幽门静脉和腹腔动脉,作胆管插管后结扎下腔静脉,静脉插管。灌流方法有正向和反向之分,大多数肝脏灌流采用正向设计,即灌流液经门静脉导入,由肝静脉导出;而反向灌流由肝静脉导入,由门静脉或肝动脉导出。胆管插管引流实验中一般在麻醉大鼠后作胆管插管引流,并于手术完成后给药,以合适的时间间隔分段收集胆汁,直至药物排泄完全,记录胆汁体积,测定胆汁中药物浓度,计算累积排泄量和排泄分数。

药物经胆汁排泄后可进入肠道最终随粪便排出。因此,测定粪便中药物或代谢物的含量可以部分反映药物经胆汁排泄的程度。具体实验中通常是在给药后不同时间收集粪便样本,将粪便按一定质量体积比制成匀浆,测定匀浆中药物浓度,计算累积排泄量。

(郝海平　郑　啸　王　洪　曹丽娟)

参考文献

[1] JULIANO R L, LING V. A surface glycoprotein modulating drug permeability in Chinese hamster ovary cell mutants. Biochim Biophys Acta, 1976, 455: 152-162.

[2] 武新安. 药物转运体基础与应用. 北京: 科学出版社, 2017.

[3] HAO H, ZHENG X, WANG G. Insights into drug discovery from natural medicines using reverse pharmacokinetics. Trends Pharmacol Sci, 2014, 35: 168-177.

[4] CORSON T W, CREWS C M. Molecular understanding and modern application of traditional medicines: triumphs and trials. Cell, 2007, 130: 769-774.

[5] 李晓楠, 陈佳音, 孙晓琳, 等. 有机阳离子转运体的研究进展. 中国临床药理学与治疗学, 2013, 18: 954-960.

[6] LIU Y, ZHENG X, YU Q, et al. Epigenetic activation of the drug transporter OCT2 sensitizes renal cell carcinoma to

oxaliplatin. Sci Transl Med,2016,8:348-397.

［7］SHEN H,OCHELTREE S M,HU Y J,et al. Impact of genetic knockout of PEPT2 on cefadroxil pharmacokinetics,renal tubular reabsorption,and brain penetration in mice. Drug Metab Dispos,2007,35:1209-1216.

［8］杨世磊,刘克辛. 药物转运体表观遗传调控机制的研究进展. 药物评价研究,2017,40:1229-1234.

［9］POSADA M M,SMITH D E. Relevance of PepT1 in the intestinal permeability and oral absorption of cefadroxil. Pharm Res, 2013,30:1017-1025.

［10］周雅倩,刘晓东. 疾病状态下血脑屏障 ATP 结合盒转运体功能与表达改变及其临床意义. 药学进展,2018,42:574-580.

［11］ZHENG X,ZHANG X,WANG G,et al. Treat the brain and treat the periphery:toward a holistic approach to major depressive disorder. Drug Discov Today,2015,20:562-568.

［12］ZWILLING D,HUANG S Y,SATHYASAIKUMAR K V,et al. Kynurenine 3-monooxygenase inhibition in blood ameliorates neurodegeneration. Cell,2011,145:863-874.

第四章 药物代谢及其研究方法

第一节 药物代谢研究和发展

药物进入机体内后,一部分以原型排泄,而大多数药物为了易于排出需要机体对其进行结构修饰,这些结构修饰的过程称为"药物代谢"(drug metabolism),也称为"生物转化"(biotransformation)。纵观整个药物代谢研究发展的一百多年历史,我们发现其诞生与发展同其他学科,如有机化学、生物化学、药理学、分析化学、分子生物学等的发展密切相关。随着分析技术与各学科进步,药物代谢的发展取得了三个里程碑式的成就。

一、代谢物与代谢酶的发现

药物代谢研究的早期历史同有机化学的诞生交织在一起。1841 年苏格兰学者 Alexander Ure 博士进行了第一个人体药物代谢试验,证明口服苯甲酸可以在人体内转化成马尿酸,推测代谢过程有尿素参与,并且提出使用苯甲酸可以治疗痛风。这一发现意味着科学家首次发现药物在体内存在代谢过程,代谢物的发现成为药物代谢史的第一个里程碑。

在此后的几十年时间里,科学家又陆续发现了多种代谢转化途径。1842 年以后多种化学物质的氧化代谢反应相继被发现,科学家 Erdmann 和 Marchand 发现除了苯甲酸外还有其他酸性物质在体内也可以代谢成马尿酸。此外,德国科学家 Bernhard Naunyn 在胃发酵研究中发现苯会抵消这一发酵反应,并和实验室的另一位科学家 Schultzen 一起发现了苯系物会在体内发生氧化反应代谢成酚衍生物。

还原反应的发现是人类医学史发展的一个重大进步,对于药物代谢的发展具有重要意义。1863 年科学家 E. Lautemann 首次发现在人体中奎尼酸可以被还原成苯甲酸,1882 年德国生化学家 Felix Hoppe-Seyler 发表学术论文表明人有能力将硝基化合物还原成胺。1932 年德国科学家 Gerhard Domagk 发现服用百浪多息可治疗小鼠链球菌感染,法国科学家 Trefouel 等人发现百浪多息的偶氮键对药效并不起决定作用。随后,英国科学家 Fuller 在服用百浪多息的生物尿液和血液中发现其偶氮键还原的代谢物对氨基苯磺酰胺,并证实该还原代谢物才具有抗急性细菌感染的作用。

结合反应也是人体药物代谢的重要途径,如甲基化、乙酰化、葡糖醛酸结合、硫酸结合、谷胱甘肽结合、谷酰胺结合等。1876 年德国科学家 Eugen Baumann 发现了硫酸结合反应与肠道息息相关,此外他还发现了体内羟基吲哚的结合代谢。1887 年以来,乙酰化反应也陆续被发现。1953 年美国生物化学家

Fritz Albert Lipmann 因发现三羧酸循环以及阐明了乙酰化反应的机制被授予诺贝尔生理学或医学奖。1890 年德国医生 Wilhelm His 在给犬喂食吡啶后意外地从犬的尿液中分离出甲基吡啶,标志着甲基化反应的发现。1891 年,Schmiedeberg 和 Meyer 两位科学家从给予樟脑的犬尿中分离出樟脑结合物,他们将糖基分离并鉴定为葡糖醛酸,从而发现了葡糖醛酸的结合代谢反应。

1947 年 Williams 出版了划时代的著作 *Detoxication Mechanisms*,并于 1959 年进行修订。该书系统地总结了药物代谢途径和许多化合物的代谢研究,最重要的是,他明确提出了药物代谢包括两个阶段:氧化、还原、水解为第一个阶段,称为Ⅰ相代谢(phaseⅠ);结合反应为第二个阶段,称为Ⅱ相代谢(phaseⅡ)。该理论奠定了现代药物代谢研究的基础。

代谢物的发现过程也伴随着代谢酶的发现。尽管 1900 年前就提出了酶参与吗啡代谢的假设,但是直到 1909—1910 年,Battelli 和 Stern 在研究乙醇氧化时,才首次表征了乙醛脱氢酶。1945 年,Handler 和 Perlzweig 在发表的药物代谢综述中首次明确讨论了药物代谢酶。1958 年,Brodie B B 和他的同事们发表了 "Enzymatic metabolism of drugs and other foreign compounds" 一文,成为药物代谢酶研究突破性的进展。药物代谢酶的发现也继代谢物发现后成为药物代谢史的第二个里程碑。

二、药物代谢多态性的研究

药物反应异常与遗传因素相关早在 19 世纪早期就已经被发现了。孟德尔发现遗传规律之后,法国科学家 Cuenot 和英国科学家 Garrod 等人把生物转化过程和遗传联系起来,提出遗传物质对体内药物转化起决定作用。1902 年,Garrod 在对尿黑酸尿症和苯丙酮尿症的研究中发现了人类生化多样性,指出参与药物体内生物转化过程的酶活性由遗传物质决定。1931 年 Garrod 指出,个体对药物反应的差异是遗传结构的差异所致。在长期进化过程中,为了适应环境,机体通过突变改造药物代谢酶类基因,以产生相应的酶蛋白来对付环境中外来化合物的变化。基因的变化可以通过遗传保留给后代,逐渐造成了人类药物代谢酶类的多态性。Evans 等于 1960 年报道了异烟肼代谢率的遗传控制和如何区分慢、快乙酰化代谢者,这一研究成为遗传药理学的经典研究,药物代谢多态性的研究也成为药物代谢史的另一个里程碑。

关于药物代谢酶遗传变异最重要的发现是异喹胍代谢的多态性。1977 年,Mahgoub 等报道了异喹胍在羟化代谢中存在双态性分布现象,人群中羟化速度很快的被称作快代谢者,羟化速度很慢的被称作慢代谢者,快代谢者拥有野生型 CYP2D6 基因,而慢代谢者拥有突变型 CYP2D6 基因。慢代谢者是由于基因突变造成产物酶分子的改变,从而产生代谢缺陷。迄今已经发现 80 多个 CYP2D6 等位基因,约有 60 种药物由 CYP2D6 代谢。对 CYP2D6 广泛和深入的研究对于研究药物代谢多态性具有重要意义。

1987 年,Wedlund 等人报道,美芬妥英氧化代谢在人群中有遗传多态性,根据羟化速度将人群分成快代谢者和慢代谢者。1993 年,Wrighton 等从人类肝中分离出一种酶并命名为 CYP2C19,提出 CYP2C19 即为美芬妥英羟化酶,后来发现 CYP2C19 还参与其他几十种药物的代谢过程。不同人种的研究结果显示,CYP2C19 慢代谢者在日本人群中的发生率约为 25%,中国人群为 13.6%,白人为 2%。对于不同种族之间药物代谢多态性差异的认识极大地拓展并改变了药物代谢研究。

随着分子生物学技术的发展,人们发现药物代谢多态性是其基因多态性造成的。药物代谢多态性获得了越来越多的关注,它与药物作用的个体差异、肿瘤易感性差异以及新药的研究开发都息息相关。对药物代谢多态性的研究让个体之间的比较成为可能,并从根本上解释了这些差异存在的原因。

19 世纪初,药物代谢反应逐步被发现。20 世纪,基本的生物转化——氧化、还原、水解和结合反应等都已被阐明。再到 21 世纪,人们发现药物代谢在理解个体对药物的化学反应处置中发挥着重要作用。随着分子生物学、药理学、计算机技术、高灵敏微量分析技术的发展,新世纪为药物代谢领域带来了极大的发展机遇,同时也带来了巨大挑战。

第二节 药物代谢途径及代谢物活性

药物在体内的生物转化主要经历两个步骤,即 Ⅰ 相代谢和 Ⅱ 相代谢。药物在 Ⅰ 相代谢中被氧化、还原或水解,催化 Ⅰ 相代谢的酶主要为肝微粒体中的 CYP450 酶,因此肝是药物在体内生物转化的重要场所和主要部位;Ⅱ 相代谢中药物与一些内源性物质如葡糖醛酸、甘氨酸、硫酸等形成结合物,催化 Ⅱ 相代谢的酶主要有葡糖醛酸转移酶、谷胱甘肽 -S- 转移酶、磺基转移酶和乙酰基转移酶等。上述代谢反应中由 CYP450 酶催化的 Ⅰ 相代谢是药物在体内生物转化的关键限速步骤,可以直接影响许多重要的药物 PK 特性,如消除半衰期、清除率和生物利用度等。

一、Ⅰ 相代谢

Ⅰ 相代谢即官能团反应,是在药物分子上产生结构改变的反应,包括药物的氧化、还原、水解反应。这些反应生成初级代谢物,药物分子的活性改变。反应的结果是分子中引入或转化成某些极性较大的官能团,如羟基、羧基、氨基和巯基。

1. **氧化反应** 氧化是指在药物的环系结构或脂链结构的碳上形成羟基或羧基,在氨、氧、硫原子上脱烃基或形成氮氧化合物、硫氧化合物。氧化反应在 Ⅰ 相代谢中特别重要,主要由肝中的 CYP450 酶催化。

(1) 芳烃氧化:在 CYP450 酶的作用下生成环氧化物中间体,最终生成酚羟基化合物。

苯妥英　　　　　　　环氧化物中间体　　　　　　　酚羟基化合物

氯丙嗪　　　　　　　　　　7-羟基氯丙嗪

（2）烯烃、炔烃氧化：生成环氧化物形式的中间体，进一步代谢生产反式二醇化合物。

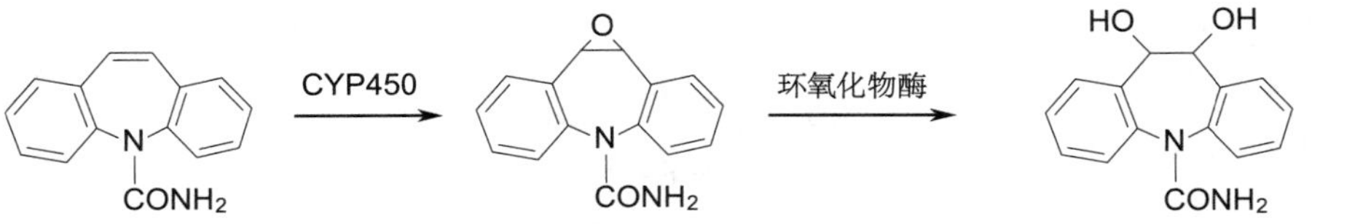

卡马西平　　　　　　　　　　　　10,11-环氧化物　　　　　　　　10*S*,11*S*-二羟基化合物

（3）脂肪烃链氧化：烃链的末端碳原子上氧化（ω 氧化）或在倒数第二个碳原子上氧化（ω-1 氧化），均引入羟基。

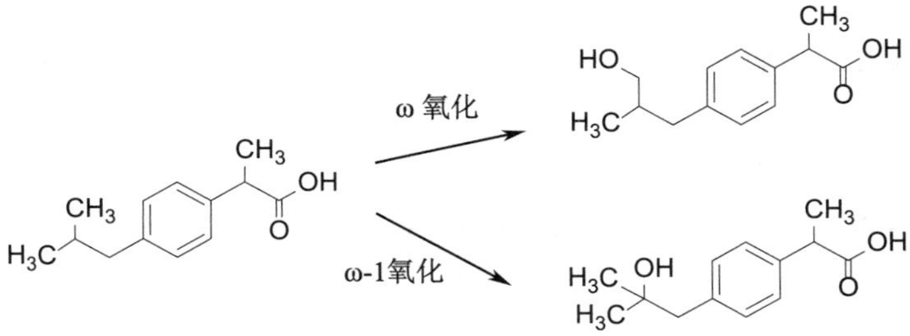

（4）脂环的氧化：含脂环和杂环的药物，易在环上发生羟基化。

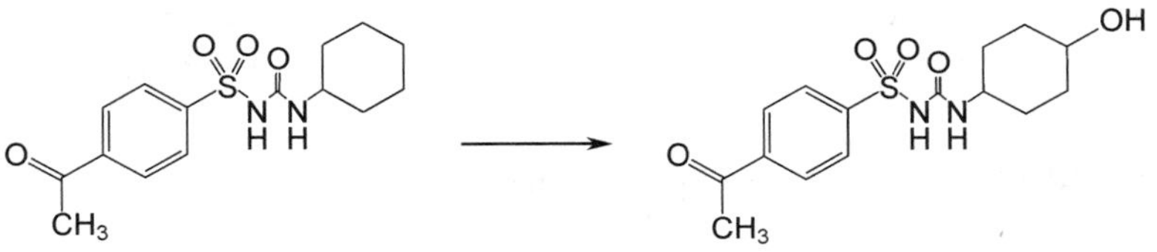

醋磺己脲　　　　　　　　　　　　　　　　　4-羟基醋磺己脲

（5）胺的氧化：脂肪胺、芳胺、脂环胺结构的有机药物体内代谢方式复杂，产物较多，主要以 *N*- 脱烃基、*N*- 氧化、*N*- 羟化和脱氨基等途径代谢。

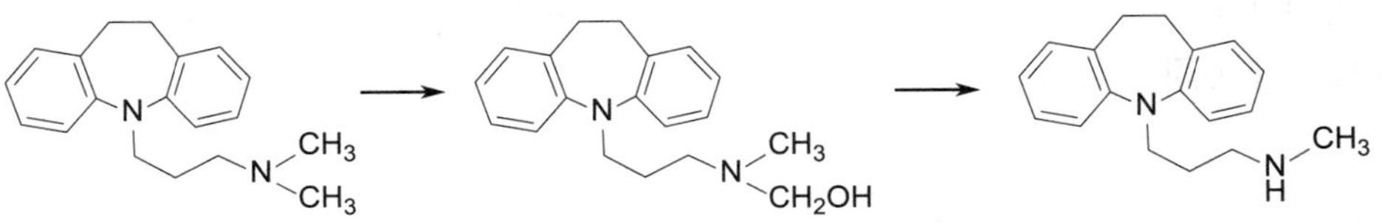

丙咪嗪　　　　　　　　　　　　　　　　　　　　　　　　　　地西帕明

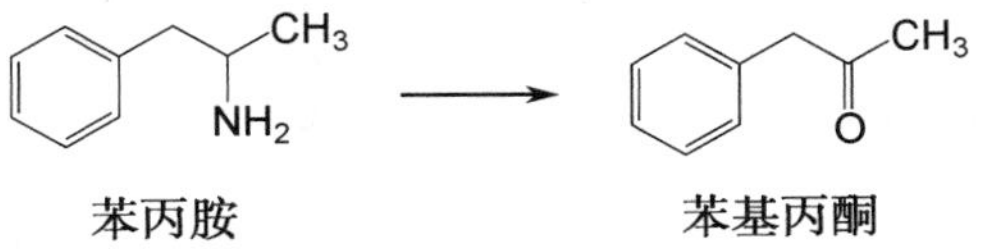

苯丙胺　　　　　　　　苯基丙酮

（6）*O*、*S*- 去烃基化：含氧或硫化合物的氧化代谢和 *N*- 脱烷基化机制相似，C—O 或 C—S 键断裂脱烃基后生成羰基和巯基化合物。

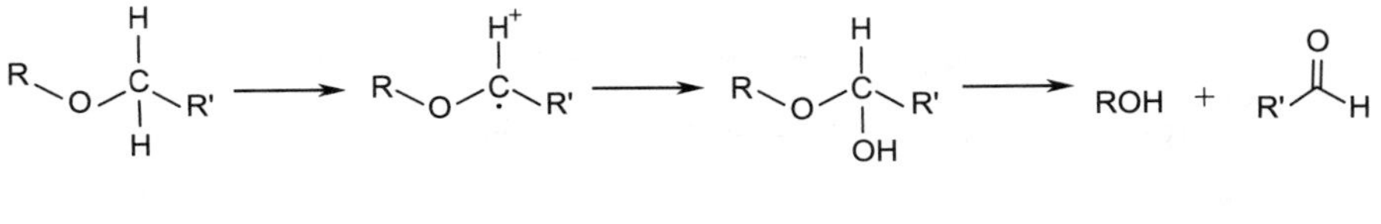

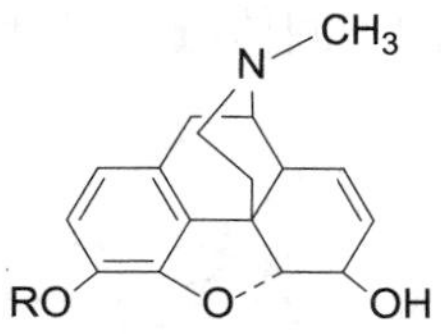

可待因 R=CH₃
吗啡 R=H

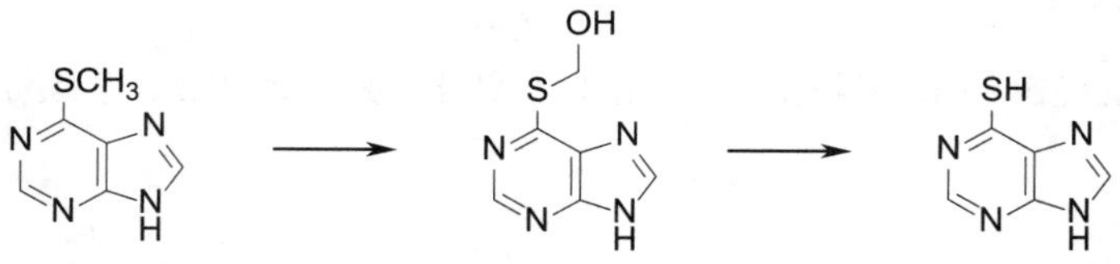

6-甲巯基嘌呤　　　　　　　　　　　　　　　6-巯基嘌呤

2. 还原反应

（1）羰基还原成醇：美沙酮立体选择性还原成手性羟基，活性增强，半衰期长达 19 小时。

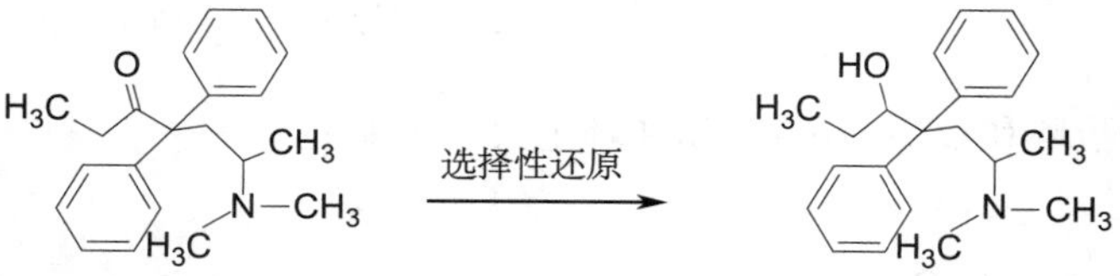

美沙酮　　　　　　　　　　　　　3S,6S-α-(−)-美沙酮

（2）硝基还原成氨基：呋喃西林还原成羟胺，毒性增大。

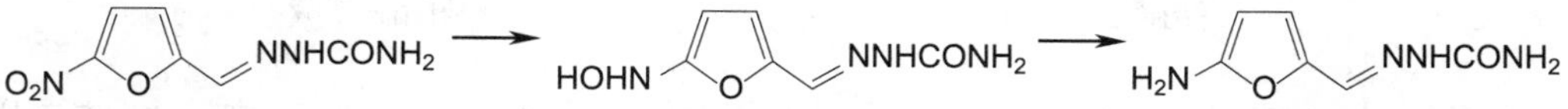

呋喃西林　　　　　　　　　羟胺　　　　　　　　胺

（3）偶氮还原断裂：肠道消炎药柳氮磺吡啶在细菌还原酶作用下偶氮键断裂，生成磺胺吡啶与 5- 氨基水杨酸，一起发挥协同作用。

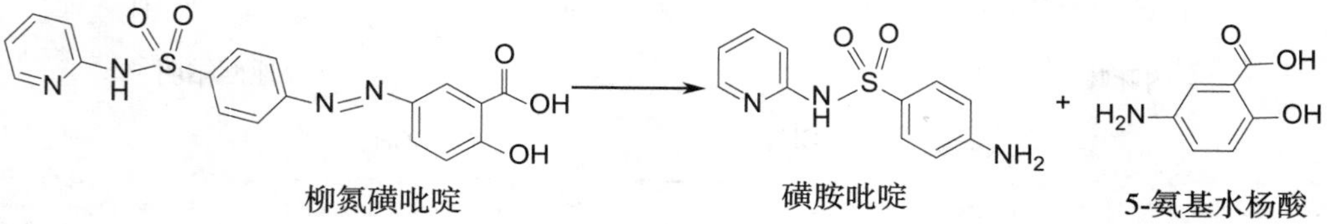

柳氮磺吡啶　　　　　　　　　　　　　磺胺吡啶　　　　　　　5-氨基水杨酸

3. 水解反应

水解酶选择性作用于药物的酯键和酰胺键，产生水溶性的羧酸、醇、氨。

$$R{\longrightarrow}OOCR_1 \longrightarrow R{\longrightarrow}OH + R_1COOH$$

$$R{\longrightarrow}ONO_2 \longrightarrow R{\longrightarrow}OH + HNO_3$$

$$R{\longrightarrow}OSO_3H \longrightarrow R{\longrightarrow}OH + H_2SO_3$$

$$R{\longrightarrow}HN{\longrightarrow}OOCR_1 \longrightarrow R{\longrightarrow}NH_2 + R_1COOH$$

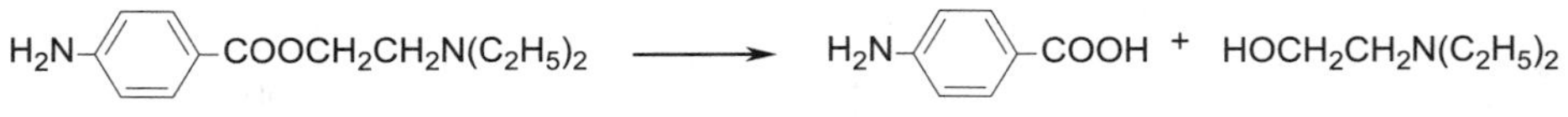

$$H_2N-C_6H_4-COOCH_2CH_2N(C_2H_5)_2 \longrightarrow H_2N-C_6H_4-COOH + HOCH_2CH_2N(C_2H_5)_2$$

普鲁卡因

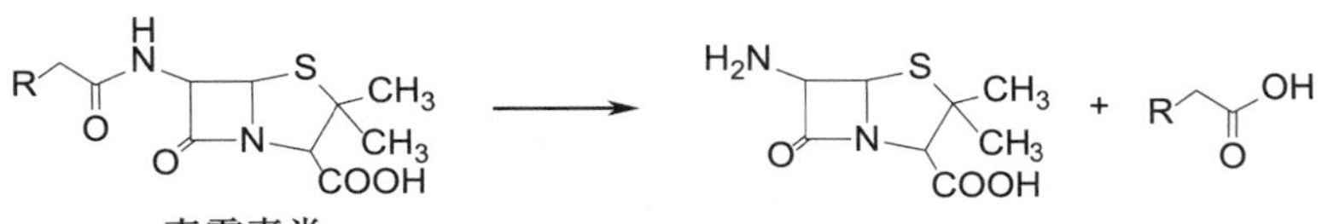

青霉素类

二、Ⅱ相代谢

药物或Ⅰ相代谢产物中的极性基团,如羟基、氨基(伯胺或仲胺)和羧基等,在酶催化下与特定的内源性小分子(葡糖醛酸、硫酸、氨基酸、谷胱甘肽等)结合,结合后的产物大部分无生理活性。除甲基化反应和乙酰化反应外,大多极易溶于水,从尿中或胆汁中排出体外。该过程是药物失活和消除的重要途径之一。

1. **葡糖醛酸结合反应** 葡糖醛酸与含羟基、羧基、氨基、巯基基团的小分子结合,形成 *O*-、*N*-、*S*-苷键。

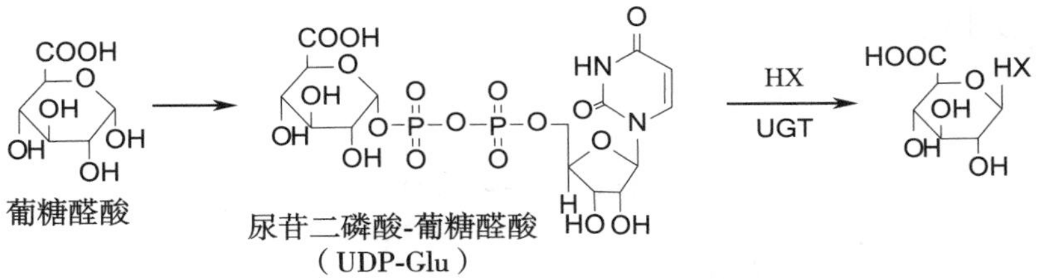

葡糖醛酸   尿苷二磷酸-葡糖醛酸
（UDP-Glu）

(HXR:H 表示氢,X 表示 O、N、S;UGT:葡糖醛酸转移酶;HX 表示能发生
UGT 代谢的官能团)

2. **硫酸结合反应** 硫酸结合反应是含酚羟基的内源性代谢物或化合物的一个重要的代谢途径。

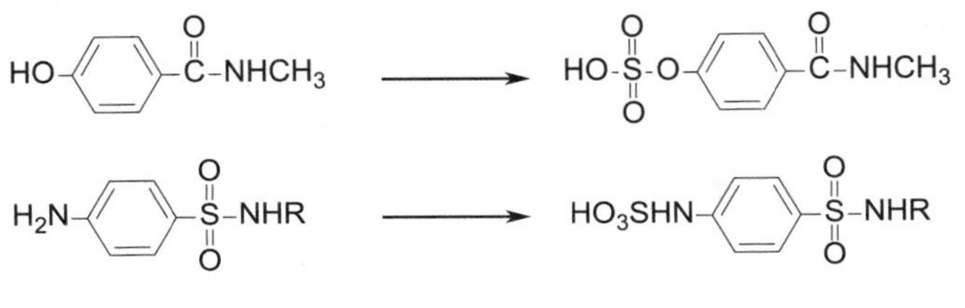

3. **氨基酸结合反应** 药物常与甘氨酸、谷氨酸共轭结合。

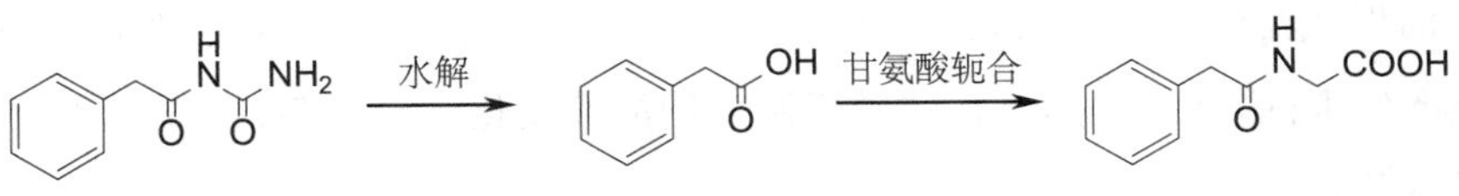

苯乙酰脲

4. **谷胱甘肽或巯基尿酸结合反应** 含有硫醇基的谷胱甘肽具有氧化还原性质,对药物及代谢物的生物转化起重要作用。谷胱甘肽与化合物结合后,结合物进一步降解为巯基尿酸衍生物排出体外。

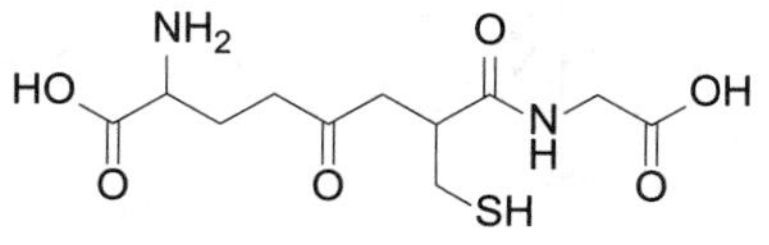

谷胱甘肽

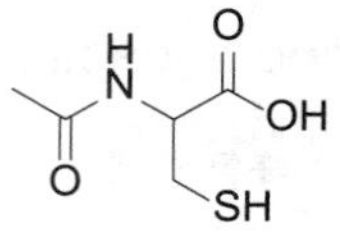

巯基尿酸

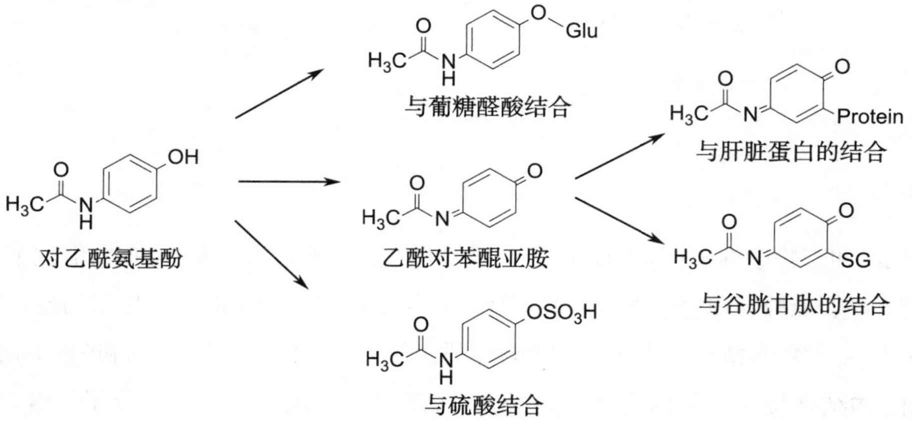

与葡糖醛酸结合

与肝脏蛋白的结合

对乙酰氨基酚

乙酰对苯醌亚胺

与谷胱甘肽的结合

与硫酸结合

5. 乙酰化结合反应   芳伯胺药物在代谢时大都进行乙酰化结合,一般药物经 *N*- 乙酰化代谢后,生成无活性或毒性较小的产物。

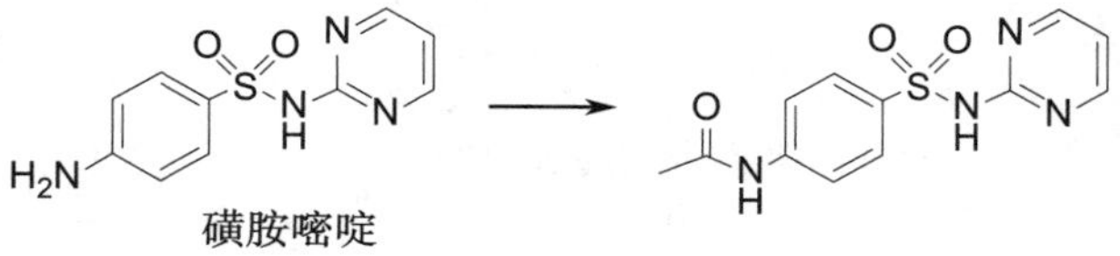

磺胺嘧啶

6. 甲基化结合反应   甲基化转移酶催化药物进行甲基化结合反应,对一些儿茶酚胺类药物的灭活代谢起着重大的作用,其他含 N、O、S 基团的药物都能进行甲基化结合反应。

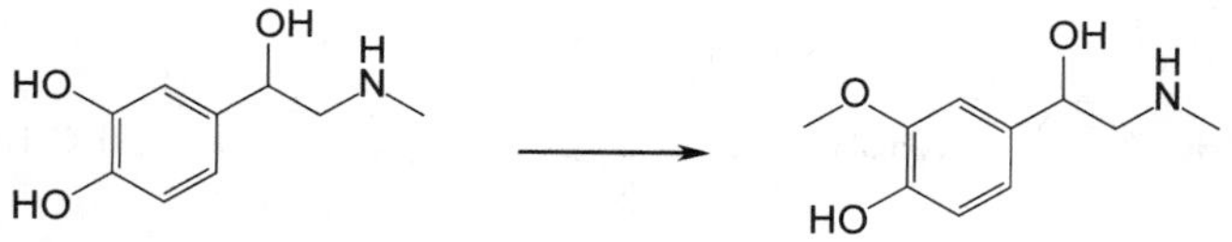

消旋肾上腺素

消旋变肾上腺素

三、药物代谢后的活性变化

大部分药物经体内代谢后产生极性更大的代谢物,以便于药物的体内消除。此外,也有部分药物经体内代谢后产生活性或活性增加、降低毒性等;还有部分药物经体内代谢后活性降低;还有一部分药物经过代谢后甚至产生毒性。因此,药物在体内代谢后的活性变化十分复杂,根据代谢后对疾病治疗作用的影响可分为以下几种。

1. 代谢激活或活性增加   有些药物本身没有药理活性,在体内经生物转化后生成活性代谢物发挥药效,即代谢激活,如甲基多巴在体内经过脱羧和羟化变为 α- 甲基去甲肾上腺素,发挥降压作用。根据药物的代谢激活特性,可合理设计前药以提高药物的生物利用度、靶向性及降低毒副作用等。此外,有些药物本身具有药理活性,在体内经代谢后形成与原药相当甚至更强的活性代谢物,如非那西丁在体内脱去烃基代谢成对乙酰氨基酚,其解热镇痛作用优于非那西丁,并被开发上市。因此,新药研发过程中可根据代谢特性寻找并开发活性更强的药物。

2. **代谢物活性降低** 大多数药物经体内生物转化后活性降低甚至失活,如钙通道阻滞剂维拉帕米的 N- 去甲基代谢物也具有活性,但其活性仅为原药的 20%;如前列腺素 E_1 的第 15 位羟基代谢氧化为羰基后,生物活性下降至原药的 1/4 甚至更少;磺胺类药物在体内发生乙酰化后失去活性。

3. **代谢减毒** 有些药物经体内生物转化后毒性降低,发挥代谢解毒的作用。如降血脂药氯贝丁酯不良反应多而严重,其在体内经水解后与谷胱甘肽结合,形成的代谢物毒性远低于原药,代谢是其解毒的主要途径。

4. **代谢致毒** 有些药物本身没有毒性或者毒性较低,但在体内经生物转化后产生毒性代谢物或比原药毒性更强,从而导致严重的不良反应。如对乙酰氨基酚在肝中经 CYP450 酶代谢为毒性中间产物 N- 乙酰苯醌亚胺,当其剂量过大时,生成的 N- 乙酰苯醌亚胺过多,则会产生肝毒性。氯氮平较其他抗精神病药具有产生较少锥体外系副作用的优点,但可减少粒性白细胞产生,影响机体免疫功能,其体内氧化代谢物去甲氯氮平对白细胞的毒性更高,所以减少粒性白细胞产生的副作用主要源于其代谢物。因此,在新药研发过程中可根据此特性在早期规避部分代谢致毒的药物,寻找开发更加安全的药物。

第三节 药物代谢部位及其代谢酶

一、药物的肝内代谢及其代谢酶

肝不仅血流量丰富,且含有多种参与药物Ⅰ相和Ⅱ相代谢的活性酶,是药物代谢的主要器官。其中,CYP450 酶是肝中最主要的代谢酶,该酶有多种同工酶,参与药物代谢的主要亚型酶有 CYP1、CYP2、CYP3,这三种亚型酶参与了临床 70%~80% 药物的Ⅰ相代谢,是药物代谢消除的限速步骤。此外,肝中的Ⅰ相代谢酶还包括黄素单加氧酶(FMO)、单胺氧化酶(MAO)、双胺氧化酶(DAO)、醇脱氢酶、醛/酮还原酶、酯酶、环氧化物水解酶等。

肝中参与药物Ⅱ相代谢的酶有葡糖醛酸转移酶(UGT)、甲基化转移酶(MT)、N- 乙酰基转移酶(NAT)、硫酸转移酶(SULT)和谷胱甘肽转移酶(GST)等。其中以葡糖醛酸结合反应最为常见,所有经Ⅱ相代谢的药物中,约有 35% 是通过 UGT 代谢的。该酶是存在于细胞内质网中的糖蛋白,能够催化含醇羟基、酚羟基、羧酸、硫醇等各种活性基团的亲脂性底物与葡糖醛酸结合,增加此类底物的极性,是多种内源性和外源性物质清除至体外的关键途径。迄今为止,共发现了 20 多个编码人类 UGT 的基因,将其分为四个家族:分别为 UGT1、UGT2、UGT3 和 UGT4,其中,UGT1 和 UGT2 是参与药物代谢最重要的酶。肝是表达 UGT 种类和含量最丰富的组织,大部分 UGT1 和 UGT2 家族成员在肝中均可表达。

二、药物的肝外代谢及其代谢酶

1. 药物在肠道中的代谢 肠道是口服药物的必经通道,和肝一样含有大量代谢酶,是药物肝外代谢的主要部位,易使口服药物产生肠道首过效应,因此,研究药物的肠道代谢十分重要。肠道代谢酶主要分布于肠黏膜上皮细胞中,此外,肠道菌群中也含有部分代谢酶。

(1) 肠黏膜上皮细胞代谢:肠黏膜上皮细胞是药物肠道代谢的主要部位,药物经肠黏膜上皮细胞代谢具有以下三个特点:①肠黏膜主要催化药物产生结合反应,以葡糖醛酸结合和硫酸结合为主,对大多数药物具有解毒特性;②药物的肠黏膜代谢常导致首过效应,降低药物的生物利用度;③肠黏膜代谢酶具有可诱导性和饱和性,多数肝药酶诱导剂也是相应肠黏膜代谢酶的诱导剂。肠黏膜上皮细胞中含有多种Ⅰ相和Ⅱ相代谢酶,Ⅰ相代谢酶中主要为 CYP450 酶,其中 CYP3A4 含量最高,约占小肠总 CYP450 酶含量的 59%~96%,其次为 CYP2C9、CYP2C19 和 CYP2J2。CYP450 酶在肠段中分布特征鲜明,随着肠段下降,CYP450 酶的含量和活性均逐渐降低,近端小肠高于远端小肠。小肠上皮细胞中的Ⅱ相代谢酶有 UGT、SULT 和 GST 等,药物在肠道主要发生结合反应形成葡糖醛酸化和硫酸化代谢物,所以 UGT 和 SULT 是肠道中最重要的Ⅱ相代谢酶。小肠中含有 UGT1A1、UGT1A3、UGT1A4、UGT1A6、UGT1A8、UGT1A10、UGT2B4、UGT2B7、UGT2B10 和 UGT2B17 等亚型酶,其中,含量最高的为 UGT2B7 和 UGT2B17,分别占小肠总 UGT 含量的 18.67% 和 18.40%,其次为 UGT1A10,约占 14%。此外,UGT2B4 虽然在肝中表达量最高,但在小肠中的含量仅占 0.96%。目前,对 SULT 在肠道中分布情况研究较少,已知小肠中可能存在 SULT1A1、SULT1A2、SULT1A3、SULT1B1、SULT1C2、SULT1E1、SULT1C4 和 SULT2A1 等,其在肠道中的分布也未发现明显的规律。

(2) 肠道菌群代谢:除肠黏膜上皮细胞外,肠道菌群中也含有大量代谢酶,其对部分药物的代谢能力甚至与肝相当。药物在肠道菌群中主要以水解和还原代谢为主,其次还包括氧化、酯化、异构化等,肠道菌群中的水解酶有 β- 葡糖醛酸糖苷酶、β- 鼠李糖苷酶、β- 葡萄糖苷酶和硫酸酯酶,主要是在肠道内将极性大的糖苷类药物水解为具有生物活性的苷元,增加此类药物的生物利用度,提高疗效。还原酶有硝基还原酶和亚硝基还原酶等,肝中无此类酶,因此,含硝基和亚硝基基团的药物体内代谢过程主要在肠道菌群中完成。细菌在肠道中呈纵向分布,近端小肠细菌含量低于远端小肠,人近端小肠的细菌含量为 10^4 CFU/g 肠组织,远端小肠的细菌含量为 10^6~10^8 CFU/g 肠组织,药物在肠道菌群中的代谢主要发生在回肠和结肠。

2. 药物在肾中的代谢 肾早年被认为只发挥药物排泄作用,但近年来研究发现肾也是部分药物的代谢场所。药物在肾中的代谢具有以下特征:①可根据药物代谢酶的肾分布特异性,设计肾靶向前体药物,使药物进入肾后再被代谢激活,从而提高药物疗效的同时降低毒副作用;②与药物在肝代谢不同的是,药物在肾中主要以Ⅱ相代谢为主,Ⅰ相代谢处于次要地位。药物代谢酶在肾中主要分布在肾皮质和肾髓质,Ⅰ相代谢酶包括 CYP450 酶、单加氧酶和脱氢酶等,其含量和活性均比肝中低。Ⅱ相代谢酶有 UGT、SULT、NAT 和 GST 等,UGT 是肾中最重要的Ⅱ相代谢酶,主要分布在肾近曲小管和血管内皮网状质。其中,肾中明显表达的酶有 UGT1A5、UGT1A6、UGT1A7、UGT1A9 和 UGT2B7,表达量较高的为 UGT1A9、UGT2B7 和 UGT1A6,分别占肾中总 UGT 的 47.19%、30.91% 和 10.72%,这三种酶的总表达量约占肾 UGT 总量的 90%,而 UGT2A1、UGT2A2、UGT2B10、UGT2B15 和 UGT2B28 在肾中不表达。UGT

在肾中不仅发挥促进药物或内源性物质从体内清除的作用,还起到调控肾稳态平衡的作用。

3. **药物在脑中的代谢**　脑是人体内最精密、复杂的组织,抗抑郁、镇痛类及抗精神病类等药物能在脑中代谢,产生活性代谢物而发挥药效,如镇痛药吗啡,除了可在肝中被代谢为活性代谢物吗啡-6-葡糖醛酸苷(morphine-6-glucuronide,M6G)后再经摄取转运体通过血脑屏障进入脑内发挥作用外,也可在脑中直接经 UGT 代谢生成活性产物 M6G 而发挥药效。但由于脑内代谢酶的含量和活性均较低,而且多数药物会因为血脑屏障而无法进入脑内,所以脑内代谢酶对药物代谢的作用十分有限,更多的是参与一些脑内内源性物质的代谢,如脑内脂肪酸代谢、酮体代谢和固醇类激素代谢等。所以,当脑内某些代谢酶的含量或活性发生改变时,会引起内源性物质代谢紊乱,从而引发疾病。与脑内代谢酶介导的内源性物质代谢相关的疾病有阿尔茨海默病、帕金森病和雷夫叙姆病等,因此,脑内代谢的研究日益引起人们的关注。

脑中的 I 相代谢酶有 CYP450 酶、黄素单加氧酶、单胺氧化酶和酮还原酶等,脑组织表达的 CYP450 酶有 CYP1A、CYP1B、CYP2B、CYP2C、CYP2D、CYP2E1、CYP2J、CYP2U、CYP3A 及 CYP4A 等,一些 CYP450 基因在脑组织中广泛表达,但不同部位表达水平不同,含量最高的为脑干和小脑,含量最低的为纹状体和海马。还有一些基因具有区域表达特异性,如 CYP2B 主要在皮层的星形胶质细胞中表达,CYP2D6 在颗粒层高表达,CYP2D 在锥体神经元表达等。目前,从脑组织中发现的 UGT 有 UGT1A1、UGT1A3、UGT1A4、UGT1A5、UGT1A6、UGT1A7、UGT1A10、UGT2A2、UGT2A3、UGT2B4、UGT2B7、UGT2B10、UGT2B11和 UGT2B17 等,但各亚型酶基因表达水平的报道尚不一致,有待进一步通过蛋白水平的检测加以确认。

4. **药物在肺中的代谢**　过去认为肺仅仅是一个呼吸器官,只用于进行气体交换,但肺还具有其他许多非呼吸功能,如代谢功能,其具有以下几个特征:①肺的代谢过程是在整个血容量中进行的,产生的代谢物会立即分布到外周循环而产生作用;②尽管肺由 40 种以上不同的细胞组成,但肺代谢主要发生在内皮细胞中;③肺中的代谢具有选择性,即使对性质极为相近的物质也能进行分辨,如去甲肾上腺素能经肺代谢清除,而肾上腺素不经肺代谢。肺对内源性或外源性物质代谢处置的结果可分为三种:激活、失活和活性不变。如将无活性的血管紧张素 I 转化为高活性的血管紧张素 II;5-羟色胺和前列腺素 E$_2$经单次肺循环后,活性低于原来的 10%。由于肺含有的代谢酶含量和活性均较低,所以其对药物代谢的能力有限,目前仅发现茶碱等为数不多的药物可在肺中代谢。但肺可参与多种内源性物质的代谢,如肺能代谢循环血内的各种血管活性物质,是前列腺素的主要代谢部位,还可参与肽类、核苷酸、凝血纤维系统相关物质的代谢,因此,肺代谢功能对维持机体稳态平衡十分重要。此外,近年来还发现某些疾病如癌症的形成与肺代谢存在一定关系,说明肺代谢确实具有特殊重要的意义。

肺中含有多种药物代谢酶,I 相代谢酶包括 CYP450 酶、水解酶、单胺氧化酶和黄素单加氧酶等。肺中的 CYP450 酶有 CYP1A2、CYP2C9、CYP2E1 等,主要分布在肺泡晶状体、纤毛上皮细胞、血管上皮细胞、无纤毛细支气管上皮细胞和 II 型肺细胞中,其中,无纤毛细支气管上皮细胞和 II 型肺细胞中含量较高,但这两种细胞在肺中所占比例较少,所以肺中 CYP450 酶的代谢功能较弱。另一种 I 相代谢酶黄素单加氧酶 2 在肝中不表达,却在肺中高度表达,但其具体的生物学意义目前尚不清晰。肺中还存在一些 II 相代谢酶,如 UGT、SULT、甲基化转移酶和 N-乙酰基转移酶等。此外,人肺中还存在前列腺素 H 合成酶,该酶只在肺中存在,可使某些致癌的芳胺类物质通过过氧化代谢而被激活。

5. **药物在其他组织中的代谢**　除肠道、肾、肺、脑等常见的肝外代谢组织外,药物还可在脾脏、血浆、皮肤、胎盘等组织或器官中发生代谢。但药物在这些组织或器官中的代谢相对有限,因此,目前对于这些组织或器官中的药物代谢研究甚少,有待进一步深入的研究。

第四节　影响药物代谢的因素

药物在体内的代谢过程受多种因素影响,并进一步影响其疗效或产生不良反应,因此对药物代谢影响因素的研究十分重要。根据影响药物代谢的来源不同,可将这些因素分为两大类:内在因素和外在因素。内在因素包括种属和种族差异、年龄和性别差异、个体差异及病理因素等。外在因素包括饮食因素、环境因素、药物代谢性相互作用、药物剂型和给药途径等。

一、内在因素对药物代谢的影响

1. 种属和种族差异

(1) 种属差异:对于大多数药物来说,其在不同种属间的代谢途径、代谢产物及代谢速度差异较大,即存在一定的种属差异性。从现象来看,药物代谢的种属差异可以分为两大类,一种是质的种属差异,即代谢酶在不同种属中表达存在一定差异,表现为同种药物在不同种属间的代谢途径及代谢产物不同;另一种是量的种属差异,即代谢酶在不同种属间均表达,但表达的含量或活性不同,表现为同种药物在不同种属间的代谢速度及代谢产物含量存在差异,导致不同动物对同种药物的作用持续时间或强度不同。种属差异的存在必然会导致药物在不同种属间的药效或毒性不同。如苯丙胺在小鼠体内主要发生羟化反应,而在犬和人体内主要发生脱氨反应。川紫菀水提取物山冈橐吾碱(clivorine)在大鼠体内主要发生氧化代谢,生成具有肝毒性的吡咯代谢产物,而在豚鼠中主要发生水解反应,生成无肝毒性的山冈橐吾酸(clivopic acid),导致其在大鼠中的毒性远大于豚鼠体内的毒性。因此,新药研究时不能简单地用动物代谢研究来替代人体的代谢研究,此外,为了给药物临床研究提供更可靠的实验依据,临床前药物研究时还应选择代谢与人体相似的动物进行。

(2) 种族差异:有些药物代谢不仅存在种属差异,还可能存在种族差异,即药物在不同种族间的代谢活性不同,导致同一剂量下产生的药效或毒性不同,其根本原因是代谢酶的不同或基因多态性。可待因在体内主要经葡糖醛酸化、氧化和去甲基化代谢生成具有镇咳作用的活性代谢物吗啡、去甲吗啡和 6- 葡糖醛酸吗啡,中国人和白种人对可待因的三种活性代谢途径存在明显差异,中国人对可待因的活性代谢能力低于白种人,所以同一剂量的可待因在中国人体内的药效明显低于白种人。一般认为经 CYP2C9、CYP2C19、CYP2D6、CYP1A2、CYP2A6 和 N- 乙酰基转移酶等代谢的药物种族差异性较大,因此,在评价药物代谢的种族差异时,经这些代谢酶代谢的药物应重点关注。

2. 年龄和性别差异

(1) 年龄差异:药物代谢酶的含量和活性与年龄相关,大部分呈现先升高后降低的趋势,因此,药物代谢存在明显的年龄差异,大部分药物在成年人中的代谢明显强于在儿童或老年人中代谢。这是由于自新生儿开始至儿童阶段均处于生长发育时期,体内代谢酶系统尚未发育完全,代谢酶的含量和活性偏低,对药物代谢能力低下,导致血药浓度过高或半衰期延长,易引起药物蓄积性中毒,产生毒副作用。目前认为,胎儿的酶可能低表达甚至不表达,出生后几年内代谢酶水平会大幅度升高。新生儿肝中Ⅰ相代谢酶的含量为成年人的 1/5~2/5,其中,CYP450 酶的含量约为成年人的 28%。极少数代谢酶会随着年龄的增长而降低,如 CYP3A7 的含量在新生儿出生一周内迅速降低,成年人体内几乎检测不到。大部分代谢酶随着年龄的增长,含量逐渐升高,而当性成熟后,药物代谢酶的含量又逐渐降低,所以老年人体内代谢酶的含量和活性也明显低于成年人,同时其肝细胞数目减少,肝血流量降低,使其对药物清除能力下降,$t_{1/2}$ 延长,易发生毒副作用,其中,70 岁以上的老人机体代谢能力下降 30%。

(2) 性别差异:药物代谢存在明显的性别差异,尤其是在啮齿类动物体内。1932 年,Nicholos 和 Barron 首次发现药物代谢中的性别差异,他们发现巴比妥类盐酸在雌性大鼠体内的代谢比在雄性大鼠体内慢,使其在雌性大鼠体内血药浓度高而持久,用药后睡眠时间更长。CYP450 各亚型酶在雌、雄大鼠体内分布差异显著,其中,CYP2C11、CYP2C13 和 CYP3A2 为雄性特异性酶,而 CYP2C12 则为雌性特异性酶。此外,总 CYP450 酶在雌性大鼠体内的含量比在雄性大鼠体内低 10%~30%,导致多数药物在雌性大鼠体内代谢比雄性大鼠慢,如盐酸雷诺嗪在雄性大鼠体内代谢更快,使得其在雄性大鼠中半衰期短、血药浓度低。药物在人体内代谢的性别差异远没有像在大鼠等啮齿类动物中明显,仅有少数药物在人体内代谢表现出性别差异,如某些抗生素、三环类抗抑郁药和阿司匹林等。Ⅰ相代谢酶中 CYP3A4 在女性体内的活性显著高于男性,但 CYP1A2、CYP2C19、CYP2D6、CYP2E1 在男性体内活性更高。Ⅱ相代谢中最主要的代谢酶——UGT 在男性体内的活性更强。药物在人体内代谢的性别差异主要与甾体激素水平相关,女性处于月经、妊娠和哺乳期时,体内激素水平会发生变化,从而影响药物代谢。因此,对于治疗窗窄的药物,应关注代谢的性别差异,特别是与口服避孕药合用或用于女性月经不同周期时。人体中 PK 存在性别差异的药物见表 4-1。

表 4-1　人体中 PK 存在性别差异的药物

药物	两性差异
利多卡因	女性体内半衰期更长,分布容积更大
对乙酰氨基酚	女性体内原药血药浓度更高
阿司匹林	男性体内血药浓度低
氯氮䓬	女性清除率低
地西泮	女性清除率低
普萘洛尔	由于葡糖醛酸结合少,女性清除率低
利福平	女性体内血药浓度高,尿中排出原药多
氯霉素	女性体内血药浓度高
四环素	女性体内血药浓度高
芬妥因	男性体内血药浓度高
甲苯巴比妥	年轻男性体内清除率高,半衰期短
红霉素	女性清除率高

3. **个体差异** 一些药物在人体内的代谢存在明显的个体差异,其根本原因是基因多态性,即遗传多态性。这种遗传多态性可使代谢酶的含量或活性在不同个体间产生明显差异,从而影响药物代谢转化,约有 60% 的药物反应差异与药物代谢酶的遗传多态性相关。基于此种遗传多态性导致的不同个体间药物代谢活性的差异,可将人群分为 4 种代谢表型,即超强代谢型(ultrarapid metabolizer,UM)、强代谢型(extensive metabolizer,EM)、中强代谢型(intermediate metabolizer,IM)和慢代谢型(poor metabolizer,PM)。一般认为,EM 是正常人群的代谢表型,表达的酶活性正常;UM 人群体内代谢酶活性较 EM 人群显著升高,通常需要更高的给药剂量才能达到有效血药浓度;IM 人群药物代谢酶活性略微降低;而 PM 人群较 EM 人群药物代谢酶活性显著降低,血药浓度偏高,易引起药物在体内聚集,增加不良反应甚至中毒的风险。如可待因在体内主要经 CYP2D6 代谢生成活性产物吗啡,而 CYP2D6 具有典型的基因多态性,对其疗效的发挥和不良反应的产生具有明显的个体差异。其中,PM 人群和 EM 人群体内可待因的 AUC、半衰期和总血浆清除率均无显著性差异,但 PM 人群体内活性代谢物吗啡的血药浓度显著低于 EM 人群,甚至无法检测到,所以,PM 人群使用可待因产生的镇痛疗效远不如 EM 人群,而使用可待因的 UM 人群体内活性代谢物吗啡的血药浓度比 PM 人群高 50%,又极易产生阿片中毒症状,甚至导致死亡。因此,临床上对于主要经 CYP2D6、CYP2C19、CYP3A3、CYP3A4、CYP2E1 等具有明显多态性酶代谢的药物,应根据其基因型调整给药剂量,以提高用药的安全性和有效性。

4. **病理因素** 药物代谢受多种疾病的影响,影响最大的为肝性疾病,如肝炎、脂肪肝、肝硬化等。此外,许多非肝性疾病也可能影响药物代谢,如肾疾病、糖尿病、肿瘤和自身免疫性疾病等。

肝是人体内最主要的代谢器官,其功能对药物代谢有重要影响,因此,肝发生病变后机体对药物代谢的能力可能会发生重大改变。如阿西替尼在中度肝功能受损患者体内的半衰期延长,峰浓度升高,暴露量明显增加,而在轻度肝功能受损患者体内 PK 参数无明显变化。新型质子泵抑制剂沃诺拉赞在急性肝损伤模型大鼠中的暴露量显著高于正常大鼠(图 4-1):静脉注射给药 AUC 增加约 2.2 倍(表 4-2),灌胃给药 AUC 增加约 12.6 倍(表 4-3)。从正常健康状态到肝病终末期整个过程中药物代谢酶会发生改变,如 CYP2C19 的活性在脂肪变性患者中无明显改变,但在非酒精性脂肪肝炎(NASH)患者中显著降低;大部分 UGT 和 SULT 的表达水平及代谢活性会随着患者从正常、脂肪变性、脂肪肝 NASH 至肝硬化 NASH 过程中逐渐增加。与健康受试者相比,UGT1A9、UGT2B10 和 SULT1C4 在脂肪变性患者中无明显改变,但在 NASH 患者中会显著上调;SULT1A1 和 SULT4A1 在肝硬化的 NASH 患者中的表达显著高于健康受试者、脂肪变性患者和脂肪肝 NASH 患者,而 SULT1A1 在脂肪变性患者中酶活性显著升高,但在 NASH 患者中却下降,导致非酒精性脂肪肝病(NAFLD)发展过程中,对乙酰氨基酚的磺化代谢紊乱。

许多非肝性疾病,如肾疾病、糖尿病、肿瘤和自身免疫性疾病等也会影响药物代谢。CYP3A4 是人体内最重要的药物代谢酶,许多经 CYP3A4 代谢的药物在肾病患者中都发生了变化,如将 CYP3A4 介导的睾酮在人肝微粒体与血液透析患者的血清中进行温孵后发现,其代谢被显著抑制。临床上,血液透析患者中咪达唑仑的系统暴露量比健康受试者升高了 6 倍。2 型糖尿病大鼠中,Cyp1a2、Cyp2e1、Cyp4a 和 Cyp2c 的活性显著增加。自身免疫性疾病溃疡性结肠炎小鼠肝中 Cyp3a11、Cyp1a2、Cyp2c29、Cyp2d9 和 Cyp2e1 的基因表达逐渐降低,第 10 天降至最低,造模停药后随着疾病的缓解,代谢酶的表达逐渐恢复。

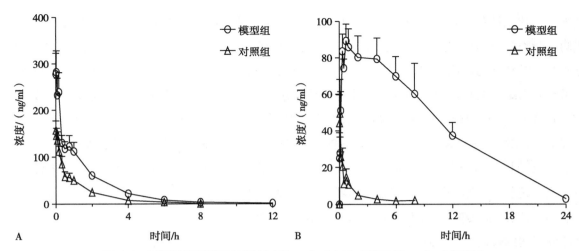

图 4-1 沃诺拉赞经静脉注射（0.75mg/kg）（A）或灌胃（2mg/kg）（B）后
在急性肝损伤模型大鼠与正常大鼠体内的血药浓度 - 时间曲线

表 4-2 静脉注射沃诺拉赞在急性肝损伤模型大鼠与正常大鼠体内的 PK 参数

PK 参数	对照组	模型组
C_0/（ng/ml）	160.7 ± 22.0	298.4 ± 64.8 **
$t_{1/2}$/h	1.5 ± 0.28	1.7 ± 0.40
$AUC_{(0\sim8h)}$/（h·ng/ml）	152.9 ± 25.3	348.8 ± 82.2 ***
$AUC_{(0\sim\infty)}$/（h·ng/ml）	155.8 ± 25.1	362.0 ± 85.9 ***

注：** $p<0.01$，*** $p<0.001$。

表 4-3 灌胃给予沃诺拉赞在急性肝损伤模型大鼠与正常大鼠体内的 PK 参数

PK 参数	对照组	模型组
C_{max}/（ng/ml）	49.2 ± 66.6	66.9 ± 21.2
t_{max}/h	0.10 ± 0.12	1.5 ± 1.3 *
$t_{1/2}$/h	3.3 ± 1.4	4.6 ± 1.5
$AUC_{(0\sim12h)}$/（h·ng/ml）	50.1 ± 67.6	507.5 ± 291.6 **
$AUC_{(0\sim\infty)}$/（h·ng/ml）	56.6 ± 65.9	693.9 ± 444.4 **

注：* $p<0.05$，** $p<0.01$。

多数药物在疾病状态下的代谢会发生改变，从而影响其药效甚至产生毒副作用。因此疾病状态下用药应十分注意，尤其是对于一些治疗窗窄的药物，要及时调整药物剂量，确保用药的安全性和有效性。

二、外在因素对药物代谢的影响

1. 饮食因素 饮食中摄入的物质可分为基本营养物质、微量营养物质和特殊物质，这些物质都有可能对药物代谢产生影响。基本营养物质包括蛋白质、碳水化合物和脂肪，其中，高蛋白低碳水化合物会增强药物代谢酶的活性,加速药物代谢,而低蛋白高碳水化合物则会降低药物代谢酶的活性,减慢药物代谢。脂类是药物代谢酶的一种膜成分,对药物代谢有着特殊影响,如饮食中必需脂肪酸缺乏会显著降低乙基吗啡和环己巴比妥在肝中的代谢,植物油或不饱和脂肪酸能增加微粒体含量,从而加速药物代谢。微量元素维生素是蛋白质和脂肪合成的必需成分,即是药物代谢酶系统重要的组成成分,其水平会改变药物代谢能力,如维生素 A、维生素 C、维生素 E、维生素 B_1、维生素 B_2 缺乏,会使药酶系统有效成分合成下降,减慢药物代谢。锌、镁缺乏,CYP450 酶合成下降。此外,一些特殊物质,如烟、酒、茶和葡萄柚汁也会对药物代谢产生重要影响,过量饮酒会影响药物代谢,因为乙醇是 CYP2E1 的诱导剂,当体内乙醇达到一定量时,会影响由 CYP2E1 介导的药物代谢。然而,对于华法林来说,即使极少量的乙醇也会影响其代谢,减弱其首过效应,导致抗凝过度从而引起出血。葡萄柚汁会抑制 CYP3A4 活性,从而影响大部分药物的代谢,且有可能产生不良反应。

2. **环境因素**　我们周围的环境也可能会影响药物代谢,如环境中普遍存在的辐射、污染物、杀虫剂等。辐射对药物代谢的影响中研究最多的是 γ 射线,研究发现 γ 射线对药物代谢影响与辐射剂量息息相关,除个别酶外,低剂量 γ 射线不影响或抑制 CYP450 酶的表达和活性,如 CYP2E1 和 CYP7A1,而高剂量 γ 射线诱导 CYP450 酶的表达和活性,如 CYP1A2、CYP2B1 和 CYP3A4 等。芳香烃类(苯及其衍生物)和氯代烃类是工业和家庭广泛使用的两种溶剂,它们对药物代谢的影响也颇受关注,如芳香烃类溶剂能够诱导 CYP450 酶,而对 UGT 没有影响,但长期接触也可能产生诱导作用。此外,杀虫剂更是空气、食物和水中普遍存在的一种污染物,对药物代谢的影响也不容忽视。其中,有机磷酸酯类杀虫剂(OPT)常会在食物或饮水中残留而蓄积在人体内,其在体内主要由 CYP450 酶介导氧化脱硫,生成的硫原子会不可逆地与酶结合而使 CYP450 酶失活,从而抑制由该酶介导的药物代谢。

一些特殊的环境,如高原的低压、低氧环境也会影响药物代谢。与平原相比,健康志愿者在高原服用咖啡因后,$t_{1/2}$ 和 AUC 都显著性降低,Cl 显著增加。在急、慢性低氧环境下,服用磺胺甲噁唑后血药浓度显著降低,$t_{1/2}$ 分别增加 11.5% 和 19.9%,平均驻留时间[MRT]分别增加 9.0% 和 7.8%。高原特殊环境对药物代谢的影响与改变代谢酶的活性和表达相关,在低氧条件下,大鼠和兔子体内 CYP450 同工酶 CYP2B4、CYP2B6、CYP2C5、CYP2C9、CYP2C16 和 CYP2C19 活性和表达均显著降低,而大鼠体内 CYP3A6、CYP3A11 表达显著上调。高原急性缺氧 24 小时后,CYP3A4 酶活性降低,但是 96 小时后恢复到平原水平。此外,高原特殊环境除了改变代谢酶的活性和表达外,还可能通过减少肝肾血流量、增加血液黏稠度、增加尿液 pH 及细胞调节因子等途径影响药物代谢。

3. **药物代谢性相互作用**　药物代谢酶存在可被诱导和可被抑制的特性,因此,临床上常出现药物代谢性相互作用,即当两种或两种以上药物联用时,某种或某几种药物对药物代谢酶产生诱导或抑制作用,致使其他药物的血药浓度偏低或偏高,降低药物疗效或产生不良反应。迄今为止,由 CYP2D6 和 CYP3A4 催化的药物代谢是近 80% 市售药物的主要清除途径,它们在药物代谢中起着重要作用,通常都参与药物代谢性相互作用。药物代谢性相互作用的发生率极高,约占 PK 相互作用的 40%,其中,酶抑制所致药物代谢性相互作用的临床意义远大于酶诱导作用,约占全部相互作用的 70%,因为此类代谢性相互作用会使血药浓度偏高,增加药效,但也可能会给患者带来严重的不良反应,甚至造成患者死亡。例如,伊曲康唑和非洛地平合用时,可使非洛地平的血药浓度增高,半衰期延长,引起血压过度降低或心动过速。抗心律失常药关附甲素是 CYP2D 的抑制剂,可抑制 CYP2D 底物右美沙芬在比格犬体内的代谢(图 4-2):两者联用时,可使右美沙芬的代谢物去甲右美沙芬的 C_{max} 和 AUC 分别减少 66% 和 50%(表 4-4)。酶诱导性药物相互作用则会加速药物代谢而使药效减弱,如利福平和口服避孕药合用时,会加速避孕药的代谢而致使意外怀孕。但若药物代谢物为毒性物质,酶诱导性药物相互作用则会增加毒性代谢物的生成,发生毒副作用。如乙醇是 CYP2E1 的诱导剂,对乙酰氨基酚与酒精同时服用会产生具有肝毒性的中间代谢产物,引起药物性肝损伤、肝昏迷甚至死亡。所以了解临床合并用药间的潜在相互作用可提高药物疗效,减少毒副作用,具有非常重要的意义。

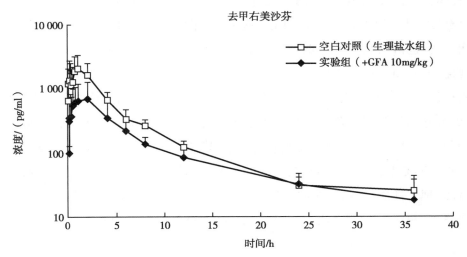

图 4-2　右美沙芬单用或与关附甲素(GFA)(10mg/kg)联用后比格犬体内
去甲右美沙芬的血药浓度 - 时间曲线

表 4-4　右美沙芬单用或与关附甲素(10mg/kg)联用后比格犬体内去甲右美沙芬 PK 参数

参数	右美沙芬单用	右美沙芬 + 关附甲素联用
$C_{max}/(pg/ml)$	2 500.6 ± 1 585.5	862.5 ± 569.5[*]
t_{max}/h	0.9 ± 0.7	1.1 ± 0.7
$t_{1/2}/h$	7.67 ± 2.66	8.36 ± 2.78
MRT/h	7.31 ± 2.58	9.47 ± 1.77
$AUC_{0-t}/(h\cdot pg/ml)$	9 093.5 ± 3 091.3	4 609.4 ± 2 388.3[*]
$AUC_{0-\infty}/(h\cdot pg/ml)$	9 433.8 ± 3 149.1	4 885.6 ± 2 730.0[*]

注:[*] $p<0.05$。

4. **药物剂型和给药途径**　药物剂型和给药途径在一定程度上也会影响药物代谢。研究发现,匹多莫德口服液及其不同剂型的固体制剂在比格犬体内 PK 特征不同,口服液在比格犬体内的生物利用度高于片剂、颗粒剂、胶囊和分散片,而其他各剂型的生物利用度基本一致。给药途径对药物代谢的影响与是否存在首过效应有关,血管外给药,尤其是口服给药时可能会存在明显的首过效应,从而影响药物代谢。而血管内给药时,药物直接进入全身循环无首过效应,因而可能与血管外给药存在明显的代谢差异。

第五节　药物代谢研究方法

一、药物体内代谢研究方法

药物体内代谢研究一般在整体动物水平上进行,给予一定剂量的药物后,测定药物及其主要代谢物在血浆、尿、粪便及胆汁中的浓度。同时,利用一些现代分析手段如 HPLC、LC-MS、核磁共振等方法分析鉴定药物代谢产物(包括 I 相和 II 相代谢物),对可能的代谢物进行初步的分析和鉴定,计算药物相关代谢参数,确定药物在体内的代谢途径。

药物体内代谢物的研究一般涉及代谢物的分离、定性和定量。由于体内分析生物样品存在生物基质组分复杂,代谢物种类多且含量较低等特点,所以建立一个合理的检测方法十分重要。首先,药物要能从体内组织或体液或排泄物中提取分离出来,其方法应操作简单,提取完全,分离效果好。此外,含量测定方法应该是微量的、特异的、灵敏的。方法选择一般基于以下三个原则:一要根据试验药物的结构特点、理化性质、体内可能的转化形式进行选择;二要根据仪器设备条件,因地制宜选择,尽可能采用先进的、灵敏的检测手段;三要根据试验者掌握的技术水平,选择力所能及、易于掌握的方法。

"Cocktail" 探针法是目前药物体内代谢研究的常用方法之一,由 Breimer 等在 20 世纪 90 年代初首次提出,也称"鸡尾酒"探针药物法。主要的技术原理是同时给予几种经不同代谢酶代谢的药物,根据各代谢物与原型药物的比例或速率来衡量各自代谢酶能力变化的方法。该方法具有高通量、高准确性、经济简便的特点,最初主要用于研究药物体内代谢的相互作用。现在,该方法应用更加广泛,在药物研发早期筛选、药物代谢途径及机制研究、上市药物再评价及疾病对 CYP450 同工酶表型影响、改变药物代谢特点等领域均具有非常重要的应用价值。"Cocktail" 探针法最关键的步骤在于选择合适的探针药物,一般理想的在体探针药物应具以下条件:呈线性动力学、半衰期短、一种代谢物的形成由一种酶催化、代谢物不应形成次级代谢物、底物间无相互作用或作用可忽略不计。此外,探针药物还应安全且易于在生物样品中定量。咖啡因、茶碱主要经 CYP1A 代谢,美芬妥英主要经 CYP2C9 代谢,红霉素经 CYP3A 代谢,这些药物均可作为相应同工酶的在体探针药物,用其清除率反应同工酶的活性,可用于研究与同工酶有关的其他药物的代谢。

相对于药物体外代谢研究方法,药物体内代谢研究与实际情况更接近,实验结果更可信,但也存在费用昂贵,需耗费大量人力、物力,无法进行大规模的新药筛选等缺点。

二、药物体外代谢研究方法

药物体外代谢研究方法可排除体内因素的干扰,为整体实验提供可靠的依据,尤其适用于一些毒性大、体内代谢速率低及缺少灵敏检测手段的药物。目前,药物体外代谢研究的常用方法有微粒体体外温孵法、重组酶体外温孵法、肝细胞体外温孵法、肝 S9 体外温孵法、离体肝(肠)灌流法,以及器官组织切片法等。

1. 微粒体体外温孵法 微粒体体外温孵法是指采取肝或肠,经细胞匀浆 - 差速离心法(图4-3)制备肝或肠微粒体,辅以辅酶,在体外模拟生理条件下进行生化反应体系,并采用 LC-MS 等方法对代谢物进行测定,确定药物代谢类型及途径。目前这一方法主要用于药物代谢物的结构鉴定和代谢途径的研究,应用最为广泛的是肝微粒体体外温孵法。在新药开发早期,可利用此模型对候选化合物的 PK 特点进行筛选,以确定化合物是否具有继续开发的价值。还可采用该模型测定药物的酶动力学参数 V_{max} 和 k_m,用于推测药物的体内清除率。

该模型的优点为:①微粒体制备过程简单且易于储存;②实验操作简便,便于重现,可用于药物高通量筛选;③易于考察药物在不同性别和种属间的代谢差异。当然,该模型也存在一些不可避免的缺

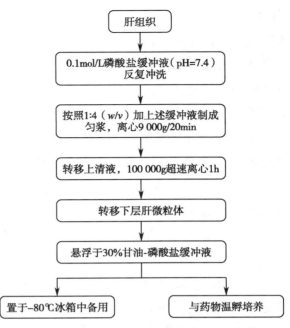

图 4-3 细胞匀浆 - 差速离心法制备肝微粒体的流程图

点:①因制备中细胞完整结构遭到破坏,会增加非特异性反应的概率;②外侧细胞膜缺失导致转运体的丢失,对于肠道代谢的研究影响较大;③部分代谢酶被去除,无法表征整体代谢情况。因此,利用此模型预测体内情况仍需进一步验证。

石斛碱和人肝微粒体在体外分别与 CYP450 酶辅酶和 UGT 代谢酶辅酶孵育后,通过 UPLC/LTQ-Orbitrap-MS 技术,在 CYP450 酶反应体系中初步鉴定到 4 个主要 I 相代谢产物,分别为 N- 去甲基代谢物、双键代谢物、单羟基代谢物及双羟基代谢物;在 UGT 代谢酶反应体系中鉴定了 1 个主要的 II 相代谢产物,为单葡糖醛酸代谢物。

2. 重组酶体外温孵法 重组酶体外温孵法与微粒体体外温孵法类似,都是在体外模拟的生理条件下,将重组酶、辅酶和底物一起温孵以研究药物的代谢途径及其主要的代谢酶。但与微粒体体外温孵法的主要区别在于重组酶纯度更高,是纯度较高的单一代谢酶,所以该模型最大的特点在于可真正明确介导药物代谢的亚型酶,在新药研发中能快速鉴别对药物代谢贡献较大的亚型酶,为进一步的药物相互作用研究提供方向;同时为底物与酶结合位点方面的研究提供了丰富的信息,有助于高通量筛选分析及选择性代谢产物的鉴定。但该方法的不足之处在于成本较高,且各个同工酶在肝中丰度差别较大,所以单一酶在同一蛋白水平上进行实验获得的各亚型酶代谢程度并不能代表各酶在体内肝脏的代谢程度。此外,体外重组酶的代谢环境与体内代谢环境差异较大。

3. 肝细胞体外温孵法 肝细胞体外温孵法是在制备的肝细胞中加以氧化还原型辅酶,在模拟生理温度及生理环境条件下进行生化反应的体系。该方法适用于研究蛋白及 mRNA 水平的药物代谢酶诱导及酶活性,特别是在评估药物代谢过程中药物间的相互作用时应用最为广泛。目前最被广大学者接受的,且 FDA 认定的预测药物对 CYP450 酶的潜在诱导效应的有效工具为原代肝细胞体外温孵法,此模型可在细胞水平上提供吸收、代谢、转运等综合信息,是体外药物实验的"金标准"。此外,近年来,一些基因工程改造的永生肝细胞系因具有永生的特点,逐渐开始用于药物体外代谢研究,对原代肝细胞

模型进行了很好的补充。肝细胞体外温孵法保持了完整细胞的功能,维持了药物Ⅰ相代谢酶和Ⅱ相代谢酶的代谢活性及有关生理辅助因子的浓度,可在短时间内基本保持体内代谢酶水平,在药物代谢途径和消除速率方面与在体实验具有可比性。但该方法存在一定的局限性,主要是丧失一定的细胞间联系和正常的空间结构,同时在细胞培养过程中,并非所有的 CYP450 酶都有表达,可能丢失某些药物代谢酶的活性。

4. 肝 S9 体外温孵法　区别于肝微粒体作为亚细胞器的分离,肝 S9 是经过低速离心去除线粒体上清液获得的,成分相对较为复杂,包括内质网酶和细胞溶质酶。所以肝 S9 的应用对于体外药物代谢的研究也很有价值,特别是对那些带有可能发生结合反应的功能基团和易水解的药物。与微粒体相比,S9 的酶蛋白含量较低,对 CYP/FMO/UGT 介导的生物转化显示了较低的转化活性,但在不依赖于辅助因子的代谢研究中,如水解酶反应中非常有用。因此,在药物发现早期,对化合物进行常规的 S9 代谢稳定性评价十分有必要。

5. 离体肝(肠)灌流法　离体肝(肠)灌流是一种可以保留完整细胞的天然屏障和营养液的供给,保证了肝(肠)的正常生理和生化功能的方法。在严格的条件控制下,使肝(肠)与药物接触,以确定药物在肝(肠)中的变化及对肝(肠)的效应。此模型包括肝灌流模型、肠灌流模型及肠肝一起灌流模型。1855 年,Claude 首次利用离体肝灌流观察糖原转变成糖的过程。1985 年,Van Midwoud 等建立了大鼠原位肠(肝)灌流模型。随着技术的发展,离体肝(肠)灌流法日渐趋于标准化,目前主要用于肝、肠道吸收代谢的研究。

离体肝灌流法具体操作流程如下:动物在麻醉状态下,开腹,将肝组织分离至体外并保持 37℃。灌流液经门静脉插管进入肝,由下腔静脉插管回到循环泵中,继续循环。在不同时间取一定量灌流液,测定药物及其代谢物的浓度。动物实验可同时胆管插管,测定药物及代谢物在胆汁中的排泄情况。特别注意人肝组织在离体后应尽快插管。该方法难度高,为保证肝药物代谢酶的活性,插管时间应该在 5 秒内完成,插管后立即灌流供养,灌流状态基本保持了肝的生理状态,接近体内情况。

6. 器官组织切片法　器官组织切片法也是研究药物体外代谢的有效体系,利用切片机对器官或组织进行切片,从而建立培育体系考察药物代谢,其中最常用的为肝组织切片模型。相对于纯化的重组酶、微粒体或肝细胞来说,肝组织切片模型不仅保留了所有肝药酶及细胞器的活性,而且还保留了细胞间的联系及一定的细胞间质,可用于评价细胞的多样性以及细胞之间的相互作用对于药物代谢的影响。另外,肝组织切片还可在较长的孵育时间内保持代谢活性。但还存在药物不容易渗透到切片内部,中心细胞容易坏死,各亚型酶在肝组织中的分布不均一,导致药物代谢酶的诱导实验个体差异较大等缺点。

7. 肠道菌群体外温孵法　近年来,随着人类对肠道菌群的不断认识,肠道作为药物代谢的重要部位越来越引起研究者的重视,药物在肠道各种酶作用下可发生代谢反应,消化道菌群酶主要以分解或还原反应为主,其种类比肝还多。与肝相比,肠道内菌群在药物代谢的类型及功能上均有独特之处,几乎全为分解反应,使药物相对分子质量减小、极性减弱、脂溶性增强,并往往伴有药效及毒性作用的增强。肠道菌群体外温孵法是目前应用最广泛的体外肠道代谢研究方法,由于肠道内的需氧菌只占肠道菌群的极少部分,比例较多的厌氧菌是药物代谢的主要角色,因此该法主要采用适合厌氧菌生长的厌氧环境和营养条件,待厌氧菌达到代谢要求时,加入药物共孵育,一定时间后检测原型药物和代谢物,确定代谢物的种类和数量。

药物代谢的体内研究和体外研究是相辅相成的,当运用体外代谢模型预测体内参数不理想时,必须借助于体内研究方法,体内研究是体外研究的良好衔接点。此外,PK 的体内研究可以对体外研究的结果加以验证,并帮助寻找更富预见性的体外代谢模型。而体外研究可以通过高通量筛选对大量化合物进行初筛,对候选化合物的 PK 特性进行初步评价,缩小体内筛选的范围。

三、药物代谢物的鉴定

1. **高分辨质谱法(HRMS)**　2005 年前后,一系列具有高灵敏度、高扫描速度、高分辨率、高质量准确度和高稳定性的商业化质谱仪出现,如四极杆 - 飞行时间质谱法(Q-TOF-MS)、轨道离子阱质谱仪(Orbitrap MS)等。HRMS 区别于普通的低分辨质谱法,一般低分辨质谱法测定时,分子的质量数用整数表示的,如 CO、N_2、C_2H_4 的质量都是 28,而用 HRMS 测定则能得到 $C_2H_4=28.031\ 299$,$CH_2N=28.018\ 723$。因此,根据 HRMS 所测得的精密质量就可以对结构加以剖析和区别。而且,与此同时,研究人员开发了一些基于 HRMS 平台的新型数据采集方式(如 MS^E)和数据挖掘工具(如质量亏损过滤、MDF)等。这些方法提高了代谢物鉴定研究的准确度和分析通量,极大地加速了 HRMS 在药物代谢中的应用。

例如,大鼠灌胃给予天然活性香豆素类化合物蟛蜞菊内酯(WEL)后,通过超高效液相色谱 / 四极杆 - 飞行时间质谱(UPLC/Q-TOF-MS)联用技术和多重质量亏损过滤(MMDF)的信息依赖型(IDA)产物离子扫描方法,并结合 Metabolite Pilot 1.5 软件内置的多重峰查找策略,从大鼠血浆、尿、粪和胆汁中共检测到 17 种代谢物。利用 HRMS 数据推测代谢产物的分子式组成,解析产物离子碎片信息。推测代谢位点,确定 WEL 在大鼠体内主要发生葡糖醛酸结合、甲基化、O- 去甲基和内酯环开环等代谢反应。

2. **核磁共振技术(NMR)**　NMR 作为分析物质的手段已从物理渗透到化学、生物、地质医疗以及材料等学科,在科研中发挥着极大的作用。近年来,NMR 已逐渐应用到药学分析领域,尤其是 LC-MS-NMR 联用技术,虽然其在分析领域的应用历史还很短,但却具有如下独特的优势:①MS 对化合物进行快速扫描,提供初步的结构信息,而 NMR 可进行详细的结构解析,形成了一种在线复合矩阵分析模式;②硫酸化、磷酸化、氮氧化等结合产生的代谢物需要通过 NMR、MS 等多重数据分析才能得出结构;③许多内源性、分析难度较大的代谢物也可通过该系统进行检测。目前 LC-MS-NMR 联用技术原理已经日趋成熟,主要问题已得到基本解决,应用领域已经非常广泛。另外,从色谱的角度来看,在线富集技术在毛细管分离上的应用,也会促进 LC-MS-NMR 联用技术的发展。

LC-MS-NMR 系统应用较成功的是对乙酰氨基酚的代谢研究。通过 CH_3CN/D_2O 双向体系反向梯度洗脱,经电喷雾电离 ESI 阳离子检测,对对乙酰氨基酚在人尿液中的代谢物进行研究,不仅检测到传统代谢物,还发现了其他内源性代谢物。当检测物浓度较低时加入固相萃取(SPE)是最有效的分析手段之一,将 SPE 技术加入 LC-MS-NMR 系统,利用 LC-SPE-NMR-MS 和低温探头技术研究了人尿中对乙酰氨基酚的代谢物,鉴定出一种微量的新代谢物 3- 甲氧基对乙酰氨基酚葡糖醛酸醚。

Elipe 等用 LC-NMR 研究了 MK-0869 的代谢物,MK-0869 是含有三唑酮的以吗啉为母核的化合物,主要作为临床化疗过程中预防呕吐的用药。MK-0869 的主要代谢产物为 M1 和 M2,是非挥发性的,并且缺失三唑酮官能团。经 LC-NMR 和 UV 检测,证实了另一新的代谢物 M3 与 M1、M2 的相关性,M3 为

对氟 -α- 羟茶苯乙酮,LC-NMR 的进一步研究发现在人肝微粒体内 CYP2C19、CYP1A2 或 CYP3A4 的作用下,M1、M2 可以继续转化为 M3。

第六节　药物代谢与新药研发

新药研发主要包括药物设计和新药开发两个阶段。首先针对某一治疗靶点设计先导化合物,然后对先导化合物进行药效、毒性和 PK 筛选及评价,再根据以上结果对先导化合物进行结构改造或修饰以便获得新的候选化合物,将此过程进行循环往复最后获得具有理想的药效、毒性和 PK 特性的候选药物,从而进行下一阶段的临床评价。一个理想的药物必须具有良好的 PK 性质,新药研发中即使进入临床试验环节的药物,仍有约 40% 的候选化合物被淘汰。因此,根据药物在体内发生生物转化的特性,将药物代谢融入新药设计中,提高药物开发的成功率十分有必要。本部分主要介绍药物代谢在新药研发中的应用。

一、活性代谢物与新药研发

多年来,药物化学家、药理学家和毒理学家梦寐以求的是合理设计新药,即希望在设计阶段科学地预见新合成的化合物的 PD、PK 以及毒理学特性,这不仅有理论意义,更有重要的实际价值。国外药厂研究系统的统计材料表明,平均需合成 5 000 个化合物,才能找到一个可进入市场的新药,造成了极大的浪费。传统的筛选方法需要消耗大量的样品和实验动物,但筛选的样品数量却十分有限。因此,合理设计新药以减小盲目性实属必要。因此不少公司将目光放在已有药物的活性代谢物上。许多药物在体内可以形成活性代谢物,其中有些已经被开发为新药用于临床,其活性与原药相当甚至比原药还强,且毒性更低。如抗心律失常药普鲁卡因胺在体内被代谢为活性代谢物乙酰普鲁卡因胺,两者的抗心律失常活性相当。对乙酰氨基酚是非那西丁在体内的活性代谢物,与非那西丁相比,对乙酰氨基酚的镇痛作用更好,且无高铁血红蛋白血症和溶血性贫血等副作用。非索非那定是特非那定的代谢物,没有原药特非那定所具有的心脏毒性,且不能透过血脑屏障,不会产生镇静作用。因此,活性代谢物正日益为更加安全有效的新药研究提供重要线索。已作为药物上市的活性代谢物见表 4-5。

表 4-5　已作为药物上市的活性代谢物

已上市的代谢物	原药	已上市的代谢物	原药
非索非那定	特非那定	去甲阿斯咪唑	阿斯咪唑
地氯雷他定	氯雷他定	地昔帕明	丙咪嗪
奥沙西泮	地西泮	去甲替林	阿米替林

二、代谢激活在新药研究中的作用

有些药物本身的药理活性较好,但在成药过程中有一些局限性,主要可以归结为三个方面的问题。①药剂学不良性质:水溶性差,脂溶性差,不良的味道,组织或黏膜刺激性等;②PK 不良性质:生物利用度低,半衰期短,首过效应强和体内表观分布容积大等;③PD 不良性质:缺乏理想的组织或器官靶向性从而引起广泛的毒性等。正因为这些问题限制了多数新药的应用,新药研究中可根据代谢激活的原理合理改造药物,使其规避以上不良性质,在体内经代谢生成原药而发挥药效,也就是我们常说的前药。前药也被称为前体药物,指的是一类在体外没有活性或者活性比较小,在体内经酶或非酶作用释放出活性物质而产生药理作用的化合物,目前前药设计已经作为改善药物不良性质的一种重要手段。由于前药自身的特点,保证其在体内转化成活性成分的速度和程度是发挥药效的关键,所以利用前药进行新药的研发时必须注意两点:一是前药的稳定性研究,包括前药的化学稳定性和代谢稳定性研究两部分;二是对于不同给药方式的前药,应在临床前整体动物实验水平上尽可能同时进行血管内给予原药的实验,提供前药给药后体内原药的绝对生物利用度。

目前,前药在临床上的应用已经越来越多。治疗 HIV 的主要药物蛋白酶抑制剂安泼那韦,具有相对理想的吸收性质,但其在临床中的给药方案(2 次 /d,每次 8 粒胶囊)却会给某些患者带来一定的用药负担。福沙那韦作为 HIV 蛋白酶抑制剂安泼那韦的磷酸酯前药,其水溶性提高了 10 倍以上,口服给药后在肠上皮细胞经碱性磷酸酯酶的水解快速完全转化为安泼那韦而发挥药效。

替诺福韦(TFV)是一种核苷酸类似物,具有很好的抗 HIV 和 HBV 病毒的活性,但其口服生物利用度极低,无法以原药给药,于是科学家在 TFV 结构上加了两条酯链,形成前药替诺福韦二吡呋酯(TDF),大大提高了其肠道吸收,增加了其口服生物利用度及稳定性,但仍然存在较大的肾毒性和骨质疏松等风险。因此,更加优化的前药富马酸丙酚替诺福韦(TAF)应运而生。与 TDF 不同的是,它有更好的血浆稳定性,不在血液循环中水解,而是进入靶细胞后才会水解为 TFV 发挥作用。正是这种靶向性及入胞后才水解的特性,大大提高了 TAF 的肾安全性,也大大降低了基于肾小管损害而发生的骨密度降低的风险。

三、代谢致毒与新药研发

药物的毒性有可能来自原药,也可能来自其体内形成的毒性代谢物。药物代谢过程中的氧化还原反应,对肝药酶的诱导或抑制、药物的立体选择性代谢以及肝药酶的遗传多态性都与药物的毒性产生密切相关。因此药物代谢是影响药物体内毒性的一个重要因素。有些药物本身没有毒性或毒性较弱,但在体内经生物转化后会形成毒性代谢物或比原药的毒性增加。如异烟肼进入体内在酰胺酶的作用下形成具有肝毒性的代谢产物肼。吗啡在体内可以被肝微粒体内的 6- 脱氢酶代谢成吗啡酮,后者可以与组织的生物大分子形成共价结合并导致肝毒性。双氯芬酸在体内可以形成具有肝毒性的羟化代谢物产物。为保证药物临床应用的安全性,在新药开发过程中一定要对其进行全面细致的安全性评价,并充分明晰其在人体内可能产生的毒性,不仅可以保障药物的安全性,还可以减少新药研发过程中不合理、不必要的资金投入。

马兜铃酸Ⅰ(AAⅠ)进入人体后,将经历代谢外排和活化产生毒性两种生物转化路径,产生毒副作用引起"马兜铃酸肾病"(AAN)。AAⅠ的活性代谢产物会形成 AAⅠ-DNA 加合物,这种脱氧核糖加合物会引起患者体内肿瘤抑制基因 *p53* 的突变,导致 AAN 和上尿路上皮癌消化道中的结肠腺癌和肝细胞癌。但由于部分含马兜铃酸药物的不可替代性,目前临床上仍有较多人群因服用 AAⅠ制剂导致 AAN。体外研究还发现,在人和大鼠的肝或者肾细胞质亚细胞组分中,醌氧化还原酶(NQO1)、肝微粒体中 CYP1A1/2 和肾微粒体中的 CYP450 酶以及高表达于泌尿组织的环氧合酶（cyclooxygenase，COX）对 AA I 具有生物活化效果。近年来国内外学者通过临床观察也已明晰了参与 AA I 活化的关键代谢酶 NQO1、CYP1A 和转运体 OAT 对其毒性的影响，但仍有大量未知区域，如 II 相代谢酶 UGT 等对 AA I 体内代谢的具体参与状况等，所以对于马兜铃酸类药物代谢致毒机制的研究，以及基于其代谢致毒机制的药物改善研究仍在继续进行。

（王广基　张经纬）

参考文献

［1］王广基. 药物代谢动力学. 北京：化学工业出版社，2005.

［2］刘晓东，柳晓泉. 药物代谢动力学教程. 南京：江苏凤凰科学技术出版社，2015.

［3］曾苏. 药物代谢学. 杭州：浙江大学出版社，2008.

［4］PAINE M F，HART H L，LUDINGTON S S，et al. The human intestinal cytochrome P450 "pie". Drug Metab Dispos，2006，34：880-886.

［5］OHNO S，NAKAJIN S. Determination of mRNA expression of human UDP-glucuronosyltransfer-ases and application for localization in various human tissues by real-time reverse transcriptase-polymerase chain reaction. Drug Metab Dispos，2009，37：32-40.

［6］赵阳，柳晓泉，钱之玉，等. 药物代谢的性别差异. 药学进展，2001，25：289-293.

［7］张晓芳，周芳，王广基，等. 疾病状态下的药物代谢处置变化及其机制研究. 药物评价研究，2019，42：369-377.

第五章 创新药临床开发中的 药代动力学与药效动力学研究

传统上创新药注册临床试验分为Ⅰ期、Ⅱ期和Ⅲ期临床试验(图 5-1),各个研究期间的重点考虑事项也在图 5-1 中简单阐述。近年来,因为各种研究新方法的出现以及研究者提高开发效率和成功率的尝试,临床试验也逐步由Ⅰ、Ⅱ、Ⅲ期三个阶段演化为早期临床开发(early phase development)与晚期临床验证(late phase development,又称确证性试验,pivotal trial)两个阶段。早期临床开发的主要目的除了探索新药的安全性以外,最重要的目的就是探索新药在拟治疗人群的治疗方案(包括给药剂量、用药频率和用药时间长短),并对影响治疗方案的各种因素进行探索。早期临床开发主要涉及Ⅰ期和Ⅱ期的临床试验,其中包括两种里程碑试验:首次人体试验(first-in-human,FIH)与首次患者试验(first-in-patient,FIP)。早期临床开发需验证新药的机制与疗效,该试验分别称为机制验证试验(proof-of-mechanism,POM)和概念验证试验(proof-of-concept,POC),POM 与 POC 可在 FIH 或 FIP 中进行,也可在其他试验中进行。FIH 实现从动物至人体的转化,FIP 实现从健康人至患者的转化,POC 以验证治疗效果甚至获得最佳治疗方案为目标。晚期临床验证的主要目的是确证临床剂量方案的有效性和安全性,以支持创新药上市申请。临床开发的早晚期两个研究阶段均会进行临床药理学试验,即临床药代动力学(PK)和药效动力学(PD)评价,因不同临床药理学试验的研究目标不同,各个临床 PK 和 PD 研究方法也各有特点。因此,本章重点阐述 FIH 研究、PK 研究、PD 研究以及 PK/PD 结合研究中的基本原理、技术及其研究方法,并依据新药的 PK、PD 和安全性特征确定患者的治疗方案。

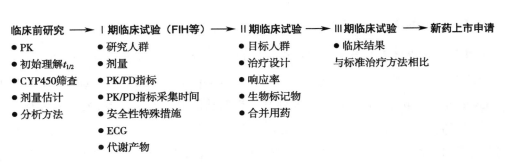

图 5-1 创新药临床开发流程图

注:CYP450,cytochrome P450,细胞色素 P450 酶;ECG,electrocardiograph,心电图。

第一节　创新药首次人体试验设计

创新药 FIH 是首次在人体进行全新化合物的研究,因此临床试验设计首先要保障受试者的安全性,这就要求研究者充分理解该全新化合物的理化性质和作用机制,并能在了解同类药(如可能)的临床前和临床特征的基础上,对新化合物的临床前 PK、PD、药理、毒理等研究结果进行准确且全面的诠释。同时,创新药 FIH 又很可能是创新药在整个临床开发阶段研究剂量范围最宽的研究,因此也建议研究者尽可能收集药效动力学与安全性指标。

如图 5-1 所示,创新药 FIH 设计中,要明确目标适应证、研究目标人群、研究给药方案、主要研究内容(如药动学特征、代谢产物探索性分析等)、PK/PD 研究指标、采集样本时间和需特殊关注的安全性事件等研究要素。目标适应证的选择不仅需综合考量新药的临床前有效性和安全性特征,也需要考虑新药的竞品和潜在市场因素。需特殊关注的安全性事件主要取决于同类药的临床前、临床不良事件总结以及新药的临床前安全性事件评价。

一、研究人群选择

健康受试者不受疾病的影响,其 PK 参数的个体间变异小,研究者更容易在健康人小样本临床试验中获得剂量 - 暴露量(- 效应)关系,并且其在出现不良事件时容易恢复,因此,FIH 常常选择健康受试者进行。基于药物作用机制,一些新药在发挥疗效的同时也会损害受试者的健康状况,如细胞毒抗肿瘤药物或免疫抑制剂等,这类药物在健康人体内进行 FIH 不符合伦理要求,因此研究者可以选择因服用新药而可能受益的患者人群进行试验。有的新药在低剂量组并不影响受试者健康,却会在高剂量组产生药理学活性相关的不良事件,这种不良事件在患者体内程度减弱或不发生,此时研究者也可以在健康受试者中进行低剂量组研究,在患者体内进行高剂量组研究。在患者试验中,研究者可以通过严格入排标准以减小患者间 PK/PD 的变异,从而增加获得剂量 - 暴露量(- 效应)关系的可能性和准确性,如纳入肝肾功能基本正常、消化道功能正常的受试者,受试者入组前不服用可能会影响新药 PK/PD 特征的食物等措施。

二、研究给药方案选择

创新药 FIH 的剂量设计需要首先明确三种剂量的定义:最大推荐起始剂量(maximum recommended starting dose,MRSD)、最小预期生物效应剂量(minimal anticipated biological effect level,MABEL)和最大耐受剂量(maximum tolerance dose,MTD)。非肿瘤类创新药的 FIH 剂量范围,最好通过 6~8 个剂量组,从最低剂量开始研究,跨过疗效剂量,达到最大耐受剂量。为了提高试验研究效率,最低剂量要在保证安全的情况下,尽可能接近 MABEL。因此,研究者应该综合考虑安全性和疗效以推荐最佳起始剂量。为安全起见,FIH 均需要先进行单次给药试验,待确认单次给药安全后再进行多次给药试验。因为动物与人体可能存在明显的种属差异,所以研究者首先需要基于动物数据,依据一定的计算规则对人体不同剂量的有效性与安全性进行预测,即依据动物的 PK、PD、毒理学和毒代特征预测相应人体等效剂量

（human equivalent dose，HED）。

（一）人体起始剂量的推荐

为了保证起始剂量组受试者的安全，起始剂量推荐应该先从安全性角度出发。但如果设计过于保守，导致临床试验探索过多无效剂量，延长临床试验开发时间，甚至无法达到最大耐受剂量或错过疗效剂量，也会增加新药开发的失败率。FIH 最大推荐起始剂量的确定主要有以下五步：

1. 依据临床前毒理实验数据确定未见明显毒性反应剂量（no observed adverse effect level，NOAEL）。针对单次给药临床试验，临床前毒理实验至少需评估 2 周，一般会在啮齿类与非啮齿类动物体内进行长期毒性实验。

2. 用动物长期毒性实验 NOAEL 估计人体等效剂量，具体方法参见"（二）最大耐受剂量及最大推荐起始剂量估计方法"。

3. 选择最合适的动物 NOAEL 推算的 HED 作为人体的最大耐受剂量。如果没有线索确定啮齿类或非啮齿类哪个种属为最合适种属，则可选择更敏感的种属 HED 作为人体的最大耐受剂量。

4. 确定基于动物毒理学实验推测的人体最大推荐起始剂量（毒理 MRSD）。在依据动物毒理学实验结果对创新药的安全性特征进行判断后，研究者确定安全系数（safety factor，SF）。一般情况下，SF 可以设定为 10，如果创新药为机制创新药（first-in-class，全新靶点药物）或受体激动剂；或在临床前研究中展现出非线性 PK 特征、不可逆结合 PD 特征、陡峭量效曲线特征；或出现不可预测、不可逆转、临床很难监测或不可解释的毒性特征时，研究者需要适度增加 SF，以保证临床 FIH 的安全性。毒理 MRSD 的计算公式如下：

$$\text{MRSD}_{\text{毒理}} = \text{HED}/\text{SF} \qquad\qquad 式(5\text{-}1)$$

5. 依据动物最低药理学活性剂量（pharmacologically active dose，PAD）预测人体 MABEL 水平，并与 $\text{MRSD}_{\text{毒理}}$ 比较，选择较小者为最终最大推荐起始剂量，MABEL 的估计方法参见"（四）最小预期生物效应剂量的估计方法"。

（二）最大耐受剂量及最大推荐起始剂量估计方法

种属间剂量外推的传统方法是基于不同种属体表面积（body surface area，BSA）的换算方法，其原理就是单位体表面积的清除能力（即清除率）相同，因此给药剂量也相同。基于该原理及各个种属的体表面积，FDA 和 NMPA 总结出种属间剂量（mg/kg 为单位）换算系数表，其换算公式见式（5-2）：

$$\text{Dose}_{\text{species1}}(\text{mg/kg}) = \text{Dose}_{\text{species2}}(\text{mg/kg})/(k_{\text{m,species1}}/k_{\text{m,species2}}) \qquad 式(5\text{-}2)$$

式中，$\text{Dose}_{\text{species1}}$ 和 $\text{Dose}_{\text{species2}}$ 为种属 1 和 2 的剂量（单位为 mg/kg），$k_{\text{m,species1}}$ 和 $k_{\text{m,species2}}$ 分别为种属 1 和 2 的 k_{m} 值。依据 $\text{Dose}_{\text{species2}}$ 的剂量和种属 1、2 的 k_{m} 值，研究者就可以计算与 $\text{Dose}_{\text{species2}}$ 在种属 2 体内的等效剂量，不同种属的 k_{m} 值详见表 5-1。

除了使用 BSA 方法估计人体剂量以外，更准确的方式是使用动物体内的暴露量与估计的人体 Cl 估计人体剂量。假定人体与动物间靶受体丰度、亲和力以及分布规律都相同，此时当人体和动物达到相同效应时（药理学效应或毒性效应），人体与动物的 AUC 也应该相同（假设）。因此，通过上述方法预测人体 Cl（如果改变给药方式，还需要额外考虑生物利用度）之后，HED 就可以通过式（5-3）计算。

表 5-1 不同种属 k_m 值总结表

种属	参考体重 /kg	体表面积 /m²	k_m
成人	60	1.626 8	36.88
儿童	20	0.80	26.47
小鼠	0.020	0.006 086	3.29
仓鼠	0.080	0.016 02	4.99
大鼠	0.150	0.024 84	6.04
白鼬	0.300	0.040 29	7.45
豚鼠	0.400	0.049 25	8.12
兔	1.8	0.140 73	12.79
犬	10	0.465 80	21.47
猴 [a]	3	0.201 02	14.92
微型猪	20	0.755 7	26.47
小型猪	40	1.225 9	32.63

注:[a] 如食蟹猴、恒河猴、短尾猴。

$$HED = Cl_{human,pred} \cdot AUC_{animal} \qquad \text{式 (5-3)}$$

式中,$Cl_{human,pred}$ 即为通过各种方法预测的人体清除率,若 AUC_{animal} 为动物毒理学实验的 NOAEL 或者动物 PAD 剂量下的 AUC,HED 就是预测的人体最大耐受剂量或 MABLE。如果动物与人体的蛋白结合率相差较大,则应该用蛋白游离分数(fraction of unbound,f_u)进行校正,即:

$$HED_{human} = Cl_{human,pred} \cdot AUC_{animal} \cdot (f_{u,animal}/f_{u,human}) \qquad \text{式 (5-4)}$$

通常估算的 Cl 是静脉给药的清除率。而人体常常为口服给药,此时需要估算药物的人体生物利用度 F(常用不同种属生物利用度的平均值估计)。

研究者应该在全面理解创新药的药理、毒理实验数据基础上预测人体最大耐受剂量。一般来讲,长期毒性实验将会比急性毒性实验暴露更多的安全性问题,应使用长期毒性实验结果预测人体 MTD。例如,对于给药时长小于 2 周的临床 FIH,起始剂量计算应该参考至少 2 周的长期毒性实验数据。

如果新药为抗肿瘤药物,药物的 FIH 研究的起始剂量不应该超过啮齿类动物的 10% 严重毒性反应剂量(severe toxicity dose at 10% animals,STD_{10},即动物存活的最大剂量)的 1/10。如果非啮齿类动物是最合适的物种,那么可以选择非啮齿类动物最高非严重毒性剂量(the highest non-severe toxicity dose,HNSTD)的 1/6 为起始剂量,其单位为 mg/m²。同时还需考察 STD_{10} 在不同种属动物的毒性反应及可逆性,一般应选择最具相关性的动物的 STD_{10} 估算人体剂量,在未知动物相关性的情况,宜选择最敏感动物的 STD_{10} 进行计算。

(三)人体清除率及药代动力学特征的估计方法

估计人体清除率的方法主要有异速放大(allometric scaling)方法和体外体内外推(in vitro in vivo extrapolation,IVIVE)方法。

　　肌酐、菊粉、尿素等内源性物质在各个种属的清除率与其体重（body weight，BW）呈双对数线性相关关系，如式（5-5），其中拟合的 b 值均在 0.75 左右。其他如动物的心输出量、代谢速率和耗氧量等也与 BW 的 0.75 次方成正比相关。药物在体内的清除也受到代谢酶、转运体和组织血流速率等控制，因此药物在不同种属之间的清除率也可能符合异速放大规律，但 b 不等于 0.75，即：

$$Cl = a \cdot (BW)^b \qquad\qquad 式（5-5）$$

式中，a 和 b 分别为与 Cl 和 BW 截距的相关系数。式（5-5）描述了不同物种间清除率与体重的相关性，属于经验方程。鉴于简单异速放大方法得出的 b 值过小或过大时，这种方法的预测结果可能有明显偏差，近年来衍生出一些异速放大校正方法，研究者可依据药物特征进行选择。

　　除了使用异速放大法外，研究者还可以利用动物体外代谢酶学实验、肝细胞实验或其他清除实验数据预测人体清除率，即 IVIVE 方法。其基本原理为先通过体外代谢实验获得肝药酶代谢活性（如 V_{max}/k_m 或内在清除率 Cl_{int}），基于肝重量、每克肝代谢能力、肝血流量和血中药物结合率，进而估算药物肝清除率。

　　以使用人源重组 CYP450 酶实验数据估计人体清除率为例，假设新药主要经 CYP450 酶代谢和肾清除，其肝脏内在游离清除率（$Cl_{int,u}$）和人体清除率的估计公式分别参见式（5-6）和式（5-7）：

$$Cl_{int,u} = \left[\sum_{j=1}^{n} \left(\sum_{i=1}^{n} \frac{ISEF_{ji} V_{max}(rhCYP_j)_i X_j}{k_m(rhCYP_j)_i} \right) \right] \times MPPGL \times W_L / f_{u,mic} \qquad 式（5-6）$$

$$Cl = Cl_H + Cl_R = \frac{Q_H \cdot f_{u,p} \cdot Cl_{int,u}}{Q_H + f_{u,p} \cdot Cl_{int,u}} + Cl_R \qquad 式（5-7）$$

式中，j 为第 j 个 CYP450 同工酶，i 为第 i 个代谢途径，$ISEF_{ij}$ 为第 i 个代谢途径第 j 个 CYP450 同工酶实验的系统间外推因子（inter-system extrapolation factor，ISEF），$V_{max}(rhCYP_j)_i$ 和 $k_m(rhCYP_j)_i$ 为第 j 个重组 CYP450 酶（rhCYP）孵育时第 i 个代谢途径的代谢最大速率和代谢米氏常数，X_j 为第 j 个 CYP450 酶在人群中的丰度，MPPGL（miligram protein per gram liver）为每克肝中的蛋白含量（mg/g），W_L 为肝重，$f_{u,mic}$ 为孵育液中的药物游离分数，Cl_H 和 Cl_R 分别为体内肝脏和肾脏清除率，Q_H 为肝脏血流量，$f_{u,p}$ 为血浆药物游离分数。

　　前述的异速放大方法和 IVIVE 方法分别基于体内、体外数据预测清除率等 PK 参数，但不能预测多房室分布时体内的药物浓度 - 时间曲线，这不利于实验设计中的 PK 采血点设计。为此，研究者可以使用生理药代动力学（physiologically-based pharmacokinetic，PBPK）模型整合药物理化性质、体外吸收、分布、代谢、排泄和转运数据估计体内药物浓度 - 时间曲线。若体外系统不易外推时，研究者也可以使用 Dedrick 或者 C_{ss}-MRT 等价时间曲线法利用动物体内 PK 数据估计人体 PK 曲线。

　　临床前研究内容繁多，包括体外吸收实验（如人结直肠腺癌细胞实验）、酶学实验（如微粒体或肝细胞孵育实验）和不同种属的体内 PK（包括体内排泄或物料平衡）实验。研究者需要理解实验原理与过程，确证实验质量符合定量预测的要求（如体外孵育实验需要有参考药物同步研究数据以校正实验室的室间误差，同步测量孵育液游离分数以去除蛋白结合的影响等），然后再综合运用多种方法（如异速放大方法、IVIVE 方法、PBPK 模型等）对临床前数据进行综合定量分析，通过比较不同方法的预测依据、过程和结果，诠释理解 PK 特征，选择最合理的临床前数据（如选择与人体具备相同代谢谱的动物实验结果等）对人体 PK 特征进行预测。

（四）最小预期生物效应剂量的估计方法

最小预期生物效应剂量（MABEL）的估计主要有三种方法，分别为基于 Cl、IC_{50}（半数抑制浓度）和 PK/PD 模型的剂量估计方法。研究者可以基于动物最低药效剂量下 AUC 和预测的人体 Cl 计算人体 MABEL。该方法的假设是，人体如果达到动物起效的暴露量，则人体也会产生相同的效应，即动物与人体的靶受体丰度或活性相似。如果人体与动物间的靶受体丰度或结合活性相差很大时，达到相同效应所需要的 AUC 就会相差较大，基于式（5-3）或式（5-4）估计 MABEL 就会有偏差，此时需要考虑校正药效学种属间差异，比如使用基于 IC_{50} 的估计方法，并用同类药物的体内外 IC_{50} 的差异对该方法进行校正，以增加该方法的估计准确性。如果动物药效模型机制与人体类似，并且有可进行种属间外推的生物标志物，则可用 PK/PD 模型方法进行人体药效剂量预测，同样使用同类药物对动物和人体的 PK/PD 关系的差异校正，可以提高预测准确率。如有时间迟滞现象且对试验设计较重要时，也推荐用 PK/PD 模型方法。

（五）大分子药物跨种属剂量外推的特殊考虑

大分子药物，尤其是抗体药物的 PK/PD 往往存在明显种属特征，使用简单种属方法进行剂量外推时需要考虑特殊的问题。如用异速放大方法预测大分子人体 Cl 时，因为存在抗药抗体，通常只能使用与人更接近的猴的体内数据预测人体 PK 特征，此时仅有单一物种（猴）的 BW 和 Cl，无法同时估计 a 和 b 两个参数的值，依据以往数据库总结的规律，可以将 b 值固定为 0.85，来预测人体 Cl。若药物 - 靶标结合效果在种属之间有显著差异，在进行种属间剂量外推时，也需要考虑 PK/PD 模型方法。大分子一般是以靶标介导的药物处置（target-mediated drug disposition，TMDD）模型为基础，可应用异速放大方法和 PK/PD 模型方法，在临床前 PK/PD 特征的基础上对人体 PK/PD 特征进行预测，在综合安全性剂量的基础上推荐临床 FIH 的起始剂量。

三、药代动力学／药效动力学指标选择

FIH 中，研究者首先要考察原型药物的 PK 特征，通过获得单次给药后的密集血药浓度 - 时间曲线计算药物峰浓度、达峰时间和血药浓度 - 时间曲线下面积。血液最易获取，所以最常用于药代动力学研究，其包括血浆、血清和全血三种，其中血浆最为常用。如果药物在血细胞存在特异分布（如存在主动结合）且该分布呈现非线性特征或很容易受外在因素影响（如环孢素的血细胞／血浆分配比受温度影响）时，需要考虑研究全血 PK 或获得血液／血浆药物分配比（B/P 比值）。FIH 剂量爬升中，研究者也需要对创新药的代谢特征进行探索，如果确定存在主要代谢产物，也需要进行主要代谢产物的 PK 研究。

FIH 除了探索新药在人体的耐受性和研究 PK 特征以外，对下一阶段临床试验更有意义的是获得新药的人体 PD 特征。因此，研究者应在 FIH 中就与该药机制和疾病病程相关的、可能在研究人群有动态特征的生物标志物进行研究，并评价新药的 PD 特征。若健康人不易产生患者才有的药效时，研究者需要增加挑战性试验（challenge test，如糖耐量试验）以探索新药的暴露量 - 效应关系。

四、风险控制

由于物种差异，动物实验结果并不一定能够准确预测人体的反应，FIH 的风险因素来自对以下几个方面的认识不足，包括①特殊 PK 特征：生物利用度变异大小，药物半衰期的长短，代谢酶基因多态性的影响，非线性或时间依赖性药动学特征。②药物作用方式：虽然不是每个新作用机制一定会增加

安全性风险,但应关注该药物作用方式的新颖程度和范围,同时还要考虑药物作用靶点的特点,如药物作用程度、级联放大程度、持续时间、可逆性或不可逆性;药物的特异性靶点及潜在脱靶效应;剂量效应关系类型和陡峭程度(在合理的剂量范围内可能呈线性或非线性)。以下几种药物作用方式应引起高度关注:涉及与多信号通路连接的相关靶点(多效性作用靶点),如可能产生多种生理作用或免疫系统中常见的靶点;生物级联效应或细胞因子释放,包括能导致某一可能无法被生理反馈机制完全控制的放大效应;某些药物具备特殊药理作用方式,如药物与主要靶标不可逆或长期结合,此时其药理活性持续时间与受体更新速率(turnover rate)相关,而不是与药物药代动力学消除相关。③靶点性质:该风险因素可能来自对药物结构、组织分布(包括人类免疫系统细胞内或细胞表面的表达)、细胞特异性、调节、表达水平、疾病的特异性、靶标在人体中的生物学功能(包括下游的影响)、在健康人和患者中可能存在的变异等认识不足;药物作用的靶标可能在多个组织中表达或者药物作用在多个信号通路上;相关靶标多态性以及这些多态性对药物药理作用的影响并不清楚或存在不明原因的变异。④动物模型的相关性:应比较动物与人的种属差别,包括 PK 特征、药物靶点、结构一致性、分布、信号转导途径和药理作用性质等。如果动物种属或动物模型进行的毒理及药理研究与人的相关性可疑,应考虑增加风险的可能。⑤非临床的安全性研究:非临床研究中发现的安全性问题,是否可预期以及是否容易监测。

除了上述临床风险以外,人体剂量预测的准确程度(代谢特征、PK 特征)、研究者对新药的机制和 PK/PD 特征理解的完整程度(靶点特异性、BCS 分类、结合特征、代谢、转运等)、同靶点药物的可参考性,以及临床试验操作难度(入排标准严格程度、预期 PK/PD 评估难易程度、临床试验程序的复杂程度、预期 AE 严重程度等)均需要考量。总之,在制定 FIH 研究策略时,应当先对其药物风险进行综合评估以便在临床研究中最大可能地控制风险。我们无法用一个策略研究所有药物,即使同一治疗领域,不同药物的研发策略也可能不尽相同。研究者应该全面理解新药的作用机制、PK、PD 过程和可能的安全性风险,制定"个药化"开发策略,以有效避免安全性风险,并提高开发效率。

五、其他特殊考虑

为了在 FIH 中探索代谢产物,研究者可收集受试者服药后的血浆、尿液和 / 或粪便样本,然后用高分辨质谱进行代谢产物定性和半定量研究,具体研究方法详见本章第二节。因为 FIH 一般为新药在整个临床开发阶段评价剂量范围最宽的试验,因此,研究者有必要对 PD、安全性(如 QTc)数据进行收集,以支持后续研究。

第二节　创新药临床药代动力学研究

鉴于新药早期临床开发已经转为问题导向式研究模式,即针对问题设计试验,按照问题的轻重缓急依次解决,因此本文将针对创新药临床 PK 相关的问题分别阐述剂量 - 暴露量(如 AUC 或 C_{max})关系,生物利用度、生物等效性与食物影响研究,代谢和排泄研究,药物相互作用研究,特定人群研究。

一、创新药剂量 - 暴露量关系研究

创新药剂量 - 暴露量关系研究主要包括以下问题：①剂量 - 暴露量是否为线性特征，即暴露量与剂量呈比例增加；②剂量 - 暴露量是否呈时间依赖性，即随着给药次数增加，暴露量会逐步降低或增加；③剂量 - 暴露量的定量关系及其变异大小和显著影响因素。这些问题会分别在单次给药递增（single ascending dose，SAD）试验和多次给药递增（multiple ascending dose，MAD）试验进行评价，下文将分别就单次给药递增试验和多次给药递增试验进行介绍。

（一）单次给药递增试验

单次给药递增试验的主要目的为评价新药在人体的耐受性，同时也评价新药在人体的 PK 和 PD 特征（如适用）。一般情况下，创新药的单次给药递增试验也为其 FIH，为了更准确估计剂量 - 暴露量 -（生物标志物/效应）关系，单次给药递增试验一般在健康人体内进行，若创新药为细胞毒抗肿瘤药物或其他可能影响健康人身体状态的药物，也可考虑在患者体内进行。

如前所述，确定了 FIH 起始剂量、疗效剂量和最大耐受剂量后，各个剂量组应该以逐渐递增的方式给药，递增的基本原则为初期递增幅度较大，后期递增幅度缩小，预期安全性风险大的药物剂量递增幅度应更小一些。研究者常采用费氏递增法进行剂量递增，即当初始剂量为 n 时，其后续剂量为 $2n$、$3.3n$、$5n$、$7n$，此后依次递增幅度不超过前一剂量的 1/3。为客观评价安全性和有效性，每个剂量组应平行设置安慰剂组。当该药比较安全时，研究者也可成倍递增剂量，此时需要综合考虑起始剂量、有效剂量及毒性剂量之间的距离、PK 特征、药物安全性等因素。为获得可靠评估，一般每个剂量组至少招募 6 位受试者服用试验药，另有 2 位受试者服用安慰剂，多个剂量组安慰剂服用受试者数据合并后统一和各个剂量组服药受试者数据进行比较。多数情况下，在单次给药耐受性试验中可进行 PK 研究。研究者还需要评价药物的尿液 PK 特征，获得经肾排泄的清除率以及累积排泄分数。

单次给药递增试验需要对创新药的安全性、PK 特征和 PD 特征（如适用）进行评价，因此需要收集 PK/PD 指标（血浆、尿液，甚至粪便）和安全性信息。如药物基因组学数据可能显著影响上述信息，也需要进行收集。研究者按照 MedDRA（medical dictionary for regulatory activities）词典对安全性事件进行编码，对不同层级的安全性事件进行统计性描述。如有必要，还需要分析安全性事件与药物暴露量或剂量之间的相关性。依据 PK/PD 指标 - 时间曲线估计 PK 和 PD 参数，并进行描述性统计。使用非房室模型方法计算 PK（比如 t_{max}、C_{max}、AUC_{0-t}、$AUC_{0-\infty}$、V_d 或 V_d/F、k_{el}、$t_{1/2}$、MRT、Cl 或 Cl/F 等血浆 PK 参数；A_e、Cl_r 等尿液 PK 参数）或 PD 参数。依据血药浓度 - 时间曲线和 PK 参数对该药的 PK 特征进行初步评价（均值及其变异），然后使用 Power 模型对剂量 - 暴露量关系进行评价，见式（5-8）。

$$PK = \alpha \times Dose^{\beta} \qquad 式（5-8）$$

式中，PK 为暴露量参数（C_{max}、AUC_{0-t} 和 $AUC_{0-\infty}$），Dose 为剂量，α 和 β 为估计的参数。与生物等效性评价方法类似，如果 β 的 90% 置信区间（confidence interval，CI）在经过剂量范围校正后落在 0.80~1.25 范围内，则说明该 PK 参数在研究剂量范围内与剂量呈线性相关。本研究也可以采集 PD 指标进行分析，具体分析方法详见本章第三节。

（二）多次给药递增试验

多次给药递增试验的主要目的为评价新药在人体多次给药后的耐受性及其 PK/PD 特征，一般在单

次给药递增试验确认安全性良好后再进行多次给药递增试验,并且多次给药递增试验稳态暴露量也不宜超过单次给药递增试验最大耐受剂量下的暴露量。与单次给药递增试验类似,多次给药递增试验依据具体情况选择合适的人群,并收集 PK、PD 指标和安全性信息,一般每个剂量组入选 8~12 位受试者。为避免个体间变异影响时间依赖性 PK 特征的评价,多次给药递增试验一般先进行单次给药研究,待其清除完全(3~5 倍半衰期)后再连续给药,直至其达到稳态,以同一受试者单多次给药后 PK/PD 数据评价其多次给药后的 PK/PD 特征。在药物半衰期较长或者因伦理原因无法获得首次给药 PK 特征的情况下,也可以收集第一次和最后一次给药间隔内的 PK 数据,以 PK 模型方法评价其蓄积情况。因此,多次给药递增试验除了要估计单次给药递增试验中的 PK 参数外,还需要估计稳态下达峰时间($t_{max,ss}$)、稳态谷浓度(C_{ss_min})、稳态峰浓度(C_{ss_max})、平均稳态血药浓度(C_{ss_av})、消除半衰期($t_{1/2}$)、清除率(Cl 或 Cl/F)、稳态血药浓度-时间曲线下面积($AUC_{0~\tau,ss}$)及波动系数(DF)。在通过比较稳态下谷浓度水平确定药物达稳态后,可通过计算单多次给药后的 $AUC_{0~\tau,ss}/AUC_{0-\infty}$ 评价是否存在时间依赖性 PK 特征,通过计算 $AUC_{0~\tau,ss}/AUC_{0-t}$ 和 C_{ss_max}/C_{max} 评价达稳态后的药物暴露蓄积程度。如果药物主要通过肾清除时,或不清楚药物经肾清除是否存在时间依赖性或剂量依赖性特征时,多次给药递增试验还需要评价药物经肾排泄 PK 特征。

多次给药递增试验并非需要等单次给药递增试验完毕后才能开展,而是只要有证据显示多次给药递增试验中研究剂量的稳态暴露量在单次给药时安全、多次给药无显著的蓄积特征且存在一定的安全窗时就可进行探索。为了加快新药开发速度,FDA 于 2018 年发布指南,允许在进行单次给药递增试验过程中扩增试验人数,并鼓励使用替代指标(surrogate biomarker,可早期反映药效且与临床终点指标相关的一类指标)和无缝衔接试验设计,以加快抗肿瘤药物和生物制品的研发,这种设计方法也值得我们在单次给药递增试验和多次给药递增试验中考虑。

二、创新药生物利用度、生物等效性与食物影响研究

在进行创新药临床开发时,尤其在进行Ⅲ期临床试验前,研发人员常需要改善制剂,此时需要进行生物等效性研究以桥接旧制剂与新制剂的 PK/PD 和安全性特征。如果不能证明两者生物可替换性,即生物等效性,则需要说明两者的相对生物利用度,并说明该差异并不影响制剂的替换疗效与安全性,才可桥接剂型改变前后的临床研究数据。为了确定药物是否可以伴随食物服用,研究者也需要进行食物影响研究。这三类研究一般为单次给药、双交叉试验设计,评价指标为 PK 参数(一般情况下为 C_{max}、AUC_{0-t} 和 $AUC_{0-\infty}$),评价方法均与生物等效性评价方法相同。如果 t_{max} 和 t_{lag} 具有显著临床意义,也需要对该参数进行评价,需要在药品说明书中标明。

食物可能通过如下方式改变生物利用度:延迟胃排空;增加胃容量;增加胃 pH;降低小肠 pH;增加内脏的血流量。它可能减慢或减少药物的吸收,但亦可能促进或增加某些药物的吸收。为了获得进食时消化道生理状态改变对药物吸收的最大影响,研究者需使食物对胃肠道生理状态的影响达到最大,参考指南要求,研究试验餐可设置为高脂、高热量的配方(800~1 000kcal,其中脂肪提供 500~600kcal)。特定食物(如西柚汁对 CYP3A4 有诱导作用)的影响,可以依据影响机制单独进行研究。

三、临床药物代谢和排泄研究

在临床前研究中,常使用人源肝微粒体、肝 S9 或肝细胞试验预测人体代谢产物可能的种类及暴露

量,因为体内外可能的差异而导致这种预测具有一定的局限性。原药在人体内可被转化为代谢产物,后者也可能具备药理活性或毒性,从而影响新药的有效性和安全性评估。因此,在早期临床试验中,研究者通常利用血浆、尿液和粪便等样本对代谢产物进行定性分析和初步定量判断,以评价代谢产物在人体是否安全,这种评价被称为代谢产物安全性研究(metabolites in safety test,MIST)。在Ⅱ期及Ⅲ期临床试验阶段,为了明确新药在人体内是否存在滞留或共价结合现象,临床研究者还需要进行物质平衡(mass balance)研究,以保证患者长期服用新药的安全性。虽然 MIST 与物质平衡研究都与代谢产物相关,但研究目的和方法有明显区别,因此本文将对其分别进行阐述。

1. **代谢产物安全性研究**   代谢产物安全性研究(MIST)主要关注代谢产物在人体的安全性,研究决策树详见图 5-2。其主要分为四步:①对人体代谢产物进行探索性分析,明确代谢产物的结构以及初步预估其暴露水平;②确认该代谢产物是否是人体主要代谢产物(在血液循环中的暴露量超过药物总相关物质,即原药及其代谢产物总和的 10% 以上);③比较人体主要代谢产物在人体与动物的暴露量或种类差异;④如果人体主要代谢产物的暴露量是动物的两倍或以上,则需进行临床前体外甚至体内安全性实验。鉴于第四步可能会耗时较长,若发现问题则可能显著延迟新药临床开发进程,同时,忽略 MIST 会让研究者失去中长期给药的安全性预警机会,所以建议在单多次给药研究中就启动 MIST。

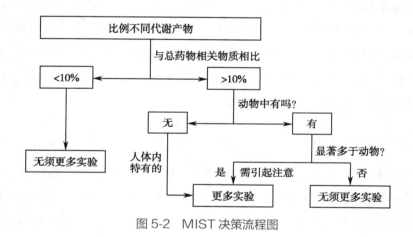

图 5-2   MIST 决策流程图

人体代谢产物定性探索方法多样,主要有高分辨质谱法(high-resolution mass spectrometry,HRMS)、核磁共振法(nuclear magnetic resonance,NMR)、加速器质谱法(accelerator mass spectrometry,AMS)以及代谢产物生物合成法。其中 HRMS 因为其高灵敏度和高分辨率特征而得到广泛应用。高灵敏度的优点支持研究者可以利用少量人体血液、尿液或粪便进行代谢产物的定性探索,方便且不至于漏掉重要代谢产物。高分辨的优点可以支持研究者获得原药与代谢产物的精确质量数(exact mass),从而可以:①通过穷尽代谢反应的种类来推测可能的代谢产物的精确分子量,然后按照精确分子量来寻找代谢产物;②利用代谢产物分子量小数点后的精确质量与原药相近(如原药与代谢产物质荷比分别为 392.159 4Da 和 408.155 3Da,0.159 4Da 与 0.155 3Da 仅相差 4.1mDa)的经验规律(质量补偿规律,mass defect)来进行定性研究。如果遇到复杂结构或者同分异构体代谢产物时,研究者需要使用 NMR 对代谢产物进行结构鉴定,但此时就需要研究者通过化学合成或者从人体粪便或尿液中纯化代谢产物标准品以进行 NMR 检测。

如图 5-2 所示,在确定人体存在比例不同的代谢产物后,研究者需要依次确定该代谢产物是否为人体主要代谢产物和该代谢产物的人体暴露量是否显著高于动物,这就要求研究者定量检测血液中的代谢产物浓度。在早期临床研究时,很多时候由于不容易得到或者合成代谢产物标准品而导致代谢产物的定量分析存在一定难度,即使具有代谢产物标准品,在临床开发早期就进行全定量检测代谢产物对申办者来说仍然负担过重。此时,研究者可以使用混匀基质法(给药后的人源样品和动物样品分别与空白动物基质和空白人源基质混合,得到人体动物混合基质的生物样本,以消除质谱的种属间基质效应)对动物与人体的代谢产物进行相对定量比较。该方法不需要标准品,也不需要放射性同位素标记,即可以准确获得动物体内与人体内代谢产物的比例关系,但需要一系列以研究目标为导向的分层方法学验证。

2. **物质平衡研究**　一般而言,物质平衡研究要求回收给药剂量的 85% 以上,在代谢产物很少且可以获得其标准品时,研究者可以通过绝对化学定量方法研究。但大多数新药都不止一种代谢产物,此时人体放射性标记研究就成为物质平衡研究的常用方法。同一剂量组一般纳入 6 位受试者,以保证至少4 位有效数据。该方法可以在未知代谢产物结构或未获得代谢产物标准品的情况下,对代谢产物进行定量分析,研究效率较高。表 5-2 总结了生物学研究中常用的放射性同位素。

表 5-2　生物学研究中常用的放射性同位素

放射性同位素	半衰期	射线	放射性同位素	半衰期	射线
^{14}C	5 730 年	β^-	^{35}S	87 天	β^-
^{3}H	12.35 年	β^-	^{131}I	8.04 天	99% β^-+1% γ
^{32}P	14.28 天	β^-	^{13}N	9.97 分钟	β^+
^{33}P	25 天	β^-	^{11}C	20.4 分钟	β^+
^{125}I	59.4 天	γ	^{89}Zr	78.4 小时	β^+
^{99m}Tc	6.02 小时	γ	^{18}F	109.6 小时	β^+
^{15}O	2.05 分钟	β^-			

其中,^{14}C 和 ^{3}H 这两种低能量放射性同位素较为常用(^{14}C 使用更为广泛),一方面,由于它们的半衰期较长,试验中无须对辐射衰变进行校正;另一方面,它们在衰变时发出的是低能量的 β^- 射线粒子,穿透性差,安全性较好。该方法最大的缺点就是具有一定的辐射污染,对人体有潜在危害。因此在临床试验全过程均要对试验区域进行实时监测,使用专门的容器对药物、生物样品、污染物以及废弃物进行保存和处理。在临床试验开始前,同位素种类以及药物结构中标记位点的选择至关重要,因为这两个方面都会显著影响药物的代谢稳定性和化学稳定性。研究者可以通过体外微粒体试验或者动物实验初步推测可能的代谢产物与代谢途径,建议合适的标记位点以及给药剂量。然后收集包括血浆、胆汁、尿液及粪便等生物样本,对放射性进行定量分析,绘制总放射性、原药以及代谢物的浓度 - 时间曲线,总体评价药物及代谢产物在体内的变化情况。

最后依据胆汁(如人体实验不收集)、尿液及粪便中的放射性相加,可以推测出该药物的总排泄率,一般要求至少高于 85%。有时会发生回收率较低的情况,可能原因包括:药物与磷脂结合、与组织中特定的蛋白结合、与黑色素结合等。

对于无法进行高当量同位素标记的新药,液体闪烁计数器无法有效测定其放射性,此时研究者可以考虑使用加速器质谱方法配合微量同位素标记药物进行物质平衡研究。AMS 可以在极高的能量下加速同位素离子,经过电荷选择,通过类似质谱的分析器对待测离子进行鉴别和测量,灵敏度是常规放射性同位素液体闪烁计数器的 1 000 倍。与传统的 LC-MS/MS 相比,AMS 不需要开发提取或者色谱分离的方法,直接通过测定 ^{14}C 的量确定所有与药物相关物质的量,而且也不会受到基质效应的影响。

四、临床药代动力学相互作用研究

在临床实践或临床试验中患者有可能同时服用多种药物,此时药物可能会产生相互作用(drug-drug interaction,DDI),报道显示 10%~20% 的不良反应都由药物相互作用引起的。因此,研究者在新药开发早期阶段就需要对潜在发生的药物相互作用进行评估,以提早避免潜在风险。药物相互作用按照作用环节可分为 PK 相互作用和 PD 相互作用,本节只对临床 PK 相互作用研究进行简介。

PK 相互作用是由于药物或其代谢产物在吸收、分布、代谢或排泄过程中发生相互作用而引起的血药浓度或组织分布的变化,可以通过影响理化性质、代谢酶、转运体产生相互作用,相互作用可以直接发生,也可能会通过改变疾病而导致 PK 特征发生变化。临床 PK 相互作用试验是否需要进行以及如何进行则需要依据体外实验结果和该药拟定的临床应用范围来决定。美国 FDA 于 2020 年发布了《体外酶和转运体介导的相互作用研究》和《临床药物相互作用研究——研究设计、数据分析和临床意义》两个指南,分别对如何依据体外实验结果决定临床药物相互作用研究内容和如何进行临床药物相互作用研究进行了详细建议。

临床药物相互作用研究根据临床研究方法又可分为四类研究:

1. 前瞻性或回顾性临床试验。回顾性研究因为该研究的目的并不单纯是进行药物相互作用研究而常常不能为药物相互作用提供足够的评价证据。前瞻性临床 DDI 试验是专门为评价 DDI 而设计的,可以是独立研究,也可以是其他试验中的一部分研究内容。前者常常是密集采样,而后者常常是稀疏采样,并需要用群体 PK 方法进行研究。

2. 与探针药物(index drug)进行药物相互作用研究。针对特定代谢酶或转运体介导的相互作用,以特定酶/转运体的特异性抑制剂和诱导剂或底物为探针药物,研究新药与其合并用药的 PK 改变,以评价特定酶/转运体诱导剂对新药的影响(作为受害药或受变药,victim)或新药作为施害药或促变药(perpetrator)对特定酶/转运体活性(通过特异底物的 PK 改变评价)的影响。

3. 针对治疗目标适应证时的常见合并用药品种,进行其与新药的临床相互作用研究。

4. 临床试验模拟研究。回顾性研究因其证据力度不足而应用较少,探针药物相互作用研究也属于一种特殊的独立前瞻性研究,因此下文将针对临床独立前瞻性研究、临床嵌套前瞻性研究和临床试验模拟研究的要点分别进行介绍。

(一)临床独立前瞻性

临床独立前瞻性药物相互作用研究的设计要考虑底物与施害药的 PK/PD 特征、药物相互作用机制、施害药的持续时长等因素。美国 FDA 指南建议只针对体外实验结果显示有可能发生阳性结果的相互作用进行临床试验研究。临床相互作用试验通常采用双周期或三周期交叉试验设计,同时要考虑给药方式、给药间隔等潜在影响用药安全性及试验准确性的因素。研究通常使用生物等效性研究均值比较方法比较新药单用和合并用药时药物的 PK 参数（C_{max}、AUC、Cl/F）的几何均值比,如果该比值的 90%CI 在 0.80~1.25 的范围内,则表明两者不存在药物相互作用。临床药物相互作用研究尽可能在健康人群中进行,避免不可控的复杂影响。

如果在研药物是多个代谢酶或转运体的施害药,除了依次与潜在 DDI 影响大的探针药物逐一进行研究以外,也可以选择"鸡尾酒底物研究法"（cocktail substrate study）同时进行临床研究,这种研究可在一个临床试验中对多个相互作用同时进行评价,效率较高。如果研究表明在研药物与多种酶无相互作用,就不需要做进一步的评价,否则,应逐一进行在研药物与敏感底物的相互作用研究。目前也有研究者探索是否可以使用合适的内源性物质,如 N_1- 甲基烟酰胺、硫胺素、胆红素等作为某些酶或转运体的探针底物,以替代外源性底物,而无须给受试者特异性底物就能通过测定内源性物质暴露量的改变评价在研药物的相互作用。

（二）临床嵌套前瞻性研究

除了独立开展临床相互作用试验以外,研究者还可以在新药Ⅱ、Ⅲ期临床试验中通过收集稀疏的 PK 样本以评价药物相互作用。此时,研究者需要谨慎进行临床试验设计,针对性收集影响评价药物相互作用的信息（如给药剂量、给药时间、终止给药时间和可显著影响药物暴露量的临床因素）,有时需要提前进行模拟以支持采样点选择。若食物对新药有影响,则进食时间也需要记录。研究者主要通过群体 PK 模型方法评价潜在的药物相互作用。因为Ⅱ、Ⅲ期临床试验一般不测定合并用药的药物浓度,所以,这种方法一般不易评价新药作为施害药的相互作用,除非进行前瞻性计划并收集相应受害药的药物浓度。为了科学设计临床相互作用试验,研究者最好先使用 PBPK 模型模拟可能的临床药物相互作用,以确定采样点、样本量和待收集的信息。

（三）临床试验模拟研究

新药临床早期研发中,需要对 DDI 可能程度做出预测以辅助后续临床 DDI 试验设计,有时也可以使用经过人体物质平衡和 DDI 试验数据验证后的数学模型豁免部分 DDI 试验,使用模型预测的结果为临床用药提供指导,这种通过数学模型模拟临床试验结果的研究称为临床试验模拟研究。该研究主要目的是考量系统特异参数改变或药物特异参数受到影响后的 PK 特征,主要使用可整合系统特异参数和药物特异参数的 PBPK 模型进行研究,其已替代前瞻性药物相互作用研究用以指导临床用药。其具体研究方法如下:使用体外实测数据和人体单次给药 PK 数据建立并验证 PBPK 初步模型,支持 DDI 临床试验设计;然后使用能体现药物相互作用的机制性数据（如人体物质平衡研究和 DDI 临床试验）验证并优化 PBPK 模型,并用上述数据验证后的 PBPK 模型预测其他情况下的 DDI 程度（如合并中等或弱抑制剂的 DDI）,以支持临床用药调整。由于不同药物的物理和化学性质、药理作用、PK 和临床应用不同,对药物相互作用的评价方法也不同。因此,在进行药物相互作用研究时,可以根据所涉药物的性质,选择适当的研究方法进行评价。

药物 PK 相互作用,除了代谢酶和转运体介导以外,吸收环节的胃肠道 pH 改变、疾病等也会影响药物体内过程,产生相互作用,可依据影响的环节选择合适的方法进行临床研究。

五、创新药在特定人群中临床药代动力学研究

一般早期临床试验并不纳入肾、肝和心脏功能不全的患者和老年人、孕妇和儿童,新药在这些患者体内的 PK 特征常常会改变,这可能会要求上述特定患者服用新药时进行剂量调整以保障安全有效。肾功能不全可以影响经肾排泄的药物清除速率,还会通过直接影响药物代谢酶或转运体,或通过影响药物吸收(如影响消化道代谢酶或转运体)、蛋白结合、肝摄取或代谢物蓄积而间接影响非肾清除药物的 PK 特征。肝功能不全患者的肝血流量、肾血流量、心输出量、血浆蛋白水平、肝重、肝药酶活性和肾功能等都有不同程度的改变,这些因素可能显著影响经肝或非经肝代谢的药物 PK 特征。老年人机体状况个体间变异较大,各组织器官功能发生变化,包括肾、肝清除率的降低和脂溶性药物分布体积的增加(从而延长消除半衰期);妊娠期间孕妇会发生显著的身体组成、器官血流量、肾滤过率改变和一定的肝药酶、转运体丰度或活性的改变;儿童不同发育阶段组织器官的生理、功能和代谢改变程度尚不完善。上述这些改变均会引起药物暴露量在特定人群中的改变,应该对新药在这些人群中的 PK 改变特征进行评价,以支持其临床治疗方案的调整。下文将分别就上述特定人群临床 PK 研究的现状和挑战以及研究方法进行简述。

(一)创新药在特定人群中临床药代动力学研究现状及挑战

对于治疗窗窄,或者 20% 以上所吸收药物(原型药物或者活性代谢产物)由肝清除,或广泛代谢以致无法判断肝清除的重要与否时,研究者应分别对药物在轻度、中度和重度肝损伤患者的体内 PK 特征进行评价。针对不少于 30% 的药物原型或者活性代谢产物经肾排泄的药物,或是药物虽主要经肝代谢和胆汁分泌,但其 PK 特征可能被肾功能显著改变时建议考虑研究其在肾损伤患者(轻度、中度、重度)中的 PK 特征。相对于成人,儿童与老年人则会随着年龄的改变,体内脏器结构与生理功能逐步改变,比如酶的丰度、脏器生理参数。孕妇在妊娠期间也会发生类似的改变,因为胎儿非常敏感且一旦受影响可能会持续终身,此时新药对胎儿的影响更加重要。虽然很难评价新药在老年人群、儿童和孕妇体内的 PK 改变,仍建议对于拟用于老年人群或者特定年龄段儿童的新药,应尽可能通过调整入排标准纳入相应人群,借助定量药理学模型对其 PK 和 PD 特征进行评估。虽然美国 FDA 于 2014 年要求将孕妇和哺乳期妇女的用药信息加入药品说明书中,并推荐使用 PBPK 模型进行研究,但孕妇体内的生理和代谢相关酶 / 转运体信息仍有待进一步研究完善。

(二)创新药在特定人群中临床药代动力学试验研究方法

为支持新药在特定人群的剂量调整,研究者一般依据 PK 特征的改变程度和临床意义提供调整建议。如果有证据证明生理或病理改变会影响受体丰度或活性,且新药安全窗较窄时,研究者在考虑剂量调整时也需要同时考量 PD 特征的改变程度。对于肝损伤或肾损伤患者人群试验,为保障受试者安全,研究指南也建议从损伤程度中等或最轻的人群开始进行试验,逐步探索其 PK 改变。

最新美国 FDA 指南和白皮书建议,对于主要拟治疗老年人群疾病(如肿瘤)的药物,临床试验应包括具有代表性的老年人群体,并且当可以安全且符合伦理要求时,应该在临床试验的所有阶段纳入老年人群以评价其 PK、PD 特征和有效性与安全性。如果合适,在早期临床研究阶段进行老年人群研究,可以获得安全性、暴露和效应方面的信息,更好地为后期的研究设计和剂量选择提供信息。为更好解决纳入老年人群进行临床试验所面临的挑战,FDA 指南和白皮书建议如下:①制定针对老年人群的入

排策略,研究者应考虑其目标人群的年龄分布特征,特别是大于或等于 75 岁的高龄人群;②需要收集更多相关临床信息,如行为状态、认知功能评估、衰弱评估以及综合共病评估等;③制定针对老年人群的安全性监测和管理策略,考虑到老年人群和成年受试者的 AE 情况有所不同,研究者团队应包括老年疾病领域的医学或护理专家,制定有针对性的安全事件处理措施;④应按照年龄进行临床数据亚组分析和报告,例如,建议 65~74 岁为一组,75 岁及更高年龄为一组,充分评估年龄对药物 PK/PD 和安全性的影响。

如果孕妇群体不使用该药,或该药已知或高度怀疑对胎儿造成安全性风险,则不建议对孕妇进行 PK 研究。在下列情况下可能需考虑是否进行孕妇 PK 研究:①药物用于中、晚期妊娠患者;②用于妊娠期的新药或者针对新适应证的药物;③治疗窗窄,剂量不当容易产生严重后果的药物;④妊娠期生理环境的改变可能显著改变药物 PK 特征的药物。在对孕妇进行研究时,研究设计考虑因素很重要,通常 PK 研究在整个妊娠过程的受试者中进行并与怀孕前状态比较,或者在妊娠中期和晚期受试者中进行并与产后状态进行比较以确定 PK/PD 是否发生了足够的变化,从而确定剂量调整。

儿童试验时,需要遵循"样本量最小、标本最少、痛苦最小"原则,临床试验时需要按年龄分层(如早产儿、正常出生 ~1 个月、1~6 个月、6 ~24 个月、2~12 岁和 12~17 岁)进行研究,如果该药 PK 特征有明显的发育转折点,也可以按照该转折点设计。建议研究者先进行成人试验,获得人体初步 PK、PD 和安全性数据后,对新药在儿童体内的特征进行合理预测。

上述试验需要对原药及人血液系统主要代谢产物进行 PK 评价,主要是评价单独用药后的 PK 特征,如果特定人群的常规用药与新药可能会发生相互作用,也需要评价特定人群的合并用药相互作用影响。如果要进行独立的临床 PK 研究,则可通过描述性统计进行评价。因为 PBPK 模型会机制性整合脏器损伤状态、年龄和妊娠周期对药物吸收和处置的影响,即使目前使用 PBPK 模型预测特定人群的药物吸收和处置仍存在不确定性,但这些模型可为临床试验设计提供支持,并且为研究药物吸收和处置过程的复杂相互作用以及评估成人和特定人群受试者之间的潜在差异提供了可能。限于伦理因素,老年人、孕妇和儿童临床试验最好采用稀疏采样设计,此时就需要用群体 PK 和 PD 分析方法进行评价。

六、临床药物基因组学研究

鉴于创新药的代谢酶、转运体、结合蛋白、靶受体等关键 PK/PD 相关蛋白都有可能具备遗传多态性,并且对药物的有效性和安全性可能具有显著影响(如 CYP2C19 酶的多态性可显著影响氯吡格雷的 PK 和 PD 特征),因此在包括 FIH 研究在内的早期临床开发中,非常有必要依法收集遗传学数据,进行临床药物基因组学研究,以支持研究者评估人类基因组变异(尤其是 DNA 序列变异)如何影响药物的 PK、PD、有效性和 / 或安全性。该研究可能会基于临床前实验数据进行临床试验设计,并在 I/Ⅱ/Ⅲ期甚至上市后采集血细胞,检测基因型,并进行基因组学数据分析。

该研究并不局限于在临床 PK 研究中进行,但目前在 PK 研究中最常见,所以在本节进行简单介绍。在早期临床 PK 研究中需要注意的是,体外研究数据预测创新药具备基因多态性的单一酶清除药物的比例大于 50%,或体内研究证实显著的多态性效应(如大于 25% 原型药物被基因多态酶清除)时,建议在 PK 研究中考虑基因多态性因素对 PK 行为的影响。基因组学数据对 PK/PD 的影响分析方法与其他分类型指标类似。

第三节 创新药临床药效动力学研究

一、一般临床药效动力学研究

一般临床 PD 研究可与 PK 研究同时开展,通过不同评价方法和评价指标,达到共同确定安全、有效药物剂量的目标。有时也需要进行挑战性研究(如糖耐量试验等),为药物临床晚期开发提供支持。

(一) 临床药效动力学研究设计

临床 PD 研究在早期临床试验中伴随进行,可以根据临床试验的不同阶段、研究目的、研究人群进行设计。通过早期临床试验,能够得到药物的初步有效性及安全性(或耐受性)信息,并建立相关的量效关系。传统的药物治疗有效性与安全性常使用临床终点指标进行评价,如患者存活率、症状缓解率等。但这类指标存在观察时间长、指标不客观、变异大、评价不便捷等问题,导致创新药临床试验的高成本。由此,一些更便捷获得且可提早、快速反映疗效的生物标志物,对于及时准确客观反映疾病信息、预测药物疗效及不良反应,乃至协助创新药的临床开发,变得日益重要。从 20 世纪 90 年代初开始,通过快速获得药物效应的定量指标可以加速新型抗 HIV 药物的开发,受此影响,越来越多的药物研发人员开始关注与疾病相关的定量指标。

在选择生物标志物时,一般应遵从以下几点:①与治疗剂量有良好的相关性;②存在明确的剂量 - 效应关系或暴露量 - 效应关系;③生物标志物最好可以反映药物作用机制、疾病发病机制或疾病进程。比如,HbA1c 可以用来评价降糖药的治疗效果。而且,选择测定生物标志物的部位以及样本采集时间也比较重要。例如,受到细胞外液体流动情况的影响,在脑脊液中测定中枢神经系统的生物标志物与药物有关的反应存在明显的滞后现象。另外,还有一些需要给药一定时间才能观测到变化的生物标志物。例如,减少食物的摄入可以降低体重,或血糖浓度的长期降低会使得 HbA1c 减少。由此可见,了解生物标志物在体内的动力学行为,在试验中恰当的时间对其进行测定,对于确保表征和阐述药物作用机制方面的准确性是至关重要的。此外,生物标志物的动态特征也有可能受到昼夜节律、食物摄入或者压力、疾病进展等因素的影响,分析数据时应予以注意。

(二) 临床药效动力学评价方法

药效动力学指标按照指标数据类型可分为定量指标(如血尿酸水平)和定性指标(如是否好转),按照评价方法也可分为客观指标(如血糖水平)和主观指标(如评分表),按照与药物机制的相关性还可分为机制性指标(如炎症因子)和症状指标(如快反应蛋白)。研究者应依据研究目标、指标获取可行性和数据分析要求等因素综合选择合适的药效动力学指标进行分析。由于药物在体内产生药效的强度以及作用时间的长短,与药物剂量以及药物在靶部位的浓度密切相关,所以可以使用绘图法研究药物剂量或浓度与药效之间的关系,通常分为量反应型量效关系和质反应型量效关系,前者药效终点指标是连续测定的;后者的药效终点指标是全或无的情况。有时因为滞后现象,相同浓度会因为时间原因产生不同的效应,这种现象称之为"滞后环",研究者可依据滞后环大小判断滞后现象的严重性。

二、新药临床暴露量 - 效应研究

暴露量 - 效应研究中的暴露量可以包括药物浓度或 PK 参数（如 AUC、C_{max} 或 C_{trough}），效应在广义上包括生物标志物、药效终点和安全性事件发生率，通过暴露量 - 效应研究可以综合考量药效和安全性，支持暴露量治疗窗范围的确定，再依据建立的剂量 - 暴露量关系确定治疗剂量范围。新药早期临床开发最重要的作用就是为晚期推荐最佳治疗方案，因此剂量 - 暴露量 - 效应关系在创新药临床开发中占据核心地位，但也因为常规的剂量确定研究剂量范围窄、PK /PD / 疾病特征变异大而成为最困难的研究部分。该研究可以：①支持药物发现和开发过程，如建立动物与人 PK/PD 关系、验证药物作用概念、建立生物标志物 - 短期治疗指标 - 长期治疗指标关系以及设计剂量尚未决定的临床终点试验；②支持安全性和有效性的确定，如为有效性和 / 或安全性评价提供主要证据，支持主要药效学研究，支持目标人群确定、治疗方案（包括剂量、剂型和给药方案等）优化。本节将就暴露量 - 效应研究的方案设计、分析方法和基于模型的暴露量 - 效应分析方法分别进行阐述。

（一）暴露量 - 效应研究的方案设计

为了更准确地推荐最优治疗方案，研究者最好先基于已有的新药临床数据和同靶点药物的临床数据建立剂量 - 暴露量 - 效应关系，然后依据该关系确定研究人群、剂量范围、研究设计、样本量、收集指标和分析方法。

暴露量 - 效应研究一般在拟治疗患者中进行，研究剂量从可能起效剂量至接近最高药效剂量，同时研究者还需要考虑是否依据患者的体重、性别、年龄、合并疾病或治疗习惯等内外源因素进行剂量调整。对于威胁生命的适应证，研究者应该使用尽可能有效且安全的剂量进行研究。

暴露量 - 效应研究通常根据研究目的进行设计，将受试者随机分配到不同剂量组或浓度组的良好对照研究是确定疗效的重要方面，但其他设计也可以提供信息或建议进一步研究。暴露量 - 效应研究设计类型主要包括以下四类：①固定给药剂量的平行设计，适用于长期、慢性或者不能迅速逆转的效应分析，仅可以获得群体平均量效关系，能为安全性评价提供良好的信息，但是存在样本量较大的问题；②固定给药剂量的交叉设计，适用于急性、及时和可逆效应分析，可以获得群体平均和个体的量效关系，但是存在安全性评价会受到时间影响、难以避免受试者脱落、不同治疗期的相互影响和残留效应可能会存在等限制因素；③滴定式给药设计，经适当分析可获得群体和个体的暴露量 - 效应关系，但对安全性评价而言，时间效应和剂量效应的混杂是一个特殊难题；④浓度对照的固定给药剂量，可采用平行或者交叉设计，可以直接提供浓度 - 效应曲线，直接在研究设计水平而不是数据分析水平处理受试者之间的PK 变异，不足之处是需要采用实时的测定分析方法。

暴露量 - 效应研究的样本量需要考虑：①试验设计类型（平行或交叉实验设计）；②暴露量 - 效应关系的陡峭程度；③所研究的剂量范围宽窄；④剂量水平的设定数目；⑤暴露量 - 效应的变异大小（包括个体间和个体内变异）。如果使用暴露量 - 效应模型方法分析进行研究，建议使用模拟的方法进行样本量估计。在真实新药开发中，研究者一般不进行特定暴露量 - 效应研究，更常综合多个临床试验数据进行分析，此时需特别注意各个试验间的一致性（如药物制剂、人群）。

研究者需要依据研究目的、研究设计以及暴露量 - 效应关系的特征选择合适的暴露量与效应指标进行分析。最常用的可以反映暴露量的指标包括 AUC、C_{max} 或 C_{trough} 等，这些简单指标忽略了 PK 随

时间的变化，当在给定的采样日获得一次 PD 反应时较为适用。另外，t_{max}、高于起效浓度的部分 AUC 和起效维持时间，有时也需要考虑。如果在一个剂量区间内，效应随时间发生显著变化，则通常通过将效应与组内和个体受试者的浓度直接相关联来获得暴露量 - 效应的最大信息。对于效应相关指标，研究者可以运用与临床效应相关的生物标志物（靶标抑制率的变化）的变化、明确的替代指标（血压变化）的改变以及临床终点（临床获益或毒性）来反映药物的有效性与安全性。其中，生物标志物是与正常生物生理过程或病理过程有关的生理学、病理学或解剖学测定指标，可以包括提示疾病病因、疾病易感性或疾病过程的指标，与治疗效应机制相关的指标，以及治疗后的实际临床效应；替代终点也属于生物标志物，是治疗试验中实验室测定指标或体征，并作为希望能预测长期治疗效应的临床上有意义的终点的替代标志；临床终点是指能够反映患者感觉、机能或者生存情况的指标，是临床试验中最为可靠的效应指标。

（二）暴露量 - 效应研究的分析方法

依据不同的效应指标、数据类型和试验目的，主要分为基于经验的模型分析方法和基于机制的模型分析方法。

基于经验的模型分析方法，通常模型是线性或非线性的，其中暴露量是 AUC、C_{max} 或 C_{trough} 等简单指标，效应是与疗效或安全性相关的临床反应。若发现药物暴露和临床反应之间呈现滞后现象，应使用 PK/PD 的时间 - 过程变化模型，如间接反应模型（indirect response model）等。如果有必要研究一种药物对疾病长期进展的长期效果，那么也有必要先建立疾病自然进展模型，并在其基础上建立药效模型，以更清晰地探索药物对疾病的影响。多组比较程序 - 建模方法（multiple comparison procedure-modeling，MCP-Mod）被 EMA 确定为一种有效的剂量确定试验（Ⅱ期）的统计学方法，使用该方法的案例也获得美国 FDA 的认可，它首先进行多组统计学检验以确定给药组与对照组之间是否存在显著性差异，然后使用模型方法估计剂量 - 效应曲线。MCP-Mod 适用于主要关心特定时间点的平均剂量 - 效应曲线，但其并不适用于不规则给药方案比较（如负荷剂量组与非负荷剂量组比较）、滴定式给药。基于机制的模型分析方法可以估计药物浓度或者 PK 参数与效应的关系，有助于理解药物的药理学作用机制，并且可以基于群体分析方法估计效应的个体间变异，从而可以获得剂量 - 暴露量 - 效应关系的分布信息。

基于模型的暴露量 - 效应关系研究需要关注四个方面：研究问题、模型假设、模型结构的选择以及最终模型的验证。其中模型假设决定了模型的应用范围，可能的模型假设包括以下方面，研究者可以根据之前的数据或现有的结果对这些假设进行论证：

- 与疗效和不良反应有关的药物作用机制
- 即时的临床效应或累积的临床效应
- 药物引起的代谢酶或转运体抑制或诱导作用
- 疾病进程
- 安慰剂组的效应
- 基础条件下昼夜节律的变异
- 有影响的协变量
- 有无效应室
- 是否存在活性代谢产物，及其是否对临床疗效存在影响
- 估计 PK 模型中吸收和处置过程的参数

- 估计 PD 模型中效应参数
- PK 参数及 PD 参数的分布情况
- 个体内变异及个体间变异的分布情况
- 特殊人群的入排标准

一般而言,要根据药物的作用机制、假设以及使用模型的目的,选择模型结构,可以是基于经验的模型,也可以是基于机制的模型。对于基于经验的模型,验证其预测能力更为必要。模型的选择是一个不断摸索的系列过程,通过直观检查,或者使用几个客观标准进行检验,进而对模型结构或者现有模型中的组分进行添加或者删除。模型的预测能力对于以下几个方面尤其重要:①为主要疗效研究提供支持性依据;②解决安全性问题;③用于新的目标人群,在剂型或给药途径发生改变时,支持药物新剂量和新给药方案。可以根据内部数据和/或外部数据对模型进行验证,通常将数据集分成两个部分,一部分数据用于建立模型,另一部分数据检验模型的预测能力。

三、临床药物浓度-QTc 研究

(一)研究背景及目的

在新药临床开发各个阶段,研究者都非常关注心血管不良事件。一个重要的新药心血管安全性事件就是心脏复极化延迟(显示为 QT 间期延长)。QT 间期代表心室去极化和复极化过程,从 QRS 波起始到 T 波终点。QT 间期延长是尖端扭转型室性心动过速(torsades de pointes,TdP)的一个显著风险因子,虽然其发生率不高,但是危险程度很高,严重时可导致死亡。除了在验证性临床试验中通过患者报告来评价心血管安全性以外,研究者还可通过各种研究方法(如计算机模拟、体外试验等)对心血管安全性进行评价,以提早评价新药的成药性。尽管临床前对 QT 间期延长可能性进行了常规评价,但因为临床前模型与人体之间的差异,仍然有多个药物因为发生 TdP 而被退市,因此,美国 FDA 于 2005 年建议有血液系统暴露的新药进行完全 QT(thorough QT,TQT)临床研究,以确定该新药是否具备延长心率校正 QT 间期(QTc)的可能性。

TQT 试验为在健康人体内进行的随机、安慰剂和阳性药物对照研究,研究药物剂量应超过预期治疗暴露量的相应剂量。首次收集给药后不同时间点的 QT 数据,计算 QTc、给药后各个时间点与基线相比的 QTc 改变值(ΔQTc),及其在给药组和安慰剂组之间的差值(ΔΔQTc)。如果所有时间点的 ΔΔQTc 的 90%CI 上限均低于 10ms,则可说明该药无 QTc 延长风险。一般建议在Ⅱ期临床试验完成 TQT 研究,以支持Ⅲ期临床试验 QT 间期监测标准选择。虽然 TQT 研究结论比较可靠,但该研究对试验环境要求严格,需要受试者人数众多,导致该研究耗费巨大。为此,美国 FDA 探索使用早期临床研究中的药物浓度-QTc(C-QTc)数据进行 C-QTc 模型分析,以评价 QTc 延长风险,最终该方法获得 ICH(国际协调委员会)的认可,将只为评价 QT 风险的 TQT 研究缩减为可嵌套在其他临床试验中的一个研究内容(C-QT 数据分析)。美国 FDA 于 2018 年发布了 C-QT 研究白皮书,下文将就目前 QT 研究最高效的 C-QT 研究的方法进行简述。

(二)研究方法概况

与 TQT 研究相比,C-QT 研究无须启动额外临床试验,只需要按照相关指南和白皮书建议收集单次或多次给药试验中的药物浓度和相对应的高质量心电图(ECG)数据即可进行。该临床试验一般为安慰剂对照、剂量爬坡设计，并且需要与药物浓度时间点匹配的高质量 ECG 数据（甚至中心化读片），可覆盖治疗暴露量的研究剂量范围，并保持心率无明显改变。获得符合要求的药物浓度和 ECG 数据后，可依次进行数据探索与 QT 校正、*C*-QTc 模型开发、*C*-QTc 模型评价与预测三步骤研究，可使用统计学软件 SAS 或群体 PK 软件 NONMEM 进行研究，下文将分步骤进行介绍。

（三）数据探索与 QT 校正

为了评价数据质量以及探索 *C*-QT 建模的初步关系，研究者可通过绘制心率（heart rate，HR）- 时间、QTc（不同校正方法）-HR、药物浓度 /ΔQTc/ΔΔQTc- 时间曲线图来对试验期间的心率改变、QTc 校正方法是否合适以及 *C*-QTc 关系进行初步判断。其中，QT 校正主要是因为 QT 间期随心率增加而减小，为尽量排除心率对 QT 间期的影响，QT 间期必须进行心率或者呼吸频率（respiratory rate，RR）校正，较为常见的校正公式为 Bazett 和 Fridericia 公式。在进行药物暴露量 -QTc 模型分析时，FDA 推荐使用 Fridericia 公式，认为该公式对心率影响不显著的药物是一种充分的校正，不需要对该校正方法再进行评价。

$$RR = 60/HR \qquad \text{式（5-9）}$$

Bazett 公式： $\qquad QTcB = QT/(RR^{0.5}) \qquad \text{式（5-10）}$

Fridericia 公式： $\qquad QTcF = QT/(RR^{0.33}) \qquad \text{式（5-11）}$

最终期望校正后的个体间 QTc 不随 HR 或者 RR 的改变而改变。

（四）*C*-QTc 模型开发

心率有日内节律特征（随时间改变而改变），因此需要扣除安慰剂相同时间点的改变才能准确评价药物对 QT 的真正影响。另外，ΔQTc 还受到基线 QT 的影响，因此，*C*-QTc 模型开发利用混合效应模型建立 ΔQTc 与药物浓度（*C*）之间的关系，并同时分析给药后时间、安慰剂、基线对 ΔQTc 的影响，公式如下：

$$\Delta QTc_{ijk} = (\theta_0 + \eta_{0,i}) + \theta_1 TRT_j + (\theta_2 + \eta_{2,i}) C_{ijk} + \theta_3 TIME_k + \theta_4 (QTc_{i,j,0} - \overline{QTc_0}) + \varepsilon_{ijk} \qquad \text{式（5-12）}$$

式中，

ΔQTc_{ijk}：受试者 i 在 k 时间点服用 j 后 QTc 相对于基线的改变。

θ_0：没有受药物治疗影响的截距群体均值。

$\eta_{0,i}$：与截距 θ_0 相关的随机效应。

θ_1：与治疗 TRT_j（$j=0$，安慰剂；$j=1$，活性药物）相关的固定效应。

θ_2：斜率群体均值（假定 C 和 ΔQTc_{ijk} 线性关系）。

$\eta_{2,i}$：与斜率 θ_2 相关的随机效应。

C_{ijk}：受试者 i 在 k 时间点服用 j 后的血药浓度。

θ_3：与时间 $TIME_k$（给药后时间 k）相关的固定效应。

θ_4：与基线 $QTc_{i,j,0}$ 相关的固定效应。

$QTc_{i,j,0}$：受试者 i 接受给药方案 j 时的 QTc 基线值。

$\overline{QTc_0}$：所有受试者的 QTc 基线值均值。

ε_{ijk}：模型的残留效应。

式(5-12)假设药物浓度与 ΔQTc 呈线性相关关系,如果两者呈非线性相关关系,可用式(5-13)描述:

$$\Delta QTc_{ijk} = (\theta_0 + \eta_{0,i}) + \theta_1 TRT_j + \frac{(\theta_2 + \eta_{2,i})C_{ijk}}{\theta_3 + C_{ijk}} + \theta_4 TIME_k + \theta_5(QTc_{i,j,0} - \overline{QTc_0}) + \varepsilon_{ijk} \qquad 式(5-13)$$

式中,

θ_2:与群体最大效应 E_{max} 相关的固定效应(假定的 C 和 ΔQTc_{ijk} 呈非线性关系)。

θ_3:与半数有效浓度 EC_{50} 相关的固定效应。

θ_4:与时间 $TIME_k$(给药后时间 k)相关的固定效应。

θ_5:与基线 $QTc_{i,j,0}$ 相关的固定效应。其余参数与式(5-12)意义相同。

如果药物浓度与 ΔQTc 之间存在延迟效应,还应该再探索新模型结构进行评价。

(五) C-QTc 模型评价与预测

建立 C-QTc 模型后,需要对所建模型进行评价。一般可基于模型拟合的参数和药物浓度,模拟相应的 ΔQTc 值(如 1 000 次),将药物浓度从小到大按照数量等分为 10 个数据集,计算每个数据集中药物浓度预测的 ΔQTc 的 90%CI,通过比较实际观测 ΔQTc 值和预测 ΔQTc 的 90%CI 评价所建 C-QTc 模型的质量。合格与不合格的示例见图 5-3 中左图和右图。

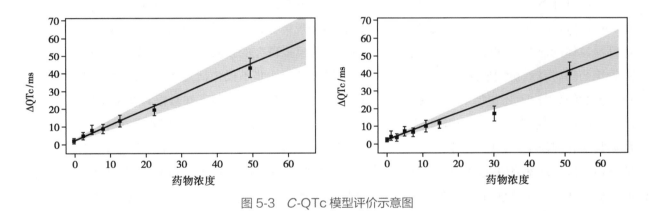

图 5-3　C-QTc 模型评价示意图

如果 C-QTc 模型评价合适,将药物浓度从小到大按照数量等分为 10 个数据集,使用式(5-14)和式(5-15)对不同浓度引起的 ΔΔQTc 进行模拟(如 1 000 次),计算每个数据集中药物浓度预测的 ΔΔQTc 的 90%CI,观察 ΔΔQTc 的 90%CI 上限是否会超过 10mg 以及计算超过 10ms 的浓度,如果该浓度高于治疗剂量下 C_{max} 均值的 2 倍,则可说明该药在治疗过程中不会引起 QT 间期延长的风险。

$$Mean\Delta\Delta QTc(C) = Mean(\Delta QTc_{ijk}\big|_{j=1,C_{ijk}=C}) - Mean(\Delta QTc_{ijk}\big|_{j=0,C_{ijk}=0}) \qquad 式(5-14)$$

$$Estimated\ Mean\Delta\Delta QTc(C) = \theta_{1,Est} + C\theta_{2,Est} \qquad 式(5-15)$$

式中,

$\Delta\Delta QTc(C)$:扣除安慰剂效应后,在浓度为 C 时的 ΔQTc。

C:药物浓度(一般为特定剂量下的 C_{max})。

Est:模型拟合得到的参数的估计值。

$\theta_{1,Est}$:特定治疗方式对应的截距的估计值。

$\theta_{2,Est}$:特定治疗方式对应的斜率的估计值。其余参数与式(5-12)意义相同。

第四节　临床药代动力学和药效动力学研究新技术

一、定量药理学

定量药理学是利用建模与模拟技术对药物作用、机体生理生化和疾病机制进行定量模型化研究的一门新兴学科,是涉及 PK、PD、医学、统计学、生物学、随机仿真和计算机编程的交叉学科。它通过建立药代动力学/药效动力学/疾病进程(PK/PD/Disease)模型,使我们可以基于对疾病机制和药物作用机制的理解去合理、系统地整合药物特有信息和生物系统特有信息,从而使我们可以持续更新对新药的认识并综合这种认识来制定药物开发策略、提高临床药理研究效率和优化药物治疗方案。按照定量药理学研究内容和特色,在新药研发领域定量药理学研究方法主要有群体 PK/PD 模型、PBPK 模型、基于模型的荟萃分析(model-based meta analysis,MBMA)和定量系统药理学(quantitative systems pharmacology)模型等研究方法。

历经几十年的研究,定量药理学研究模式已经从单纯的 PK 数据建模与模拟到学习与验证循环(learn-confirm cycle)。该研究模式包括收集数据、学习规律和进行外推三大步骤。收集数据前需要确定哪些具体问题或者知识缺失会影响拟进行的建模与模拟研究的预测力,然后根据建模与模拟的目的去收集药物、指标、机制或疾病的数据。研究(学习规律)这一步不仅包括对收集来的数据进行绘图、简单计算和统计分析,还包括对已收集的数据进行模型化研究,并尽量用已知数据对模型化研究结果(即 PK/PD/Disease 定量关系)进行验证,如需要,研究者还需要针对验证结果的瑕疵或潜在疑点进行新一轮数据收集和规律学习,直到所学规律尽可能经过已报道数据验证之后,方可暂停这一过程。外推过程应符合现有的生理学、病理学及药理学原理,并整合已有知识和数据。这种符合现有原理并整合现有数据的研究方式可大幅增加外推的准确性。这些外推有可能对新药开发产生巨大影响,因为外推结论可以影响申办者对研究资源的重新分配或减少机会成本(如决定继续或终止开发新药)。

建模与模拟技术在我国制药行业虽然应用有限但发展迅速,目前在国外应用已经非常广泛,包括从微观的构效关系评估到宏观的新药开发的成本 - 效益预测,从候选化合物筛选到上市后商业策略推荐,中间包含了各种监管指南和行业管理规范所建议的建模与模拟应用。

二、临床影像学研究

分子影像学(molecular imaging)的概念由 Weissleder 等在 1999 年提出,它是采用无创伤的影像技术,对人或动物体内的细胞和分子水平的生物学过程进行成像,并进行定性和定量研究的一门学科。分子影像学能够通过分子探针与成像靶点(如受体、酶和核酸)的特异性结合,应用高精度的成像设备获得分子信息。与传统医学影像学比较,分子影像学着眼于机制、分子及蛋白异常所导致的变化,直观显示疾病分子通路,捕捉活体内疾病代谢和分子特征改变,是预测疾病进展和新药开发的有效手段。其能在真实、完整的人或动物体内,通过图像直接显示细胞或分子水平的生理和病理过程。它是分子生物学、化学、纳米技术、数据处理、图像处理技术等多学科技术结合的成果,和其他医学影像手段相比具有高特异性、高灵敏度和高图像分辨率等特点。目前最常用的分子影像学技术包括正电子发射断层成像(positron emission tomography, PET),其利用短寿命的放射性核素(^{18}F 和 ^{11}C)标记化合物或代谢底物,将标记物引入体内后用正电子扫描机获得体内化学影像;单光子发射计算机断层成像(single photon emission computed tomography, SPECT),可检测以放射性同位素标记的示踪剂发射的 γ 射线,如 ^{123}I; MRI 技术等。

近年来,分子影像学在新药开发中应用愈发广泛。①辅助概念验证性临床试验:新药研发过程中一个重要问题是替代终点的选择,如抗肿瘤药物研发中,生存期是临床获益的金标准,但所有的抗肿瘤药物开发都以生存期为指标显然是不切实际的,寻找合适的替代终点指标不仅能够加快药物研发速度,还可提前终止无意义的研发项目,节省成本去开发真正有临床价值的药物。临床影像指标可作为替代终点,评估分子、机制及治疗假设。在实验室中,疾病模型中的药物靶点可通过分子影像得到验证,通过这一有利手段,可帮助我们重点研究那些在低暴露量下达到高靶点结合的候选药物,从而使治疗指数最大化。靶点结合程度、结合时间及其与临床前药效的联系对先导化合物优化和假设产生非常重要。在早期临床开发中,分子影像学可关联靶点结合与药物介导生物改变(即预期产生临床获益),可进行机制验证性研究。当靶点结合与临床有意义影像终点指标变化有关联,可以作为概念验证研究。如果药物有充足的靶点结合,但是没有产生预期的生物或临床效果,那么此治疗概念是有缺陷的,开发需要停止。②加速药物研发:为了达到最佳效果,需要同时进行药物化学和放射化学平行研究,确保放射性示踪剂与候选药物同时到达临床开发阶段。药物与示踪剂关联十分重要,因此每个新蛋白质靶标都需要独特的放射性示踪剂。I 期临床试验可以设计在单次及多次给药安全性及耐受性评估试验中加入 PET 影像技术,来评估中枢神经系统药物的靶点结合。这使得在药物开发早期,我们就能够获得药物峰浓度时安全性/耐受性与靶点结合的相关性,加速继续/中止开发(Go/No-Go)决策,更为 II 期临床试验剂量选择提供依据。③改善药物疗效:临床试验患者通过分子影像技术进行分组,这将使概念验证试验更高效,支持一个短期、样本量更小、更确证的临床试验。此外,将患者分组,不仅提高药物开发进程,还可实现个体化用药,达到精准治疗。

(一) 分子影像学技术

影像技术发展迅速,常用的影像技术包括计算机断层成像(computed tomography, CT) 和 MRI 技术。CT 是用 X- 射线对人体检查部位一定厚度的层面进行扫描,显示人体某个断层的组织密度分布图,其图像清晰、密度分辨率高、无断层以外组织结构干扰,是解剖学(结构)和灌注成像的主要技术。MRI 是利用强外磁场内人体中的氢原子核即氢质子(^{1}H),在特定射频脉冲作用下产生磁共振现象,所进行的一种医学成像技术,图像能够提供丰富的解剖结构、代谢物和生理功能信息。

分子影像学使用各种类型的分子探针,即带有靶向性标志物、能够被成像设备检测(如 CT 或 MRI)的特殊分子,在分子水平上显示生物生理、病理进程的体内时间、空间动态特征。最常用的分子影像学技术是核医学成像,其基本原理是放射性粒子在穿透一定厚度的吸收物质时,可与吸收物质发生相互作用,包括光电效应等,成像设备对相互作用后产生的电离对和荧光等信号进行探测和计数,并重建形成图像。这种方法可使放射性标记的探针或放射性示踪剂与细胞内或表面的蛋白质靶点相互作用可视化成为可能,主要包括 SPECT 和 PET 两类方法。如 ^{18}F- 氟代脱氧葡萄糖(^{18}F-FDG)是葡萄糖类似物,经与葡萄糖相同的摄取途径进入胞内,但不能被进一步代谢或排出细胞外而滞留胞内。肿瘤组织常发生葡萄糖代谢异常,^{18}F-FDG PET 目前已是临床常规护理的一部分,用于评价药物对肿瘤代谢的影响。放射性示踪剂具有多功能和灵敏的特点,可以用于设计追踪药物自身,也可借助药物靶标成像监测关键的生化和生理过程。新型分子示踪剂探针是可以在动物或人中定量测定皮摩尔到纳摩尔水平的少数研究方法之一。而结构成像,如 CT 和 MRI,与 PET 或 SPECT 结合能够显示分子活动的精确位置。另外小动物断层摄影机的发展促进了临床前和临床研究之间的桥接。分子影像学技术总结表见表 5-3。

表 5-3　分子影像学技术总结表

类型	参数	探针剂量特点	空间分辨率	分子灵敏度	临床 PK/PD 研究应用
CT	X- 射线	高质量对比	20~50μm	*	组织解剖 / 密度 肿瘤 骨
MRI 或 MRS	无线电波	高质量对比 (纳米粒子)	~100μm	**	组织解剖 / 血流量 肿瘤 动脉粥样硬化斑块 血管性水肿 大脑结构、功能和生化
US	高频声	高质量微泡	~100μm	***	解剖 / 血流量 / 组织结构 动脉粥样硬化斑块
SPECT 或 PET	低 / 高能 γ 射线	低质量高比活性	PET:1~2mm	****	血流量 / 代谢物受体密度 / 健康和疾病的分子标志物 脑受体 / 病理 肿瘤生理学 酶活性 / 代谢 / 受体 / 基因
光学	荧光 生物发光 近红外光	报告基因和可激活探针	μm 到 mm	*****	肿瘤 动脉粥样硬化

(二)分子影像学在临床药代动力学研究中的应用

传统的体内 PK 研究方法,需要在不同时间点采集动物或人体的血液、尿液及粪便等,多为密集采样。这种方法费时费力,所需血液样本较多,对受试者有一定伤害。可定量化的分子影像学技术为一种的无创方法,且可视化,比传统 PK 研究方法更便捷。

例如,Spinelli T 等利用 PET 影像技术对奈妥吡坦处置及脑内受体占据率进行研究。奈妥吡坦是选择性 NK1 受体拮抗剂,用以预防化疗引起的呕吐和恶心。此研究开展了一项单次给药、随机、开放临床试验,受试者随机接受 100mg、300mg、450mg 奈妥吡坦,应用 ^{11}C 标记的 NK1 受体拮抗剂为探针,PET 扫描 7 小时、25 小时、49 小时、73 小时和 97 小时,研究结果显示所有剂量组奈妥吡坦在峰浓度时,大部分脑内受体占据率均大于 90%,且预测出脑纹状体内的 90% 受体占据率的血药浓度是 225ng/m²。受试者服用 ^{14}C 标记 300mg 奈妥吡坦,对其药物处置研究发现,在体内快速吸收,广泛代谢,服药后第 29 天预测清除超过 90%,其中 85% 以上通过肝 / 胆途径,肾排泄小于 5%。这为临床早期开发中的疗效剂量确定提供了扎实的数据基础。此外,应用分子影像学技术还能够收集生理参数。

（三）分子影像学在临床药效动力学和安全性研究中的应用

临床影像在 PD 研究中应用广泛,在呼吸系统、骨、心血管系统、肿瘤中都有应用。如慢性阻塞性肺疾病(chronic obstructive pulmonary disease,COPD),应用^{129}Xed 能够提高 MRI 对比度,在一次屏住呼吸中,可以捕获整个肺部气道和含气区域,从而区分通气区域和疾病受损区域。磁共振扩散加权方法用于检测反映超极化气体随机布朗运动的信号。在吸入过程中,气体扩散受到气道和含气区域的尺寸限制,因此气体的平均位移类似于肺泡直径(几百微米),以反映肺泡完整性。MRI 中可通过获得的表观扩散系数(apparent diffusion coefficient,ADC)定量绘制图以评价肺部疾病中肺的完整性。在健康人中,ADC 信号是均匀的,而在 COPD 患者中,可观察到局灶性缺陷。

分子影像学技术在肿瘤中应用也日渐增多,如分子抑素类似物和治疗肽、生长抑素类似物用于治疗神经内分泌肿瘤(neuroendocrine tumor,NET),尤其是过度表达生长抑素受体的 NET。转移性 NET 治疗方法包括生长抑素类似物的药物治疗以及肽受体放射性核素治疗(peptide receptor radionuclide therapy,PRRT)。生长抑素受体分子影像学技术提高了 NET 的诊断,已探索在 PRRT 中建立剂量测定法。^{68}Ga 标记的肽段(^{68}Ga-DOTATATE)已经被美国及欧洲批准用于临床。

（刘东阳）

参考文献

[1] OWENS P K,RADDAD E,MILLER J W,et al. A decade of innovation in pharmaceutical R&D:the Chorus model. Nat Rev Drug Discov,2015,14(1):17-28.

[2] 国家药品监督管理局. 健康成年志愿者首次临床试验药物最大推荐起始剂量的估算指导原则,2012. link:https://www.cde.org.cn/zdyz/domesticinfopage?zdyzIdCODE=5a4d762d72643cb695168a8c568aa7e3.

[3] WEST G B,BROWN J H,ENQUIST B J. A general model for the origin of allometric scaling laws in biology. Science,1997,276:122-126.

[4] LIU D,MA X,LIU Y,et al. Quantitative prediction of human pharmacokinetics and pharmacodynamics of imigliptin,a novel DPP-4 inhibitor,using allometric scaling,IVIVE and PK/PD modeling methods. Eur J Pharm Sci,2016,89:73-82.

[5] VUPPUGALLA R,MARATHE P,HE H,et al. PhRMA CPCDC initiative on predictive models of human pharmacokinetics,part 4:Prediction of plasma concentration-time profiles in human from in vivo preclinical data by using the Wajima approach. J Pharm Sci,2011,100:4111-4126.

[6] SONG L,ZHANG Y,JIANG J,et al. Development of a physiologically based pharmacokinetic model for sinogliatin,a first-in-class glucokinase activator,by integrating allometric scaling,in vitro to in vivo exploration and steady-state concentration-mean residence time methods:mechanistic understanding of its pharmacokinetics. Clin Pharmacokinet,2018,57(10):1307-1323.

[7] DENG R,IYER S,THEIL F P,et al. Projecting human pharmacokinetics of therapeutic antibodies from nonclinical data:what have we learned. MAbs,2011,3:61-66.

[8] EMA. Guideline on strategies to identify and mitigate risks for first-in-human and early clinical trials with investigational medicinal products-Revision 1,2017. link:https://www.ema.europa.eu/en/documents/scientific-guideline/guideline-strategies-identify-mitigate-risks-first-human-early-CLinical-trials-investigational_en.pdf.

[9] SMITH B P,VANDENHENDE F R,DESANTE K A,et al. Confidence interval criteria for assessment of dose proportionality. Pharm Res,2000,17(10):1278-1283.

[10] 国家药品监督管理局. 药物临床试验的一般考虑指导原则,2017. link:https://www.cde.org.cn/zdyz/domesticinfopagezdyzIdCODE=b32eaabf2c4cc56570c23c19f9608076.

［11］LUFFER-ATLAS D，ATRAKCHI A. A decade of drug metabolite safety testing：industry and regulatory shared learning. Expert Opin Drug Metab Toxicol，2017，13（9）：897-900.

［12］FDA. Safety testing of drug metabolites，2016. link：https：//www.fda.gov/media/72279/download.

［13］ICH. M3（R2）Nonclinical safety studies for the conduct of human clinical trials and marketing authorization for pharmaceuticals，2010. link：https：//database.ich.org/sites/default/files/M3_R2__Guideline.pdf.

［14］PRAKASH C，SHAFFER C L，NEDDERMAN A. Analytical strategies for identifying drug metabolites. Mass Spectrom Rev，2007，26（3）：340-369.

［15］GAO H，JACOBS A，WHITE R E，et al. Meeting report：metabolites in safety testing（MIST）Symposium-safety assessment of human metabolites：what's really necessary to ascertain exposure coverage in safety tests. AAPS J，2013，15（4）：970-973.

［16］GERISCH M，HAFNER F T，LANG D，et al. Mass balance，metabolic disposition，and pharmacokinetics of a single oral dose of regorafenib in healthy human subjects. Cancer Chemother Pharmacol，2018，81（1）：195-206.

［17］李丽，杨进波. 基于生理的药代动力学模型在创新药临床研发中的应用进展. 中国临床药理学杂志，2017，33（17）：1728-1732.

［18］国家药品监督管理局. 儿科人群药物临床试验技术指导原则，2016. link：https：//www.cde.org.cn/zdyz/domesticinfopage?zdyzIdCODE=e20e9bd309366a800d3b0cda9f2d9359.

［19］FDA. Exposure-Response relationships：study design，data analysis，and regulatory applications.link：https：//www.fda.gov/media/71277/download.

［20］EMA. Qualification opinion and comments on MCP-Mod as an efficient statistical methodology for model-based design and analysis of phase-Ⅱ dose-finding studies under model uncertainty，2014. link：https：//www.ema.europa.eu/en/documents/regulatory-procedural-guideline/draft-qualification-opinion-mcp-mod-efficient-statistical-methodology-model-based-design-analysis_en.pdf.

［21］ICH. ICH E14 Q&A（R3），2015. link：https：//database.ich.org/sites/default/files/E14_Q%26As_R3_Q%26As.pdf.

［22］GARNETT C，BONATE P L，DANG Q，et al. Scientific white paper on concentration-QTc modeling. J Pharmacokinet Pharmacodyn，2018，45（3）：383-397.

［23］SPINELLI T，CALCAGNILE S，GIULIANO C，et al. Netupitant PET imaging and ADME studies in humans. J Clin Pharmacol，2014，54（1）：97-108.

第六章 药物制剂生物利用度及其生物等效性评价

第一节 生物利用度与生物等效性

一、生物利用度与生物等效性概念

（一）生物利用度

生物利用度（bioavailability，BA）是反映药物活性成分从给药部位释放、吸收进入全身循环程度和速度的重要指标。血管外途径（包括口服、皮下和肌内注射等）给药均存在药物吸收入血的问题。吸收的速度即药物吸收进入体循环的快慢，常用 t_{max} 及 C_{max} 来反映。血药浓度 - 时间曲线下面积（AUC）与药物吸收的总量呈正比，可以反映吸收的程度。

生物利用度是一个相对的概念，是比较制剂之间利用度的尺度。一般分为绝对生物利用度（absolute bioavailability，F_{abs}）和相对生物利用度（relative bioavailability，F_{rel}）。绝对生物利用度是以静脉制剂（通常认为静脉制剂生物利用度为 100%）为参比制剂获得的药物活性成分吸收进入体内循环的相对量，常用血管外给药与静脉注射给药后 AUC 的比值来表示，见式（6-1）。绝对生物利用度反映了给药途径对药物吸收的影响，其主要取决于药物的结构与性质。相对生物利用度是利用已上市的制剂为对照（定义为参比制剂），获得受试制剂活性成分进入体内循环中相对量，即服用受试制剂后的 AUC 与参比制剂的 AUC 比，见式（6-2）。

$$F_{abs} = \frac{AUC_{T,ex} \times D_{R,iv}}{AUC_{R,iv} \times D_{T,ex}} \times 100\% \qquad \text{式（6-1）}$$

$$F_{rel} = \frac{AUC_{T,ex} \times D_{R,ex}}{AUC_{R,ex} \times D_{T,ex}} \times 100\% \qquad \text{式（6-2）}$$

式中，T 和 R 分别代表受试制剂和参比制剂，D 代表剂量，iv 和 ex 代表静脉注射和血管外途径。

（二）生物等效性

生物等效性（bioequivalence，BE）是指在同样试验条件下试验制剂（T 制剂）和参比制剂（R 制剂）在药物的吸收程度和速度的相似程度的统计学差异。

通常,生物等效性研究是参照生物利用度(BA)的研究方法,以 PK 参数为终点指标,根据预先确定的等效标准和限度进行的统计学比较研究。在血药浓度与药效相关性不好或 PK 方法不可行的情况下,也可以考虑以临床综合疗效、PD 指标或体外试验指标等进行比较性研究。

与生物等效性有关的概念还有药剂等效性(pharmaceutical equivalence)和治疗等效性(therapeutic equivalence)。药剂等效性是指同一药物相同剂量制成同一剂型,但非活性成分不一定相同,含量、纯度、均匀度、崩解时间、溶出速率符合同一规定标准的制剂。药剂等效性是药物制剂生产流通与使用时的最低质量要求,但药剂等效性不能反映药物制剂在体内情况,并不能保证两种制剂具有相同的体内过程和临床治疗效果。治疗等效性是指两制剂含有相同活性成分,临床上显示具有相同的有效性和安全性,可以认为两种制剂具有治疗等效性。如果两种制剂中所用的辅料并不会导致有效性和安全性问题,生物等效性研究则是证实两制剂治疗等效性最合适的方法。但是,治疗等效性与生物等效性也不一定完全相关。如果药物吸收速度与临床疗效无关,吸收程度相同但吸收速度不同的药物也可能达到治疗等效性。而含有相同的活性成分只是活性成分化学形式不同(如某一化合物的盐、酯等)或剂型不同(如片剂和胶囊剂)的药物也可能具有治疗等效性。

(三) 生物利用度与生物等效性的关系

生物利用度和生物等效性均是评价制剂质量的重要指标,生物利用度强调药物活性成分到达体内循环的相对量和速度,是新药研究过程中选择合适给药途径和确定用药方案(如给药剂量和给药间隔)的重要依据之一;生物等效性则是对预先确定的等效标准和限度进行比较,是保证含同一药物活性成分的不同制剂体内行为一致的依据,是判断后研发产品是否可替换已上市药品使用的依据。如果含有相同活性物质的两种药品药剂等效或药剂可替代,并且它们在相同摩尔剂量下给药后,生物利用度(吸收的速度和程度)落在预定的可接受限度内,则被认为生物等效,即不同制剂中药物的体内 PK 行为相当,两种制剂具有相似的安全性和有效性。

生物利用度和生物等效性研究在药品研发的不同阶段有不同作用。在新药研究阶段,为了确定新药处方、工艺合理性,通常需要比较改变上述因素后制剂是否能达到预期的生物利用度。开发了新剂型,要对拟上市剂型进行生物利用度研究以确定剂型的合理性,通过与原剂型比较的生物利用度研究来确定新剂型的给药剂量,也可通过生物等效性研究来证实新剂型与原剂型是否等效。在临床试验过程中,可通过生物等效性评价来验证同一药物不同时期产品的前后一致性,如早期和晚期的临床试验用药品(尤其是用于确定剂量的试验药)和拟上市药品等。而在仿制生产已有国家标准药品时,可通过生物等效性评价来证明仿制产品与原创药是否具有生物等效性,是否可与原创药替换使用。药品批准上市后,如处方组成成分、比例以及工艺等出现一定程度的变更时,研究者需要根据产品变化的程度来确定是否进行生物等效性研究,以考察变更后和变更前产品是否具有生物等效性。以提高生物利用度为目的研发的新制剂,需要进行生物利用度研究,了解变更前后生物利用度的变化。

依据生物等效性的程度又可以将生物等效性分为三种:平均生物等效性(average bioequivalence,ABE)、群体生物等效性(population bioequivalence,PBE)和个体生物等效性(individual bioequivalence,IBE)。平均生物等效性指人群使用 T 制剂与 R 制剂后所得效应的平均值相同。平均生物等效性虽然保证平均效应相同,但不一定保证效应的变异度相同,即两总体的均值相同,但方差不一定相同。群体生物等效性指人群使用 T 制剂与 R 制剂后所得的效应不仅其平均值相同,而且效应的变异度相同,即两个总体的边缘分布相同。群体生物等效性虽保证其边缘分布相同,但对每个个体而言,使用 T 制剂与 R 制剂所得效应不一定相同,即个体与药物间可能存在交互作用(subject-by formulation interaction)。个体生物等效性指对每个个体而言,使用 T 制剂与 R 制剂后所得的效应值接近。显然,如果个体生物等效,则群体生物等效;如果群体生物等效,则平均生物等效,反之则不然。

从生物等效的程度来讲,个体生物等效性最强,群体生物等效性其次,平均生物等效性最弱。从应用的角度来讲,两个具有个体生物等效性的药物,具有用药可替换性(switch ability),即某患者在服用某药物一段时间后,如果改用另一个与之具有个体等效性的药物,可以得到同样的效果;而具有群体生物等效性的药物,具有处方可选择性(prescribe ability),即医生在给患者初次开药时可以任意选用,这对于该类患者群体来说效应是相同的。由此可见,三类生物等效性其说明的问题各不相同,因此所采取的检验方法和临床试验设计的要求亦有区别。

二、生物等效性判定标准

在 PK 参数中,表征吸收程度和速度的参数主要是 AUC、C_{max} 和 t_{max}。因此,用 PK 方法评价制剂间是否具有生物等效性,就是以统计学方法评价试验制剂与参比制剂测得的 AUC、C_{max} 和 t_{max} 等指标是否满足预先设定的等效标准。由此可见,预先设定的等效标准已成为影响生物等效性评价的关键因素之一。根据临床医生的建议以及美国 FDA 以往的经验,对大多数药品来说,如果循环系统的药物暴露差别在 20% 以内,则不会对临床治疗效果产生显著影响。基于此点,美国 FDA 设定试验制剂和参比制剂的 PK 参数(AUC 和 C_{max})"差异应小于 20%"作为等效性的判定标准,具体判定方法为:通过双单侧 t 检验及 90% 置信区间法,得到两种制剂 AUC 或 C_{max} 几何均值比值的 90%CI。对于非窄治疗窗的药物,此 90%CI 必须落在 80.00%~125.00% 范围内。另外,美国 FDA 的指导原则还特别强调,此置信区间必须保留两位有效数字,并且不得通过四舍五入法使受试药物生物等效性检验合格,即下限的最低值为 80.00%,上限不得超过 125.00%。例如,某项生物等效性试验结果为 79.96%~110.20%,则应判定为生物不等效。

我国 NMPA 与美国 FDA 对生物等效性的要求基本一致。目前其他主要国家、地区的药品监管机构(包括欧盟 EMA,日本厚生省)和世界卫生组织(WHO)也都以 80.00%~125.00% 作为 AUC 和 C_{max} 90%CI 的等效性判定标准。同时,在上述机构所制定的指导原则中,对于 AUC 的等效性判定标准均比较严格,通常只能缩小范围(如针对某些治疗窗窄的药物,EMA 建议可以缩小范围至 90.00%~111.11%)。相对而言,C_{max} 的等效性判定标准具有一定的灵活性,比如加拿大药品监管机构(Health Canada)只要求 C_{max} 均值的比值落在 80.00%~125.00% 即可。EMA 和 WHO 则提出,对于某些特殊情况的药物(如高变异药物,即 PK 参数的个体内差异在 30% 以上),可以根据情况适当扩大 C_{max} 等效性判定标准的范围。如 EMA 建议对于个体内变异系数(CV_{intra})为 35% 的药物,C_{max} 的等效性判定标准可以扩大至 77.23%~129.48%,当 CV_{intra} 为 40% 时,该范围可扩大至 74.62%~134.02%,当 CV_{intra} 为 50% 或以上则可以扩大至 69.84%~143.19%。但申办方必须提供证据证明,在此判定标准下,不会引起药物的安全性问题,并保证药物的临床疗效没有显著差异,即需要证明 C_{max} 差异的增大不会引起不良反应的显著增加,也不会显著影响疗效。此外 C_{max} 等效性判定标准范围的扩大必须在生物等效性评价试验开始前设定,并提供相应的证据,而不能在试验结束后,根据试验结果更改。我国对生物等效性的评价标准参考了美国 FDA 和 EMA 的指导原则。

三、生物等效性研究指导原则

制剂生物等效性的基本原则是 20 世纪 90 年代初确定的，美国、日本、欧盟、加拿大和南非等国相继制定了各自的指导原则。从生物利用度 / 生物等效性概念的提出到现在，美国 FDA 做了大量工作，可以归纳为以下 3 个阶段：1970—1984 年，美国国会通过了准许 DPC（drug price competition）和 PTRA（patent term restoration）以生物利用度 / 生物等效性研究作为批准仿制药生产的依据；1984—1992 年，美国 FDA 发表了用标准双交叉试验设计作为统计程序来估计生物等效性的指导，为研发者提供了数据分析和新药申报简化程序（abbreviate new drug application，ANDA）的准则；1992 以来，由于各国越来越迫切地要求降低治疗成本，仿制药在治疗中的地位也变得越来越重要。不同的生物等效性概念随着仿制药不同的批准要求而产生，如："可处方性（prescrib ability）""可转换性（switch ability）"等。因此美国 FDA 于 2003 年颁布了《口服制剂生物利用度 / 生物等效性（BA/BE）研究的总体考虑》，并且针对具体药物，美国 FDA 均给出了具体的指导意见。2007 年美国 FDA 又颁布了《食物对生物利用度的影响以及餐后生物等效性研究技术指导原则》，作为对上一个指导原则的补充。2013 年 12 月美国 FDA 颁布了《以药代动力学为终点评价指标的仿制药生物等效性研究指导原则（草案）》，并经修改后于 2021 年 8 月再次发布征求意见稿，该指导原则修订并拟替代前两个指导原则中有关仿制药生物等效性研究的内容。该指导原则也适用于缓控释制剂的生物等效性试验。相对于 EMA 的指导原则，美国 FDA 的指导原则更加细致、具体和严格。

《中国药典》（2000 年版）首次制订了《药物制剂人体生物利用度和生物等效性试验指导原则》，2005 年 3 月，国家食品药品监督管理局药品审评中心推出了《化学制剂人体生物利用度和生物等效性研究技术指导原则》。《中国药典》（2015 年版）重新颁布了《药物制剂人体生物利用度和生物等效性试验指导原则》，2016 年 3 月，国家食品药品监督管理总局发布《以药代动力学参数为终点评价指标的化学药物仿制药人体生物等效性研究技术指导原则》，两个指导原则均对 AUC 和 C_{max} 的等效性判定标准作出了要求：在单剂量给药测定生物等效性的试验中，需要分析的参数是 $AUC_{0\sim\infty}$（有时为 $AUC_{0\sim72h}$）和 C_{max}。对于这些参数，参比和受试药品几何均值比的 90%CI 应该落在接受范围 80.00%~125.00% 之内。为了落在接受范围内，下限舍入后保留两位小数应 >80.00%，上限舍入后保留两位小数应 <125.00%。在此标准下，特殊药物，如高变异药物，可以适当扩大等效性判定标准范围，但申办者必须在生物等效性试验前提供相关安全性和临床疗效的证据，以及个体内变异情况的证据，并在此基础上重新设定等效性判定标准，如 75.00%~133.00% 或者 70.00%~143.00%。在试验结束后，即使发现由于个体内差异很大，造成生物不等效，也不能根据结果再次对等效性判定标准的范围进行放大。应当通过扩大受试者人数重新进行临床试验，降低标准偏差，来重新判定生物等效性。

四、生物等效性研究意义

我国是仿制药大国，但并非仿制药强国。过去数十年中国仿制药市场发展迅速，上市药品中 95% 是仿制药，市场规模近 5 000 亿元人民币。中国作为一个发展中国家，鼓励市场上使用更多优质低价的仿制药是一项基本国策，仿制药一致性评价是相当重要的一个议题。根据《国务院关于改革药品医疗器械审评审批制度的意见》，药品生产企业原则上应采用体内生物等效性试验的方法进行一致性评价。符合豁免生物等效性试验原则的品种，允许采取体外溶出度试验的方法进行一致性评价。对比日本和美国对仿制药的要求可以发现，日本较为严格，要求体外溶出和生物等效性试验结果均一致。而美国

FDA 更倾向于生物等效性试验的一致,并在其网站上单独列出不同药物的生物等效性试验推荐。

生物等效性评价不仅仅用于仿制药批准的过程中,在新药开发、新药生产工艺和剂型变换的过程中,也发挥着非常重要的作用。例如,新药开发的过程中,拟上市药品在剂型和生产工艺上,都有可能与临床试验用药品有所区别。因此生物等效性研究在医药发展中具有重要的地位。美国 FDA 已经颁布了可以基于生物等效性豁免的固体口服速释制剂,其中 BCS I 类和 BCS III 类药物满足体外生物等效性要求时,可以申请体内生物豁免,这一举措将极大减少企业的资金消耗,为药物的发展提供重大帮助。虽然目前生物等效性豁免仅在一部分国家实行,但随着豁免可接受程度的不断提高和药物的不断研发,生物等效性豁免也将得到更广泛的实施,而生物等效性的研究价值亦日益突出。我国 NMPA 亦参考美国 FDA 和 EMA 的原则颁布了我国生物等效性豁免指导原则。

第二节　生物等效性的研究方法

一、生物等效性研究的方案设计

生物等效性研究的试验设计对所选用的受试者数量以及所采取的设计策略依赖于受试药物自身的物理化学特性和 PK 性质等因素。应考虑药物是否为线性 PK 特征、是否需要进行餐后和空腹状态试验、是否需要进行对映体选择性分析以及对额外剂量的生物豁免。设计试验的方式应该能够从其他影响因素中区分出制剂的影响。

(一)生物等效性研究的设计策略

一般而言,生物等效性研究常采用交叉设计或者平行组设计。交叉设计其优势在于可以有效减少个体间变异给试验评价带来的偏倚,且在样本量相等的情况下,使用交叉设计比平行组设计具有更高的检验效能。例如,比较两种制剂是否生物等效,一般推荐随机、双周期、双顺序的单剂量交叉试验(具体设计方案参见表 6-1)。通过在不同给药周期之间设置清洗期来区分给药周期,而清洗期则应足以确保在所有受试者第二周期开始时体内药物浓度已低于生物分析的定量下限。为达到这一要求,清洗期通常至少需要七个消除半衰期的时间。

表 6-1　两制剂、两周期、两序列交叉设计

序列	周期	
	1	2
1	T	R
2	R	T

注:T 指受试试剂,R 指参比制剂。

如果需要准确估计某一制剂的个体内变异,可采用重复交叉设计。重复交叉设计包括:部分重复交叉设计,如两制剂、三周期、三序列(具体设计方案参见表 6-2);完全重复交叉设计,如两制剂、四周期、两序列(具体设计方案参见表 6-3)。

表 6-2　两制剂、三周期、三序列重复交叉设计

序列	周期		
	1	2	3
1	T	R	R
2	R	T	R
3	R	R	T

表 6-3　两制剂、四周期、两序列重复交叉设计

序列	周期			
	1	2	3	4
1	T	R	T	R
2	R	T	R	T

当有些药物因其自身特殊性(如半衰期较长的药物)不宜采用交叉设计时,则可以使用平行组设计。平行组设计因个体间变异给试验带来的影响较交叉设计大,所以需要有更严格的受试者入选条件,如年龄、性别、体重、疾病史等,且需使用合理的随机化方案确保组间基线水平均衡,从而得到更好的组间可比性。此外,由于耐受性原因不能在健康受试者中进行单剂量试验,并且对患者不适于进行单剂量试验时,也可以接受对患者进行多剂量试验。

除了常用的交叉设计和平行组设计,还有一些其他的设计方法(如适应性设计等),可参考 NMPA 颁布的《药物临床试验的生物统计学指导原则》《生物等效性研究的统计学指导原则》以及《高变异药物生物等效性研究技术指导原则》等,但在试验开始前应将设计方案事先与监管机构沟通。

(二)生物等效性研究的受试者数量

生物等效性研究前需充分估计所需的样本量,以保证足够的检验效能,并需在试验方案中详细说明样本量的估计方法和估计结果。使用平均生物等效性方法进行生物等效性分析时,在两种制剂的几何均值比值(θ)和个体内变异系数(CV_{intra})已知的情况下,可采用式(6-3)~ 式(6-5)计算所需样本量。样本量大小的估算必须留有余地,以避免因为样本量设计问题导致生物等效性研究的失败。

$$当\ \theta=1\ 时,n\geqslant 2\left(\frac{CV_{intra}}{Ln\theta_1}\right)^2 * (t_{1-\alpha,n-2}+t_{1-\beta,n-2})^2 \qquad\text{式(6-3)}$$

$$当\ 1<\theta<\frac{1}{\theta_1}时,n\geqslant 2\left(\frac{CV_{intra}}{-Ln\theta_1-Ln\theta}\right)^2 * (t_{1-\alpha,n-2}+t_{1-\beta,n-2})^2 \qquad\text{式(6-4)}$$

$$当\ \theta_1<\theta<1\ 时,n\geqslant 2\left(\frac{CV_{intra}}{Ln\theta_1-Ln\theta}\right)^2 * (t_{1-\alpha,n-2}+t_{1-\beta,n-2})^2 \qquad\text{式(6-5)}$$

式中,θ_1 值一般为 0.8,$1/\theta_1$ 为 1.25。

不同的设计,对应的样本量估算公式亦有不同。交叉设计的样本量需考虑的因素包括:①检验水准 α,通常为双侧 0.1(双单侧 0.05);②检验效能 $1-\beta$,通常至少为 80%;③个体内变异系数(within-subject coefficient of variation,CV_{intra}),可基于文献报道或预试验结果进行估计;④几何均值比(geometric mean ratio,GMR);⑤等效性界值。而平行组设计的样本量估计可参考一般连续性变量的样本量计算公式。

如果使用的分析方法没有明确的样本量计算公式,也可以采用计算机模拟的方法估计样本量。

二、生物等效性的研究方案

生物等效性研究是指用生物利用度的研究方法,以 PK 参数为终点指标,根据预先确定的等效标准和限度进行的比较性统计学研究。

生物利用度研究可根据药物本身的 PK 特性、研究目的以及测定药物的分析方法,选择准确性、灵敏度和精密度高的研究方法。常用的研究方法有血药浓度法、尿药浓度法、药理效应法等。

血药浓度法是生物利用度研究中最常用的方法,具有准确、灵敏、重现性好等诸多优势。血药浓度法主要通过测定人体内全血、血浆或血清等体液的药物浓度,来进行制剂的生物利用度研究。受试者分别给予受试制剂和参比制剂后,测定血中药物浓度,计算 AUC、$C_{\max}$ 及其他参数,估算生物利用度。一般情况下生物利用度研究多以单剂量给药,但在一些特定情况下可以考虑多剂量给药,例如:①药物吸收程度相差不大,但吸收速度有较大差异;②生物利用度个体差异较大;③具有非线性 PK 特征或缓释制剂等的生物利用度测定;④当单剂量给药后原药或代谢产物浓度很低,不能用相应的检测方法准确定量时。而对于多剂量给药,要求等间隔给药至稳态后采集一个时间间隔内的血样进行测定,计算间隔时间(τ)内的 $AUC_{0\sim\tau}$ 值,用稳态时的 $AUC_{0\sim\tau}$ 值估算生物利用度。此时,按一定剂量、一定时间间隔多次给药后,体内血药浓度达稳态后,某一个给药间隔期间的 $AUC_{0\sim\tau}$ 与单剂量给药 $AUC_{0\sim\infty}$ 相当。

当体内药物或其代谢物的全部或大部分(70% 以上)经尿排泄,且排泄量与药物吸收量的比值恒定时,则药物的吸收程度可以用尿中的排泄量进行计算,从而对药物制剂生物利用度进行评价,此法称为尿药浓度法。对于尿中药物或其代谢物的浓度测定,具有取样无伤害、样品量大、药物浓度较高且无蛋白质影响等优点。但采用尿药浓度法测定生物利用度时,要求收集尿液的时间要足够长,收集时间至少延长至 7 个药物消除半衰期。此外,尿药浓度法中影响结果的因素比较多,因此在新药生物等效性评价中应用较少,只有当血药浓度法应用受限时才考虑使用。

当血药浓度法和尿药浓度法都不可行时,若药物的药理效应与体内药物存留量有定量关系,且药物的效应能够比较容易地定量测定时,可以选用药理效应法来进行生物利用度研究。药理效应法实施中,要求药物的药理效应强度可分成等级数值,并有仪器可以直接来测量,如直接测量瞳孔大小、测眼内压、血压、体温等;或药物诱导的生理变化可以用一些精密仪器连续或随时定量地测出其生理信号,如心电图、心音图、肌电图等。药理效应法的一般步骤是①测定剂量 - 效应曲线:即在最小效应剂量和最大安全剂量之间给予不同剂量,测定某时间点(通常为效应强度峰值时间)的效应强度,得到剂量 - 效应曲线;②测定时间 - 效应曲线:即给予相同剂量,测定不同时间的效应强度,得到时间 - 效应曲线;③通过将不同时间点的效应强度经剂量 - 效应曲线转换成不同时间点的剂量,即得到剂量 - 时间曲线,此时的剂量 - 时间曲线与血药浓度法中的浓度 - 时间曲线相似;④通过剂量 - 时间曲线可以进行 PK 研究和药物制剂生物等效性评价。

(一)参比药品和受试药品

1. **参比药品**　必须引用参比药品的资料,该药品已经在中国获得上市授权或特别批准进口,具有全面的资料。申请者应该对参比药品的选择说明理由。2017 年 3 月 17 日,经国家药品监督管理总局仿制药质量与疗效一致性评价专家委员会审核确定,颁布了第一批参比制剂目录(表 6-4),之后不断更新。申办方在选择时应参考该目录进行选择。

表 6-4 仿制药参比制剂目录（第一批）

序号	药品通用名称	英文名称/商品名	规格	剂型	持证商	备注 1	备注 2
1-1	盐酸胺碘酮片	amiodarone hydrochloride tablets/Cordarone	0.2g	片剂	Sanofi-Aventis France	原研进口	
1-2	阿卡波糖片	acarbose tablets/Glucobay	50mg	片剂	Bayer Vital GmbH	原研进口	
1-3	尼莫地平片	nimodipine tablets/Nimotop	30mg	片剂	Bayer Vital GmbH	原研进口	
1-4	头孢呋辛酯片	cefuroxime axetil tablets/Ceftin	按头孢呋辛 ($C_{16}H_{16}N_4O_8S$) 计 0.125g	片剂	Glaxo Smith Kline	美国橙皮书	
1-5	头孢呋辛酯片	cefuroxime axetil tablets/Zinacef	按头孢呋辛 ($C_{16}H_{16}N_4O_8S$) 计 0.25g	片剂	Glaxo Wellcome UK Limited	原研进口	
1-6	辛伐他汀片	simvastatin tablets/Zocor	10mg	片剂	Merck Sharp & Dohme (Australia) Pty. Ltd.	原研进口	
1-7	辛伐他汀片	simvastatin tablets/Zocor	20mg	片剂	Merck Sharp & Dohme B.V.	原研进口	
1-8	盐酸氨溴索片	ambroxol hydrochloride tablets/Mucosolvan	30mg	片剂	Boehringer Ingelheim France	原研进口	
1-9	聚乙二醇4000散	macrogol 4000 powder/Forlax	10g	散剂	Ipsen Pharma	原研进口	
1-10	醋酸去氨加压素片	desmopressin acetate tablets/Minirin	0.1mg	片剂	Ferring AG	原研进口	
1-11	醋酸去氨加压素片	desmopressin acetate tablets/Minirin	0.2mg	片剂	Ferring AG	原研进口	
1-12	富马酸比索洛尔片	bisoprolol fumarate tablets/Concor	2.5mg	片剂	Merck Serono GmbH	原研进口	
1-13	富马酸比索洛尔片	bisoprolol fumarate tablets/Concor	5mg	片剂	Merck Serono GmbH	原研进口	
1-14	白消安片	busulfan tablets/Myleran	2mg	片剂	Aspen Pharmacare Australia Pty. Ltd.	原研进口	
1-15	富马酸喹硫平片	quetiapine fumarate tablets/Seroquel	25mg	片剂	AstraZeneca UK Limited	原研进口	
1-16	富马酸喹硫平片	quetiapine fumarate tablets/Seroquel	0.1g	片剂	AstraZeneca UK Limited	原研进口	

续表

序号	药品通用名称	英文名称/商品名	规格	剂型	持证商	备注 1	备注 2
1-17	醋酸甲羟黄体酮片	medroxyprogesterone acetate tablets/Provera	0.1g	片剂	Pfizer SA/NV	原研进口	
1-18	醋酸甲羟黄体酮片	medroxyprogesterone acetate tablets/Provera	0.25g	片剂	Pfizer Italia s.r.l	欧盟上市(产地:意大利)	
1-19	阿莫西林克拉维酸钾片	amoxicillin and clavulanate potassium tablets/Augmentin	0.375g ($C_{16}H_{19}N_3O_5S$ 0.25g 与 $C_8H_9NO_5$ 0.125g)	片剂	Beecham Group Plc	欧盟上市(产地:英国;上市国家:英国)	
1-20	阿莫西林克拉维酸钾片	amoxicillin and clavulanate potassium tablets/Augmentin	0.625g ($C_{16}H_{19}N_3O_5S$ 0.5g 与 $C_8H_9NO_5$ 0.125g)	片剂	Beecham Group Plc	原研进口	
1-21	阿莫西林克拉维酸钾片	amoxicillin and clavulanate potassium tablets/Augmentin	1g ($C_{16}H_{19}N_3O_5S$ 0.875g 与 $C_8H_9NO_5$ 0.125g)	片剂	Beecham Group Plc	原研进口	
1-22	格列美脲片	glimepiride tablets/Amaryl	1mg	片剂	Sanofi-Aventis Deutschland GmbH	原研进口	
1-23	格列美脲片	glimepiride tablets/Amaryl	2mg	片剂	Sanofi-Aventis Deutschland GmbH	原研进口	
1-24	环孢素软胶囊	ciclosporin soft capsules/Sandimmun Neoral	10mg	胶囊剂(软胶囊)	Novartis Pharma Schweiz AG	原研进口	
1-25	环孢素软胶囊	ciclosporin soft capsules/Sandimmun Neoral	25mg	胶囊剂(软胶囊)	Novartis Pharma Schweiz AG	原研进口	
1-26	环孢素软胶囊	ciclosporin soft capsules/Sandimmun Neoral	50mg	胶囊剂(软胶囊)	Novartis Pharma Schweiz AG	原研进口	
1-27	甲巯咪唑片	thiamazole tablets/Thyrozol	5mg	片剂	Merck Serono GmbH	原研进口	
1-28	硫酸氢氯吡格雷片	clopidogrel hydrogen sulphate tablets/Plavix	75mg	片剂	Sanofi Clir SNC	原研进口	

序号	药品通用名称	英文名称/商品名	规格	剂型	持证商	备注1	备注2
1-29	硝酸甘油舌下片	nitroglycerin sublingual tablets/Nitrostat	0.6mg	片剂(舌下片)	Pfizer INC	原研进口	适用于舌下含服的硝酸甘油片
1-30	克拉霉素片	clarithromycin tablets/Klacid	0.25g	片剂	ABBOTT LABORATORIES LIMITED	原研进口	
1-31	阿立哌唑片	aripiprazole tablets/Abilify	5mg	片剂	Otsuka Pharmaceutical Co. Ltd.	美国橙皮书	
1-32	阿立哌唑片	aripiprazole tablets/Abilify	10mg	片剂	Otsuka Pharmaceutical Co. Ltd.	美国橙皮书	
1-33	阿立哌唑口崩片	aripiprazole orally disintegrating tablets/Abilify	10mg	片剂(口崩片)	Otsuka Pharmaceutical Europe Ltd.	欧盟上市(产地:法国)	
1-34	盐酸环丙沙星片	ciprofloxacin hydrochloride tablets/Ciprobay	0.25g(按 $C_{17}H_{18}FN_3O_3$ 计)	片剂	Bayer Vital GmbH	原研进口	进口产品,现名为环丙沙星片
1-35	盐酸环丙沙星片	ciprofloxacin hydrochloride tablets/Ciprobay	0.5g(按 $C_{17}H_{18}FN_3O_3$ 计)	片剂	Bayer Vital GmbH	原研进口	进口产品,现名为环丙沙星片
1-36	盐酸特拉唑嗪片	terazosin hydrochloride tablets/Hytrin	2mg(按 $C_{19}H_{25}N_5O_4$ 计)	片剂	Abbott Laboratories (Singapore) Private Limited	原研进口	
1-37	吲达帕胺片	indapamide tablets/Natrilix	2.5mg	片剂	Les Laboratoires Servier	原研进口	
1-38	吲达帕胺缓释片	indapamide sustained-release tablets/Natrilix	1.5mg	片剂(缓释片)	Les Laboratoires Servier	原研进口	
1-39	左甲状腺素钠片	levothyroxine sodium tablets/Euthyrox	50μg	片剂	Merck Serono GmbH	原研进口	
1-40	佐匹克隆片	zopiclone tablets/Imovane	7.5mg	片剂	Sanofi-Aventis France	原研进口	

续表

序号	药品通用名称	英文名称/商品名	规格	剂型	持证商	备注1	备注2
1-41	佐匹克隆片	zopiclone tablets/Imovane	3.75mg	片剂	Sanofi-Aventis France	欧盟上市(产地:法国;上市国家:法国)	
1-42	硫唑嘌呤片	azathioprine tablets/Imuran	50mg	片剂	Aspen Pharmacare Australia Pty. Ltd.	原研进口	
1-43	奈韦拉平片	nevirapine tablets/Viramune	0.2g	片剂	Boehringer Ingelheim Pharmaceuticals INC	美国橙皮书	
1-44	米索前列醇片	misoprostol tablets/Cytotec	0.2mg	片剂	Pharmacia Limited	原研进口	
1-45	马来酸依那普利片	enalapril maleate tablets/Renitec	5mg	片剂	Merck Sharp & Dohme (Australia) Pty. Ltd.	原研进口	
1-46	马来酸依那普利片	enalapril maleate tablets/Renitec	10mg	片剂	Merck Sharp & Dohme (Australia) Pty. Ltd.	原研进口	
1-47	拉米夫定片	lamivudine tablets/Epivir (3TC)	0.15g	片剂	ViiV Healthcare Pty. Ltd.	原研进口	
1-48	拉米夫定片	lamivudine tablets/Epivir (3TC)	0.3g	片剂	ViiV Healthcare UK Limited	原研进口	
1-49	拉米夫定片	lamivudine tablets/Epivir-HBV	0.1g	片剂	GlaxoSmithKline	美国橙皮书	
1-50	氯雷他定片	loratadine tablets/Clarityne	10mg	片剂	Bayer SA-NV	原研进口	
1-51	氯雷他定胶囊	loratadine capsules/Claritin	10mg	胶囊剂	Bayer Healthcare LLC	美国橙皮书	

对于仿制药申请,受试药品通常与可从市场获得的参比药品相应的剂型进行比较。该药品已有多个上市剂型时,如果能在市场上获得,推荐使用该药品最初批准的剂型(它被用于临床药效学和安全性试验)作为参比药品。

选择用于生物等效性试验的参比药品应该基于含量分析和溶出度数据,这是申办方的责任。除非另外说明理由,用于受试药品的批号的测得含量不应与使用的参比药品相差 5% 以上。

2. **受试药品**　试验用的受试药品应具有对将上市药品的代表性,例如,对于全身作用的口服固体制剂:①受试药品应来自一个不少于生产规模 1/10 的批次,或 100 000 单位,两者中选更多的,除非另外说明理由;②使用的生产批次应该确实保证产品和过程在工业规模可行;在生产批次规模小于 100 000 单位时,需要整个生产批次的样品供抽样用;③对于受试批号药品,应该建立其关键性质量属性的特点和说明,如溶出度;④为支持申请,应该从额外的预备性试验或整个生产批次的产品取样,与生物等效性试验的受试批次样品比较,并在采用合适的溶出度检验条件时,应显示相似的体外溶出曲线。

对其他全身作用的普通药物剂型,应该类似地论证受试药品批次的代表性。

3. **试验药品的包装**　应该对每位受试者和每个周期分别包装参比药品和受试药品,在它们被运往试验地点之前或在试验地点进行包装。包装(包括标签)应按照 GMP 规定进行,应当能够清楚地鉴别对每位受试者在每个试验周期给予的药品。申办方应该在标签上标明药品仅供临床试验使用,临床试验中心根据随机表确定每周期的抽样顺序。

(二) 受试者

受试者数目应该根据适当的样本量计算法,确定包括在试验中的受试者数目(第一节)。在一项生物等效性试验中,可评价的受试者数目不应少于 18 名。

应该根据能够检测药品间差异的目标,选择用于生物等效性试验的受试者群体。为了减少与药品间差异无关的变异,试验通常应在健康志愿者中进行,除非药物对健康人有安全性担忧,使试验存在伦理学问题。健康志愿者体内模型在大多数情况下足以检测制剂的差别,并允许将结果外推到参比药品被批准治疗的群体(老年人、儿童、肾或肝功能受损患者等)。

应在试验计划中清楚列出入选和排除标准。受试者不应小于 18 岁,体重指数一般在 19.0~26.0。应该通过临床实验室检查、病史和体检,筛查受试者根据药物的治疗类别和安全模式,可能在试验开始之前、过程中和完成后进行特殊的医学检查和预防。受试者可以是任何性别,但应该考虑可能怀孕妇女的风险,如果药物拟用于两种性别,一般情况下,研究入选的单一性别受试者例数不低于总例数的 1/3;如果药物主要适用于老年人群,应尽可能多地入选老年受试者(60 岁及以上的人)。入选受试者的例数应满足生物等效性评价具有足够统计学效力的要求,但并不要求所划分的亚组也满足统计学要求(一般不鼓励划分亚组进行统计分析)。PK 在平行试验设计中,用药组之间对所有已知可能影响活性物质 PK 的因素都应该具有可比性(如年龄、体重、性别、种族、吸烟、快/慢代谢类型)。这是此类试验给出有效结果的基本前提。如果考察的活性物质有已知副作用,且认为药理学效应或风险对健康志愿者不可接受,则须用患者取代,并在适当的预防和监护下进行。

(三) 试验的实施

1. **标准化**　应该将检查条件标准化,除受试药品外涉及的其他因素的变异最小。因此,推荐标准化的餐食、液体摄入和运动。应该规定试验日的给药时间。受试者在给药前应禁食至少 10 小时,除非另外说明理由。由于摄入液体可能影响口服剂型的胃排空,所以受试药品和参比药品应该用标准体积液体服用(一般为 240ml)。推荐除给药前 1 小时至给药后 1 小时外,任意饮水,并且给药后至少 4 小时不进食。给药后用餐在组成和时间上应该标准化,持续足够长时间(如 12 小时)。受试者在试验开始前一段适当时间以及试验期间,应该远离可能与血液循环、胃肠道、肝肾功能相互作用的饮食。受试者在试验开始前一段适当时间以及试验期间,不应服用其他药物,包括中草药。在内源性物质的生物等效性试验中,应尽可能控制可能影响内源性基线水平的因素,如严格控制摄入的饮食。由于中西方饮食差异,建议根据中国人饮食习惯设定我国的饮食标准餐的指导原则。

2. **采样时间**　应该采集数目足够多的样品,以充分描述血浆浓度 - 时间曲线。采样方案应该在预计的附近包括密集的采样点,以可靠地估计暴露峰值。采样方案应该特别计划,避免 C_{max} 成为血浆浓度 - 时间曲线上的第一个点。采样方案也应覆盖血浆浓度 - 时间曲线足够长时间,以可靠地估计暴露程度,为达此目的,需要 AUC_{0-t} 至少覆盖 $AUC_{0-\infty}$ 的 80%。对于半衰期较长的口服常释制剂,无论交叉设计还是平行设计,均应有足够长的生物样品采集时间,以覆盖药物通过肠道并被吸收的时间段。可分别用 C_{max} 和适当截取的 AUC 来描述药物浓度的峰值和总暴露量。如对于药物分布和清除个体内变异较小的药物,可用 AUC_{0-72h} 来代替 AUC_{0-t} 或 $AUC_{0-\infty}$。但对于药物分布和消除个体内变异较大的药物,则不能采用截取的 AUC 评价生物等效性。在多剂量试验中,零时样品应该在给药前即刻采样(5 分钟之内),整个周期最后一个采样点推荐在标示时间的 10 分钟之内,以保证准确测得 AUC_{0-t}。对首个样品为 C_{max},且未采集早期(给药后 5~15 分钟)样品的受试者数据,一般不纳入整体数据分析。如果尿样被用作生物采样液体,则正常的采尿时间应覆盖不少于 3 倍的消除半衰期。与血浆采样的情况相似,尿样采集不必超过 72 小时。如果要测定排泄速率,则在吸收相的采样间隔需要尽可能短。

对于内源性物质,采样方案应该能够对每个受试者在每个周期表征内源性基线。通常从 2~3 个给药前样品中测得基线。在其他情况下,可能需要给药前 1~2 天周期性采样,以获得时辰节律造成的内源性基线波动。

3. **空腹或餐后条件**　对于口服常释制剂,通常需进行空腹和餐后生物等效性试验。但是当参比药品说明书中明确说明该药品仅可空腹服用(饭前 1 小时或饭后 2 小时服用)时,则可不进行餐后试验。

试验前夜至少空腹 10 小时。一般情况下,空腹给药组受试者在空腹状态下用 240ml 水送服受试制剂和参比制剂。口腔崩解片等特殊剂型应参考说明书规定服药。餐后给药组受试者试验当日给药前 30 分钟时开始进食标准餐,并在 30 分钟内用餐完毕,在开始进餐后 30 分钟时准时服用试验药,用 240ml 水送服。

对于仅能与食物同服的口服常释制剂,除了空腹服用可能有严重安全性方面风险的情况外,均建议进行空腹和餐后两种条件下的生物等效性试验。如有资料充分说明空腹服药可能有严重安全性风险,则仅需进行餐后生物等效性试验。

对于特殊剂型特征的药品(如微乳、固体分散体),生物等效性试验既需要在禁食,也需要在餐后条件进行,除非药品规定仅在禁食或仅在餐后服用。在需要空腹和餐后两种条件的信息时,可以接受进行两项单独的双交叉试验,或者一项四交叉试验。在餐后给药试验中,推荐根据原药品的产品特征概述来确定食谱。如果其中没有特别推荐,则应采用高脂餐和高热量餐。

（四）考察指标

1. 母体药物或代谢物 母体化合物的 C_{max} 通常对检测剂型间吸收速率的差异比代谢物的 C_{max} 更敏感，因此，评价生物等效性应该基于母体化合物的浓度。而对于生物利用度试验，如果分析方法可行，则推荐同时测定母体药物和其主要活性代谢物。前药即使是非活性前药，也推荐证明母体化合物的生物等效性，不必测量活性代谢物。但是某些前药可能血浆浓度很低，并且快速清除，导致难以证明母体化合物的生物等效性的情形下，可以接受用主要活性代谢物来证明生物等效性，而不测量母体化合物。对于从原型药物直接代谢产生的主要代谢物，如果同时满足以下两点，则应同时予以测定：①代谢物基本上产生于进入机体循环系统以前，如首过效应、肠壁细胞内、肠道内代谢等；②代谢物显著影响药物的安全性和有效性。以上原则适用于包括前体药物在内的所有药物。建议用置信区间法评价原型药物的生物等效性。代谢物的数据用于支持临床疗效的可比性。

2. 使用代谢物数据替代活性母体化合物 只有在例外的情况下，才会考虑以一个代谢物代替活性母体化合物。当使用代谢物数据替代活性母体药物浓度时，申请者应提交任何可得到的数据，以支持代谢物的暴露将反映母体药物吸收，且该代谢物的生成在治疗剂量下不饱和。

3. 对映异构体 一般可以接受使用非手性生物分析方法评价生物等效性。但是当如下条件全部满足或未知时，则应该测定单一对映体：对映异构体的 PK 有差异；对映异构体的 PD 差异显著；对映异构体的暴露（AUC）比值在不同吸收速率下发生变化。如果一个对映体是药理活性的，另一个是非活性的，或对活性的贡献很小，则用活性对映体就足以证明生物等效性。对于生物利用度试验，一般应该测定单一对映体。

4. 内源性物质 对于内源性药物的生物等效性试验，可以考虑超治疗剂量给药，只要该剂量能被很好耐受，使给药后增加的超过基线的浓度能被可靠测定，PK 参数计算则反映给药后增加的浓度。应该在试验计划中预先规定用于基线校正的确切方法并说明理由。一般采用标准缩减基线校正法，即减去个体的内源性物质给药前浓度的均值，或者减去个体给药前内源性物质 AUC。如果浓度水平远远高于内源性基线浓度，可以不需要基线校正。

5. 尿药数据的使用 如果不可能准确测量母体化合物的血浆浓度 - 时间曲线，则使用尿排泄数据代替血浆浓度，可以被接受来确定暴露的程度。但是，当使用尿药数据估计暴露的峰值时，必须仔细说明理由。

（五）试验药品的规格

如果申请的受试药品有多个规格（每一制剂单位所含有效成分的量），则可能只用一个或两个规格建立生物等效性就足够了，取决于不同规格组成的比例关系以及下述的药品相关问题。评价的规格取决于活性物质 PK 的线性。

在非线性 PK 情况下（即 AUC 的增加与剂量增加不成正比），可能不同规格对检测剂型间潜在的差异敏感度不同。根据剂量归一化的 AUC 差异是否满足 ±25% 来评估线性。如果已经证明在某个或某些规格下的生物等效性试验对检测潜在的药品差异最敏感，则可以豁免其他规格的生物等效性试验。

1. 线性 PK 生物等效性试验一般应在最高规格下进行。对于具有线性 PK 性质药物和高度水溶性药物，选择一个较低规格而不选最高规格也可被接受。如果由于健康受试者安全性和耐受性原因,不能以最高规格给药,则选择一个较低规格也可能是合理的。此外,如果分析方法的灵敏度问题导致不能精确测定最高规格单次给药后的血浆浓度,则可以选择更高剂量(最好使用最高规格多剂)。选择的剂量可能高于最高治疗剂量,只要这一剂量可被健康志愿者耐受,并且没有吸收和溶解度的限制。

2. **非线性 PK**　对于具有非线性 PK 性质的药物,如果在治疗剂量范围内 AUC 的增加超过剂量增加的比例,则生物等效性试验一般应该在最高规格进行。如果由于安全性或耐受性的原因不能对健康受试者给药最高规格,则较低的规格也是合理的。

对于在治疗剂量范围内 AUC 的增加低于剂量增加的情况,生物等效性多在最高规格和最低规格(或在线性范围的一个规格)进行,即在此情形下,需要两个生物等效性试验。如果存在分析灵敏度问题,使最低规格不能进行试验,或者对健康受试者存在安全性或耐受性问题而不能使用最高规格,选择其他规格可能是合理的。

三、生物等效性研究的统计原理

要证明生物等效,受试制剂与参比制剂之间不能存在统计学差异,统计学方法原则上假设药物分布符合正态分布或"钟状曲线",而药物分布的 PK 参数如 C_{max} 和 AUC 与正态分布相比较观察到具有更长的拖尾。研究发现 PK 参数(C_{max} 和 AUC)取对数之后,相对于没转换之前的正态分布趋势更明显。1991 年 FDA 仿制药专家咨询委员会认为,生物等效性研究主要是比较受试制剂和参比制剂平均参数的比率而非差值,应用对数转换,在生物等效性数据分析中使用的一般线性数据模型允许关于对数尺度上的两均值差的推断、对数转换成为基于比率而非差值的一般比较方法。因此在生物等效性评价中,生物利用度的数据如 C_{max} 和 AUC 要做对数转换。此外,在生物等效性数据分析中,还应用到其他多种统计手段。

(一) 数据集

数据集事先需要在方案中明确定义,包括具体的受试者剔除标准。一般情况下,生物等效性研究的数据集应至少包括 PK 参数集(pharmacokinetics parameter set,PKPS)和生物等效性集(bioequivalence set,BES)。用于不同 PK 参数分析的受试者数量可能不同。PKPS 包括接受过至少一次研究药物的受试者中获得的 PK 参数数据集。PKPS 的作用在于描述性统计受试者的 PK 参数数据。而生物 BES 通常包括至少一个周期且具有至少一个可评价 PK 参数的统计分析集。BES 是推断受试制剂和参比制剂是否生物等效的主要数据集。

(二) 方差分析

统计学中采用方差分析(ANOVA)来比较对照组和实验组数据的差异。生物等效的药品在各种 PK 参数上不应有显著性差异。被统计的参数通常包括 $AUC_{o\sim t}$ 和 $AUC_{o\sim\infty}$,而 t_{max} 和 C_{max} 是从每组试验或每组剂量中实测得到的。其他方法对生物利用度的度量也用来比较两种或更多处方的生物等效。根据试验的设计,方差分析可用来评价试验组、试验周期、处方等方面的差异。

(三) 双单侧 t 检验

双单侧 t 检验假设为:

$$H_0:\mu_T-\mu_R\leqslant\theta_1 \text{或} \mu_T-\mu_R\geqslant\theta_2$$

$$H_1: \theta_1 < \mu_T - \mu_R < \theta_2$$

式中，θ_1 和 θ_2 由有关部门规定，通常取 $\theta_1 = -0.2\mu_R$，$\theta_2 = 0.2\mu_R$。在实际工作中，μ_T 和 μ_R 无法得到，只得用 $\overline{x}_T$ 和 $\overline{x}_R$ 近似代替。

其统计量：$t_1 = \dfrac{\overline{x}_T - 0.8\overline{x}_R}{s\sqrt{2/n}}$，$t_2 = \dfrac{1.2\overline{x}_R - \overline{x}_T}{s\sqrt{2/n}}$。经对数转换后，$t_1 = \dfrac{\overline{x}_T - (\ln 0.8 + \overline{x}_R)}{s\sqrt{2/n}}$，$t_2 = \dfrac{\ln 1.25 + \overline{x}_R - \overline{x}_T}{s\sqrt{2/n}}$。$t_1$ 和 t_2 服从自由度为 λ（$\lambda = n-2$）的 t 分布，临界值为 $t_{1-\alpha}(\lambda)$，$\alpha = 0.05$，s 为误差项的均方平方根（即 $s = \sqrt{\mathrm{MSe}}$），MSe 为误差值。

若 $t_1 \geq t_{1-\alpha}(\lambda)$ 和 $t_2 \geq t_{1-\alpha}(\lambda)$ 同时成立，则接受两制剂生物等效的假设。

（四）（1-2α）置信区间法

用双单侧 t 检验计算所得的统计量，可求算出（1-2α）置信区间，假定 $\alpha = 0.05$，即 90%CI。

$$\left[\theta_1\overline{x}_R + t_{1-\alpha}s(\lambda)\sqrt{2/n}\right], \left[\theta_2\overline{x}_R + t_{1-\alpha}s(\lambda)\sqrt{2/n}\right]$$

通常 $\theta_1 = 0.8$，$\theta_2 = 1.25$。如果经对数转换后，上式变为：

$$\left[\ln 0.8 + \overline{x}_R + t_{1-\alpha}s(\lambda)\sqrt{2/n}\right], \left[\ln 1.25 + \overline{x}_R + t_{1-\alpha}s(\lambda)\sqrt{2/n}\right]$$

若 $\overline{x}_T$ 落在置信区间内，可以认为两制剂生物等效。

也可计算受试制剂参数与参比制剂参数比的几何均数（GMR）及其 90% 置信区间（$R \pm t_{1-\alpha}s(\lambda)\sqrt{2/n}$）。

如生物等效性要求受试制剂和参比制剂的 GMR 落在 80.00%~125.00% 范围内，认为生物等效。事实上，双单侧 t 检验法和 90% 置信区间法所得结论是一致的。

（五）Wilcoxon 方法

当 t_{max} 与药物的临床疗效密切相关时，通常采用配对非参数方法对 t_{max} 进行差异性检验。对于 t_{max} 而言，由于分布特性未知，通常采用非参数法（Wilcoxon 方法）。假设在 n 个受试者中，第 i 个受试者服用两种制剂后的参数分别为 x_{Ti} 和 x_{Ri}，其差值 $d_i = x_{Ti} - x_{Ri}$，则计算过程如下：

1. 将 d_i 按其绝对值大小排列，依次标注 1，2，3，……作为序值。

2. 在序值前按差值的正负标上正负号。

3. 当差值相同时，取平均序值，差值为 0 时，正负各取 0.5。

4. 计算正负序值和（S^+，S^-）取较小的序值和，记为 $S = \min(S^+, S^-)$，根据 α 和 n 具体值，查 Wilcoxon 表，得到 $S\alpha$，如果 $S < S\alpha$，则认为两制剂为显著差异。

（六）数据分析

所有个体的浓度数据和 PK 参数都应该按制剂列出，同时附有汇总统计，如几何均值、中位数、算术均值、标准差、变异系数、最小值和最大值。应该以线性/线性以及对数/线性坐标提供个体血浆浓度 - 时间曲线。应当规定从原始数据中导出 PK 参数所使用的方法。应当规定用于估计末端速率常数（可靠地估计 $AUC_{0\sim\infty}$）的末端对数线性相的点数。

对于进行统计分析的 PK 参数，应该提交对受试药品和参比药品比值的点估计和 90%CI。应该提交方差分析表，包括对模型中所有因素进行的适当的统计检验。报告应该足够详细，使 PK 和统计分析能被重复，例如，应该提供给药后采血的实际数据、药物浓度、每一受试者每一周期的 PK 参数值以及随机计划表。应该完整记录受试者的脱落和撤出。如果可以获得，应该在单独列表中提供这些受试者的浓度数据和 PK 参数，但不应该被包括在汇总统计中。生物分析报告应该包括所用生物分析方法的简短描述,以及所有校正标样和质控样品的结果。应该提供来自所有受试者的全部色谱图,这些受试者所在分析批的质控样品和校正标样的色谱图,以及其他原始数据。

四、常见剂型的生物等效性研究

(一)口服溶液剂

对于口服溶液、糖浆等溶液剂型,如果不含可能显著影响药物吸收或生物利用度的辅料,则可以豁免人体生物等效性试验。

(二)常释片剂和胶囊

1. 上市申请 对于常释片剂和胶囊,建议采用申报的最高规格进行单次给药的空腹及餐后生物等效性研究。

若最高规格有安全性方面风险,在同时满足如下条件的情况下,可采用非最高规格的制剂进行生物等效性研究:①在治疗剂量范围内具有线性 PK 特征;②受试制剂和参比制剂的最高规格与其较低规格的制剂处方比例相似;③受试制剂和参比制剂最高规格的溶出试验比较结果显示两制剂溶出曲线具有相似性。

若同时满足以下条件,其他规格制剂的生物等效性试验可豁免:①试验规格制剂符合生物等效性要求;②各规格制剂在不同 pH 介质中体外溶出曲线相似;③各规格制剂的处方比例相似。

制剂处方比例相似是指以下情况。①不同规格之间所有活性和非活性组分组成比例相似;②对于高活性的药物(原料药在制剂中所占重量比例低):a) 不同规格的制剂重量一致(差异不超过 10%);b) 各规格使用相同的非活性组分;c) 规格的变更系通过改变活性组分的用量以及一个或多个非活性组分的用量来实现。

2. 上市后变更申请 上市后变更研究的相关要求参见《已上市化学药品变更研究的技术指导原则(一)》。需要进行生物等效性研究来支持仿制药上市后变更时,推荐采用原研药作为参比制剂,而不是与变更前的产品作比较。

(三)口服混悬剂

口服混悬剂通常需进行生物等效性研究。其生物等效性研究的技术要求与口服固体制剂相同。

(四)调释制剂

调释制剂包括延迟释放制剂和缓释制剂。

1. 延迟释放制剂 延迟释放制剂系指药物在口服后比常释制剂延迟一段时间释放的制剂,如肠溶片设计为制剂口服后经过胃中酸性环境之后再释放药物。

2. 缓释制剂 缓释制剂与常释制剂相比,给药频率低,血药浓度波动小。缓释制剂包括缓释片剂、缓释胶囊、缓释颗粒剂或混悬剂等。

3. 生物等效性研究 建议调释制剂采用申报的最高规格进行单次给药的空腹及餐后生物等效性研究。一般不推荐进行多次给药研究。

4. 其他规格制剂的生物等效性 若以下条件全部满足,则可以认为调释制剂的其他规格与相应规格的参比制剂具有生物等效性:①其他规格制剂的活性和非活性组分组成比例与试验规格的受试制剂相似;②其他规格制剂的释药原理与试验规格的受试制剂相同;③各规格制剂体外溶出试验结果相似。建议至少在 3 种不同 pH 溶媒（例如 pH 1.2、4.5 和 6.8）中通过 f_2 值判断其他规格的溶出曲线与生物等效性研究中受试制剂溶出曲线的相似性。

5. 上市后变更申请　上市后变更研究的相关要求参见《已上市化学药品变更研究的技术指导原则（一）》。

在需要进行生物等效性研究时，建议仿制调释制剂的变更申请采用原研药作为参比制剂，而不是与变更前的产品作比较。

（五）咀嚼片

咀嚼片生物等效性研究的给药方法应参照说明书。如说明书中要求吞咽之前先咀嚼，则进行生物等效性研究时，受试者需咀嚼后吞咽给药。如说明书中说明该药可以咀嚼也可以整片吞服，则生物等效性研究时，要求以 240ml 水整片送服。

第三节　基于生物药剂学分类系统的生物豁免

一、BCS 药物的生物豁免

20 世纪 90 年代，美国 FDA 以及学术界一直致力于建立一种避免不必要人体生物等效性研究的科学方法。经大量研究，Amidon 等人于 1995 年提出生物药剂学分类系统（biopharmaceutics classification system，BCS）的概念。BCS 概念的提出最初是基于对药品上市后的变更以及放大给予免除生物等效性研究的考虑，即在考证变更前后产品以及放大前后的产品是否保持生物等效性时，不再采用耗时耗资源的体内研究来进行验证，而是采用体外溶出度的测定方法。制剂之间的治疗等效性一般需要进行体内生物等效性研究来论证，但是如果体外研究能够充分证明体内性能无差异，那么可以豁免此项研究。对于特定剂型，在符合某一标准时，BCS 可以作为申请人和监管机构评判是否可以豁免生物等效性研究的工具，这就是基于 BCS 的生物等效性豁免的定义。近年来，基于 BCS 免除生物等效性研究的应用已扩展至口服仿制药的申请，但主要局限在普通口服制剂。

美国 FDA 于 1999 年发布草案征求公众意见，随后于 2000 年 8 月正式发布的《基于生物药剂学分类系统豁免口服固体常释制剂人体生物利用度和生物等效性研究》指导原则中允许口服固体常释制剂在某些条件下基于 BCS 豁免人体生物利用度和生物等效性研究，即基于 BCS 的生物豁免。上述指导原则指出，若 BCS Ⅰ类药物的口服固体常释制剂具有快速体外溶出，且与参比制剂的溶出曲线相似，则可以豁免其人体 BA 或 BE 研究。

此后多年，美国 FDA 不断对 3 个关键问题进行研究和讨论，即：①高渗透性的标准可否降低；②溶解性试验中 pH 的范围可否缩窄；③生物豁免可否扩展至 BCS Ⅲ类药物。美国 FDA 于 2015 年 5 月发布新版 BCS 指导原则草案征求公众意见，2017 年 12 月，美国 FDA 正式更新该指导原则，对部分重要内容进行了修订。2017 年版 BCS 指导原则适用于含有 BCS Ⅰ类和 BCS Ⅲ类药物，且具有快速或非常快速体外溶出的口服固体常释制剂申请人体 BA 和 / 或 BE 研究豁免。与 2000 年版相比，2017 年版 BCS 指导原则包含了 3 项重要修订，即：①高渗透性的标准由 90% 降至 85%；②溶解性试验中 pH 由 1~7.5 缩窄至 1~6.8;③生物豁免扩展至 BCS Ⅲ类药物,但对其制剂的溶出和辅料等提出更严格的标准。随着时间推移和发展,生物豁免的概念已经延伸到了某些口服仿制药品的批准,而不仅限于放大生产和批准后的变更。

随着生物豁免受到越来越多的认可,生物豁免也在其他国家不断发展。在我国,为进一步推进仿制药与原研药质量和疗效一致性评价工作的开展,2016 年 5 月 19 日,国家食品药品监督总局正式发布《关于人体生物等效性试验豁免指导原则的通告》(2016 年第 87 号),颁布了《人体生物等效性试验豁免指导原则》。

二、BCS 分类与评价

BCS 根据药物的体外溶解性和肠壁通透性特征对药物进行分类。BCS 分类的目标之一是仅基于体外溶出数据(即哪些有资格获得生物豁免)来鉴定可以建立生物等效性的药物类别,这是研究和实施生物豁免的科学基础。BCS 分类考虑了影响速释固体口服制剂药物吸收速率和程度的三个主要因素:①溶出度;②溶解性;③肠道渗透性。根据这三个影响因素,BCS 系统将药物分为四种类别:Ⅰ类,高溶解性,高渗透性;Ⅱ类,低溶解性,高渗透性;Ⅲ类,高溶解性,低渗透性;Ⅳ类,低溶解性,低渗透性。此外,一些肠溶固体口服制剂(IR)被归类为具有快速或极快速的溶出度。

在这一框架内,当满足某些标准时,BCS 可被用作药物开发工具,以帮助申办方或申请人证明生物豁免的要求是合理的。具有药剂等效性的两种固体口服制剂,由于药物体内溶出度的不一致,可能会导致体内吸收速率和吸收程度的差异。然而,当某一速释固体口服制剂的体外溶出(与胃排空有关)是快速或非常迅速,且具有高溶解度时,药物吸收的速率和程度不太可能依赖于药物溶解和 / 或胃肠(GI)运输时间。对于高溶解性和高渗透性的药物(即 BCS Ⅰ类)以及高溶解性和低渗透性的药物(即 BCS Ⅲ类),即具有快速或极快速的体外溶出行为的速释口服固体制剂,可以使用以下列出的 BCS 评价方法判断其是否可以生物等效豁免。

(一)溶解度评价

溶解性分类是根据申请生物等效豁免制剂的最高剂量进行界定。当制剂最大规格对应的原料药(API)在体积为 250ml(或是更少)、pH 1.0~6.8 范围内的水溶性介质中自由溶解,则可认为该 API 是高溶解性的药物。250ml 体积估算值是参照《化学药物制剂人体生物利用度和生物等效性研究技术指导原则》中,志愿者空腹时服药所规定用一杯水的体积。不同组织对于高溶解性的定义和测定方法略有不同,参见表 6-5。

表 6-5　高溶解性的定义及测定方法

项目	FDA	WHO	EMA	ICH	NMPA
高溶解性定义	单次给药的速释制剂最高剂量能在 250ml(或更少)、pH 1.0~6.8 的(37±1)℃的水溶性介质中完全溶解	单次治疗的最高剂量在 250ml(或更少)、pH 1.2~6.8 的(37±1)℃的水溶性介质中完全溶解	单次给药速释制剂最高剂量能溶解在 250ml 的 pH 1.0~6.8 的(37±1)℃缓冲液中	最高单次治疗剂量完全溶于 250ml(或更少)、pH 1.2~6.8 的(37±1)℃水性介质中	同 FDA

续表

项目		FDA	WHO	EMA	ICH	NMPA
测定方法	测定内容	原料药在(37±1)℃下,pH 1.0~6.8 水溶液中 pH-溶解度曲线	原料药在(37±1)℃下,pH 1.2~6.8 水溶液中 pH-溶解度曲线	同 FDA	同 WHO	同 FDA
	方法	摇瓶法和酸碱滴定法或其他方法	—	摇瓶法或其他方法	摇瓶法或其他可替代的方法(如果合理)	同 FDA
	pH 选择	溶解度测定的 pH 条件个数可以根据被测原料药的解离常数来确定,包括 pH=pK_a、pH=pK_a+1、pH=pK_a−1、pH=1.0 和 pH=6.8 这几个点	—	应至少在该范围内的 3 份缓冲液中进行研究(pH 最好为 1.2、4.5 和 6.8),并且如果在规定的 pH 范围内,还应在 pK_a 条件下进行研究	同 EMA,应在添加药物活性成分后和平衡溶解度研究结束时测定每种试验溶液的 pH,以确保溶解度测定是在指定 pH 下进行	同 FDA
	溶液	USP 标准缓冲溶液	—	EP 缓冲液	参考药典	特定的标准缓冲溶液
	次数	平行测定三次或重复测定	至少平行测定三次	重复测定	至少重复测定三次	同 FDA

一般而言,原料药 pH-溶解性曲线的测定应该在(37±1)℃,pH 1.0~6.8 的水溶性介质中测定,该曲线上的 pH 选择应该有充足的点,并且是在 1.0~6.8 的范围内,其测定点的选择可以参照药物的解离常数,包括 pK_a、pK_a+1、pK_a−1,以及 1.0 和 6.8 这几个点。定溶解度时每个 pH 条件至少要平行测定 3 次,为保证溶解度数据的准确可靠,可能还需要更多次的重复测定。可采用特定的标准缓冲溶液作为溶剂测定药物的溶解度。预测药物平衡溶解度的方法,除了传统的摇瓶法,也可以使用酸碱滴定法及其他方法,但应证明所用方法的合理性,并且有方法学数据的支持。

(二)肠道渗透性评价

药物的肠道渗透性是指其跨肠壁细胞进入血液循环的能力,通常以单位时间或单位面积进入的药量衡量。药物的肠道渗透机制以被动跨膜渗透及主动转运两种方式为主。高渗透性有利于药物跨细胞膜,到达作用靶点,从而发挥其药理学作用;而低渗透性药物则难以跨膜转运、发挥药效。目前各国法规中均被认可的用于预测药物肠道渗透性的模型有:动物体内或在体肠灌流模型、离体动物肠道组织模型和单层培养上皮细胞模型。仅需使用单一模型进行研究的情况包括:①当绝对 BA 达到或超过 85% 时;②当达到或超过 85% 的药物在尿液中排泄而不发生改变时;③当达到或超过 85% 给予的药物在尿中以原型和代谢物形式被检出,且有证据表明药物在胃肠道中稳定。当单一模型不足以确定渗透率分类时,建议采用两种不同的模型。如果来自不同类型研究的信息相互矛盾,需要注明采用人体数据取代体外或动物数据。此外,为了申请人体生物等效性豁免而解释一个渗透性检测方法的实用性,应当用足够的模型药物来说明受试者体内的渗透性检测值和药物吸收程度数据的顺序关系。人体内肠道灌注研究,推荐使用 6 种模型药物。动物的体内或原位灌注研究或者体外培养细胞研究,推荐 20 种模型药物。模型药物详见表 6-6。而不同组织对于高渗透性的定义及测定方法略有不同,详情参见表 6-7。

对于前体药物,其自身的渗透性一般取决于转化为原料药的机制和解剖部位。当前体→药物(即活性部分)的转化主要发生在肠道膜渗透后,那么应测量前体药物的渗透性。当这种转化发生在肠道膜渗透之前,应测定药物的渗透性。而且,前体药物和药物的溶出度与 pH- 溶解度数据可能是相关的。

表 6-6　用于渗透性测定方法验证的模型药物

分组	药物	分组	药物
高渗透性 ($f_a \geqslant 85\%$)	安替比林		阿米洛利
	咖啡因		阿替洛尔
	酮洛芬		雷尼替丁
	萘普生	低渗透性 ($f_a < 50\%$)	法莫替丁
	茶碱		纳多洛尔
	美托洛尔		舒必利
	普萘洛尔		赖诺普利
	卡马西平		阿昔洛韦
	苯妥英		膦甲酸
	丙吡胺		甘露醇
	米诺地尔		氯噻嗪
中渗透性 ($f_a = 50\% \sim 84\%$)	氯苯那敏		聚乙二醇 400
	肌酐		依那普利
	特布他林	零渗透性	FITC- 右旋糖酐
	氢氯噻嗪		聚乙二醇 4000
	依那普利		荧光黄
	呋塞米		菊粉
	二甲双胍		乳果糖

表 6-7　高渗透性的定义及测定方法

项目	FDA	WHO	EMA	ICH	NMPA
高渗透性定义	药物吸收程度≥85%	物质平衡或绝对生物利用度,人体吸收程度不少于85%	同 FDA	绝对生物利用度≥85% 或≥85%的给药剂量在尿中以原型药物,或以原型药物、1 相氧化和 2 相结合代谢物的总和回收	同 FDA

续表

项目		FDA	WHO	EMA	ICH	NMPA
测定方法	人体药代动力学研究	优先选择人体药代动力学测定 (1) 质量平衡研究 (2) 绝对生物利用度	若能证明研究设计恰当,也可接受公开发表文献中的物质平衡或绝对生物利用度数据	应根据可靠的人体研究 其余同 FDA	可接受来自发表文献中的人体数据	同 FDA
	肠渗透性	人体体内肠道灌注,合适的动物模型,体内或离体人或动物原肠道灌注,单层人工培养上皮细胞的离体渗透性研究	若采用人体肠灌流实验,应使用吸收比例不少于85%的参照化合物及阴性对照物进行方法学验证	支持性依据证明溶液剂型和固体剂型的生物等效采用标准模型药进行论证的体外渗透性研究结果	同 FDA 方法	同 FDA
	胃肠道稳定性	证明药物在胃液和肠液的 37℃孵育的稳定性,药物分解(>5%)可能代表着潜在的不稳定	—	—	证明药物在胃液和肠液的 37℃孵育的稳定性,药物分解(>10%)可能代表着潜在的不稳定	同 FDA

(三) 胃肠道稳定性评价

在测定吸收度时,以尿液的总放射性作为研究对象的质量平衡研究,并没有考虑药物在肠道膜渗透之前在胃肠液中发生降解的程度。此外,有些测定渗透性的分析方法可能是基于体内或原位灌注到人类和动物的胃肠道中的药物的减少或消除。证明药物在胃肠道的流失是发生在肠道薄膜渗透,而不是降解反应,将帮助确定药物的渗透性。使用模拟胃液和肠液可以记录胃肠道中的稳定性。获得人胃肠液一般采用插管法,某些情况下会比较困难,因此可以使用某些合适的动物模型模拟胃肠液并记录在胃肠道中的稳定性,如《美国药典》(USP)中的胃肠液,或者经适当调整后,使用其他生物相关介质。

药物在胃肠道中的稳定性可以利用人体内取出的胃液和肠液来证明。药物溶液应在这些液体中37℃孵育一段时间,以模拟药物在人体内和该液体的接触过程,例如,胃液中 1 小时,肠液中 3 小时。之后应该用已验证的稳定性测定方法来测定药物浓度。这个操作中药物显著分解(>5%)可能代表着潜在的不稳定性。

(四) 体外溶出度评价

口服固体常释制剂具有非常快速溶出的定义是:在合适条件下 15 分钟内药物活性成分(API)的溶出均能达到标示量的 85% 以上。如果使用 USP 装置 1(100r/min)或装置 2(50r/min)(或 75r/min,如果有适当的理由),在下列每种 500ml 或更少(或如合适,可为 900ml)的介质中:①0.1mol/L HCl 不含酶的模拟胃液;②pH 4.5 缓冲液;③pH 6.8 缓冲液不含酶的模拟肠液,30 分钟内溶出平均原料药标示量的 85% 或更多,则认为速释药物产品是快速溶出的。如果在上述条件下,15 分钟内溶出平均原料药标示量的 85% 或更多,则认为 IR 产品极快速溶出。不同组织对于制剂溶出度的检测方法略有不同,参见表 6-8。

表 6-8　制剂溶出度测定方法

项目	FDA	WHO	EMA	ICH	NMPA
溶出仪器	USP 规定的装置一或二	国际药典的溶出仪	欧洲药典的溶出仪	未作规定	未作规定
转速	篮法:100r/min 桨法:50r/min(或者证明合适的情况下为 75r/min)	篮法:100r/min 桨法:75r/min	桨法:50r/min 篮法:100r/min	篮法:100r/min 桨法:50r/min 若经科学论证,可考虑用其他方法(如使用沉降篮或其他恰当方法)解决堆积效应等问题	桨法:50/75r/min 篮法:100r/min
溶出介质体积	≤500ml(或者证明合适的情况下使用900ml)	≤900ml	≤900ml	≤900ml	≤500ml
溶出介质温度	未作规定	(37±1)℃	(37±1)℃	(37±1)℃	未作规定
溶出介质	0.1mol/L NHCl 或药典标准无酶人工胃液; pH 4.5 缓冲液; pH 6.8 缓冲液或药典标准无酶人工肠液;有明胶包衣的胶囊和片剂,则可以采用有酶的 USP 人工肠液和胃液	pH 1.2 的 HCl 溶液或缓冲液; pH 4.5 的醋酸盐缓冲液; pH 6.8 的磷酸盐缓冲液	pH 1.0~1.2 的 HCl 或无酶人工胃液 pH 4.5 缓冲液; pH 6.8 缓冲液或无酶人工肠液。推荐使用 EP 缓冲液对胶囊剂或用明胶包衣的片剂,可用含酶的人工肠液和胃液	三种缓冲液:pH 1.2、pH 4.5 和 pH 6.8。应使用药典缓冲液。对于已经证明交联的明胶胶囊或明胶包衣片剂,如果得到适当证明,可以接受酶的使用	0.1mol/L HCl 或是不含酶的模拟胃液; pH 4.5 缓冲介质; pH 6.8 缓冲介质

当对被测试剂和参比制剂进行相似性比较时,应使用相似因子(f_2)。

$$f_2 = 50 \times \lg \left\{ \left[1 + \frac{1}{n} \sum_{t=1}^{n} (R_t - T_t)^2 \right]^{-0.5} \times 100 \right\}$$

相似因子是误差平方和的对数平方根的倒数变换,是两个曲线之间溶出百分率的相似性的表征。其中 n 是时间点的数量,R_t 是 t 时间点的参比制剂平均溶出量,T_t 是 t 时间点的被测制剂平均溶出量。当 f_2 值≥50 时认为两个物质有相似的溶出特性。为了可以使用平均值,则变异系数在第一个时间点时不应超过 20%(如 15 分钟),在其他时间点不应超过 10%。两种产品溶出 85% 后,只能考虑一次测量。应注意当使用上述溶出介质时,若仿制制剂和参比制剂均能在 15 分钟内溶出标示量的 85% 及以上,则不必再利用 f_2 法比较其相似性,可认为溶出曲线相似。

当口服固体常释制剂在体内的溶出相对于胃排空时间快或非常快,并且具有很高的水溶性和肠道渗透性时,药物的吸收速率和吸收程度就不会依赖于药物的溶出时间或在胃肠道的通过时间。因此,在这种情况下,对于 BCS I 类和 III 类的药物,只要处方中的其他辅料成分不显著影响 API 的吸收,则不必证明该药物在体内生物等效的可能性,即生物等效性豁免。

三、生物豁免申请原则

在 BCS 出现之前,生物等效性的评价标准只能依靠体内研究,在 BCS 出现以后,可使体外溶出试验代替人体内试验。按照《依据生物药剂学分类系统对口服速释型固体制剂采用免做人体生物利用度和生物等效性试验》的指导原则,目前可以考虑基于 BCS 的生物豁免,适用于 BCS Ⅰ类和Ⅲ类速释固体口服剂型。对于 BCS Ⅱ类药物,溶出速度 / 速率限制药物在体内的吸收。若药物已经具有明确的体内外溶出相关性,同样可以考虑免除生物等效性研究。

对于 BCS Ⅰ类药物,应证明:①药物具有高溶解性;②药物具有高渗透性;③仿制制剂和参比制剂均为快速溶出,并且制剂中不含有影响主药成分吸收速率和吸收程度的任何辅料。BCS Ⅲ类药物,应证明:①原料药具有高溶解性;②仿制制剂和参比制剂均具有非常快速的溶出;③仿制制剂和参比制剂应处方完全相同,各组成用量非常相似。符合生物豁免的 BCS Ⅰ类和Ⅲ类的部分药物列于表 6-9。

表 6-9　符合生物豁免的药物

分类	药物	分类	药物
BCS Ⅰ类药物	氟康唑		左氧氟沙星
	富马酸比索洛尔		左乙拉西坦
	甲硝唑	BCS Ⅲ类药物	吡嗪酰胺
	磷酸伯氨喹		对乙酰氨基酚
	磷酸可待因		二盐酸乙胺丁醇
	磷酸氯喹		拉米夫定
	泼尼松龙		西咪替丁
	泼尼松		盐酸阿莫地喹
	齐多夫定		盐酸甲氧氯普胺
	司他夫定		盐酸雷尼替丁
	盐酸阿米替林		盐酸二甲双胍
	盐酸多西环素		阿替洛尔
	盐酸普萘洛尔		异烟肼
	阿司匹林		

对于当放大生产和上市后变更时,制剂处方也应完全相同。对于上市后变更的有关要求参见《已上市化学药品变更研究的技术指导原则(一)》相关内容。对于处方相同,活性成分及辅料成相似比例的不同规格同种样品,通常高剂量规格已做过 BE 试验的,低剂量规格可申请免做 BE 试验,有些品种由于安全性等原因,可选择较低剂量规格进行体内 BE 试验,不同品种有所差异,具体选择要求参见《以药代动力学参数为终点评价指标的化学药物仿制药人体生物等效性研究技术指导原则》相关内容。

当然,基于 BCS 的生物豁免在某些情况并不适用以下药品。①治疗范围狭窄的药品:受治疗药物浓度或药效监控的制约,按狭窄的治疗范围设计的制剂,不适用生物等效性豁免,如地高辛、锂制剂、苯妥英、茶碱和华法林等药物;②口腔吸收制剂:由于 BCS 分类是基于胃肠黏膜的渗透和吸收,因此不适用于口腔吸收制剂,如类似舌下片或颊下片的制剂以及口含片或口腔崩解片等从口腔吸收的制剂;③对于用于危重疾病的药物,已有文献或科学数据显示理化性质不同(如粒径、晶型不同)、处方工艺不同会导致生物不等效的药物,不能考虑免除生物等效性研究。

四、辅料在 BCS 中的影响

制剂中所含的辅料有时会影响药物的吸收速度和程度。一般来说使用 NMPA 已经批准的常释制剂常用辅料,对于 BCS I 类快速溶出的常释制剂的药物吸收速率和吸收程度不会有影响。为了支持生物等效豁免,常释制剂中辅料的用量应该和该辅料在处方中对应的功能保持一致(如润滑剂)。但是,使用新辅料或常规辅料用量过大时,需要证明辅料对药物的生物等效性不产生影响。例如,大量使用表面活性剂(聚山梨酯 80)和甜味剂(甘露醇或山梨醇)等可能会产生问题。因此当使用新的辅料,或者非常规地大量使用常释制剂常用辅料,要补充提交该辅料的使用没有影响制剂生物利用度的证明资料。可以通过将简单的水溶液作为参比制剂来开展生物利用度研究。

在产品开发过程中应关注受试制剂和参比制剂处方中可能影响吸收的辅料用量,尽量减小辅料变化。对于片剂包衣中的少量辅料或含量低于有记载的对特定药物的影响阈值水平时,无须重点关注。根据定义,BCS I 类药物被高度吸收,吸收既无溶性也无渗透性限制。因此,与其他 BCS 类别相比,辅料影响 BCS I 类药物吸收的可能性较低。针对 BCS I 类药物,辅料影响应关注其对药物吸收速率或程度的潜在改变。例如,如果已知药物由于主动摄取而具有高渗透性,那么应当关注可能会抑制摄取转运体的辅料。对于表现出缓慢吸收的 BCS I 类药物,还应考虑特定辅料增加吸收速率的可能性。

与 BCS I 类制剂不同,为了使生物豁免具有科学依据,BCS III 类受试制剂必须含有与参比制剂相同的辅料,这是因为担心辅料可能对低渗透性药物的吸收产生较大影响。受试制剂的组成与参比制剂在质量上也必须相同(除不影响 BA 的不同颜色、味道或防腐剂之外),并且在数量上应非常相似。如果 BCS III 类药物在所有生理 pH 条件下都能快速溶出,可以认为它在体内的行为与口服液相同,故可获得生物豁免。但吸收动力学受赋形剂和吸收区域的影响,因此在研究 BCS III 类药物吸收时应考虑赋形剂的影响。研究表明,如果赋形剂不影响 BCS III 类药物在胃肠道的转运时间,将不会对药物的吸收产生影响。有些赋形剂(如焦亚磷酸钠、山梨醇、甘露醇等)可改变药物在胃肠道的转运时间,该类赋形剂通常用量不会改变胃肠转运时间,但如果用量过大,改变了胃肠转运时间,将被排除在生物豁免以外。据文献报道,赋形剂可影响药物的膜通透性,如表面活性剂、脂肪酸、中链甘油酯、N- 乙酰化非 α 氨基酸、壳聚糖等均可影响膜通透性。研究发现 BCS 中规定的速释制剂在 30 分钟内,药物溶出不少于85% 的标准不适用于 BCS III 类药物,溶出时限应减少为 15 分钟。对 BCS III 类药物来说,膜通透性越低,赋形剂对吸收的影响越大,制剂生物不等效的可能性越高。因此 BCS III 类药物如果需获得生物豁免,必须模拟各种生理条件下的溶解性,使其药物溶出在 15 分钟内不少于 85%,且不含影响吸收的赋形剂。

五、复方制剂的生物豁免

对复方制剂申请人体生物等效性试验豁免,根据该复方制剂是否为仿制,所需开展的研究工作应有所区别,而《人体生物等效性试验豁免指导原则》仅根据复方制剂中各活性组分的 BCS 不同分类情况,提出了不同要求,这些要求应该也适用于自行研发的新复方制剂。

当复方制剂中各活性组分均为 BCS Ⅰ类药物,可按 BCS Ⅰ类药物要求申请生物豁免,但应证明各组分之间以及各组分与所有辅料之间没有 PK 相互作用。当复方制剂中各组分均为 BCS Ⅲ类药物或有 BCS Ⅰ类和 BCS Ⅲ类药物,应按 BCS Ⅲ类药物要求申请生物豁免,除证明各组分之间无 PK 相互作用外,还应证明所有辅料为 NMPA 已经批准的常释制剂常用辅料。

六、基于 BCS 生物豁免的指导原则

BCS 和基于 BCS 的生物等效性豁免的概念自 1995 年推出以来,已经陆续得到美国、WHO 和欧盟监管机构的认可,FDA、WHO 和 EMA 三个监管机构对于基于 BCS 的生物等效性豁免的适用注册范围基本一致。FDA:①新药临床试验申请(IND),新药上市申请(NDA)过程中的变更;②仿制药申请;③批准上市后的变更。WHO:①多来源(仿制)药申请;②上市批准后变更。EMA:①原研药研究过程中的变更;②仿制药申请;③批准上市后的变更。发布时间最早的 FDA 指导原则中没有引入风险评估概念。WHO 和 EMA 在放宽 BCS 分类豁免范围的同时,引入了风险评估概念。需要风险评估的主要方面包括:适应证、治疗指数、BCS 分类、剂型和辅料等,有时仅需考虑某一方面,有时则需综合考虑。

相对于 FDA,WHO 对于可以提出免除生物等效性研究的药物条件有所放宽,一是将 BCS 分类由分类Ⅰ拓宽至符合严格溶出条件的分类Ⅲ以及部分弱酸性 BCS Ⅱ类的药物;二是对于 BCS Ⅰ类的药物定义也有所拓宽。当然,以上拓宽也是基于严格的限制条件。WHO 特别指出对于快速溶出的 BCS Ⅲ类药物而言,尚需要从药物的吸收部位、吸收机制、处方中辅料组成以及治疗风险角度进行更谨慎的风险评估。对于 BCS Ⅱ类药物而言,要慎重评估辅料的组成,尤其是其中用到的表面活性剂的种类和用量。另外,WHO 对于不同 BCS 分类药物的体外溶出测试提出了明确要求。BCS Ⅰ类的药物体外溶出标准同 FDA,但是其中桨法的常规转速由 50r/min 调整到 75r/min。对于 BCS Ⅲ类的药物,考虑到渗透性是药物体内吸收的限速步骤,如果药物在生理条件下能够快速溶出,则其体内吸收类似口服溶液剂,故要求药物在 3 种不同溶出介质(pH 1.2、4.5、6.8 缓冲盐)中,在常规的溶出度测定方法(桨法 75r/min 或篮法 100r/min)下于 15 分钟内的溶出超过 85%。

EMA 同样对 FDA 的定义作了修订,放宽了高渗透性的定义,这使得一些原本按 FDA 规定不在 BCS Ⅰ类范围之内的药物被划入 BCS Ⅰ类。例如,原本属于 BCS Ⅲ类的对乙酰氨基酚、阿司匹林、别嘌醇、拉米夫定和异丙嗪,可以划入 BCS Ⅰ类。EMA 强调渗透性依据应来自人体研究,规定应根据可靠的人体研究,合理证明药物的完全吸收情况,推荐方法为绝对生物利用度或质量平衡研究。在应用质量平衡研究时,EMA 给出了比 FDA 更为具体的要求。当使用质量平衡研究数据来支持完全吸收情况时,如果将代谢物纳入吸收量计算,必须确保该代谢物是在吸收后才形成的。

第四节　高变异药物生物等效性研究

一、高变异药物生物等效性研究的必要性

1989 年,生物利用度、生物等效性和 PK 国际会议提出,一个或多个 PK 参数(AUC 和 / 或 C_{max})的个体内变异系数(CV_{intra})大于或等于 30% 时,该药物即被视为高变异药物(highly variable drug,HVD)。高变异药物个体内变异的来源包括影响生物利用度的生理学因素、药物的理化性质、药物的内在性质、制剂因素以及其他因素等。据统计,2003—2005 年在 FDA 做上市评价的仿制药制剂中,有约 20% 为高变异药物制剂。生物等效性研究中等效的标准是主要 PK 参数的几何均值比的 90%CI 在 80.00%~125.00%。但是,进行高变异药物的 BE 试验时,需要更多受试者才能达到足够的把握度,受试例数甚至会达到 100 例以上。但是,扩大受试者例数既会带来伦理学问题,也会增加申请人的经济负担。而且,如果已经上市的参比制剂自身就有较大的变异,那么要求受试制剂达到很窄的等效标准就超越了临床需求,加大了注册申请人的申报难度,使得高变异药物的仿制药上市门槛增加。因此,对于高变异药物的生物等效性评价问题,一直以来是各国研究人员和药政管理部门所关心的问题。

当前,统计学家和一些发达国家的药政管理机构也在积极探讨如何切实有效地解决该问题,FDA 专门开过数次专家会和专题会讨论,EMA 于 2006 年 7 月还发布了针对高变异药物生物等效性研究的概念书。早期,注册申请人通常采用增加受试者例数、重复交叉设计和多剂量稳态评价和放宽 90%CI 限制的方法,以减少误判制剂生物不等效的概率。经过数年多方国际组织的反复讨论,FDA 最终选择比例标化平均生物等效性(scaled average bioequivalence,SABE)方法,并于 2010 年出台了埃索美拉唑的生物等效性研究指导草案。在该指南中,注册申请人可以选择经典的生物等效性方法进行评价,也可以选择 SABE 方法进行评价。指南要求试验采用单剂量、随机、三交叉设计,受试者随机按照 RTR、TRR、RRT 的顺序给药,利用两次服用参比制剂的血药浓度数据计算参比制剂的 CV_{intra},再依据该变异来决定生物等效性评价标准。该方法的核心是放宽生物等效标准,标准放宽的程度取决于参比制剂的变异。

二、高变异药物生物等效性的研究方法

在其他因素不变的情况下,随着个体内变异增加,生物等效性研究所需受试者数量也会相应增加。对于高变异药物,采用常规样本量和等效性判定标准,有时即使参比制剂与自身相比较,也可能出现不能证明其生物等效的情况。对于安全性较好、治疗窗较宽的高变异药物,在充分科学论证的基础上和保证公众用药安全、有效的前提下,通过部分重复或完全重复交叉设计,根据参比制剂的个体内变异,采用参比制剂标度的平均生物等效性(reference-scaled average bioequivalence,RSABE)方法,将等效性判定标准在 80.00%~125.00% 的基础上适当放宽,可减少不必要的人群暴露,达到科学评价不同制剂是否生物等效的目的。当采用 RSABE 方法进行生物等效性评价时,首先应根据药物体内过程特点等因素,分析造成药物制剂高变异特征的可能原因,结合预试验或文献报道结果,充分论证和评估采用该方法进行

生物等效性评价的适用性。

（一）高变异药物生物等效性研究与试验设计

高变异药物生物等效性研究与试验设计的总体目标为采用科学的方法最大程度地降低生物等效性评价的偏倚。根据药物特点，综合考虑拟定的统计分析方法、受试者可获得性、残留效应等因素，选择非重复交叉设计、重复交叉设计或平行组设计。

非重复交叉设计是生物等效性研究常采用的标准设计，即两制剂、两周期、两序列交叉设计。对于高变异药物，由于个体内变异较大，采用此种设计进行生物等效性研究时，需要适当增加样本量，以满足试验的检验效能。重复交叉设计可分为三周期部分重复（仅重复使用参比制剂）和四周期完全重复（重复使用参比制剂和受试制剂）交叉设计。重复交叉设计可保证同一受试者至少服用参比制剂两次，获得确切的参比制剂个体内变异系数，以决定是否采用 RSABE 方法进行生物等效性分析。常采用的重复交叉设计见表 6-2 和表 6-3。为了判断是否为高变异药物，需要采用重复交叉试验设计以评估药物的个体内变异程度。不论是部分重复的交叉试验设计（三周期）或完全重复的交叉试验设计（四周期），其核心均强调参比制剂要重复给药 1 次。特殊情况下（如长半衰期药物）可采用平行组设计。与交叉设计相比，平行组设计需要更大的样本量。

一般应采用单次给药进行高变异药物的生物等效性研究。若基于安全性考虑，需入选正在进行药物治疗且治疗不可间断的患者，可在多次给药达稳态后，采用平均生物等效性（ABE）方法进行高变异药物的生物等效性评价。试验设计的其他要求可参考《以药代动力学参数为终点评价指标的化学药物仿制药人体生物等效性研究技术指导原则》及《生物等效性研究的统计学指导原则》。

（二）高变异药物生物等效性研究与样本量估算

对变异性大的药物，美国 FDA、欧洲 EMA 和中国 NMPA 均建议根据需要适当增加样本量。入选受试者的例数应使等效性评价具有足够的统计学效率，对于 ABE 方法的样本量估计，可综合考虑试验设计、检验水准、检验效能、制剂间平均生物利用度可能的差异、参比制剂 PK 参数的个体内变异，建议充分考虑研究过程中可能的受试者脱落等因素。ABE 受试者例数（N）估算公式参见式(6-6)。对于 RSABE 方法的样本量估计，可通过计算机模拟的方法，也可将参比制剂的个体内标准差 S_{WR} 视为常数，先求得经调整的等效性界值，再代入相应设计下基于 ABE 方法的计算公式求算，建议适当增加样本量进行保守估计。

$$N \geqslant 2 \times (t_{(\alpha,2n-2)} + t_{(\beta,2n-2)})^2 \times \frac{\sigma_W^2}{(\delta-\theta)} \qquad \text{式}(6\text{-}6)$$

n 指每个序列（sequence）中受试者数；$(2n-2)$ 是计算置信区间误差的自由度；α 代表显著性水平，指犯 I 型错误（假阳性错误）的概率，又称病人风险（consumer risk），单侧检验时 $\alpha=0.05$，双侧检验时 $\alpha=0.1$；β 指犯 II 型错误（假阴性错误的概率），又称生产者风险（producer risk），假定 $\beta=0.2$，则检验效能 $(1-\beta)=80\%$；σ_W^2 是残差方差，与 90%CI 宽窄成正相关，与所需例数成正相关；θ 是制剂 T 和 R 差值，θ 越大，所需例数越多；δ 是 BE 接受限，一般取值 ln0.80 或 ln1.25。

（三）高变异药物生物等效性研究的统计分析方法

关于高变异药物的 BE 研究，一些专家和机构提出的解决办法有：①增加样本量；②重复交叉设计或多剂量试验设计；③放宽等效性判断的限值，包括静态放宽、固定样本量放宽和比例标化的平均生物等效性。RSABE 方法即根据参比制剂的个体内变异程度放宽生物等效性判断的标准。目前 FDA 对于高变异药物推荐的 RSABE 方法中 AUC 和 C_{max} 的等效性判断标准为：上限 / 下限 $=\exp[\pm\ln(1.25)\cdot(S_{WR}/S_{w0})]$。其中，$S_{WR}$ 表示参比制剂的个体内变异，S_{w0} 是预先设定好的常数 0.25（对应的个体内变异系数 CV=25.4%）。参比制剂个体内变异 S_{WR} 的界值定为 0.294（对应的个体内变异系数 CV=30%），当 $S_{WR}\geq0.294$ 时，FDA 允许根据参比制剂的个体内变异程度放宽等效性判断接受的标准。但是这种方法对受试制剂和参比制剂几何均值比（GMR）的差别缺乏敏感性，有时会出现结果显示两个制剂是等效的，但两制剂 GMR 的点估计值却落在 80.00%~125.00% 之外的情况。而 BE 试验模拟结果也表明，当个体内变异超过 50%~60% 时，对 GMR 的点估计值的限制则成为主导标准。因此，FDA 还要求两制剂 GMR 的点估计值应在 80.00%~125.00% 范围内。FDA 推荐的高变异药物的生物等效性评价的具体算法可参见 FDA 对黄体酮胶囊生物等效性的指导意见。

2010 年版 EMA 指导原则对高变异药物 BE 评价的方法与 FDA 相似，但也有部分不同。EMA 只接受对 C_{max} 放宽接受标准，同时设定了最大的限度至 69.84%~143.19%（CV=50%），对 AUC 仍然采用 80.00%~125.00% 的标准。对于高变异药物，EMA 的接受范围按下式计算：上限 / 下限 $=\exp(\pm k\cdot S_{WR})$。k 是一个为 0.760 的常数，与比例标化的起点变异度（CV=30%）相对应，这样比例标化和非比例标化之间可平滑过度，以避免在个体变异略高于 30% 时，过度放宽标准。而 FDA 采用的比例标化常数则有更大的自由度（即更宽的标准）。

一般而言（图 6-1），在高变异药物 BE 研究的统计分析中，若试验设计选择非重复交叉设计或平行组设计，应采用 ABE 方法进行统计分析；若试验设计选择部分重复或完全重复交叉设计，则可采用 ABE 方法或 RSABE 方法进行统计分析。常规的 ABE 方法即以主要 PK 参数（AUC 和 C_{max}）几何均值比的 90%CI 落在 80.00%~125.00% 的范围内为等效标准。而 RSABE 方法需要分三步进行。

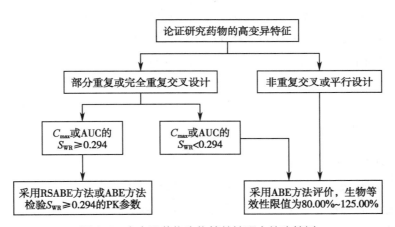

图 6-1 高变异药物生物等效性研究的决策树

RSABE 方法第一步：计算参比制剂的个体内标准差（S_{WR}）。即采用部分重复或完全重复交叉设计，获得受试者两次服用参比制剂后主要 PK 参数的个体内标准差（S_{WR}）。不同的 PK 参数的 S_{WR} 需分别计算。S_{WR} 可通过式（6-7）计算。

$$S_{WR}^2=\frac{\sum\limits_{i=1}^{m}\sum\limits_{j=1}^{n_i}(D_{ij}-\bar{D}_i)^2}{2(n-m)}\qquad\text{式（6-7）}$$

式(6-8)中,i 为研究中的序列编号(m 在部分重复和完全重复交叉设计中分别为 3 和 2,n_i 为第 i 个序列中受试者人数);j 为序列内受试者编号;$D_{ij}=(R_{ij1}-R_{ij2})$,代表参比制剂两次给药后自然对数转化后 PK 参数的差值;$\bar{D}_i = \dfrac{\sum\limits_{j=1}^{n_i} D_{ij}}{n_i}$,$n$ 为研究中受试者总人数。

S_{WR} 与 CV_{intra} 存在式(6-8)所示的换算关系:

$$CV_{intra} = \sqrt{e^{s_{WR}^2} - 1} \qquad\qquad 式(6\text{-}8)$$

若 $S_{WR} \geqslant 0.294$,即 $CV_{intra} \geqslant 30\%$,可采用 RSABE 方法进行等效性评价(应用于 AUC、C_{max} 两者之中任意一个或全部采用)。若 $S_{WR} < 0.294$,即 $CV_{intra} < 30\%$,则应采用 ABE 方法评价生物等效性。

RSABE 方法第二步:运用 Howe 一阶逼近法来确定式(6-9)的单侧 95%CI 上限。

$$(\bar{Y}_T - \bar{Y}_R) - \theta S_{WR}^2 \qquad\qquad 式(6\text{-}9)$$

式中,$\bar{Y}_T$ 和 $\bar{Y}_R$ 分别表示在受试制剂和参比制剂的生物等效性研究中分别获得的自然对数转换的 AUC 或 C_{max} 的均值;$\theta = \left(\dfrac{Ln1.25}{\sigma_{w0}}\right)^2$,$\sigma_{w0}$ 为法规限度(一般取 $\sigma_{w0}=0.25$)。

RSABE 方法第三步:等效性判断标准。若式(6-9)的单侧 95%CI 上限小于等于零,同时,制剂间主要 PK 参数的 GMR 的点估计值在 80.00%~125.00% 范围内,可判定受试制剂与参比制剂的 PK 评价指标(AUC 或 C_{max})具有生物等效性。只有 AUC 和 C_{max} 均判定等效才可申明该制剂与参比制剂具有生物等效性。

对于高变异化合物的 BE 研究,选择合理的试验方案和统计方法,不仅可以大大减少试验受试者的例数,并可以增加试验的把握度。以阿仑膦酸钠为例,它属于高变异药物,AUC 和 C_{max} 的个体内变异约 50%,1 项 24 例受试者的双周期交叉试验把握度只有 50%,尽管受试制剂和参比制剂参数的几何均值比为 95%,其 90%CI 仍未落在 80.00%~125.00% 之间,要获得 80% 的把握度,至少需要 106 例受试者。而如果采用三周期重复交叉的试验设计和 RSABE 方法进行评价,31 例受试者即可获得 90% 的把握度。

三、高变异药物生物等效性的研究报告

在对高变异药物的 BE 研究撰写研究报告时,其内容除应符合生物等效性研究的一般技术要求外,还应重点进行高变异药物特征论证、风险评估以及相应的统计分析方法。

1. **高变异特征论证**　通常情况下,导致药物个体内高变异特征的潜在因素包括但不限于:①胃肠道 pH、胃肠动力、胃排空、小肠转运和结肠驻留时间等影响生物利用度的生理因素;②药物分布、首过代谢、全身代谢和清除等药物固有性质;③溶解性等原料药的理化性质;④药物溶出等制剂的处方因素;⑤饮食等其他因素。采用 RSABE 方法前,应基于已有的文献资料、预试验结果等,充分分析参比制剂生物药剂学特征和体内过程,估算主要 PK 参数(AUC 和 / 或 C_{max})的个体内变异系数,充分论证采用 RSABE 方法的适用性。必要时,还需通过补充相关试验加以论证。

2. **风险评估**　通常情况下,只有安全性较好、治疗窗较宽的高变异药物才可采用 RSABE 方法进行不同制剂的生物等效性的评价。由药物的固有属性、机体生理因素等引起的高变异性一般无法通过

提高制剂和试验质量而消除,由于存在这种特性的参比制剂上市过程中已得到充分暴露并经过临床研究安全性和有效性证明,此时,采用 RSABE 方法进行生物等效性评价是可接受的。且采用 RSABE 方法进行统计分析时应进行严格科学的试验设计,试验通常应在同一中心完成,并应避免试验质量对个体内变异的估计引入偏倚。

对于由制剂质量或试验操作不当等原因引起的高变异,不适合采用 RSABE 方法。申办者应确保制剂质量的均一性及可控性,加强研究过程中的试验质量管理,并在研究报告中比较临床研究所获得的个体内变异与文献数据的差异,避免生物等效性判定标准的不当放宽。

3. 统计分析方法 根据文献或预试验的研究结果,明确正式试验所选择的试验设计类型和生物等效性统计方法,其中包括个体内变异结果与预期有差异时的备选统计方法。生物等效性研究报告除应符合《生物等效性研究的统计学指导原则》和临床试验数据管理相关技术要求以外,若采用 RSABE 方法,还应提供其他信息:①PK 参数 AUC_{0-t}、$AUC_{0-\infty}$ 和 C_{max} 的个体内标准差(S_{WR});②AUC_{0-t}、$AUC_{0-\infty}$ 和 C_{max} 的个体内变异系数(CV_{intra})及与文献相应数据的比较;③$(\bar{Y}_T - \bar{Y}_R)^2 - \theta S_{WR}^2$ 的单侧 95%CI 上限;④AUC_{0-t}、$AUC_{0-\infty}$ 和 C_{max} 的几何均值比的点估计值。

对于暴露量 - 效应曲线不平缓甚至陡峭的药物,如替格瑞洛、达比加群等,即使 CV_{intra} 大于 30%,也不建议采用 RSABE 方法放宽等效性判断标准,以避免某些患者可能由于暴露量增加出现安全性风险。而对于含有高变异药物的复方制剂(如缬沙坦氨氯地平片),在试验设计时应充分考虑单个药物的生物药剂学和 PK 特点,根据其中个体内变异较高的药物进行相应样本量估计,且各组成药物应分别选择适宜的统计分析方法进行生物等效性分析。

四、高变异药物生物等效性的研究要点

根据 FDA《醋酸阿比特龙的生物等效性指导原则》,由于醋酸阿比特龙片与复杂食品效应有关,FDA 建议申请人在餐后进行 BE 研究。文献报道醋酸阿比特龙的 C_{max} 的 CV 值为 41.0%,$AUC_{0-\infty}$ 的 CV 值为 39.5%,提示醋酸阿比特龙为高变异药物。入组 32 例健康男性受试者,健康受试者随机分为两组,两组中四周期的给药序列分别为 TRTR 和 RTRT,每组 16 例。采用开放、随机、双序列、完全重复四交叉试验设计,包含 4 周期,于每周期给药前 1 天入住 I 期临床试验病房,给药前禁食至少 10 小时以上,每个周期间的清洗期为 7 天。

统计学处理:利用 WinNonlin 7.0 软件中的非房室模型(NCA)计算 PK 参数并以 SAS 9.4 软件进行统计分析。计算参比制剂的 PK 参数 AUC、C_{max} 的个体内标准差 S_{WR}。如果 $S_{WR}<0.294$,则主要 PK 参数经对数转换后以多因素方差分析(ANOVA)进行显著性检验,然后用双单侧 t 检验和计算 90%CI 的统计分析方法来评价和判断药物间的生物等效性。当受试制剂与参比制剂的 AUC_{0-t}、$AUC_{0-\infty}$、C_{max} 几何均值比的 90%CI 在 80.00%~125.00% 范围内,t_{max} 经非参数法检验无差异(参考),认为两制剂生物等效。如果 $S_{WR}\geqslant 0.294$,则主要 PK 参数经对数转换后以 ANOVA 进行显著性检验,然后采用参比制剂校正的平均生物等效性评价。

第五节　局部用药生物等效性研究

一、局部用药生物等效性研究的必要性

局部皮肤用药可被用于多种治疗领域,包括止痛、麻醉、抗菌、抗炎(非甾体)、抗病毒等。针对不同的药物特性和治疗目的,局部皮肤用药可被开发为从溶液到半固体制剂等不同剂型,如霜剂、泡沫、凝胶、乳液、软膏、糊剂、溶液(水相或油相)和喷雾制剂等。因为局部皮肤用药主要作用部位在于皮肤或局部组织,其本身并不需要进入血液系统,并且血液系统中的药物暴露也与药物疗效无相关性,所以一般生物等效性研究所用的体内 PK 方法并不适用于局部皮肤用药。

20 世纪 90 年代,美国 FDA 强力推荐皮肤 PK(DPK)研究作为评价局部用药生物等效性的方法。1992 年 7 月美国 FDA 发布了临时指南《外用皮质固醇类药品:体内生物等效性和体外释放方法》,其包括皮肤剥离技术以及 PK 和体外释药试验,但于 1995 年从发布的现行外用皮质类固醇指南中删除。美国 FDA 于 1998 年发布了指南草案《皮肤局部用药品新药申请和仿制药品申请的体内生物利用度、生物等效性、体外释放和相关研究》。该指南再次推荐 DPK 方法用于评价皮肤局部用药品的生物等效性研究。DPK 方法评价局部用制剂生物等效性的方法,被认为简单、易行、结果可靠、可操作性强,且试验对受试者的伤害风险小,值得采用。该指南草案还讨论了角质层和毛囊渗透,建议开展预试和关键性生物等效性试验,以及对 DPK 的技术性能和验证提出了建议。但这个指南于 2002 年根据科学研究和专家建议被撤销(联邦公告,2002 年)。随后美国 FDA 制药科学咨询委员会于 2004 年更新了局部用药品的生物等效性研究方法,涉及仿制药品和参照药物的 Q1(定性)、Q2(定量)和 Q3(理化性质)。2007 年,美国 FDA 开始公示特定药品的生物等效性推荐方法行业指南(联邦公告,2008 年)。目前在已发表的 1 100 多个针对具体药品的指南中,大约 10% 是针对局部用药品的建议,特别是针对临床终点生物等效研究和 / 或 PK 研究的建议。对生物等效性研究临床终点的指南包括:研究设计的详细提纲、临床终点、用于证明生物等效的统计学方法和生物等效标准。而对 PK 研究的指南则包括:研究设计提纲、需要测量的分析物、生物等效的统计学标准以及开展可接受的生物等效性研究的其他相关信息。

二、局部用药生物等效性研究与评价标准

1984 年,由于《药品价格竞争和专利期补偿法案》(又称为《Hatch-Waxman 法案》)获得通过,《1938 年联邦食品、药品和化妆品法案》(FFD8C 法案)进行了修订。《Hatch-Waxman 法案》允许引用已获批原创药品的安全性和有效性提交简化新药申请(ANDA)。一般情况下,为使 ANDA 获批,必须证明仿制药品与参照药品生物等效。同时,仿制药品与参照药品还必须含有相同的活性成分、使用条件、给药途径、剂型、规格和标签(也可以有一些例外)。即仿制药品与参照药品应是药剂等效、生物等效和治疗等效的。《Kefauver-Harris 修正案》(也称为《药效修正案》)通过后,要求所有药品证明对其标签适应证是安全和有效的(FDA,2012 年)。在大多数情况下,对于所有申请局部用药品的 ANDA,如果其参照药品是 1962

年以后被批准的,则需要进行某种形式的生物等效性评价。

1966年,在美国FDA的指示下,美国国家科学院/国家研究委员会评价了1938—1962年获批的所有药品的有效性。根据这个范围广泛的项目研究结果,许多药品被认为是有效的,并被归类为药品疗效研究实施方案(drug efficacy study implementation,DESI)中的药品(联邦公告,2012;美国国家科学院,1974)。在这个名录中,大部分局部用药品被认为是DESI药品,在FDA的药品名录数据库(电子版橙皮书,2013)中拥有治疗等效编码"AT"。对于含有相同的活性成分的相同局部外用剂型的所有溶液和DESI药品,已给予体内生物等效性研究豁免,并且如果其化学和制造过程都足以证明生物等效性,则认为其治疗等效,可编码为AT。局部用药品,包括所有1962年以后的非溶剂型局部用药品,药学等效并不意味着生物等效性,只有在有足够的生物等效性数据支持的情况下,才被编码为AT,否则编码为BT。

根据现行的《美国联邦法规汇编》21CFR第一章320.22的规定,对于那些不含有影响药物吸收的非活性成分的,也没有做出可能影响药物吸收药品配方变更的药品,可给予体内生物利用度和生物等效性豁免。详细豁免标准包括:如果某种药品就其药物疗效研究实施方案中的适应证至少有一项是有效的,或与21CFR第一章310.6中这种药品相同、相关或相似,则FDA可以豁免此药品固体制剂(除延迟释放或缓释剂外)的体内生物利用度和体内生物等效性的研究。同时,依据21CFR第一章320.22(b)中(3)规定,外用溶液剂也可以获得体内生物利用度或生物等效性研究豁免。此处规定的外用溶液剂包括:①用于皮肤的溶液剂、口服溶液、酏剂、糖浆或酊剂、用于雾化或喷雾法的溶液、喷鼻溶液,或其他类似的可溶性剂型;②与完全作为新药申请或简化新药申请获批的药品具有相同浓度的活性药物成分和相同剂型;③与完全作为新药申请或简化新药申请获批的药品相比,药品配方中没有可能会显著影响药品活性药物成分吸收或药品活性部分全身性吸收或拟用作局部用药品的全身性或局部生物利用度的非活性成分或其他变更。

一般而言,对于所有局部用药品,拟定的仿制药品和参照药品无论是活性药物成分(AP)还是辅料在定性(Q1)和定量(Q2)上均应相似。尤其是对于外用溶液剂,辅料的浓度差异不应超过 ±5%。外用溶液剂仿制药品和参照药品的总体药品配方在定性(Q1)/定量(Q2)上应相同。任何影响外用溶液剂穿透性的药品配方变更,例如,多添加渗透促进剂,在大多数情况下,药品申请都要提交临床终点研究结果(FDA,2009)。此外,为了进一步阐述拟非吸收入血液的药品的生物利用度评价的局限,2003年的《联邦食品、药品和化妆品法案》(FFD8C法案)在505(j)(8)(A)(ii)一节做了如下补充:对于拟非吸收进入血液的药品,可以通过科学有效的测量方法评估其生物利用度,以反映活性药物成分或治疗性成分在药物作用部位的有效利用速率和程度。

三、局部用药生物等效性的研究方法

对于局部皮肤用药,基于血液暴露量的PK研究方法一般并不适用于其生物等效性的研究。为了使局部皮肤用药的生物等效性研究可接受,应证明仿制药品与参照药品在作用部位上有效可用的速率与程度应无显著差异。除体内PK研究方法外,目前用于生物等效性评价还有体内药效学研究方法、临床终点研究方法和体外终点研究方法。在某些情况下,当生物等效性不证自明、不需要开展体内研究时,可适用于生物等效性豁免。

（一）体内药代动力学研究方法

大多数局部用药品，尤其是皮肤局部用药品，通常不应发生全身吸收。如果药物发生全身性吸收，则全身浓度与临床疗效之间应没有明显的相关性。此外，生物体液中的药物浓度并不一定代表作用部位的药物浓度，它仅代表药物透过靶部位后的浓度。况且血药浓度可能也不能准确一致地测量出来。因此，对于这类局部用药品而言，测定体液内药物浓度随时间变化的函数通常是不可行或不适用的。然而，对于某些局部用药品，尤其是用于局部但有一些全身性吸收的药物，基于体液暴露量的 PK 研究方法可能是可行的。应当注意的是，目前这一方法仅限于极少数局部用药品。

（二）体内药效动力学研究方法

体内 PD 研究方法是基于对药品作为时间函数的药理作用的测量。目前，McKenzie-Stoughton 血管收缩测定法（vasoconstrictioin assay，VCA）是美国 FDA 认可的唯一的药效学方法。然而，该方法只限用于皮肤外用皮质类固醇类药品。这是基于随着时间的推移，皮肤微血管收缩后，皮质类固醇药品会产生可见的苍白反应的前提。1995 年，美国 FDA 发布了《行业指南：皮肤外用皮质类固醇：体内生物等效性》（1995 年 6 月 2 日发布）。该指南中推荐开展预试验和关键性生物等效性研究，数据分析是通过将常规的 E_{max} 模型 $\left(E = E_0 + \dfrac{E_{max} \times D}{D + ED_{50}} \right)$ 经改造转化成适用于皮肤用药品数据 E_{max} 分析的模型，即

$$AUEC = \frac{AUCE_{max} \times 剂量持续时间}{剂量持续时间 + ED_{50}}$$

。该模型中 AUEC 指药效指标，$AUEC_{max}$ 指 AUEC 的最大拟合值，D 为剂量，E 为药效作用，E_0 为基线效应，E_{max} 为最大拟合"E"值，ED_{50} 为达到 50% E_{max} 值所需的剂量持续时间。

该指南推荐健康受试者进行生物等效性研究。指南中的剂量控制是通过控制皮肤暴露于药品的持续时间来实现的。建议先开展剂量持续时间响应的预试验，以确定后续的关键性生物等效性试验所采用的适用剂量持续时间。在预研究中，根据参照药品初步估算 E_{max} 值。根据预研究的结果选择适用的剂量持续时间（$D_1 = ED_{50}/2$，即较短的剂量持续时间；$D_2 = ED_{50} \times 2$，即较长的剂量持续时间，其中 ED_{50} 为达到最大响应一半时所用的剂量持续时间）。剂量选择对区分表面上看上去是生物等效但可能存在显著差异的两个药品非常关键。对于生物等效性评价，关键性生物等效性研究通过重复设计以及文件记录可接受个体剂量时间反应来比较仿制药品和参照药品。根据这一模型，仿制药品和参照药品必须符合可接受的生物等效性标准，即所观察到的血管收缩反应的 90%CI 应介于 80.00%~125.00% 之间。近 20 年来，这种 PD 研究方法已被证明是局部生物等效性的直接和有效的指标。相比在患者中开展的临床终点试验生物等效性研究，此方法相对便宜，获得足够高的灵敏度水平所需要的受试者人数显著较少。

（三）临床终点研究方法

临床终点生物等效性研究可以根据在患者中证明安全性和有效性等效，确定两种药品生物等效。目前，这是评价局部用药品的生物等效性的最为常用的方法。临床终点生物等效性研究使用美国 FDA 推荐的药品专属性指标。如果参照药品标签上有多种适应证，那么通常将对药物局部递药最为敏感的适应证作为首选。这样做的原因是基于某些情况下所选择的临床终点可能对药品配方差异并不敏感的事实。因此，临床终点的选择至关重要，因为多种药品间的药品配方性能差异的检测取决于特定药物的指标的量 - 效关系。

临床终点生物等效性研究通常采用随机、置盲、使用安慰剂的平行设计。使用安慰剂可以确保研究

在足够敏感的剂量下开展，以保证达到一定效果（换言之，两种治疗均有效），并且可以检测到两种治疗间的差异。这些研究通常进行数周，是根据评分量表、成功（完全消退）或失败（未消退）量表判定二分终点，通过肉眼观察对大多临床终点进行评估。另外，对于某些局部用药品，是基于连续变量，根据自基线处的平均变化进行统计学分析来确定生物等效性。

临床终点生物等效性研究方法的难点在于参比制剂的个体间变异较大，且使用临床终点研究方法进行的 BE 研究较难获得一致性结果。另外，不同药物可能有多个临床终点可以选择，选择哪一个临床终点将直接影响生物等效性结果的评价。这些问题均会导致评价指标变异增加，并且使评价的敏感性降低。临床终点研究方法通常需要大量的患者群体（>500~600 患者），费用高昂，并且研究时间也非常长。此时，需要针对每个药物的特征具体分析，选择合适的方式进行生物等效性评价。

（四）体外终点研究方法

美国 FDA 已经开始认可对简单的外用药品配方（非溶液剂）开展体外研究进行生物等效性评价。开展的试验包括体外流变试验（测试制剂的理化性质）和体外释药试验（in vitro drug release testing, IVRT），通常使用扩散池（如带合成膜的 Fanz 扩散池系统）。IVRT 方法用于估算药物从制剂释放的速率，释药差异应该反映药品配方特征或药物热力学性质的变化。该方法的最低要求是仿制药品的药品配方必须在定性（Q1）和定量（Q2）方面均相同。此外，仿制药品和参照药品不应在理化性质（Q3）方面出现显著差异，其中包括体外试验。

美国 FDA《行业指南：非无菌半固体剂型，放大和批准后变更：化学、制造和控制（CMC）；体外释药试验与体内生物等效性证明》（1997 年 5 月发布）对非无菌外用药品做了说明，如霜剂、凝胶剂、洗剂和膏剂。该行业指南对支持变更的 IVRT 方法和 / 或体内生物等效性试验提出一些建议，所涉变更包括：①药物组分或组成；②制造（工艺与设备）；③生产按比例放大 / 缩小；④获批后半固体制剂的制造地点。在药品审批申请中，目前美国 FDA 并不要求提交 IVRT 以证明药物研发或方法有效性。FDA 也不要求在常规批间质量控制检验中开展 IVRT。

（五）其他研究方法

在一项研究不同制剂工艺的青藤碱凝胶贴剂的生物等效性时，提出了微透析技术在生物等效性研究中的可行性和优越性。以不同工艺制备青藤碱的普通凝胶贴剂和脂质体凝胶贴剂，以裸鼠为实验动物进行经皮给药后，分别采用组织匀浆法及微透析法对青藤碱的体内药量进行测定。组织匀浆法的测定结果显示出经过 20 小时以上的时间后，脂质体凝胶贴剂比普通凝胶贴剂具有更高的皮肤局部剩余药量；而微透析法的检测结果则显示出在整个测定过程中，脂质体凝胶贴剂比普通凝胶贴剂具有更高的皮肤局部瞬间药量，且皮肤局部药 - 时曲线与国际上报道的大多数经皮吸收情况相符。研究结果表明青藤碱的脂质体凝胶贴剂比普通凝胶贴剂具有更高的局部生物利用度，且脂质体可能存在贮库效应，而微透析技术可用于制剂的生物利用度及生物等效性研究。

（王广基 孙建国 彭 英）

参考文献

［1］沈卓之，杨珉 . 生物等效性研究中的统计学问题 . 中国卫生统计，2015，32（4）：716-720.

［2］张多多,韩秀娟,侯雪峰,等.生物等效性研究方法及其在中药制剂产品中的应用.中草药,2016(20):3712-3719.

［3］徐毛迪,吴子静,谢海棠.窄治疗指数药物的生物等效性评价进展.中国临床药理学与治疗学,2017,22(11):1201-1206.

［4］萧惠来.FDA《根据BCS豁免速释固体口服制剂体内生物利用度和生物等效性研究的指导原则》介绍.药物评价研究,2018,41(5):753-760.

［5］刘晓东,杨劲.生物等效性评价的若干问题的探讨.中国临床药理学与治疗学,2000(3):248-252.

［6］余煊强,李冰.FDA生物等效性标准.姚立新,译.北京:北京大学医学出版社,2017.

［7］NMPA.以药代动力学参数为终点评价指标的化学药物仿制药人体生物等效性研究技术指导原则,2016.https://www.cde.org.cn/zdyz/domesticinfopage?zdyzIdCODE=1e218f70d9b7c99c2663de9f6655bc5b.

［8］国家药典委员会.中国药典(2020版).四部.9011药物制剂人体生物利用度和生物等效性试验指导原则.北京:中国医药科技出版社.

［9］萧惠来.FDA《根据BCS豁免速释固体口服制剂体内生物利用度和生物等效性研究的指导原则》介绍.药物评价研究,2018,41(5):753-760.

［10］刘曼,张文萍,张丽娜,等.基于生物药剂学分类系统的口服固体速释制剂生物豁免.中国新药杂志,2016,25(5):532-542.

［11］王玲,陈泽.浅谈世界卫生组织的药品生物等效性豁免.药学与临床研究,2012,20(6):560-562.

［12］张宁,平其能.WHO关于口服制药生物等效豁免相关政策的介绍.中国药事,2009(2):187-189.

［13］高杨,耿立冬.FDA,WHO和EMA关于基于生物药剂学分类系统的生物等效性豁免指导原则的比较.中国新药杂志,2012,21(24):2861-2869.

［14］孙建国,徐为人,汤立达,等.各国关于基于BCS分类的生物等效性豁免的新进展及差异性分析.药物评价研究,2021,44(6):1190-1196.

［15］朱凤昌,王爱国,韩凤,等.美国FDA《特定药物的生物等效性指导原则》高变异性药物生物等效性指导原则调研.中国药物评价,2016,33(5):397-401.

［16］张宁,平其能.生物药剂分类系统(BCS)及应用进展介绍.中国新药杂志,2008,17(19):1655-1658.

［17］NMPA.高变异药物生物等效性研究技术指导原则.2018.https://www.cde.org.cn/zdyz/domesticinfopage?zdyzIdCODE=333fd2eac0928e881578082373233f8a.

［18］刘晓东,柳晓泉.药物代谢动力学教程.南京:江苏凤凰科学技术出版社,2015.

［19］刘东阳,李丽,江骥,等.高变异药物的生物等效性研究进展.中国临床药理学杂志,2008,24(4):52-56.

［20］李丽,杨进波.局部皮肤用药的生物等效性研究进展.中国临床药理学杂志,2016,32(24):2337-2340.

［21］涂家生,王平.局部用制剂的命名及其等效性评价.国药品标准,2007,8(4):14-17.

第七章 药代动力学 / 药效动力学结合模型理论与实践

药代动力学(PK)是研究药物在吸收、分布、代谢以及排泄过程中药物浓度随时间变化的规律,即不同剂量下浓度 - 时间两者的关系。药效动力学(PD)则用于描述药物效应随药物浓度和时间变化的规律,即浓度 - 效应 - 时间三者的关系。Levy 在 1965 年首次将 PK 和 PD 结合起来提出了"Levy km 方程",描述了药物效应随血浆药物浓度实时变化的现象,并应用药物消除速率常数(k)和药物浓度 - 效应关系常数(m)之乘积计算药物效应消失的速度。自此,药物的体内处置和效应被 PK/PD 模型关联起来研究,建立了一种描述不同剂量下"浓度 - 效应 - 时间"三者定量关系的新方法。然而,Levy 首次提出的 PK/PD 模型在实际应用中受到很大局限,很多药物的浓度和效应并非是同步变化的。根据 Paalzow 的分析,药物浓度 - 效应之间的关系主要分为 3 种类型:①血药浓度 - 效应的 S 形曲线,即血浆药物浓度和效应之间的变化是同步变化的;②血药浓度 - 效应的逆时针滞后曲线,即药物效应的峰值滞后于血药浓度的峰值;③血药浓度 - 效应的顺时针曲线,即效应的峰值先于血药浓度的峰值出现。对于第②和第③种情况,药物浓度和效应的变化存在时间上的不一致,采用"Levy km 方程"难以将药物浓度和效应关联起来研究。随后 50 余年,得益于分析测试技术的发展、生理和药理学基础研究的进步以及计算机软件和硬件技术的革新,PK/PD 模型不断发展创新,从基于经验的 PK/PD 模型发展为基于机制的 PK/PD 模型,已建立多种不同机制的 PK/PD 模型,可用于将药物体内过程与药物效应关联起来研究,这些模型在药物研发和临床治疗中正发挥着越来越重要的作用。

第一节 药物效应指标

对药物的安全性和有效性进行评价时,通常需要运用相应指标对药物的效应进行评估。在建立 PK/PD 模型时,选择合适的药物响应指标是模型成功建立的关键。反映药物效应的指标很多,既可以是患者的临床终点指标(如死亡、功能丧失等)或患者的症状、体征、评分等,也可以是通过仪器或者实验室检查等手段获得的客观数据。可用于 PK/PD 分析的理想 PD 指标一方面要求与药物治疗的最终疗效密切相关,另一方面需要对药物浓度变化敏感且可反复测定。在 PK/PD 模型建立中,通常涉及的药效指标包括临床终点指标、替代终点指标以及生物标记物。本节主要对上述三类指标进行介绍。

一、临床终点指标

临床终点（clinical endpoint）指标指能够反映患者感觉、功能或生存的特性或变化的观测与评价指标，这些指标通常用于临床试验中不同治疗组间治疗效果的比较，如肿瘤患者的总生存期、高血压患者心血管并发症发生率等。临床终点指标是直接评价受试药物真实效应的金标准，传统药物疗效评价一直是以临床终点指标作为最终评判标准。然而，临床终点指标往往需要较长时间的观察期，例如，肿瘤患者总生存期往往以月计算，高血压患者发生心血管并发症的时间通常在几年甚至几十年之后。而药物浓度的变化通常是以小时或者天作为计量单位，临床终点指标往往对浓度的变化缺乏敏感性，极少用于 PD 指标进行 PK/PD 模型研究，但这类指标可与 PK/PD 模型结合将药物效应转化为患者的临床获益。

二、替代终点指标

虽然临床终点指标是评价药物药效最直接的证据，但是在一些特殊情况下难以用临床终点指标对临床获益进行评估，例如，对于一些慢性疾病而言，受试者可能需要几年甚至更长时间才能达到临床终点，此时就需要一些能够在更短时间内评估药效的指标。替代终点（surrogate endpoint）指标是指能够代替临床终点指标，反映和预测临床终点变化的指标。替代终点指标往往需要经过流行病学、治疗学、生理病理或其他科学证据证明能够合理预测药物临床治疗安全性和有效性。例如，血压被临床证实与心血管并发症之间具有良好的相关性，且血压在药物治疗过程中即能反映药物的药效，因此血压往往作为替代终点指标对高血压治疗药物的药效进行评估。相对于临床终点指标而言，替代终点指标的变化往往对药物的治疗更加敏感，在药物开始治疗的早期即可发生变化。替代终点指标的使用，一方面不必等到临床试验完全结束，在试验早期即可对药物的最终疗效进行判断，对于加快临床试验进程具有重要意义；另一方面与药物浓度变化之间的关联性更强，有助于建立 PK/PD 模型，定量了解药物剂量与效应之间的关系，是一种可靠的 PD 指标。因此，FDA 等药物监管部门大力推进替代终点指标在药物开发中的应用以加快药物研发效率，一些治疗严重或致命性疾病的药物甚至可以基于替代终点指标获得加速批准。根据生物标记物与临床终点指标的相关性，FDA 将替代终点指标分为验证性替代终点指标、可能性替代终点指标和潜在性替代终点指标三类：

1. 验证性替代终点（validated surrogate endpoint）指标　具有清晰的作用机制和临床数据提供坚实的证据证明能够预测临床疗效的药物效应指标，可直接作为药物评审依据反映临床患者获益，如血压、胆固醇水平、病毒载量等。

2. 可能性替代终点（reasonably likely surrogate endpoint）指标　具有明确的机制或流行病学证据证明其与临床终点指标之间具有联系，但尚缺乏临床数据证明其能够代替临床终点指标对药物的药效进行评估的替代终点指标。这类替代终点指标在治疗严重或危及生命疾病药品的加速审评途径中可能用到，例如，客观缓解率和无进展生存期可以作为一些肿瘤的可能性替代终点指标来预测肿瘤患者的获益，进而用于这些肿瘤治疗药物的加速批准。

3. 潜在性替代终点（candidate surrogate endpoint）指标　能够反映药物作用，但不确定是否与临床疗效相关的生物标记物，不能在药品审评中代替临床终点指标，如药物和受体结合程度，或者受体的抑制或激动程度。

随着对疾病和药物治疗机制理解的加深,替代终点指标在未来的药物研发中将占据越来越重要的位置,这对于加速药物开发效率具有重要意义。需要注意的是,临床终点指标是受试者获益的最直接证据,替代终点指标并不能完全代替临床终点指标用于药物的评价。替代终点指标反映了药物的效应,但药物的这种效应是否最终会转化为临床治疗效应的提高仍需进一步证实。因此,FDA 要求加速批准药物上市后仍需进行确证性试验证明药物对患者的临床治疗效应有所提高。

三、生物标记物

生物标记物(biomarker)是一种可以客观地测量和评价正常的生物学过程、致病过程或对治疗干预的药理学反应的指标。生物标记物可以是生理、病理或组织解剖特征,也可以是与正常或异常的生物学功能或过程相关的某一方面的测量。事实上,替代终点指标就是一类经过验证与药物治疗和临床终点指标均相关的生物标记物。从监管角度来看,除非生物标记物经过严密的验证与临床获益之间具有良好的相关性,否则不能作为替代终点指标进行药效评价。虽然许多生物标记物没有通过严格的验证可以作为替代终点指标评估药效的价值,但他们仍然能够在药物开发、监管以及应用中发挥作用。根据生物标记物的应用,FDA 和 NIH 将其分为 7 类:疾病风险生物标记物(susceptibility/risk biomarker)、疾病诊断生物标记物(diagnostic biomarker)、疾病治疗监测生物标记物(monitoring biomarker)、预后生物标记物(prognostic biomarker)、预测生物标记物(predictive biomarker)、药效响应生物标记物(pharmacodynamic response biomarker)、安全性生物标记物(safety biomarker)。这些生物标记物在疾病风险的预测、疾病的诊断、疾病或者药物治疗的监测、疾病的预后评估、风险 / 获益人群的筛选、药物治疗有效性以及安全性的评价等方面发挥重要的作用。例如,2017 年 FDA 批准了 Keytruda 用于所有具有高度微卫星不稳定性(MSI-H)或者错配修复缺陷(dMMR)实体瘤患者的治疗,开启了以生物标记物而非肿瘤类型来确定药物适应证的先河,这里 MSI-H 和 dMMR 就是一种预报生物标记物。

生物标记物能够反映疾病的进程、药物疗效以及药物毒性,是药物开发和应用中不可缺少的重要工具。但需要注意的是,并非所有的生物标记物均可作为 PD 指标建立 PK/PD 模型。如图 7-1 所示,根据药物的作用可将生物标记物分为 3 类:0 型生物标记物,I 型生物标记物以及 II 型生物标记物。其中 0 型生物标记物反映疾病的发展过程并与疾病终点指标相关,但与药物的药效不相关。这类生物标记物通常是作为疾病进程评估或者临床试验中入组或排除的标准。I 型生物标记物通常与药物治疗相关,但与疾病的终点指标无关。这类标记物可以作为 PD 指标建立 PK/PD 模型用于治疗方案设计或者联合治疗方案优化。II 型生物标记物既与药物治疗相关也与疾病终点指标相关,通常被用作验证性或可能性替代终点指标对药物的药效进行评估,是最理想的一类 PD 指标。

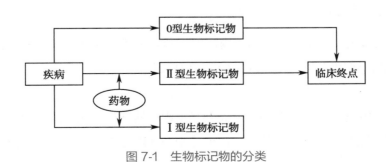

图 7-1　生物标记物的分类

第二节 药代动力学／药效动力学结合模型

药物在体内发挥药效的过程首先是药物进入血液,然后随着血液循环分布至作用靶点与靶点结合产生生物信号,激活一系列信号通路,最后产生药物效应(图7-2)。PK模型能够描述血浆中药物浓度的变化,PD模型建立血浆药物浓度和效应之间的关系,当PK和PD模型结合后,产生的PK/PD结合模型能够定量描述药物剂量和效应之间的关系。PK模型通常采用房室模型或者PBPK模型,这两类模型在其他章节中已有介绍,本章主要介绍PD模型,因此在介绍PK/PD模型时主要以一房室静脉注射PK模型为例。体内药物在产生药效时可能受到药物分布到靶点的过程、药物与靶点结合、生物信号产生、生物信号转导等过程的影响。PD模型的建立就是通过一系列数学公式以及相关参数将药物影响药物效应产生的关键步骤描述出来。

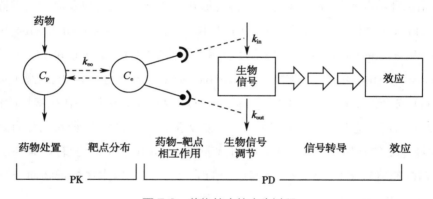

图 7-2 药物效应的产生过程

根据药物不同的作用机制和作用特征,药物在体内的作用可以分为直接可逆作用、直接不可逆作用、间接可逆作用和间接不可逆作用。其中,直接作用是指药物和靶点或受体结合后直接产生药物的效应,而间接作用则是指药物与靶点或受体作用后对体内的激素、酶或基因表达等进行调节,通过这些内源性物质的改变发挥药效。可逆作用指药物的效应与药物在体内的浓度密切相关,药物出现药效产生,药物消除药效消失。不可逆作用是指药物通过共价结合导致细胞或酶不可逆失活,即药物完全消除后药物的效应仍然存在,直到新的细胞或酶产生。这些不同的药物作用导致了药物药效的不同特征,本节主要根据药物的这些作用特征对不同的PD模型进行介绍。

一、基于经验的药代动力学／药效动力学模型

早期的PK/PD模型主要用于建立药物体内浓度和药效两者之间的定量关系,这类模型通常不涉及药物效应的作用机制,我们将其称为基于经验的PK/PD模型。

(一)直接作用PK/PD模型

对于直接可逆作用的药物而言,若药物分布到靶组织的速度较快或者药物靶点位于血液室,药物进入体内后与靶点结合即能产生药效,药物从体内消除则药效随之消失,药物的浓度和效应之间往往呈现

为一一对应的关系。例如,镇痛药芬太尼具有较好的脂溶性,能够快速分布到脑组织中,且该药物通过作用于阿片受体产生镇痛效应,因此其药物浓度和效应之间是一一对应的。在描述这类药物时,直接以血浆浓度代入药物的效应模型即可描述药物的效应(图 7-3)。因此,直接作用 PK/PD 模型主要分为两部分:一部分是应用 PK 模型描述血浆药物浓度随时间的变化[式(7-1)],另一部分是以血浆药物浓度代入药物的效应模型描述药物的效应[式(7-2)]。

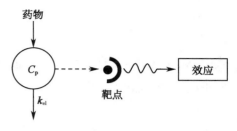

图 7-3　直接作用 PK/PD 模型机制图

$$\frac{\mathrm{d}C_\mathrm{p}}{\mathrm{d}t}=-k\times C_\mathrm{p} \qquad\qquad 式(7\text{-}1)$$

$$E=f(C_\mathrm{p}) \qquad\qquad 式(7\text{-}2)$$

式中,C_p 代表血浆药物浓度,E 代表药物的药效,$f(C_\mathrm{p})$ 代表描述药物浓度和效应关系的药物效应模型。根据药物浓度和效应关系的不同,药物效应模型可分为线性效应模型、对数线性效应模型、E_max 模型和 Hill 模型四类。

1. 线性效应模型与对数线性效应模型　当药物的效应随浓度或者对数浓度成比例增加时,药物的效应可描述为:

$$E=E_0 \pm S \times C_\mathrm{p} \qquad\qquad 式(7\text{-}3)$$

$$E=E_0 \pm m \times \log C_\mathrm{p} \qquad\qquad 式(7\text{-}4)$$

式中,E_0 代表基础效应,当不存在基础效应时,E_0 可以忽略,S 代表浓度 - 效应线性关系的斜率,m 是对数浓度 - 效应线性关系的斜率,± 代表药物效应的增强或者抑制作用。当药物浓度极低时(20% 最大效应范围),药物的效应和浓度成正比关系,线性模型能够描述这样一种浓度 - 效应关系。而当药物浓度达到能够发挥最大效应的 20%~80% 时,药物的对数浓度和效应之间常常呈现线性关系。线性效应模型和对数线性效应模型最大的不足在于模型中药物的效应总是随着浓度的增加而增加,无法评估药物的最大效应。

2. E_max 模型　受体占用理论(receptor occupancy)认为配体(药物)与受体结合是导致药效产生的原因,且药物的效应与受体占用率成正比,这一比值可用 ε 表示。根据质量作用定律(law of mass action),受体的占用率取决于药物的浓度和受体的密度。因此,药物与受体结合产生药效的过程可描述为图 7-4 所示过程。

其中,药物 - 受体复合物的形成可用式(7-5)进行描述:

$$\frac{\mathrm{d}R_\mathrm{C}}{\mathrm{d}t}=k_\mathrm{on}\times R\times C-k_\mathrm{off}\times R_\mathrm{C} \qquad\qquad 式(7\text{-}5)$$

式中,R_C 是药物 - 受体复合物的浓度,C 为药物浓度,R 为非结合状态的受体浓度,k_on 为药物与非结合状态的受体结合的速率常数,k_off 为药物 - 受体复合物解离常数。非结合状态的受体浓度也可表示为总受体浓度(R_T)与 R_C 之差。因此,当药物和受体的结合达到稳态时,R_C 表示见式(7-6)。

图 7-4　药物与受体结合产生药物效应示意图

$$R_C = \frac{k_{on} \times R_T \times C}{k_{off} + k_{on} \times C} = \frac{R_T \times C}{K_D + C} \qquad \text{式 (7-6)}$$

式中，K_D 是药物 - 受体复合物的稳态解离常数，被定义为 k_{off} 与 k_{on} 的比值。由于药物效应与受体占用率成正比，可得到式 (7-7)：

$$\frac{E}{E_m} = \varepsilon \times \frac{R_C}{R_T} \qquad \text{式 (7-7)}$$

用 EC_{50} 代替 K_D，E_{max} 代替 $E_m \times \varepsilon$ 可得，

$$E = \frac{E_{max} \times C}{EC_{50} + C} \qquad \text{式 (7-8)}$$

式中，E_{max} 代表最大效应，反映了药物的内在活性，而 EC_{50} 代表达到最大效应一半时的药物浓度，反映了药物与靶点的亲和力，EC_{50} 越小则表明药物越易于与靶点结合发挥药效，即药物越敏感。E_{max} 模型是基于质量作用定律提出来的，该模型考虑到生物系统中药物的靶点是有限的，当有限的靶点被完全占用后药物的效应将达到一个平台，此时药物浓度的增加将不会再使药效进一步提高。因此，E_{max} 模型能够弥补线性模型无法评估最大效应这一缺点。若药物给药前具有基础效应，药物效应模型可描述为：

$$E = E_0 \pm \frac{E_{max} \times C}{EC_{50} + C} \qquad \text{式 (7-9)}$$

式中，E_0 代表基础效应。

当药物浓度远低于 EC_{50} 时，E_{max} 模型可以简化为线性模型（图 7-5 左）：

$$E \approx E_0 \pm \frac{E_{max} \times C}{EC_{50}} = E_0 \pm S \times C \qquad \text{式 (7-10)}$$

当药物浓度远高于 EC_{50} 时，药物的效应达到最大值，效应不再随浓度增加而增强（图 7-5 右），效应就表现为一个常数：

$$E \approx E_0 \pm \frac{E_{max} \times C}{C} = E_0 \pm E_{max} \qquad \text{式 (7-11)}$$

当药物浓度处于最大效应 20%~80% 范围内，药物的对数浓度与药物效应之间表现为线性关系（图 7-5 右）。因此，线性效应模型和对数线性效应模型实际上是 E_{max} 模型的一种特例。

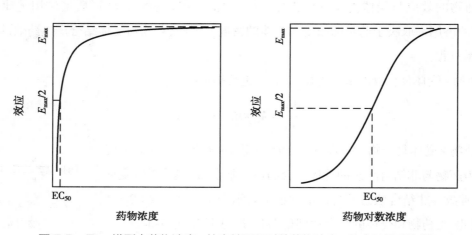

图 7-5　E_{max} 模型中药物浓度 - 效应关系和对数药物浓度 - 效应关系示意图

3. Hill 模型　从图 7-5 右可见,药物效应在 20%~80% 范围内与药物对数浓度近似呈现为一条直线,这条直线的斜率反映了药物效应强度随药物浓度变化的快慢。药物效应随浓度变化快则表明药物效应随浓度变化敏感,小幅度的浓度变化可能引起效应的显著改变,反之则药物效应对浓度变化不敏感性。在 E_{max} 模型中,参数 E_{max} 和 EC_{50} 分别反映了药物的效能和药物与受体的亲和力,而这条直线的斜率却没有参数可以描述。Hill 模型在 E_{max} 模型基础上引入一个指数项 γ,描述药物效应强度随药物浓度的变化。当 $\gamma=1$ 时表明生成的药物 - 靶点复合物对游离药物与靶点的结合没有影响,药物效应的增强速度与药物浓度增加的速度一致,此时的 Hill 模型可以还原为 E_{max} 模型;当 $\gamma>1$ 时表明生成的药物 - 靶点复合物促进游离药物与靶点结合,药物效应的增强速度将快于药物浓度增加的速度;当 $\gamma<1$ 时表明生成的药物 - 靶点复合物抑制游离药物与靶点结合,药物效应的增强速度较药物浓度增加速度更慢(图 7-6)。

$$E = E_0 \pm \frac{E_{max} \times C^{\gamma}}{EC_{50}^{\gamma} + C^{\gamma}} \qquad\qquad 式(7\text{-}12)$$

式中,γ 是一个陡度系数,描述了药物 20%~80% 效应区间内对数浓度 - 效应直线的斜率。

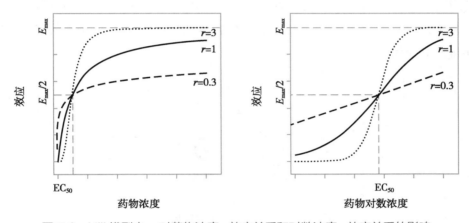

图 7-6　Hill 模型中 γ 对药物浓度 - 效应关系和对数浓度 - 效应关系的影响

以 E_{max} 模型为例,我们描述了直接作用模型中药物浓度与效应之间的关系,如图 7-7 所示。图中药物的浓度和效应均在给药后第一时间达到最大值,随着药物的消除,药物效应逐渐减弱,到药物从体内完全消除时药物效应也随之消失。

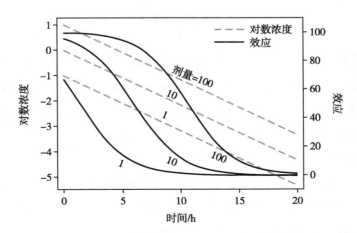

图 7-7　直接作用 PK/PD 模型药物浓度与效应变化的模拟图

（二）效应室 PK/PD 模型

普鲁卡因胺是Ⅰa 类抗心律失常的药物，通过抑制心肌细胞 Na^+ 内流使得心肌细胞动作电位 0 相上升速度和振幅降低，从而延长 QT 间期。普鲁卡因胺通过作用于离子通道直接发挥药效，显然是一个直接作用的药物。然而，Sheiner 等人在研究普鲁卡因胺血浆药物浓度与 QT 间期延长效应关系时发现该药物的血浆药物浓度与 QT 间期的延长随时间的变化并不一致，但唾液浓度和效应随时间的变化是一致的。通过浓度 - 效应曲线分析血浆药物浓度 - 效应曲线呈现为逆时针滞后环曲线，而唾液药物浓度 - 效应曲线更加接近为一条 S 形曲线，表明普鲁卡因胺的 QT 间期延长作用滞后于血浆药物浓度的变化，但与唾液药物浓度变化基本一致。作者分析普鲁卡因胺浓度与效应关系出现变化不一致的原因在于药物分布到靶组织的速率较慢，靶组织浓度相对于血浆药物浓度有时间上的延长，因此，作者建立了效应室来描述心肌组织普鲁卡因胺浓度的变化。如图 7-8 所示，在效应室模型中，一个假想的效应室被加入与血液室连接，描述药物从血液分布到靶点的过程，而药物的效应与效应室药物浓度而非血浆药物浓度关联。需要注意的是，效应室模型通常假设药物向效应室的分布不影响药物的处置，因此效应室不会作为一个单独的房室出现在描述药物系统处置的 PK 模型中。式(7-13) ~ 式(7-15)描述了效应室 PK/PD 模型。其中，式(7-13)描述血浆药物浓度的变化，式(7-14)描述效应室药物浓度的变化，式(7-15)描述效应室药物浓度与效应之间的关系。

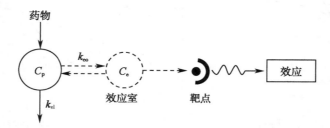

图 7-8   效应室 PK/PD 模型机制图

$$\frac{\mathrm{d}C_{\mathrm{p}}}{\mathrm{d}t}=-k\times C_{\mathrm{p}} \qquad\qquad 式(7\text{-}13)$$

$$\frac{\mathrm{d}C_{\mathrm{e}}}{\mathrm{d}t}=k_{\mathrm{eo}}\times(C_{\mathrm{p}}-C_{\mathrm{e}}) \qquad\qquad 式(7\text{-}14)$$

$$E=E_0\pm\frac{E_{\max}\times C_{\mathrm{e}}}{\mathrm{EC}_{50}+C_{\mathrm{e}}} \qquad\qquad 式(7\text{-}15)$$

式中，C_{p} 是血浆药物浓度，k 代表药物消除的一级速率常数，C_{e} 是效应室药物浓度，k_{eo} 代表药物在血液室 - 效应室之间分布的一级速率常数，$E_{\max}$ 是药物能够产生的最大效应，EC_{50} 代表达到最大效应一半时的药物浓度。在上述模型参数中，k_{eo} 是描述药物效应滞后于浓度变化的一个关键参数，k_{eo} 越小表示药物分布到靶点的速度越慢，药物效应滞后越严重，而 k_{eo} 较大时药物的效应和浓度变化之间的时间差越短，当 k_{eo} 极大时药物的效应和浓度之间将不再有时间差，效应室模型回归到直接作用 PK/PD 模型。

图 7-9 模拟了效应室模型中血浆药物浓度、效应室药物浓度以及药物效应的变化。血浆药物浓度在给药后立刻达到峰值，但此时效应室中药物浓度才开始升高，药物在效应室中达到峰值的时间滞后于血浆药物浓度，而药物效应变化与效应室药物浓度变化一致。

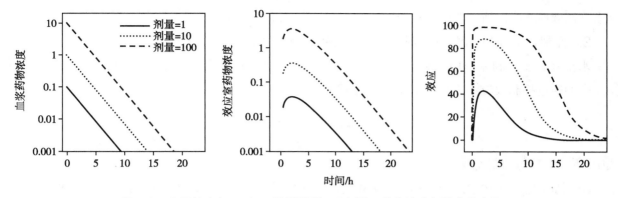

图 7-9　应用效应室 PK/PD 模型模拟不同剂量下药物浓度与效应的变化

二、基于机制的药代动力学 / 药效动力学模型

（一）间接可逆作用 PK/PD 模型

间接可逆作用的药物不是直接与靶点或受体结合产生药效，而是通过调节体内的激素、酶、基因表达等机制发挥药效，且药物产生的效应将在药物完全消除后逐渐消失。例如，华法林的药效是抗凝，但其直接作用却是抑制维生素 K 合成，通过降低体内维生素 K 水平减少凝血酶原生成表现出抗凝作用。基于药物的间接作用机制，Jusko 等提出了间接作用模型。在建立间接作用模型时，通常会涉及药物的作用机制，因此间接可逆作用 PK/PD 模型是一类基于机制的 PK/PD 模型（图 7-10）。

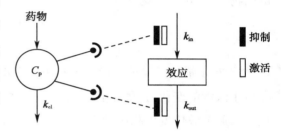

图 7-10　间接可逆作用 PK/PD 模型机制图

在建立间接可逆作用 PK/PD 模型时，首先需要建立一个描述效应生成与消除的周转（turnover）模型。

$$\frac{\mathrm{d}R}{\mathrm{d}t}=k_{\mathrm{in}}-k_{\mathrm{out}}\times R \quad R(0)=R_0 \qquad \text{式 (7-16)}$$

式中，R 代表效应，在给药前测定初始效应为 R_0，k_{in} 描述效应生成的零级速率常数，k_{out} 代表效应消除的一级速率常数。在没有药物影响的情况下，机体的生理系统被认为是处于稳态，即效应随时间没有变化，因此，k_{in} 可以用 k_{out} 与 R_0 的乘积表示。

根据药物对效应产生影响的方式不同，药物间接可逆作用的机制可分为 4 类：

1. 抑制 k_{in}　药物通过抑制内源性物质的产生从而抑制某一效应是很多药物的作用机制。例如，华法林通过抑制维生素 K 发挥抗凝作用，非甾体抗炎药布洛芬通过抑制前列腺素 E-2 发挥退热作用，血管紧张素转换酶抑制剂通过抑制血管紧张素的生成发挥降血压的作用都属于这类作用机制。式 (7-17) 描述了具有这类作用机制药物的 PD 模型。

$$\frac{\mathrm{d}R}{\mathrm{d}t}=k_{\mathrm{in}}\times\left(1-\frac{I_{\max}\times C}{C+\mathrm{IC}_{50}}\right)-k_{\mathrm{out}}\times R \qquad \text{式 (7-17)}$$

式中，C 为药物浓度，既可以是血浆药物浓度，也可以是效应室药物浓度，$I_{\max}$ 为药物对效应生成的最大抑制能力，$I_{\max}$ 的值通常在 0~1 之间，当药物能够完全抑制某一效应的产生时，$I_{\max}$ 的值为 1，IC_{50} 为达到最大抑制效应一半时所需要的药物浓度。

2. **抑制 k_{out}** 胆碱酯酶抑制剂通过抑制胆碱酯酶活性提高乙酰胆碱水平,髓袢利尿剂(如呋塞米)抑制水重吸收发挥利尿作用。对于这类通过调节内源性物质来增强某一效应的药物,可用 I_{max} 模型来描述药物通过抑制效应消除(k_{out})达到效应增强的作用。

$$\frac{\mathrm{d}R}{\mathrm{d}t} = k_{in} - k_{out} \times \left(1 - \frac{I_{max} \times C}{C + IC_{50}}\right) \times R \qquad \text{式(7-18)}$$

式中,所用参数与抑制 k_{in} 模型一致。

3. **刺激 k_{in}** 干扰素 α-2a 通过刺激 Mx 蛋白(一种干扰素诱导表达蛋白)生成发挥抗病毒作用;生长激素释放肽刺激生长激素的释放发挥促生长的作用。药物通过调节内源性物质来刺激效应的生成(k_{in})将增强某一效应,这类药物的 PD 模型可描述为:

$$\frac{\mathrm{d}R}{\mathrm{d}t} = k_{in} \times \left(1 + \frac{E_{max} \times C}{C + EC_{50}}\right) - k_{out} \times R \qquad \text{式(7-19)}$$

式中,E_{max} 为药物对效应生成的最大刺激能力,EC_{50} 为达到最大效应一半时的药物浓度。

4. **刺激 k_{out}** 特布他林通过促进钾离子向细胞内分布发挥降血钾的作用,对于这种促进效应消除的药物而言,可将药物的作用描述为刺激 k_{out},药物对效应消除的刺激作用将导致效应的减弱。

$$\frac{\mathrm{d}R}{\mathrm{d}t} = k_{in} - k_{out} \times \left(1 + \frac{E_{max} \times C}{C + EC_{50}}\right) \times R \qquad \text{式(7-20)}$$

图 7-11 描述了 4 种间接作用 PK/PD 模型的模拟示意图。如图所示,间接作用药物的效应变化往往滞后于浓度的变化,这种滞后作用是由药物作用机制引起的,药物首先调节内源性物质,内源性物质变化后再调节效应发生相应的变化。药物所调节的效应通常在给药前有一个初始值,药物能够刺激效应发生改变,但在药物消除后这种变化逐渐恢复到初始值。药物对效应的调节可分为两类,一类是减弱效应,可通过抑制效应生成和刺激药物消除实现,另一类是增强效应,可通过刺激效应生成和抑制效应消除实现。

5. **间接可逆作用 PK/PD 模型案例** 尼扎替丁是一种 H_2 受体拮抗剂,具有抑制胃酸分泌的作用,临床上用于治疗十二指肠溃疡和胃溃疡。为了解尼扎替丁抑制胃酸分泌的作用,Callaghan 等人研究了在 25mg、50mg、100mg 和 250mg 4 个不同剂量下该药物对胃酸分泌的抑制作用。根据这一结果,Jusko 等人采用了间接作用 PK/PD 模型对其 PK/PD 关系进行了分析。作者以胃酸作为效应指标,效应(胃酸)由生成和消除共同决定。胃酸被认为是按照一定速率生成的,k_{in} 是模型中用于描述胃酸生成的零级速率常数,即胃酸的生成速率恒定;胃酸的消除则由胃酸的水平决定,其消除速率常数为 k_{out},k_{out} 是一个一级动力学常数,描述胃酸消除速率与胃酸水平相关。在没有药物治疗之前,假设胃酸水平处于恒定的水平,此时生成速率 k_{in} 和消除速率 k_{out} 之比则为胃酸水平。尼扎替丁抑制胃酸生成,其效应的靶点作用于 k_{in},采用相应的抑制 k_{in} 间接作用模型对尼扎替丁的药效进行拟合,获得了相关的 PD 模型参数,其中 $k_{in}=184\text{mEq/h}^2$,$k_{out}=5.6\text{/h}$,$I_{max}=1.0$,$IC_{50}=164\text{ng/ml}$。I_{max} 用于描述尼扎替丁对胃酸分泌抑制的最大作用,由于胃酸分泌能够被完全抑制,因此 I_{max} 被设定为 1。IC_{50} 反映了达到最大抑制效应一半时所需要的药物浓度,即当血浆浓度达到 164ng/ml 时,尼扎替丁能够将胃酸分泌作用抑制 50%。

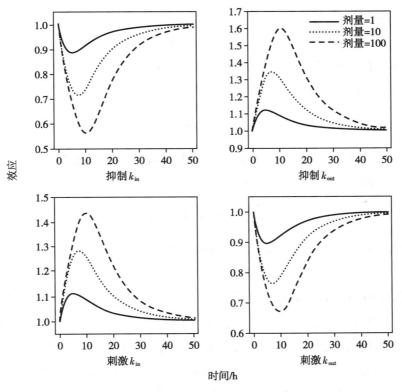

图 7-11　4 种间接可逆作用 PK/PD 模型模拟示意图

（二）间接不可逆作用 PK/PD 模型

间接不可逆作用的药物（如抗肿瘤药物、抗菌药物、抗病毒药物、酶抑制剂等）往往通过与靶点共价结合杀灭细胞或者失活特殊的蛋白或酶，其药物效应往往表现出时间依赖性，药效参数可能不再是常数，且药效的发挥较药物暴露有一个较长的时间滞后。

1. 非周期特异性间接不可逆作用 PK/PD 模型　人体内的肿瘤细胞和致病微生物可不断自我增殖。给予细胞周期非特异性药物治疗后，一方面药物通过杀灭肿瘤细胞和致病微生物减少其数量，另一方面肿瘤细胞和致病微生物又通过自我增殖增加自身数量（图 7-12）。因此，针对肿瘤和致病微生物的治疗其最终的药效由药物杀灭细胞和细胞自我增殖速率两个因素共同决定。式（7-21）描述了细胞增殖和药物杀灭细胞的作用。

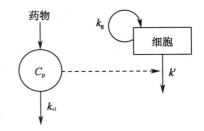

图 7-12　非周期特异性间接不可逆作用 PK/PD 模型机制图

$$\frac{\mathrm{d}R}{\mathrm{d}t}=g(R)-f(C)\times R \quad R(0)=R_0 \qquad \text{式（7-21）}$$

式中，R 代表细胞的数量（如肿瘤细胞、细菌等）或体积（肿瘤组织），R_0 是给药前细胞数目或体积的初始值。$g(R)$ 代表细胞的增殖，$f(C)\times R$ 代表药物杀灭细胞的作用。

在没有药物的情况下细胞的增殖过程可由细胞的增殖速率和细胞的自然死亡速率共同决定，而细胞的净生长速率（k_g）则为增殖速率（k_s）与自然死亡速率（$k_{\deg}$）之差。

$$g(R)=k_s\times R-k_{\deg}\times R=k_g\times R \qquad \text{式（7-22）}$$

在给予药物作用后，细胞的杀灭作用由药物和细胞受体的相互作用决定，因此引入一个二级速率常

数 k 描述药物杀灭细胞的速率。

$$f(C)=k \times C \tag{式(7-23)}$$

式中, k 代表描述药物杀灭细胞的二级速率常数, C 代表血浆或者靶点药物浓度。最终, 药物杀灭细胞的作用可用式(7-24)进行描述:

$$\frac{\mathrm{d}R}{\mathrm{d}t}=k_g \times R - k \times C \times R \quad R(0)=R_0 \tag{式(7-24)}$$

在抗菌治疗中, 最小抑菌浓度(MIC)被定义为抑制细菌生长的最低浓度。根据式(7-24)我们可以对 MIC 进行估算。当细菌生长被完全抑制时:

$$\frac{\mathrm{d}R}{\mathrm{d}t}=k_g \times R - k \times \mathrm{MIC} \times R = 0 \tag{式(7-25)}$$

公式经过变形整理可估算出: $\mathrm{MIC}=k_g/k$, 即药物的最低抑菌浓度为细菌生长速率与药物杀灭细菌速率的比值。

在上面的间接不可逆作用 PK/PD 模型中, 我们以简单的线性生长和线性效应模型分别描述了细胞的生长和杀灭作用, 事实上细胞的生长动力学是一个复杂过程, 线性生长模型只在细胞生长的某一个时期适用, 在建立这类药物的 PK/PD 模型时需要根据实验结果选择更加合适的细胞生长模型, 如 Logistic 增长模型、对数增长模型等。药物的杀灭作用也可以考虑 E_{max} 模型、Hill 模型等。图 7-13 采用了间接不可逆作用 PK/PD 模型模拟了药物浓度和效应的变化。在给予药物后细胞的数量开始减少, 药物剂量越大对细胞生长的抑制作用越强且细胞恢复生长所需时间越长。当药物效应消失后细胞将再度生长。

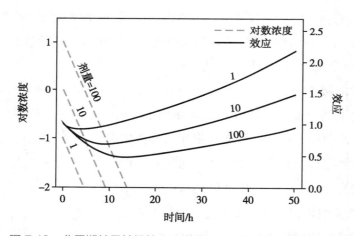

图 7-13 非周期特异性间接不可逆作用 PK/PD 模型模拟示意图

2. **周期特异性间接不可逆作用 PK/PD 模型** 细胞周期特异性药物(如长春碱类和紫杉类抗肿瘤药物)只有在细胞生长的特殊时期才能发挥杀灭细胞的作用。针对这类药物建立 PK/PD 模型时需考虑细胞对药物的敏感性, 这是与细胞周期非特异性药物最大的差别。如图 7-14 所示, 在建立这类药物的 PK/PD 模型时通常将细胞分为药物敏感型和非敏感型两类, 且这两种类型的细胞之间能够相互转化, 药物仅对敏感型细胞发挥作用。由于敏感型细胞通常处于细胞增殖的生长周期, 因此细胞的增殖作用主要加在敏感型细胞群中[式(7-26)], 非敏感型细胞群的数量变化主要体现在与敏感型细胞群之间的转化中[式(7-27)]。

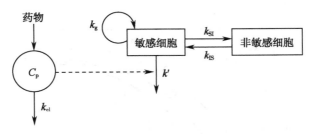

图 7-14　周期特异性间接不可逆作用 PK/PD 模型机制图

$$\frac{\mathrm{d}R_{\mathrm{S}}}{\mathrm{d}t} = g(R_{\mathrm{S}}) - f(C) \times R_{\mathrm{S}} - k_{\mathrm{SI}} \times R_{\mathrm{S}} + k_{\mathrm{IS}} \times R_{\mathrm{I}} \qquad \text{式}(7\text{-}26)$$

$$\frac{\mathrm{d}R_{\mathrm{I}}}{\mathrm{d}t} = k_{\mathrm{SI}} \times R_{\mathrm{S}} - k_{\mathrm{IS}} \times R_{\mathrm{I}} \qquad \text{式}(7\text{-}27)$$

式中，R_{S} 代表敏感型细胞群的数量或体积，R_{I} 代表非敏感型细胞群的数量或体积，$g(R_{\mathrm{S}})$ 代表敏感型细胞群的增殖，$f(C) \times R_{\mathrm{S}}$ 代表药物杀灭细胞的作用，k_{SI} 代表由敏感型细胞向非敏感型细胞转化的速率常数，k_{IS} 代表由非敏感型细胞向敏感型细胞转化的速率常数。图 7-15 展示了采用周期特异性间接不可逆作用 PK/PD 模型模拟的药物杀灭细胞的示意图。

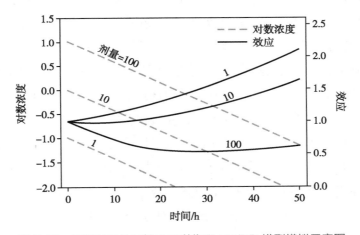

图 7-15　周期特异性间接不可逆作用 PK/PD 模型模拟示意图

3. **酶不可逆失活作用 PK/PD 模型**　有的药物通过不可逆地抑制酶活性来发挥治疗作用，例如，兰索拉唑通过不可逆地抑制胃壁细胞的 H^+/K^+-ATP 酶阻止胃酸分泌对胃溃疡进行治疗。由于酶活性被不可逆地抑制，这类药物的效应在药物完全消除后一段时间内仍能观察到药物的效应，只有当新的酶被合成以后药物效应才会逐渐消失。在这类药物的 PD 模型可直接加入药物对效应的消除作用（图 7-16）。

$$\frac{\mathrm{d}R}{\mathrm{d}t} = k_{\mathrm{in}} - k_{\mathrm{out}} \times R - f(C) \times R \qquad \text{式}(7\text{-}28)$$

式中，R 代表酶的浓度或所对应的功能，k_{in} 和 k_{out} 分别代表酶或酶对应功能的生成或消除速率，$f(C)$ 代表药物对 R 消除的速率常数，可以用线性、$E_{\max}$ 或者 Hill 等模型进行描述。图 7-17 展示了这类模型的模拟图，和间接作用药物剂量越大达到最大效应时间越长不同的是，间接不可

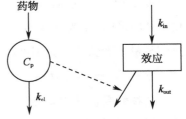

图 7-16　酶不可逆失活作用
PK/PD 模型机制图

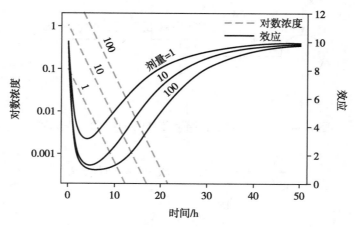

图 7-17　酶不可逆失活作用 PK/PD 模型模拟示意图

逆作用药物剂量越大达到最大效应的时间越短。此外,间接不可逆作用药物治疗后机体恢复初始效应的时间长短与所抑制的酶的生成速率有关,酶生成越快效应恢复时间越短,反之越长。

4. 间接不可逆作用 PK/PD 模型案例　抗菌药物是一类杀灭或者抑制入侵到机体的外来病原菌的药物。在抗菌药物的治疗中,考虑药物的抗菌药效时,我们希望药物浓度越高、暴露时间越长越好,但高暴露水平的抗菌药将导致机体发生不良反应。为了减少不良反应的发生,我们希望尽可能地减少抗菌药物的体内暴露,而暴露水平不足又将导致抗菌效果低下,甚至诱导细菌耐药。在抗菌药物治疗中需要对抗菌药物的用药策略进行优化,达到同时治愈感染和减少不良反应发生的目的。抗菌药物的药效产生与其浓度是密切相关的,而药物的浓度则由机体对药物的处置决定,因此,采用 PK/PD 模型将抗菌药物用药方案和抑菌或杀菌效果结合起来研究是优化抗菌药物给药策略的一种有效方法,在抗菌药物的研发和应用过程中广泛使用。由于抗菌药物的药效是评价药物抑制或杀灭细菌的能力,最低抑菌浓度(MIC)是描述药物抗菌活性的主要药效指标,将药效指标 MIC 和 PK 参数,如 AUC、C_{max} 等结合起来设立 PK/PD 靶值是抗菌药物 PK/PD 模型研究的主要目标。

在研究一个新的化合物时,我们通常首先基于体外实验测定药物的 MIC,然后以常见的 PK/PD 靶值与动物实验中的药物效应指标(如组织集落生成单位在一定时间内的改变)进行相关性分析,与药效指标相关性最好的则可用作该药物的 PK/PD 靶值。Vesga 等人考察了酮内酯泰利霉素对大腿感染大鼠模型的抗菌作用,并以组织集落生成单位在 24 小时内的变化作为药效指标,分别以 AUC/MIC、C_{max}/MIC 和药物维持在 MIC 以上的时间(T>MIC)作为 PK/PD 靶值与药效进行相关性分析,结果发现 AUC/MIC(R^2=0.9)、C_{max}/MIC(R^2=0.75)与药效最为相关,而 T>MIC 与药效相关性较低(R^2=0.23),说明该药物是一个浓度依赖型的抗菌药物,提高药物浓度可达到更好的抗菌效果。在该药物的临床试验中也发现该药物以 AUC/MIC 作为 PK/PD 靶值能够预测药物的药效。当抗菌药物建立了 PK/PD 靶值以后,通过改变给药剂量或者给药方案则可以提高抗菌药物的药效。

(三)药物耐受作用的 PK/PD 模型

药物耐受被认为是导致药物浓度 - 效应顺时针曲线现象的主要原因。在重复给药或者药物连续暴露情况下,机体通过反向调节、受体脱敏、前体耗竭等机制导致在相同药物浓度情况下药效减弱。针对不同的药物耐受机制,目前已建立了多个 PK/PD 模型描述药物的耐受。

1. 反向调节作用机制 PK/PD 模型　药物在调节机体的生理反应时可能刺激具有相反作用的物质或效应生成。例如,特布他林能够刺激血糖水平的升高,但升高的血糖水平将刺激胰岛素的生成和释放,而胰岛素水平的升高则通过促进糖利用或者糖转化降低血糖水平。在建立反向调节作用机制的 PD 模型时,通常用两个方程进行描述,一个方程描述反向调节作用,一个描述药物效应(图 7-18)。式(7-29)和式(7-30)以特布他林为例描述了药物刺激血糖升高(k_{in})后导致胰岛素分泌刺激血糖消除(k_{out})的作用。

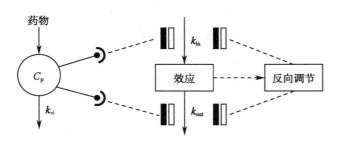

图 7-18　反向调节作用机制 PK/PD 模型机制图

$$\frac{\mathrm{d}M}{\mathrm{d}t}=k_1\times R-k_2\times M \qquad\qquad 式(7\text{-}29)$$

$$\frac{\mathrm{d}R}{\mathrm{d}t}=k_{in}\times\left(1+\frac{E_{max}\times C}{EC_{50}+C}\right)-k_{out}\times R\times(1+M) \qquad\qquad 式(7\text{-}30)$$

式中,R 代表药物的效应,M 代表对药物效应具有反向调节作用的内源性物质,k_1 代表 R 影响 M 生成的速率常数,k_2 代表 M 消除的速率常数,k_{in} 和 k_{out} 分别代表效应生成和消除的速率常数,E_{max} 代表药物刺激的最大效应,EC_{50} 代表达到最大效应一半时的药物浓度,C 代表药物的浓度。上述公式描述了反向调节刺激 k_{out},根据不同的作用机制,反向调节也可能产生刺激 k_{in}、抑制 k_{in} 或抑制 k_{out} 等作用。图 7-19 采用药物反向调节作用机制 PK/PD 模型描述了多次给药后药物的效应逐渐减弱的作用。

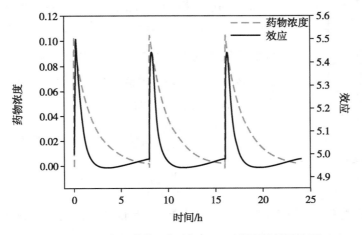

图 7-19　反向调节作用机制 PK/PD 模型模拟示意图

2. 受体脱敏作用机制 PK/PD 模型　当药物长期暴露于受体时,受体可能发生内化或者与药物的结合能力下降,导致药物耐受,如 G 蛋白偶联受体对激动剂过刺激将导致受体脱敏。在描述这类药物的药效时可采用药物受体脱敏作用机制 PK/PD 模型进行描述(图 7-20)。

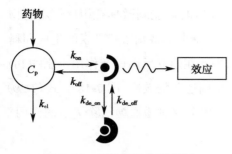

图 7-20　受体脱敏作用机制
PK/PD 模型机制图

$$\frac{dR_C}{dt}=k_{on}\times R\times C-(k_{off}+k_{de\_on})\times R_C \qquad 式(7\text{-}31)$$

$$\frac{dR_{Cde}}{dt}=k_{de\_on}\times R_C-k_{de\_off}\times R_{Cde} \qquad 式(7\text{-}32)$$

$$\frac{dR}{dt}=-k_{on}\times R\times C+k_{off}\times R_C+k_{de\_off}\times R_{Cde} \qquad 式(7\text{-}33)$$

式中，R_C 是药物 - 受体复合物，R_{Cde} 是失活的药物 - 受体复合物，R 代表非结合态的受体，k_{on} 和 k_{off} 是药物 - 受体复合物形成和解离的速率常数，k_{de_on} 和 k_{de_off} 是描述失活的药物 - 受体复合物失活和再活化的速率常数。基于该模型的模拟图见图 7-21。

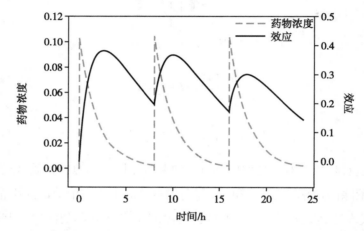

图 7-21　受体脱敏作用机制 PK/PD 模型模拟示意图

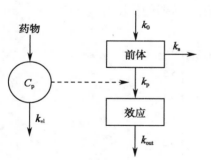

图 7-22　前体耗竭作用机制
PK/PD 模型机制图

3. 前体耗竭作用机制 PK/PD 模型　体内很多递质(如多巴胺)在合成后储存在囊泡中，药物能够刺激这些递质释放来发挥药效。然而，由于这些递质的合成需要一定时间，当药物反复刺激，生成的递质被耗竭后药物效应将逐渐减弱。为了描述这一现象，我们假设储存的前体为 P，效应为 R，基于前体耗竭作用机制建立药物耐受 PK/PD 模型(图 7-22)。

$$\frac{dP}{dt}=k_0-k_p\times[1+H(C)]\times P-k_s\times P \qquad 式(7\text{-}34)$$

$$\frac{dR}{dt}=k_p\times[1+H(C)]\times P-k_{out}\times R \qquad 式(7\text{-}35)$$

式中，k_0 为前体生成的速率，k_p 是前体释放的一级常数，k_s 是前体消除的一级常数，k_{out} 是效应消除的一级常数，$H(C)$ 代表描述药物效应模型(如 E_{max} 模型)，表示药物对前体释放的刺激作用。前体耗竭作用机制 PK/PD 模型的模拟图如图 7-23 所示。

4. 药物耐受作用的 PK/PD 模型模型案例　呋塞米是一种高效能利尿药，通过抑制肾小管髓袢厚壁段对 NaCl 的主动重吸收促进水、Na^+、Cl^- 的排泄。然而在临床上往往会遇到随着给药次数增加呋塞米的利尿效应逐渐减弱的现象，为了研究这一现象的原因，Wakelkamp 等人在健康受试者中进行了试

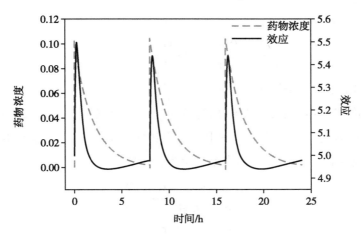

图 7-23 前体耗竭作用机制 PK/PD 模型模拟示意图

验,以尿量作为药效指标,考察多次给药情况下呋塞米药效的变化,并建立了 PK/PD 模型对其原因进行探讨。在建立的 PK/PD 模型中,一个间接作用 PK/PD 模型被用于描述呋塞米的利尿作用(R)。此外,一个效应调节模型被用于描述在呋塞米利尿作用时机体的负反馈调节作用(M)。M 的生成是由尿量变化引起的,M 生成的速率用一级动力学过程 $k_{tol} \times R$ 进行描述,其中 k_{tol} 是 M 生成速率常数,而 M 的消除也采用一级动力学描述为 $k_{tol} \times M$。生理性的负反馈作用表现为增加水的重吸收以减少排出的尿量,因此 M 对尿量的负反馈调节作用则描述为刺激 k_{out},在此反向调节作用机制下,呋塞米多次用药后尿量减少的作用被描述出来,回答了临床上呋塞米耐受的问题。

(四)转导房室 PK/PD 模型

1. **药物转导房室 PK/PD 模型** 药物在产生药效时通常需要经过一系列复杂的信号转导过程,在此过程中可能存在一些转导限速步骤导致药物效应出现的延迟,这也是药物效应出现滞后于药物体内暴露的一个重要原因。受限于对生物系统的了解以及测试技术的发展,这些转导过程往往是未知的或者无法定量的,因此,我们无法采用数学模型将复杂的信号转导过程一一描述来探讨信号转导引起的药物效应滞后作用。转导房室 PK/PD 模型的提出为这一问题提供了一个解决方案。在转导房室 PK/PD 模型中,假设药物的受体数量一定,药物可逆地和受体结合,再通过一系列的转导反应产生药物的药效(图 7-24)。式(7-36)和式(7-37)描述了这一过程。

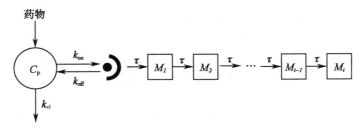

图 7-24 转导房室 PK/PD 模型机制图

$$\frac{dR_C}{dt} = k_{on} \times (R_T - R_C) \times C - k_{off} \times R_C \qquad \text{式(7-36)}$$

式中,R_C 为药物 - 受体复合物浓度,C 为药物浓度,R_T 为受体的总量,k_{on} 为药物 - 受体的结合速率,k_{off} 为药物 - 受体复合物的解离速率。形成的药物 - 受体复合物刺激了一系列的信号转导过程,可用

式(7-37)描述:

$$\frac{dM_1}{dt} = \frac{(R_C - M_1)}{\tau} \cdots \frac{dM_i}{dt} = \frac{(M_{i-1} - M_i)}{\tau} \qquad 式(7-37)$$

式中,M_i 为第 i 个第二信使,τ 为平均转导时间。

根据受体占用理论和"内在活性"概念,药物效应的产生与受体占用率之间存在一定的关系,因此可以用 E_{max} 模型描述药物效应来代替受体占用。采用转导房室 PK/PD 模型描述药物效应经过转导反应后的变化。药物效应的转导房室 PK/PD 模型表示为:

$$\frac{dM_1}{dt} = \frac{\left(\dfrac{E_{max} \times C}{C + EC_{50}} - M_1\right)}{\tau} \qquad 式(7-38)$$

$$\frac{dM_2}{dt} = \frac{(M_1 - M_2)}{\tau} \qquad 式(7-39)$$

$$\frac{dM_N}{dt} = \frac{(M_{N-1}^\gamma - M_N)}{\tau} \qquad 式(7-40)$$

$$E = E_0 \pm M_N \qquad 式(7-41)$$

式中,M_N 代表第 N 个房室的效应,E_0 为给药前的基础效应。指数项 γ 的加入是为了描述效应在级联反应中的增强或者减弱作用。图 7-25 展示了转导房室 PK/PD 模型的模拟示意图。药物效应的出现较浓度变化更晚,且剂量增加效应达到峰值的时间将推后。这一模型中 τ 决定了药物效应的滞后时间长短,τ 越大效应的滞后时间越长。

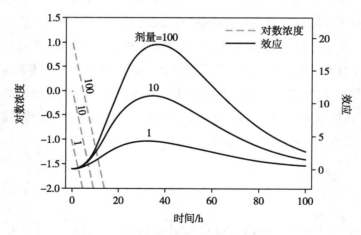

图 7-25 转导房室 PK/PD 模型模拟示意图

2. **转导房室 PK/PD 模型案例** 骨髓抑制是很多抗肿瘤药物的主要不良反应之一,定量地了解药物剂量与骨髓抑制之间的关系可通过优化化疗药物的用药方案以降低化疗药物的骨髓抑制作用。临床上骨髓抑制作用是通过对血液中白细胞、中性粒细胞等血细胞计数来进行评价的,这些血细胞是通过骨髓中的干细胞分化生长而来,其生长期通常长达十几天至数十天,因此,从骨髓抑制到血液中血细胞含量下降之间通常有数十天的滞后,这也导致了临床化疗药物治疗中骨髓抑制作用往往在化疗结束后才显现出来。Friberg 等人采用了转导房室 PK/PD 模型对化疗药物的骨髓抑制作用进行了描述。用 Prol

表示前体细胞,药物的骨髓抑制作用主要表现为对前体细胞生成的抑制。前体细胞通过一系列生长和分化过程最终成为血细胞,模型中用 Circ 描述,从前体细胞到血细胞的过程采用转导房室 PK/PD 模型进行描述,其中 k_{tr} 用于描述转导速率。在生理状态下血细胞维持在一定水平,说明血细胞的生成和消除速率是相同的,因此前体细胞生成、前体细胞分化为血细胞的转导速率常数以及血细胞的消除 k_{circ} 速率常数被认为都是相同的。此外,正常情况下血细胞数量的改变将反馈性调节前体细胞的生成,这一过程在模型中也有考虑。应用骨髓抑制模型作者对多种化疗药物(紫杉醇、多西他赛、依托泊苷、长春新碱等)的中性粒细胞抑制作用进行了模拟和仿真,证明这一模型能够描述化疗药物的骨髓抑制作用。进一步,作者还对紫杉醇不同给药方案下的骨髓抑制作用进行了预测,并与实测结果进行了比较,验证了该模型在骨髓抑制预测中的应用。

本节主要从药物作用机制出发介绍了不同种类药物的 PK/PD 模型,这些基本的 PK/PD 模型往往只考虑了药物作用某一方面的特征。在实际应用 PK/PD 模型研究药物时,我们可能会遇到更加复杂的情况,如药物的联合应用或者药物作用涉及组织分布、间接作用、信号转导等多个过程,此时就需要将这些基本的 PK/PD 模型联合起来共同使用解决这些复杂的问题。

第三节 疾病进程模型

应用 PK/PD 模型研究药物药效时,我们通常将机体的疾病状态看作是稳态,即疾病状态不会随时间而改变。然而机体的疾病状态往往是不断发展的,有的疾病随时间越来越严重(如帕金森病、阿尔茨海默病等),有的疾病即使在没有药物治疗时也会随时间的变化逐渐恢复(如手术后疼痛)。因此,直接应用 PK/PD 模型研究药物对这些疾病的治疗作用时难免会将药物效应和疾病进程混合起来,难以准确评价药物的药效。疾病进程模型(disease progression model)是一类描述疾病状态随时间变化的数学模型,当疾病进程模型和 PK/PD 模型联合应用时可以将药物效应和疾病自身的发展变化区分开来,真实地评估药物的药效。在引入疾病进程模型研究药物效应时我们会发现药物对疾病进程的影响可以分为缓解型、改善型以及治愈型 3 类。其中缓解型是指药物能够暂时改变机体的疾病状态,但不会改变疾病的轨迹。改善型的药物在用药后疾病的轨迹与对照组出现差别。治愈型的药物能够完全阻止疾病的发展,使患者回到正常状态。针对不同的作用类型,药物对疾病进程模型的影响也有所差别。在本节中我们主要针对不同的疾病进程模型进行介绍。

一、线性疾病进程模型

在没有治疗的情况下,疾病状态通常会不断恶化,假设疾病恶化的速度恒定,则疾病进程可以用线性模型进行描述:

$$S(t)=S_0+\alpha \times t \qquad \text{式(7-42)}$$

式中,S 代表疾病状态,S_0 代表初次测定的疾病基本状态,α 代表疾病发展的速度,t 代表时间。当给予药物干扰后,机体的疾病状态将被改变,如前所述,疾病的改善有多种情况,式(7-44)和式(7-45)分别描述了缓解型和改善型的药物作用。

$$S(t) = S_0 + E(t) + \alpha \times t \qquad\qquad 式(7\text{-}43)$$

$$S(t) = S_0 + \left[E(t) + \alpha \right] \times t \qquad\qquad 式(7\text{-}44)$$

$$S(t) = S_0 + \left[E_1(t) + \alpha \right] \times t + E_2(t) \qquad\qquad 式(7\text{-}45)$$

式中, $E(t)$ 代表药物的效应模型, 根据药物作用机制可选用上一节所介绍的相关模型进行描述。如图 7-26 所示, 对于缓解型的药物作用, 药物改变了症状但并未改变疾病发展的速率, 在药物消失后效应即消失, 但对于改善型药物, 疾病进程的速率被改变, 即使在药物消失后, 疾病的发展也将有所改变。此外, 也可能有药物既缓解症状也影响疾病发展的速率, 此时需要采用两个药物效应模型 $\left[E_1(t) 和 E_2(t) \right]$ 分别描述缓解和改善作用。需要注意的是, 生物系统的变化通常是非线性的, 线性模型可能只适用于在疾病发展过程中较短的一段时间范围, 因此线性模型难以对疾病的长期状态进行预测。

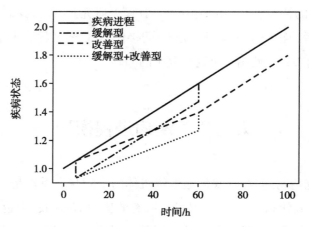

图 7-26　线性疾病进程模型及药物影响

二、渐近线疾病进程模型

某些疾病严重程度具有自然极值, 随着时间的发展疾病状态将逼近但不会超过这些极值。例如, 帕金森病严重程度的评分上限为 199 分, 患者的疾病评分显然不可能高于 199 分。此时采用线性模型则无法准确地描述机体的疾病状态, 而需要应用能够描述疾病状态极值的模型, 如指数模型、E_{max} 模型、非零渐近线模型等, 这样的模型被称为渐近线模型。图 7-27 描述了几种渐近线疾病进程模型的示意图。

1. 指数模型 对于暂时性的创伤性疾病, 如发热, 机体从创伤中的恢复可采用指数模型进行描述。

$$S(t) = S_0 \times e^{-k_p \times t} \qquad\qquad 式(7\text{-}46)$$

式中, S 代表疾病状态, S_0 代表疾病的初始状态, k_p 代表疾病恢复的速度, 随着时间 t 的增加, S 逐渐接近 0, 表明机体从疾病状态逐渐恢复正常 (图 7-27)。同样的, 我们也可以在公式中加入药物效应描述药物的缓解型和改善型治疗。

2. E_{max} 模型 指数模型常用于描述具有自愈倾向的疾病, 而 E_{max} 模型常用于描述疾病的恶化。若疾病进程发展较快, 也可采用 Hill 模型进行描述。

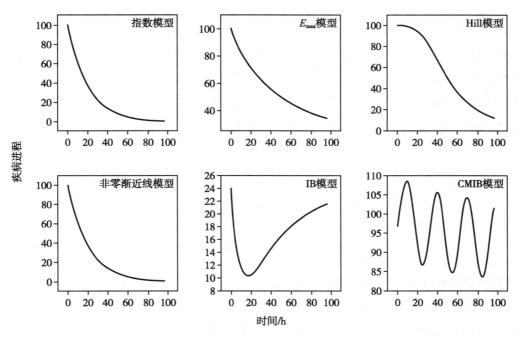

图 7-27　渐近线疾病进程模型模拟图

$$S(t) = S_0 + \frac{S_{max} \times t}{S_{50} + t} \quad \text{或} \quad S(t) = S_0 + \frac{S_{max} \times t^{\gamma}}{S_{50}^{\gamma} + t^{\gamma}} \qquad \text{式(7-47)}$$

式中,S 代表疾病状态,S_0 代表疾病的初始状态,S_{max} 代表疾病的极值,S_{50} 代表达到极值一半时所需要的时间,γ 为反映疾病发展快慢的指数。

3. **非零渐近线模型**　非零渐近线模型假设疾病有一个最坏的状态(S_{ss}),疾病在诊断后的基础状态(S_0)向最坏状态发展。

$$S(t) = S_0 \times e^{-k_p \times t} + S_{ss} \times (1 - e^{-k_p \times t}) \qquad \text{式(7-48)}$$

式中,k_p 表示疾病发展的速率。

4. **IB(inverse Bateman)模型**　有的慢性疾病(如抑郁症)在暂时恢复后又会复发,这类多次反复发作疾病的疾病进程模型可以描述为:

$$S(t) = S_0 - \frac{D_{rec} \times k_{rec}}{k_{rec} - k_{on}} \times e^{(k_{on} \times t - k_{rec} \times t)} \qquad \text{式(7-49)}$$

式中,S_0 代表疾病严重程度的基线,k_{rec} 代表疾病恢复的速率常数,k_{on} 代表疾病复发的速率常数,D_{rec} 是一个反映疾病恢复期改善幅度的参数。当药物的作用表现为缓解时直接在公式中加入药物效应,当药物的作用表现为改善时则将药物的效应作用于疾病复发速率(k_{on})或者疾病恢复速率(k_{rec})。

5. **CMIB 模型**　当疾病的发作具有周期特性时,可以在 IB 模型中加入一个余弦函数来描述疾病的周期性变化。

$$S(t) = DP(t) + A \times \cos\left(\frac{2\pi}{time} \times (t - phase)\right) \qquad \text{式(7-50)}$$

式中,$DP(t)$ 表示疾病的进程,A 表示疾病状态在一个周期内的最大改变幅度,time 描述周期的长度,phase 表示使疾病状态达到最大改变幅度的时间。

三、生长动力学疾病进程模型

生长动力学模型主要用于描述机体细胞(肿瘤细胞)或微生物(如细菌)在体内的生长导致的疾病,需要考虑细胞的生长和消亡两个方面。对于简单生长模型,通常采用线性生长和线性消亡 [式(7-51)] 进行描述。在考虑到肿瘤或者微生物的生长也是有限的情况下,我们通常采用 Gompertz [式(7-52)]、Logistic [式(7-53)] 等模型来描述生长动力学模型(图 7-28)。

$$\frac{\mathrm{d}R}{\mathrm{d}t} = k_g \times R - k \times R \quad R(0) = R_0 \qquad\qquad 式(7-51)$$

$$\frac{\mathrm{d}R}{\mathrm{d}t} = k_g \times R \times [\ln(R_{max}) - \ln(R)] - k \times R \quad R(0) = R_0 \qquad\qquad 式(7-52)$$

$$\frac{\mathrm{d}R}{\mathrm{d}t} = k_g \times R \times \left(1 - \frac{R}{R_{max}}\right) - k \times R \quad R(0) = R_0 \qquad\qquad 式(7-53)$$

式中,R 代表肿瘤体积,k_g 是生长速率常数,R_{max} 是细胞生长的最大数量或体积,k 是细胞消除的速率。和简单生长模型相比,Gompertz 和 Logistic 模型的特点在于细胞的生长速率先快后慢,当响应接近最大值时生长几乎停止,因此响应不会超过最大值,常用于研究肿瘤或者细菌感染的疾病进程。

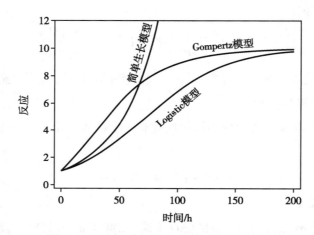

图 7-28　生长动力学疾病进程模型模拟图

四、疾病进程模型案例

糖尿病是一种进程性疾病,随着时间的推移疾病的严重程度将逐渐加剧,即血糖水平逐渐升高。在长期治疗过程中,如果没有及时调整给药剂量,疾病将进一步进展,这对于准确评价药效是一项挑战。基于格列齐特控释制剂的临床药效评价研究,Frey 等人建立了疾病进程模型来描述糖尿病的进展,将疾病的发展与药物效应分开进行评价。由于有研究报道了糖尿病的疾病恶化程度在 6 年治疗中呈现为线性的变化,作者建立了线性疾病进程模型($S_t = \alpha t$)来描述糖尿病的疾病进程。其中 S_t 为任意时刻疾病的发展,在本研究中以空腹血糖水平进行表征,α 为疾病进展的速率。这一研究中由于Ⅲ期临床试验没有安慰剂对照组,作者将受试者分为药物响应患者和非响应患者两类,其中响应者表示有药物效应,而非响应者则假设没有药物效应,计算疾病进展的速率。估算出 α 为每年 0.84mmol/L,即空腹血糖水平每年升高 0.84mmol/L。疾病进程模型的应用将药效从"疾病进程 + 药物效应"的混合作用中区分出来单独评价,能够更加准确地了解药物的效应。

第四节　药代动力学／药效动力学模型的建立与应用

在药物的研究过程中,受到药品、受试对象、研究者、环境等多种因素的影响,药物药效通常表现出极大的差异。数学模型是一种对实际问题加以适当抽象和简化,提取事物潜在规律的研究方法。将数学模型与药物研究相结合,从复杂的研究结果中提取有效信息建立药物剂量和药物效应之间的定量关系,再结合模拟仿真技术可以为药物开发和应用中的相关问题提供解决方案。目前,PK/PD 模型在药物的临床试验设计和应用中发挥着重要的作用,例如,基于动物实验结果辅助设计临床人体试验起始剂量,优化临床用药方案以提高药效,预测药物的临床疗效为药物的开发提供决策性意见等。本节主要介绍如何建立以及如何运用 PK/PD 模型辅助药物研发。

一、药代动力学／药效动力学模型的建立

房室模型的提出为 PK 模型提供了一种固定的研究模式,获得 PK 数据后基于有限的几种模型进行拟合,选择拟合最好的模型即可,而 PD 模型往往需要根据药物作用机制量身定制。在建立 PK/PD 模型时需要对所研究问题以及药物的作用特征进行分析,并根据所能获取的信息来建立合适的模型。PK/PD 模型的建立通常分为 6 个步骤:分析问题、获取信息和数据、构建模型、估算参数、模型评估和优化以及模型验证。下面我们将就上述步骤进行详细介绍。

(一)分析问题

和实验技术手段一样,PK/PD 模型的建立也是为了回答在药物开发和应用中遇到的问题,例如,如何设计用药方案使药效最优? 如何基于临床前研究结果设计临床初始剂量? 首先需要针对所研究的问题设立目标,然后分析解决问题需要哪些信息和数据,例如,基于临床前研究结果设计临床初始剂量时不仅需要临床前的 PK 和 PD 数据,还需要动物和人的相关生理病理参数进行种属间转化,最后根据所需要的数据和信息设计实验方案或者信息收集方案(如信息纳入、排除标准等)。

(二)获取信息和数据

建立 PK/PD 模型需要的最基本的数据和信息是药物的 PK 和 PD 数据以及药物的作用机制。PK 和 PD 数据通常需要进行相关的实验来获得,实验方法的准确性和精密度高度影响着所收集数据的质量,因此需要对实验方法进行严格控制以保证数据的可靠性。有时 PK/PD 模型的建立是基于已完成的实验结果,此时需要对所研究的数据进行考察,设立一定的标准来排除异常结果。由于 PD 模型的建立需要考虑药物的作用机制、疾病的机制以及相关的疾病进程模型。此外,由于目前已有大量的 PK/PD 模型报道,在信息收集时也需注意对相关的 PK/PD 模型进行收集,为自己的研究提供参考。

(三)构建模型

PK/PD 模型的构建是在一定的假设前提下,应用数学公式将药物的处置和药物的效应描述出来。合理的假设是保证模型成功建立的基础,这些假设既包括药理学、生理学以及疾病相关的假设,也包括数据处理和统计假设。此外,模型建立中往往涉及未经过验证的假设,当模型使用未经验证的假设时需

要考察不同假设条件对模型或者预测结果的影响,以减少对决策的误导。在建立的模型中,数学公式和模型参数构成了模型的结构,将自变量和因变量联系起来。自变量通常指设定的研究条件,在 PK/PD 模型中通常是指时间和药物的剂量;因变量指随着自变量改变而发生变化的变量,如药物的浓度和效应随着剂量和时间的变化而变化,它们就被称作 PK/PD 模型的因变量;模型参数是指描述自变量和因变量之间关系的一些常数,如药物的清除率(Cl)、E_{max} 和 EC$_{50}$ 等。

在模型构建之前,首先基于获得的数据作图,如对数浓度 - 时间曲线图、效应 - 时间图、浓度 - 效应曲线等,根据药物的作用特征,结合药物作用机制选择合适的 PK 模型(如一房室模型、二房室模型)和 PD 模型(如效应室模型、间接作用模型、转导房室模型等)。模型的构建是一个不断迭代的过程,在建立模型时需要从结构简单的模型开始尝试,当简单模型失败时再选择更加复杂的模型。毋庸置疑,模型结构越复杂所获得的模拟结果越好,然而这样的模型往往会存在过拟合问题。因此,在选择合适的模型结构时需要遵循精简原则(principle of parsimony):只有在模拟结果显著优于原结构时才能增加模型的参数。例如,药物效应模型中 E_{max} 模型具有两个参数,而 Hill 模型更复杂,具有 3 个参数。在选择药物效应模型时,可以首先尝试 E_{max} 模型,然后再考察 Hill 模型。只有当 Hill 模型相对于 E_{max} 模型有了显著改善时才选择 Hill 模型,反之则选择 E_{max} 模型。

(四)估算参数

模型拟合是以自变量(给药剂量和时间)作为输入数据,因变量(药物浓度和药物的效应数据)作为输出数据对模型参数进行估值,即根据建立的 PK/PD 模型结构和获得的实验数据对模型中的参数进行估算。模型的拟合通常需要应用相关的软件,如 Winnonlin、ADAPT、NONMEM、Matlab 等。在 PK/PD 模型的拟合过程中,参数初始值的设定对于准确估算模型参数非常重要,不合适的初始值可能导致模型陷入局部最优解而非全局最优解。为了避免不合适的参数初始值设定,可采用分步拟合方法,即将模型拆分后逐步估算参数。例如,药物的 PK 数据通常是独立于 PD 数据的,先基于 PK 数据估算 PK 模型参数,然后将 PK 模型的参数固定后估算 PD 模型的参数。待所有参数都估算后再以此作为初始值代入模型中,对 PK/PD 模型中的 PK 和 PD 参数进行同时拟合。此外,为了检验模型参数的估算是否陷入局部最优解,还可以大幅度改变模型参数的初始值,如果估算结果和原结果一致则表明已找到全局最优解,反之则可能陷入局部最优解,需要重新估算参数。

(五)模型评估和优化

在 PK/PD 模型建立后需要进一步针对模型结构的合理性以及模型参数估算的准确性进行评估和优化。模型的评估通常采用视觉预测检验(VPC)图结合参数的方法。模拟结果的评估实际上是考察预测值和实测值的接近程度,以预测值对实测值作图进行拟合优度(goodness of fit)检验可以直观地了解预测值和实测值的接近程度,当预测值和实测值均匀分布在靠近 $y=x$ 直线的两侧时表明拟合结果较好(图 7-29)。以预测值和实测值进行拟合获得确定系数 R^2,R^2 越接近于 1 表明拟合程度越好。预测值对残差的散点图和 QQ(Quantile-Quantile,分位数 - 分位数)图也是常用的模型评价 VPC 图。其中,预测值对残差的散点图主要是考察模型是否具有系统性误差,图 7-30 左中残差呈现随机分布,表明模型没有系统误差。而图 7-30 右中残差随预测值分布呈现出一定的趋势,表明模型具有系统性误差,需要进一步优化模型。QQ 图通常用于评价模型预测值的残差分布,当 QQ 图上的点分布越接近一条直线则表明残差分布越接近正态分布。在应用软件估算模型参数后,估算结果中通常会给出判断模型优劣的判别

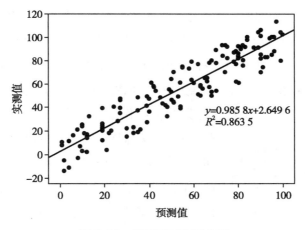

图 7-29　预测值对实测值图

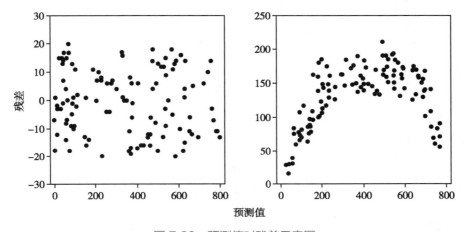

图 7-30　预测值对残差示意图

参数,如赤池信息准则(AIC)和贝叶斯信息准则(BIC)。这些参数是进行模型选择和优化的重要参数,AIC 和 BIC 的值越小表示模型的拟合越准确。

（六）模型验证

模型的建立最终是为了通过模拟实验进行研究结果的延伸和预测。模型的评估和选择主要是考察模型拟合的准确性,而模型的预测能力评估则需要通过模型的验证来评价。目前常用的模型验证方法主要包括内部验证和外部验证两种,其中内部验证是指验证所用数据与建模所用数据来源一致,例如,采用分割数据法将数据集分为两部分,一部分用于建模,一部分用于验证,或者是采用自举法(Bootstrap)或刀切法(Jackknife)在原有数据集基础上生成新的数据集用于验证。外部验证则是采用与建模数据集非同一来源的数据对模型进行验证,例如,在实验中改变实验条件(如给药剂量)或者采用其他研究机构的数据。显然,外部验证对模型预测能力的要求更高,相对于内部验证是一种更高的模型验证标准。需要注意的是,模型验证的标准并非一成不变,根据预测结果影响的大小,模型验证的标准也有所区别。例如,在应用 PK/PD 模型设计临床前研究方案时,模型经过内部验证即可,但应用 PK/PD 模型进行临床给药方案设计甚至是豁免实验时就需要较高的模型验证标准。

（七）PK/PD 模型建模实例

本部分以华法林为例介绍如何建立 PK/PD 模型。华法林是一个抗凝药物,通过抑制维生素 K 减少凝血酶原的合成,进而发挥抗凝作用。当华法林给药剂量过大时将产生出血风险,但若给药剂量不足时则不能发挥抗凝作用。为了选择合适的华法林给药剂量,我们可以建立 PK/PD 模型描述华法林剂量与抗凝作用的定量关系。通过实验收集华法林的 PK 和 PD 数据后首先对收集到的数据作图,结果发现华法林的效应变化滞后于血浆浓度变化,且抗凝作用在药物消除后逐渐消失,机体的凝血功能逐渐恢复。描述效应滞后的 PK/PD 模型很多,如效应室模型、间接作用模型、转导房室模型等。分析华法林作用机

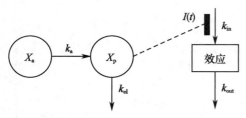

图 7-31 华法林 PK/PD 模型结构示意图

制可知,华法林是通过调节体内的内源性物质发挥药效,属于间接作用,因此选择间接作用 PD 模型。根据华法林的对数浓度-时间曲线,我们选择一房室血管外给药 PK 模型描述其药代动力学。至此,我们初步确立了 PK/PD 模型的结构(图 7-31),然后应用数学方程将华法林的体内作用过程和对药物处置描述出来。

$$\frac{\mathrm{d}X_\mathrm{a}}{\mathrm{d}t} = -k_\mathrm{a} \times X_\mathrm{a} \qquad X_\mathrm{a}(0) = \mathrm{Dose} \tag{式(7-54)}$$

$$\frac{\mathrm{d}X_\mathrm{p}}{\mathrm{d}t} = k_\mathrm{a} \times F \times X_\mathrm{a} - \mathrm{Cl} \times C_\mathrm{p} \qquad X_\mathrm{p}(0) = 0 \tag{式(7-55)}$$

$$C_\mathrm{p} = \frac{X_\mathrm{p}}{V} \tag{式(7-56)}$$

$$I(t) = \frac{I_\mathrm{max} \times C_\mathrm{p}}{C_\mathrm{p} + \mathrm{IC}_{50}} \tag{式(7-57)}$$

$$\frac{\mathrm{d}R}{\mathrm{d}t} = k_\mathrm{in} \times [1 - I(t)] - k_\mathrm{out} \times R \qquad R(0) = R_0 \tag{式(7-58)}$$

式中,C_p 代表血浆药物浓度,X_a 是给药部位的药量,在给药开始时给药部位的药量为给予的药量;X_p 是从给药部位吸收进入体内的药量,在给药的初始时刻药物尚未开始吸收,体内尚无药物,X_p 的初始值为0;F 是生物利用度,通常可以基于前期的 PK 研究获得;k_a 是吸收速率常数,V 是表观分布容积,Cl 是药物的清除率,I_max 描述了华法林抗凝的最大效应,其值在0~1之间,IC_{50} 是达到最大抑制效应一半时所需要的浓度,R 代表凝血功能,在给药前的凝血功能尚未受到药物的影响,此时的凝血功能为初始值,为了方便计算,我们可以设给药前的凝血功能为100%。药物对凝血功能的影响:k_in 是抗凝作用产生的速率,k_out 是凝血作用消除的速率常数,当凝血功能的初始值设为100%时,$k_\mathrm{in}=k_\mathrm{out}$,这样就可以减少一个参数的估算。在本例中,维生素 K 是凝血酶合成的重要内源性物质,华法林抑制维生素 K 的合成则减少了凝血酶原的生成,进而使凝血功能下降,因此华法林的作用主要体现在影响 k_in 上。

　　在所应用的软件中建立模型,输入模型参数的初始值、给药剂量(模型的输入数据)以及药物的 PK 和 PD 数据(模型的输出数据),进行数据拟合。在第一次模拟时我们不清楚模型参数值的范围,此时可根据数据预估模型参数的可能值,例如,根据 PK 数据大致估算药物的表观分布容积、清除率等参数。在本案例中为了展示模型参数估算的过程,我们按照表 7-1 所示设置参数的初始值。在对初始值没有信心时,模型的第一次拟合通常是找到模型参数的可能初始值。因此在第一次拟合后首先需要对拟合的参数进行观察,更改不合理的参数来设置第二次拟合的初始值。在本案例的拟合中,I_max 的拟合

值为 1.522，根据前面间接作用模型的介绍，我们知道 I_{max} 的值应当在 0~1 范围内，但模拟值超过了 1，因此我们将 I_{max} 固定为 1。另外我们观察到估算的参数中 Cl、V 和 EC_{50} 的变异范围极大，表明这几个参数的估算极不准确，我们将其估算的参数进行更改。由于 Cl 和 V 是两个相关的参数，我们仅对 Cl 作出改变。其他的参数采用第一次的拟合值作为第二次拟合的初始值。在模型进行第二次拟合后我们看到 k_a、Cl 和 V 的 CV% 值均在 50% 以下，表明模型参数的预测准确性已达到要求。此时 k_{in} 和 EC_{50} 的 CV% 值仍大于 50%，我们进一步在第三次拟合中对这两个参数进行优化。通过第三次拟合这两个参数的 CV% 也达到了要求，以 AIC 和 BIC 对模拟拟合优劣进行比较也可以看到第三次拟合结果相对于第二次的拟合有了显著的改善。至此，模型参数均已获得较好的拟合，接下来将进一步对模型进行评估。

表 7-1　华法林参数模拟过程

参数	第一次拟合			第二次拟合			第三次拟合		
	初始值	拟合值	CV%	初始值	拟合值	CV%	初始值	拟合值	CV%
k_a	1	0.646	3 160	0.646	0.773	40.17	0.773	固定	—
Cl	1	0.948	15 460	0.01	0.002	3.093	0.002	固定	—
V	2	51.56	15 460	51.56	0.107	3.030	0.107	固定	—
k_{in}	1	3.609	331.0	3.609	4.266	301.7	4.266	5.614	5.554
I_{max}	1	1.522	502.1	1	固定	—	1	固定	—
EC_{50}	5	0.009	15 500	2	24.40	158.7	0.1	1.224	6.057
AIC		116.3			105.1			54.52	
BIC		124.0			112.0			59.16	

在进行模型评估时我们首先在浓度 - 时间和效应 - 时间图中比较预测和实测结果，图 7-32 显示 PK 和 PD 的拟合结果和实测结果基本重合，图 7-33 以预测值 - 实测值作图评价模型的拟合优度，结果显示所有点都分布在 $y=x$ 直线附近，表明模型的拟合较为准确。图 7-34 和图 7-35 显示了标准残差 - 时间散点图和标准残差 - 预测值散点图，图中点的随机分布在 –2~2 范围内，模型的拟合并未表现出时间或者浓度依赖性趋势，说明模型拟合未出现系统性误差。模型诊断图的检验结果表明所建立的模型模拟准确且并无系统性误差。

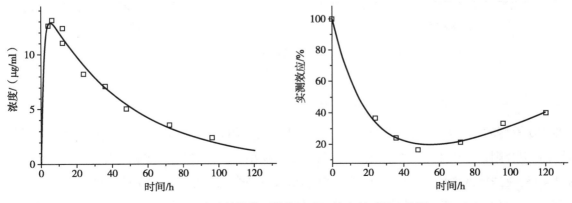

图 7-32　华法林给药后药物浓度和效应随时间变化图

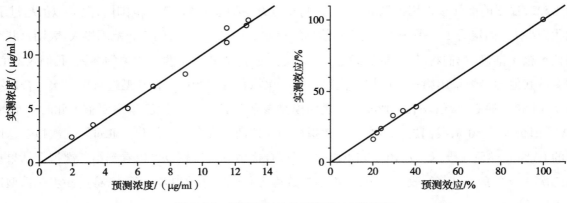

图 7-33　浓度和效应的预测值 - 实测值图

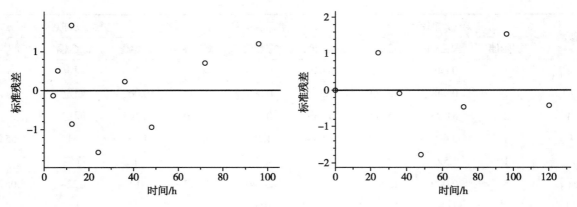

图 7-34　浓度和效应的标准残差 - 时间图

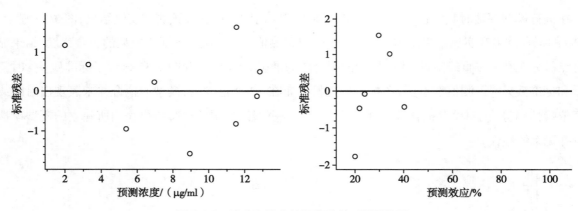

图 7-35　浓度和效应的标准残差 - 预测值图

二、药代动力学 / 药效动力学模型的应用

PK/PD 模型的建立是从数据中提取信息了解药物的作用规律，基于输入值和输出值对模型参数进行估算；而拟合则是基于了解的规律来回答问题，是对模型参数或者模型的输入值进行改变来预测模型的输出值（药物浓度或效应）。对建立的 PK/PD 模型进行拟合能够获得不同给药条件下药物效应的变化或者深入地探讨在不同情况下药物的浓度以及效应如何变化，如不同给药剂量或者给药间隔对药效的

影响。也可对不同生理病理情况下药物效应的改变进行预测,如模拟药物在不同人群(儿童、老人等)或不同种属体内的药效。

p53 是人体细胞的一种关键抑癌基因,但原癌基因 *mdm2* 指导合成的 MDM2 蛋白能够直接与 P53 蛋白结合抑制 *p53* 介导的转录激活作用。RG7112 是第一代 MDM2 的拮抗剂,通过阻止 MDM2 与 P53 的结合发挥抗肿瘤作用。虽然 RG7112 的临床抗肿瘤活性已被证实,但连续给药却让肿瘤患者难以耐受。在 RG7112 的基础上,选择性更高、活性更好的第二代 MDM2 拮抗剂 RD7388 被开发出来。在设计 RD7388 的临床试验时,研究者希望采用间歇性给药代替连续给药的方法来提高患者对药物的耐受,但间歇性给药是否能够产生和连续给药相同的抗肿瘤药效尚不清楚。此外,如果间歇性给药能够代替连续给药,什么样的给药方案能够发挥最好的抗肿瘤活性呢? 为此,研究者希望通过临床前实验结合 PK/PD 模型来回答这两个问题。

在回答间歇性给药是否能够产生和连续给药相同的抗肿瘤药效时,研究者首先针对药物作用机制提出了两种假设:一是该药物的抗肿瘤活性发挥需要持续的抑制 MDM2 与 P53 的结合,而 P53 和 MDM2 的半衰期都很短,这就需要连续给药来维持药物的有效浓度水平,进而达到期望的抗肿瘤效应;二是 P53 的暂时稳定和活化可诱导肿瘤细胞凋亡,药物短暂暴露即可发挥抗肿瘤活性,在此情况下采用间歇性给药的方式即可。由于希望药物能够间歇性给药,研究者通过 PK/PD 模型来考察第二种假设是否成立。因此,该 PK/PD 模型建立的假设前提为:MDM2 的高表达导致 P53 诱导的肿瘤凋亡作用被抑制,因此肿瘤细胞增殖,肿瘤体积增加,给予 RD7388 治疗后,MDM2 导致的 P53 下调作用被抑制,P53 水平的升高能够诱导肿瘤细胞的凋亡和生长抑制,但由于存在信号转导过程,P53 诱导的肿瘤细胞凋亡作用有一定的时间滞后,因此可采用转导房室模型描述肿瘤组织在 P53 诱导的作用下体积缩小的作用(图 7-36)。

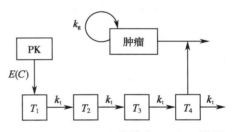

图 7-36　RD7388 抗肿瘤 PK/PD 模型

通过 RD7388 在荷瘤小鼠体内不同剂量和不同给药方案下的 PK 和抗肿瘤活性研究,可获得 PK 和 PD 数据,采用 PK/PD 模型对上述数据进行拟合获得模型参数和评估模型后,然后应用建立的 PK/PD 模型进行模拟实验。根据临床 28 天的用药计划设计多种给药方案,并根据模拟结果选择具有较好抗肿瘤活性的用药策略进行进一步的动物实验验证模型预测药物抗肿瘤活性。验证结果表明,通过模拟实验筛选的用药方案均表现出较好的抗肿瘤活性,且这些优化的间歇性给药方案与连续给药方案表现出相当的抗肿瘤活性,证明了 PK/PD 模型的稳健性。至此,本研究通过对 PK/PD 模型的验证证明了模型建立过程中所提出的假设是成立的,即药物间歇性给药能够产生和持续性给药一致的活性。在建立并验证模型的基础上,研究者进一步假设该药物对荷瘤小鼠肿瘤生长抑制的作用与临床抗肿瘤疗效是一致的。基于这一假设,研究者应用建立的 PK/PD 模型进行了不同给药方案下的模拟研究,以荷瘤小鼠肿瘤生长抑制作用作为评价药效的终点指标进行模拟实验,筛选出药效最好的用药方案为临床试验提供参考。基于上述研究,该药物的临床试验中最终选择了每周给药 1 次和连续 5 天给药后停药 23 天 (5d on/23 off,q.d.)的用药方案。

(柳晓泉　何 华)

参考文献

［1］刘炳林. 药物临床试验中有效性指标的分类. 中国新药杂志,2016,25:1103-1107.

［2］MAGER D E,WYSKA E,JUSKO W J. Mechanism-based pharmacodynamic models. Dru Meatob Dispo,2003,31:510-518.

［3］GALEAZZI R L,BENET L Z,SHEINER L B. Relationship between the pharmacokinetics and pharmacodynamics of procainamide. Clin Pharmacol Ther,1976,20:278-289.

［4］SHARMA A,JUSKO W J. Characteristics of indirect pharmacodynamic models and applications to clinical drug responses. Br J Clin Pharmacol,1998,45:229-239.

［5］RYBAK M J. Pharmacodynamics:Relation to antimicrobial resistance. Am J Med,2006,34(5-supp-S).

［6］WAKELKAMP M,ALVÁN G,GABRIELSSON J,et al. Pharmacodynamic modeling of furosemide tolerance after multiple intravenous administration. Clin Pharmacol Ther,1996,60:75-88.

［7］FRIBERG L E,HENNINGSSON A,MAAS H,et al. Model of chemotherapy-induced myelosuppression with parameter consistency across drugs. J Clin Oncol,2003,20:4713-4721.

［8］FREY N,LAVEILLE C,PARAIRE M,et al. Population PKPD modelling of the long-term hypoglycaemic effect of gliclazide given as a once-a-day modified release(MR)formulation. Br J Clin Pharmacol,2003,55:147-157.

［9］刘东阳,王鲲,马广立,等. 新药研发中定量药理学研究的价值及其一般考虑. 中国临床药理学与治疗学,2018,9:961-973.

［10］HIGGINS B,GLENN K,WALZ A,et al. Preclinical optimization of MDM2 antagonist scheduling for cancer treatment by using a model-based approach. Clin Cancer Res,2014,20:3742-3752.

第八章　群体药代动力学／药效动力学模型理论与实践

患者接受药物治疗时常因为各种内源性因素（如年龄、种族、体重、基因型、受体丰度和敏感性、病理生理状态等）或外源性因素（如食物、合并用药、吸烟、医疗习惯和环境等）变异而产生较大的药代动力学（PK）或药效动力学（PD）变异。PK 变异主要体现为清除率（如肝、肾功能差异）、表观分布容积（如体重或蛋白水平）、吸收速率常数或生物利用度（如胃肠道活动、消化道酸碱度）等参数的变异，PD 变异主要体现为在药物不同作用机制环节中受体丰度、亲和力、内源性物质水平等参数的变异。这些参数的变异最终会导致药效或安全性的个体间差异，并可能产生个体化治疗需求。为了探索个体化给药规律，有必要对影响个体间变异的关键因素及其对 PK/PD 参数的显著影响进行系统定量研究。

群体药代动力学／药效动力学（population pharmacokinetics/pharmacodynamics，Pop-PK/PD）模型是一种建立 PK/PD 定量关系并且对 PK/PD 参数的个体间变异进行定量化分析的研究方法，一般使用群体方法（population approach）进行研究。本章将重点关注 Pop-PK/PD 模型研究的基础理论、研究设计、研究方法和结果评价及其应用。

第一节　群体模型研究基础理论

一、个体模型与参数

如第二章"药代动力学经典"理论所述，个体 PK 模型指一组包含固定效应参数和随机效应参数的数学方程，体现个体观测指标（如浓度）随时间改变的函数关系，通常由结构模型（如一房室或二房室等模型结构）和统计模型（描述个体预测值和个体观测值之间差异的统计学模型）两部分组成。个体模型可以拟合个体药物浓度 - 时间曲线，并估计个体 PK 参数（即固定效应参数，如 k_a，Cl/F）及随机效应（即误差模型参数，ε）。

例如，具有一级吸收和一级消除特征的一房室结构模型定义如图 8-1 所示，模型结构如式（8-1）。

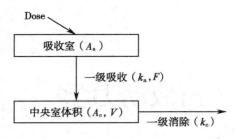

图 8-1 一级吸收和一级消除的一房室模型

$$C_{\text{pred},i} = \frac{k_a \times F \times \text{Dose}}{V \times (k_a - k_e)} (e^{-k_e \times t_i} - e^{-k_a \times t_i}) \qquad \text{式(8-1)}$$

式(8-1)中, k_a 为一级吸收速率常数, V 为中央室分布容积, k_e 为一级消除速率常数, F 为生物利用度, $C_{\text{pred},i}$ 为单剂量给药后第 i 个时间点的模型预测浓度。

预测浓度和实测(或观测)浓度数值常常会有所差别,这主要由随机误差导致,为了描述这种随机误差,研究者可使用统计学模型对其进行描述,如果其为加和型误差,可以使用式(8-2)进行描述:

$$C_{\text{obs},i} = C_{\text{pred},i} + \varepsilon_i \qquad \text{式(8-2)}$$

式(8-2)中, $C_{\text{obs},i}$ 为第 i 个时间点浓度观测值, $C_{\text{pred},i}$ 为第 i 个时间点浓度预测值, ε_i 为第 i 个时间点浓度预测值与观测值之间的差异。

二、群体模型分析方法

广义的群体 PK 分析方法包含简单合并数据法(naive pooled data analysis,NPD)、标准两步法(standard two stage analysis,STS)和非线性混合效应模型法(nonlinear mixed effect model,NONMEM)。以 PK 分析为例,NPD 先求算不同个体相同时间点的浓度的均值,得到药物浓度均值-时间曲线,然后再计算药物浓度均值-时间曲线的 PK 参数。该方法的优势是步骤简单,且不受观测值数目或受试者人数的限制;缺点是无法估计个体间变异,并可能因忽略个体间变异而隐藏某些 PK 特征(如某些受试者药物浓度-时间曲线呈现双峰现象,取均值后则双峰现象不易观察)。STS 是先使用房室模型方法计算每个人的 PK 参数,然后对个体 PK 参数进行描述性统计,以初步评价 PK 特征和评估 PK 参数的个体间变异;并进一步通过不同的统计方法(如图示法、方差分析或相关性分析)分别探索并定量估计 PK 参数个体间变异的来源。该方法优势是步骤简单,且可评估参数的个体间变异;缺点是对数据要求高,即每个受试者都需要密集采样数据才可计算个体 PK 参数。实际研究中,多种内外源因素可能会同时影响各自特定的 PK、PD 参数,这些因素可能是影响分析目标参数的混杂因素,如果只单独分析目标参数而不考虑混杂因素的影响就会带来偏倚(bias),因此需同时分析混杂因素的影响方可获得准确定量关系。

为了同时准确分析所有 PK/PD 参数的重要变异来源,Lewis Sheiner 和 Stuart Beal 教授提出了非线性混合效应模型法(NONMEM),该方法不仅可以建立 PK/PD 参数与观测指标之间的定量关系,还可以同时估计 PK/PD 参数的群体均值和个体间变异,从而实现同时对影响 PK 和 PD 参数的因素进行筛选并估计其对 PK/PD 参数的定量影响,最终在群体水平对 PK/PD 参数的变异进行解释和定量分析,支持个体化剂量推荐。与 NPD 或 STS 相比,NONMEM 方法可以基于每人 2~3 个 PK/PD 观测值估计其 PK/PD 参数;可以系统、高效地同时估算群体 PK 参数典型值、协变量的影响,以及个体间变异、批间变异、中心间变异、周期间变异、个体内变异等随机效应。NONMEM 方法更适用于处理异质性高、剂量范围宽的数据,结果准确可靠。不同群体分析方法比较见表 8-1。因为近年来 Pop-PK/PD 更多使用 NONMEM 方法,所以下文将主要阐述 NONMEM 方法。

表 8-1　不同群体分析方法比较

	NPD	STS	NONMEM
数据	适用于均衡,稀疏或密集的数据	适用于均衡且密集的数据	适用于均衡或不均衡,稀疏或密集的数据
变异	将个体间和个体内变异统一作为随机变异	残差增加可导致个体间变异增加	可以估计个体间变异与个体内变异
协变量筛查	不可以	可以	可以
分析效率	仅获得参数之间的相关性	除了参数相关性以外,还可以单独分析各个参数与协变量的关系	系统、高效地同时估计 PK/PD 参数值和协变量的影响

三、Pop-PK/PD 模型研究步骤

首先要明确一点的是,Pop-PK/PD 模型是一种研究方法,其针对特定问题进行试验设计、收集样本和检测数据,然后进行分析,并不仅仅是一种数据分析方法。因此,Pop-PK/PD 模型研究主要分为研究准备、PK/PD 试验、初步 Pop-PK/PD 模型分析、Pop-PK/PD 模型评价、Pop-PK/PD 模型优化和应用五个阶段,具体描述如下:

1. **研究准备**　研究者首先要明确研究目的或研究问题,针对研究目的或研究问题提出科学假设,然后依据科学假设对已有数据(研究药物/同类药的体内外 PK、PD 和安全性数据)进行探索性分析或进行预试验,基于探索性分析或预试验结果优化 PK/PD 试验设计及其数据收集方案(如数据种类、收集频率或时间点、研究人群的入排标准等)。如果已有文献数据,也可以使用软件(如 Digitizer)获得文献数据,并进行模型分析。Pop-PK/PD 研究的目标包括但不限于:研究药物在某一群体(如肾损伤患者)的 PK/PD 特征、研究内外源性因素对 PK/PD 参数的定量影响、制定进一步的 PK/PD 研究计划、确定药物的治疗窗、探索个体化治疗策略等。如果该研究目的是支持新药临床开发,其设计还需要考虑临床开发实际情况以提高 PK/PD 研究成功率。

2. **PK/PD 试验**　按照设定的试验方案进行临床试验,收集必要及尽可能全面的 PK/PD 数据,同时有针对性地观察或记录可能影响 PK/PD 特征的信息。

3. **初步 Pop-PK/PD 模型分析**　获得正式研究数据后,首先进行简单的绘图、非房室分析和 PK/PD 参数的描述性统计和分析。结合研究目的和背景信息,基于上述初步分析结果探索基本模型结构,并估计模型参数的初始值;初步比较不同模型的效果,选择最优模型进行后续研究;最终获得模型分析结果,得到模型参数的最终估计值。

4. **Pop-PK/PD 模型评价**　通过比较主要参数值与文献或生理值的差异、绘制诊断图、评价主要参数的变异、进行模型的内部或外部验证,对 Pop-PK/PD 模型进行评价。因为模型是真实世界高度抽象的数学表达方式,所以与真实世界相比,数学模型会忽略某些方面而存在一定问题,但该问题是否影响模型实现研究目的还有待考察。所以研究者应使用以终为始(fit-for-purpose)原则进行模型评价,依据研究目的评价该模型的预测力,即该模型是否可以被用来验证科学假设,以及模型的现有瑕疵是否会显著影响研究目的的实现。

5. **Pop-PK/PD 模型优化和应用**　若发现模型的瑕疵显著影响研究目的的实现,则应该针对该问

题优化模型。另外,为增加模型的稳定性和预测力,研究者也可以对此 Pop-PK/PD 模型进行简化尝试,并从多角度对该模型进行证伪尝试。在优化(改正、简化及证伪)完成后,研究者需基于该模型的应用范围和允许条件(即模型的假设条件)进行模拟和预测,并充分与临床医生和 / 或药物开发者进行沟通,对其模型结果的临床意义进行评估,最终用通用语言总结模型的结论。

四、非线性混合效应模型

NONMEM 主要估计两类变量值,一类变量可为 PK/PD 参数(如剂量或清除率),这类变量对药物浓度 / 药效指标水平 - 时间曲线的影响具有系统性,常常为固定值(以 θ 表示);另一类变量值为研究者不能控制的变量值(如检测随机误差),这类变量可能会增加或降低 PK/PD 参数值,对药物浓度 / 药效指标水平 - 时间曲线的影响无系统性,多次试验后的均值接近 0,即符合以 0 为中心的正态分布(以 η 或 ε 表示)。这两类变量在 NONMEM 模型中分别被称为固定效应和随机效应,分别用结构模型 / 协变量模型和统计模型进行描述。结构模型和统计模型结合后称为群体基础模型,可以描述一个群体的典型药物浓度 / 药效指标水平 - 时间曲线。对基础模型进行初步评价合格后,研究者可使用基础模型进行协变量筛查,最终纳入有显著影响的协变量,建立协变量模型。基础模型与协变量模型结合起来就是 Pop-PK/PD 的最终模型。为方便理解,下文将以 Pop-PK 分析为例进行阐述,Pop-PD 建模原理及方法与 Pop-PK 相似,特殊之处将在第五节进行阐述。

1. 结构模型 以图 8-1 为例,其 Pop-PK 结构模型的方程如式(8-3)所述:

$$C_{ij} = \frac{k_{a,j} \times F_j \times \text{Dose}_j}{V_j \times (k_{a,j} - k_{e,j})} (e^{-k_{e,j} \times t_{ij}} - e^{-k_{a,j} \times t_{ij}}) \qquad \text{式}(8\text{-}3)$$

式中,j 代表第 j 个个体,i 代表第 i 个时间点,$k_{a,j}$ 为第 j 个个体的一级吸收速率常数,Dose_j 是第 j 个个体的给药剂量,F_j 为第 j 个个体的生物利用度,V_j 是第 j 个个体的表观分布容积,$k_{e,j}$ 为第 j 个个体的一级消除速率常数,C_{ij} 为给药后第 j 个个体的第 i 个时间点的浓度预测值。

2. 统计模型、固定效应与随机效应 式(8-3)中的 PK 参数的典型值(typical value,TV)代表某一典型人群的 PK 参数值,与均值或中位值相关。NONMEM 中的随机效应分为两类,第一类随机效应为描述不可解释的 PK 或 PD 参数随机变异,与个体 PK 参数估计值与其群体估计值的差值(以 η 表示)相关,一般假设 η 服从 $(0,\omega^2)$ 正态分布,ω^2 可源于个体间变异(inter-individual variability,IIV)或周期间变异(inter-occasion variability,IOV)。第二类随机效应描述 PK 观测指标(常为药物浓度)的随机误差,又称为残差变异(residual variability,RV),与每个时间点实测浓度值与其预测浓度值(基于该个体 PK 参数计算)的差异(以 ε 表示)相关,一般假设 ε 服从 $(0,\sigma^2)$ 正态分布,σ^2 反映了不可解释的浓度残差变异大小。随机效应可能来源于 PK 指标检测误差、采集时间误差、PK 模型误差、个体内变异及数据误差等。固定效应(θ)、第一类随机效应(η 和 ω^2)和第二类随机效应(ε 和 σ^2)的含义及其区分详见图 8-2。

第一类随机效应(η)常用的统计模型有加和模型(additive model)、比例模型(proportional model,又称 constant CV model)、混合模型(mixed model)、指数模型(exponential model)和幂模型(power model)。当参数的个体预测值与群体预测值差值为常数时,可以采用加和模型,如式(8-4):

$$K_{e,j} = \text{TVK}_e + \eta_j \qquad \text{式}(8\text{-}4)$$

式中,$K_{e,j}$ 为第 j 个个体的 K_e 个体预测值,TVK_e 为 K_e 的群体典型值,η_j 表示 $K_{e,j}$ 的个体预测值与群体预

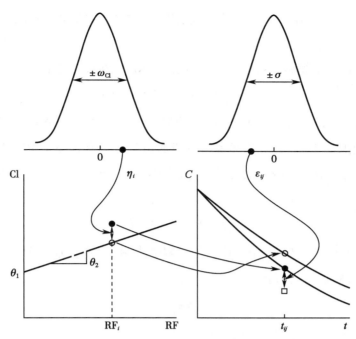

左下方图:清除率与协变量肾功能(renal function,RF)的相关图,其中的空心圆代表 Cl 在协变量 RF 为 RF_i 时的群体预测值,实心圆代表个体 i 的 Cl 的个体预测值,其与群体预测值 Cl 之间的差异由 η_i 表示;左上方图:η_i 的正态分布图,其服从 $(0, \omega_{Cl}^2)$ 正态分布。右下方图:药物浓度 - 时间曲线图,其中 t_{ij} 时间点的浓度实测值(空心方形)与第 i 个个体第 j 个浓度预测值(实心圆)之差为 ε_{ij},空心圆及穿过空心圆的线代表 t_{ij} 时间点的群体预测值及群体药物浓度 - 时间曲线;右上方图:ε_{ij} 的正态分布图,其服从 $(0, \sigma^2)$ 正态分布。

图 8-2　固定效应及两类随机效应示意图

测值之间的差异,其服从 $(0, \omega^2)$ 正态分布,其中 ω 为常数。当参数的个体预测值与群体预测值的差异随参数的增加而成比例增加时,可以采用比例模型,如式(8-5):

$$K_{e,j} = TVK_e \times (1 + \eta_j) \qquad \text{式}(8-5)$$

式中,$K_{e,j}$ 和 TVK_e 的含义同上,η_j 表示 $K_{e,j}$ 的个体预测值与群体预测值之间的差异比例,服从 $(0, \omega^2)$ 正态分布。当采用加和模型时,$K_{e,j}$ 和 TVK_e 的差异为常数;当采用固定变异系数模型时,$K_{e,j}$ 和 TVK_e 的差异成比例,ω 均为常数。随机效应常会出现这种情况:在浓度较低时,其变异为恒定值,而在一定程度后,其变异会随着浓度增加而增加,此时,研究者可以采用混合随机效应模型,如式(8-6):

$$K_{e,j} = TVK_e \times (1 + \eta_{1,j}) + \eta_{2,j} \qquad \text{式}(8-6)$$

式中,$K_{e,j}$ 和 TVK_e 的含义同上,$\eta_{1,j}$ 表示个体预测值与群体预测值之间差异随 $K_{e,j}$ 成比例变化的部分,$\eta_{2,j}$ 表示个体预测值与群体预测值之间额外差异的常数部分。当参数的个体预测值与群体预测值的差异与参数的自然对数值的改变成比例时,可以采用指数型,如式(8-7):

$$K_{e,j} = TVK_e \times e^{\eta_j} \qquad \text{式}(8-7)$$

式中,$K_{e,j}$ 和 TVK_e 的含义同上,η_j 表示 $K_{e,j}$ 的个体预测值与群体预测值之间的差异,服从 $(0, \omega^2)$ 正态分布。指数模型中 $K_{e,j}$ 和 TVK_e 的差异与参数自然对数值的改变成比例。如式(8-8):

$$K_{e,j} = TVK_e^{\eta_j} \qquad \text{式}(8-8)$$

式中,$K_{e,j}$ 和 TVK_e 的含义同上,η_j 表示 $K_{e,j}$ 的个体预测值与群体预测值之间的差异,服从 $(0, \omega^2)$ 正态分布。

第二类随机效应（ε）可使用加和模型、比例模型以及混合模型（加和模型联合比例模型）描述，计算方法参考上述公式。

3. 协变量模型 协变量模型能够描述各个因素对 PK/PD 参数的定量影响，如式（8-9）所示：

$$Cl_j = \theta_1 + \theta_2 \times Ccr_j + \theta_3 \times WT_j + \eta_j \qquad \text{式（8-9）}$$

式中，Cl_j 为第 j 个个体的 Cl 个体预测值，θ_1 为 Cl 的群体典型值，Ccr_j 和 WT_j 分别为第 j 个个体的肌酐清除率和体重的测量值，θ_2 和 θ_3 分别描述了协变量肌酐清除率和体重对 PK 参数 Cl 的定量影响，常用的协变量模型有线性模型、指数模型、幂模型、分类模型等形式，分别见式（8-10）、式（8-11）、式（8-12）和式（8-13）。

$$Cl_j = \theta_1 + \theta_2 \times (WT_j - 70) \qquad \text{式（8-10）}$$

式中，Cl_j 与 θ_1 的含义同上，WT_j 为第 j 个个体的体重测量值，θ_2 描述了协变量体重对 PK 参数 Cl 的定量影响，70 代表研究人群体重的中位数。

$$Cl_j = \theta_1 \times e^{(WT_j - 70) \times \theta_2} \qquad \text{式（8-11）}$$

式中，Cl_j、θ_1、WT_j、数字 70 以及 θ_2 的含义均同上。

$$Cl_j = \theta_1 \cdot \left(\frac{WT_j}{70}\right)^{\theta_2} \qquad \text{式（8-12）}$$

式中，归一型协变量模型中采用 WT_j 与体重的中位值或均值的比值对 Cl_j 进行定量校正。本模型中 θ_1 不明显受 WT_j 的影响，且 θ_2 为负值也不会导致 Cl_j 为负，因此最常用。

$$Cl_j = \theta_1 \times (1 + \theta_2 \times sex_j) \qquad \text{式（8-13）}$$

式中，Cl_j 和 θ_1 的含义同上，sex_j 为第 j 个个体的性别（可用 0 或 1 指代男性或女性），θ_2 描述了协变量性别对 PK 参数 Cl 的定量影响。分类型协变量，如性别、种族、基因型等适合本模型。

$$Cl_j = \theta_1 + (\theta_2 \times age_j) \times (1 + \theta_3 \times sex_j) \qquad \text{式（8-14）}$$

式中，Cl_j 与 θ_1 的含义同上，age_j 为第 j 个个体的年龄，sex_j 为第 j 个个体的性别，θ_2 和 θ_3 分别描述了协变量年龄和性别对 PK 参数 Cl 的定量影响。

另外，如果不同范围内 PK 参数与协变量的关系不一致，且在某一点发生显著改变时，也可以分段表示，比如使用分段线性模型进行描述。

设 $WT_i = 0$；如果 $WT > 80kg$，$WT_i = 1$

$$Cl_j = (\theta_1 + \theta_2 \times WT_j) + \theta_2 \times 80 \times (1 - WT_j) \qquad \text{式（8-15）}$$

即如果 Cl_j 在 $WT \leqslant 80kg$ 的范围内保持不变，在 $WT > 80kg$ 范围内增加。

五、群体估算方法与软件

在确定 Pop-PK 模型结构后，给各个参数的初始值赋值，计算机即以该初始值进行一系列迭代计算，以能够反映模型拟合优度的目标函数值（objective function value，OFV）评估估计效果，若最后两次的目标函数值的差异小于预先设定的值（如 10^{-4}），则可判断模型拟合收敛成功。上述迭代计算过程中，目标函数形式、目标函数算法和迭代算法均可能有不同的类型。

1. **目标函数形式**　目标函数主要包括基于普通最小二乘法（ordinary least squares，OLS）、权重最小二乘法（weighted least squares，WLS）和扩展最小二乘法（extended least squares，ELS）的三种方程，其目标函数分别见式（8-16）、式（8-17）和式（8-18）。

$$\text{OBJF}_{\text{OLS}} = \sum (\text{obs}_{i,j} - \text{pred}_{i,j})^2 \qquad \text{式（8-16）}$$

$$\text{OBJF}_{\text{WLS}} = \sum \left[(\text{obs}_{i,j} - \text{pred}_{i,j})^2 \times W_{i,j} \right] \qquad \text{式（8-17）}$$

$$\text{OBJF}_{\text{ELS}} = \sum \left\{ \frac{(\text{obs}_{i,j} - \text{pred}_{i,j})^2}{\text{var}_{i,j}} + \ln \text{var}_{i,j} \right\} \qquad \text{式（8-18）}$$

式中，OBJF 为目标函数值，OBJF_{OLS}、OBJF_{WLS} 和 OBJF_{ELS} 分别代表 OLS、WLS 和 ELS 三种方法的目标方程值，$\text{obs}_{i,j}$、$\text{pred}_{i,j}$、$W_{i,j}$ 和 $\text{var}_{i,j}$ 分别为该浓度点的实测值、预测值、权重以及方差。

2. **目标函数算法与迭代算法**　传统有两种非线性混合效应模型的目标函数算法：一阶近似法（first-order approximation，FO）和一阶条件估算法（first-order conditional estimation，FOCE）。FO 是最早被提出来的群体非线性混合效应模型算法，它将非线性混合效应模型通过泰勒公式展开，将非线性模型近似为线性，仅估算群体典型值，可以通过增加后验算法（POSTHOC）计算各个参数的 η。FOCE 方法将非线性混合效应通过泰勒公式一级展开，可以同时估计群体典型值和第一类误差（η），拉普拉斯（Laplace）方法为非线性混合效应模型关于 η 后验模式的二阶泰勒近似。运算时，拉普拉斯方法比 FOCE 更耗时，只有非线性特征非常显著或者分析分类数据时才可能会用到该方法。因为 FOCE 与拉普拉斯两种方法都依赖于 η 的条件估计，两种方法都可被称为条件估计算法。因为各个参数间常出现相互影响，因此研究者常采用可估计个体间和个体内变异交互作用的一阶条件估算法（FOCE with interaction，FOCEI）进行分析。NONMEM 软件还提供了一些其他目标函数的估计方法，最大似然法（expectation maximum，EM）（如 ITS、IMP、IMPMAP 和 SAEM）和 Bayes 方法获得目标函数值并发现不符合收敛标准时，计算机依据迭代算法给出下一组估计参考值。数值迭代算法主要包括随机抽样的 Monte Carlo 以及依据运算规则建议迭代值的探索方法（如 Newton's Method、Nelder-Mead Simplex Method、Levenberg-Marquardt Method 等方法），各个软件所用方法也可能不同。

3. **Pop-PK/PD 模型分析软件**　最常用的 Pop-PK/PD 分析软件为 NONMEM，其他软件（如 Monolix、Phoenix NLME、S-ADAPT 等软件）也可以进行 Pop-PK/PD 分析。

第二节　群体药代动力学研究设计

为进行更好的 Pop-PK 研究设计，研究者需依据研究目的对已有数据（研究药物的体内外 PK、PD 特征和同类药物信息）进行探索性分析，评价研究可行性；再根据初步分析结果、待研药物的吸收和处置机制、已知的 PK 特征及待研究人群的相关背景资料制定研究方案，获得 PK 特征参数以及可能影响 PK 的因素，以便建立 Pop-PK 模型并定量考察重要协变量对其 PK 参数的影响；最后通过模型模拟指导临床合理用药和后期临床新药开发。临床 PK 试验设计，请参考本书第五章，下文将针对 Pop-PK 研究所需要特别关注的试验设计方面进行阐述。

一、研究人群与样本量确定

研究者须依据研究目的选择研究人群并制定明确符合该研究的纳入、排除标准,尽可能与研究药物的临床拟治疗人群保持一致。尽量保证拟研究的协变量在该目标人群有足够宽的变化范围,以充分支持协变量分析并建立最终模型和实现研究目的。研究人群可以为健康受试者或患者。

儿童、孕妇和老年人在不同年龄段或怀孕周期的 PK 特征不同,所以在研究这三种特殊人群时,还需要按照年龄或怀孕周期进行分层入选受试者。同样,肝损害和肾损害患者最好也按照疾病严重程度分层入选受试者,以准确全面评价各个疾病状态的 PK 特征。

目前尚无估计 Pop-PK 研究样本量的金标准。有研究显示,第一类随机效应对药物相互作用 Pop-PK 研究的样本量影响很大,对于第一类随机变异低的药物,40~60 例受试者可以达到 90% 把握度,对于第一类与第二类变异都很高的药物,至少需要 80 例受试者才可以达到 90% 把握度。如果要准确估计 PK 参数的变异,对于低(CV%≤45%)、中(45%<CV%<70%)和高(CV%≥75%)变异的参数,在兼顾数据代表性(即数据分布均匀、不同特征的个体均衡)的基础上,至少分别需要 30、60 和 100 例受试者。鉴于 Pop-PK 的研究目的除了要准确估计 PK/PD 参数及其变异以外,还需分析重要的定量影响因素,为此,Pop-PK 研究最理想的情况是针对所有重要影响因素不同水平纳入一定数量的人群。但研究者常常在临床试验之前难以获得全部重要影响因素信息,因此建议临床研究尽可能多地纳入受试者,并保证其多样化,以便能实际支持临床治疗复杂情况下的剂量优化,有时所需样本量甚至可达 1 000 例。对于重要的待评价影响因素,各个水平的样本量建议至少大于整体研究人群的 5%。

二、给药方案

Pop-PK 研究的剂量应依据研究药物的疗效和安全性而定,如果研究药物在安全窗内为线性 PK 特征,则可以使用单一剂量进行研究;如果研究药物为非线性 PK 特征,则需要研究多个剂量水平,以定量研究全剂量范围内的 PK 参数及其关键影响因素。因为 PD 一般显示为非线性特征,所以如果要进行 PD 研究,也最好研究多个剂量水平。给药频率和疗程建议与临床医疗实践保持一致,如果需要对其进行系统研究时,可以在一定范围内对不同给药频率和疗程进行研究。

三、药代动力学研究指标设计

一般 Pop-PK 只研究具有活性的原药即可,但如果代谢产物具备活性且足以影响整个药物的剂量 - 效应关系时(如主要代谢物),研究者也应该考虑进行代谢产物的 Pop-PK 研究。Pop-PK 研究对象通常是血药浓度,部分研究也可能涉及其他体液样本(如尿液、唾液、脑脊液等)浓度,或者可通过影像学和核素标记方法量化组织中的药物浓度。

健康受试者 PK 研究中采血点通常设计得比较密集,但在患者人群进行 PK 研究时,由于临床实际过程中患者多次采血较为困难,而 Pop-PK 方法可对稀疏采样数据进行研究,故采血点可用稀疏设计。密集采样时,采血时间点应覆盖吸收相、分布相和消除相,但稀疏采样时每位患者只采集 2~4 个样本,采样时间点很难覆盖全部上述药代动力学特征时间段,因此采样时间点的设计就非常重要。美国 FDA 指南建议可以进行单点谷浓度采集、多点谷浓度采集或较为完整的 PK 特征采集(常常 1~6 个时间点)。我国指南也建议 2 个或以上,可依据研究目的,分别采用下列四种不同方式进行采样:①基于最佳设计方法得到采样时间;②单个受试者随机采集两个或多个样本,总体样本合并使用时可覆盖整个间隔时间;③指定时间(如谷浓度和 / 或峰浓度)稀疏采样;④部分受试者进行密集采样。如果该药物呈现时间依赖的 PK 特征,则需要连续给药后不同时间点采集血药浓度,以获得完整的时间依赖特征及其影响因素的准确评价。给药时间和采样时间均应该准确记录。

四、协变量设计

在研究开始前,需要详细记录研究人群的人口统计学特征,同时要依据研究目的收集相关协变量,如合并用药、基因型、实验室测定指标、生物标志物等。需要考察的协变量应该基于药物的药代动力学、药效动力学、疾病病理机制进行选择,并在临床研究中有针对性地收集,应当避免盲目、广泛地筛选协变量。常见的协变量如表 8-2 所示,供研究者参考。

表 8-2　常见的协变量

体重及其相关指标(如体表面积、去脂体重等)	快速吸收或缓慢吸收
年龄	药物制剂类型
种族	昼夜节律
性别	肝脏损伤程度
合并用药	肾脏损伤程度
生活习惯(如抽烟、喝酒、咖啡)	是否存在 HIV 或肝炎病毒
临床生化指标(如胆红素、谷草转氨酶等)	主要消除脏器功能指标
血液学指标(如白细胞计数等)	疾病进程
蛋白结合率	

协变量收集时间一般采用基线值(如服药前的检查结果),但如果协变量在整个研究过程中存在较大改变(如 10% 以上),则建议在不同时间点采集协变量,并使用经时变化的协变量进行分析。需要注意的是,如果协变量变化程度明显,研究者应该充分考虑指标变化的原因,并分析是否是药物作用导致。若判定是药物引起的指标变化,则应考虑两者的相互作用及其因果关系。综上所述,根据不同的药物机制以及不同的研究目的选择协变量可能存在较大差异,因此建议研究者在 Pop-PK 研究计划书中明确所收集数据指标的意义。

五、Pop-PK 分析软件与程序运行文件准备

Pop-PK 常用的建模软件较多,如 NONMEM、Phoenix-NLME、S-ADAPT 等,其中 NONMEM 软件用途最广泛,研究者也可在论坛中与全球 NONMEM 专家进行讨论。另外,鉴于 NONMEM 软件采用非图形界面,操作不便,研究者也开发了不同的接口软件,如 PDx-POP、Pirana、Wings for NONMEM 等配合 NONMEM 使用,方便使用人采用图形界面调用 NONMEM 建模,并进行结果分析,以提高数据处理

和模型分析效率。鉴于 Pop-PK 分析对绘图要求较高,研究者也可使用 R、S-PLUS、P_SN 等软件进行绘图。

一般来说,研究者建模与模拟需要准备两类文件:数据文件和程序文件。数据文件主要包含给药方式、给药剂量、给药时间、采样时间、血药浓度、协变量等信息,程序文件主要包括数据文件调用方式、模型结构及其估计参数的定义、初始值及范围、目标方程的运算方法和收敛规则、最终的数据输出方式等内容。

六、模型分析及评价计划

基础 PK 模型通常先从一房室、二房室或三房室模型探索,初始模型的选择可以根据文献报道,同时也要依据现有的数据特点。对于密集采样的富集数据,可通过作图以及查阅文献确定基础模型;而对于稀疏采样的数据,需要基于合理的假设或固定部分参数建立基础模型。协变量模型建立方法主要分为一次分析法(shot-gun)和逐步分析法(stepwise)。最终模型则需要依据已有的理解和建模分析后的诊断图进行选择。模型的评价方法也需要在试验设计中注明,具体方法详见本章第三节。如果模型结果评价不合格,应针对待改善特征对模型进行优化。

七、模型模拟计划

在进行临床试验之前就应该针对研究目的设计 Pop-PK/PD 模拟方案,尤其是应用场景,并依据拟应用场景制定试验方案。模拟之后,需要依据建模假设的可靠性去评价模拟结果的预测力。

八、Pop-PK/PD 分析计划书和报告

Pop-PK/PD 研究需要多专业协作以解决临床具体问题,因此需要 Pop-PK/PD 研究者和不同背景的研究团队进行沟通,以确定最佳研究方案。为此,研究者应提早制定 Pop-PK/PD 分析计划书,并及时更新,以此作为与交叉学科进行沟通的基础文件。该计划书应包括研究目的、方法、假设、所需数据和时间表等重要元素,应明确研究数据集、研究方法及结果评价。

第三节 群体药代动力学模型分析与结果评价方法

一、符合方案要求的研究人群信息的收集

研究人群信息包括人口统计学资料(如年龄、性别、身高、体重等)、实验室检查(如血常规、肝功能、肾功能等)、疾病症状及严重程度、合并用药(重点考察影响药物代谢排泄的合并用药信息)。

研究开始前要对收集的数据进行全面了解,如年龄、体重、性别的比例和分布,是否存在相互关联,通常希望数据文件中各个因素随机独立存在,相互间没有明显的相关性。

二、数据文件的整理

将受试者的编号、给药时间、给药频次、给药剂量、采血时间、血药浓度以及待考察协变量等信息录入数据文件。数据文件的内容以及代码需要符合运算软件要求,同时数据文件也要保存为应用软件所需要的格式。例如 NONMEM 软件,在录入数据时,TIME 代表时间,DV 代表观测值,AMT 代表给药剂量,这些英文代码是软件内部的保留字段,不能被赋予其他含义。另外,一些异常值常会导致模型分析无法成功收敛,因此研究者可以在数据整理阶段去除异常值,但需要在分析计划书中明确剔除异常值的标准,完整记录数据剔除的过程,并应利用最终模型对异常值进行敏感性分析。对于给药缺失数据、PK 缺失数据及协变量缺失数据,首先要明确数据缺失原因,再根据提前制定好的分析计划对缺失数据进行相应的处理,并需全程记录。

三、结构模型与随机效应模型的选择

对于健康受试者的密集数据,通常会绘制血药浓度-时间曲线的半对数坐标图,一般情况下根据拐点的个数假设该药为一房室、二房室或三房室模型。特殊情况下也需要考虑化合物的机制,比如泼尼松与泼尼松龙(泼尼松代谢产物)可以互相转化,即使两者均为单房室分布特征,其 PK 曲线也展现出双指数下降特征。如果依据血药浓度-时间曲线难以确定房室模型结构,可以分别进行初步模型拟合,根据拟合的目标函数值或拟合优度选择结构模型。

对于临床患者的 Pop-PK 研究,每个受试者往往仅有 1~3 个血药浓度数据点,故难以依据稀疏血药浓度-时间曲线确定结构模型。此时,研究者可参考其密集 PK 参考文献数据,并尽可能选择符合药物 PK 机制的模型进行拟合,或者采用 Bayes 方法(将某些次要参数的估计值和/或分布指定为先验研究中的值)进行拟合。

第一类随机效应有加和模型、比例模型和指数模型等形式,详见本章式 8-4、式 8-5 和式 8-6。研究者可以分别以不同的模型形式进行模型估计,然后依据各个参数的第一类随机效应的分布是否正态来优选其模型结构。如果正态性相差不大,因为指数模型适用范围更广,并且可以保证参数为正数,因此可用其描述第一类随机误差。研究者在结构模型基础上分别比较不同误差的计算结果,选择最优残差模型。

四、协变量因素分析

用于进行 Pop-PK 研究的对象群体应有足够的代表性,即各协变量的分布范围足够宽,从而保证所得模型具有广泛的应用价值。在协变量作为固定效应分析前应绘制各协变量频率分布图,考察其分布范围及分布特征。

采用如 S-PLUS 等软件对所有协变量进行多重共线性检验,考察协变量间的相关性,协变量间相互作用见图 8-3。由图 8-3 可知谷草转氨酶(GOT)与谷丙转氨酶(GPT)、尿素氮(BUN)与血肌酐(Scr)存在较高相关性,故在建模中的协变量筛选时应加以注意。通常来说存在相关性的协变量最好只引入 1 个到模型中,应根据药物的作用机制、PK 特征选择具有生理学意义的协变量构建模型。

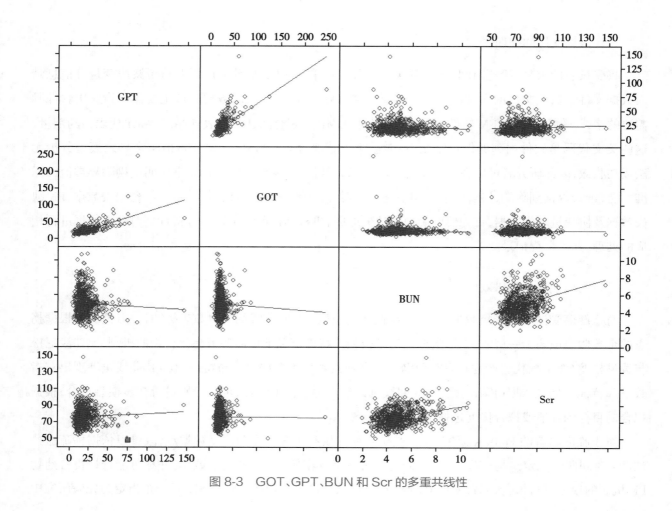

图 8-3   GOT、GPT、BUN 和 Scr 的多重共线性

五、模型化与协变量加入方式

研究待考察的协变量因素较多，种类也不相同，如年龄、体重、肝肾功能指标为连续型变量，而性别、是否抽烟、是否喝酒等为非连续型变量，对这两种变量分别以不同方式加入模型中进行评价。

协变量和 PK 参数之间除了线性关系外，还可能会呈现对数、指数、幂函数等非线性关系，详见本章式(8-19)～式(8-24)。

多数生化指标本是连续型变量，但临床上可将其作为非连续型因素考察，此时需要按临床的标准对数据进行分级，具体分级的依据最好参照临床指南或共识。

以采用 NONMEM 程序进行模型化拟合为例说明协变量的入选标准。NONMEM 应用非线性扩展最小二乘法原理，以对数最大似然值(log likelihood, LL)的负二倍(–2LL)为目标函数值，评价协变量对模型估计的影响大小。假设同类嵌套模型之间的目标函数值服从 χ^2 分布，当自由度 $df=1$(即两个模型之间参数数量相差为 1)，$\chi^2_{0.05,1}=3.84$，$\chi^2_{0.01,1}=6.63$，$\chi^2_{0.005,1}=7.88$，$\chi^2_{0.001,1}=10.83$，此时两个模型目标函数差值 $\Delta OFV>3.84$ 或 $\Delta OFV>10.83$ 时分别在 $p<0.05$ 或 $p<0.001$ 水平具有显著性差异。

Pop-PK 通常以逐步回归法(stepwise)建立 Pop-PK 最终模型，主要分为两步：①前进法(forward)建立全量模型。为保证最终结果客观唯一，每一轮协变量分析将依次分析所有待分析的协变量，从中挑选出影响最大的(p 值最小)一个协变量加入基础模型中，并作为下一轮的起始模型分析剩余所有协变量,每一轮增加一个协变量,直至所有未加入的协变量均无显著性影响,以建立全量模型。②后退法(backward)建立最终模型。为了防止已加入的协变量影响后续协变量的评价,研究者还将从全量回归模型中逐个去除协变量,此时可用更严格的统计学标准(通常采用 $\Delta OFV > 7.88$, $p < 0.005$ 或 $\Delta OFV > 10.83$, $p < 0.001$)进行检验,除去无显著性影响的协变量,得到最终 Pop-PK 模型和各协变量的定量影响。前进法中第一轮对所有潜在协变量进行筛选的过程详见表 8-3。

表 8-3　某药物 Pop-PK 分析中前进法第一轮协变量考察过程

编号	模型化	目标函数值 OFV	目标函数差值 ($df=1$, $p=0.05$, 3.84) ΔOFV
	基础模型	6 868.506	—
1	在 Cl/F 参数上加入 GEND	6 827.682	−40.824**
2	在 Cl/F 参数上加入 RACE	6 817.078	−51.428**
3	在 V/F 参数上加入 RACE	6 823.934	−44.572**
4	在 V/F 参数上加入 WT	6 861.554	−6.952**
5	在 Cl/F 参数上加入 SMK	6 865.027	−3.479
6	在 K_a 参数上加入 SMK	6 867.277	−1.229

注:** $p < 0.05$($df=1$, $|\Delta OFV| > 3.84$)。

从表 8-3 可知性别(GEND)对药物清除率(Cl/F),种族(RACE)对药物的清除率(Cl/F)和表观分布容积(V/F),体重(WT)对表观分布容积(V/F)以及吸烟(SMK)对清除率(Cl/F)均具有显著影响,RACE对 Cl/F 影响最显著,因此第一轮筛选结果只增加该协变量,然后在此基础上进行第二轮、第三轮等筛选,每一轮增加一个最显著的协变量影响关系,直至无可增加为止。全量回归模型、最终模型建立的过程见表 8-4。在模型拟合过程中,不能仅仅考虑 ΔOFV 变化,同时要考察拟合参数的相对标准误差(relative standard error, RSE%),参数拟合相对标准误差较大时,拟合值的可信度则不高,故在建立全量回归模型前考虑将其舍去。

表 8-4　某药物全量回归模型、最终模型建立过程

编号	前进法建立全量回归模型过程	目标函数值 OFV	目标函数差值 ($df=1$, $p=0.05$, 3.84) ΔOFV	是否纳入全量回归模型
	基础模型	6 868.506	—	—
第一轮	在 Cl/F 参数上加入 RACE	6 817.078	−51.428**	是
第二轮	在 Cl/F 参数上加入 GEND	6 784.680	−32.398**	是
第三轮	在 V/F 参数上加入 RACE	6 769.668	−15.012**	是
第四轮	在 Cl/F 参数上加入 SMK	6 768.193	−1.475	否
第五轮	在 V/F 参数上加入 WT	6 748.193	−21.475**	是

编号	后退法建立最终模型过程	目标函数值 OFV	目标函数差值 (df=1,p=0.001,10.83) ΔOFV	是否纳入最终模型
第一轮	一房室全量回归模型	6 748.193	—	—
第二轮	从 Cl/F 参数去除 GEND	6 795.125	46.932###	是
第三轮	从 Cl/F 参数去除 RACE	6 756.448	8.255	否
第四轮	从 V/F 参数去除 RACE	6 770.610	14.162###	是
第五轮	从 V/F 参数去除 WT	6 753.528	-2.92	否

注:** $p<0.05$(df=1,$|\Delta OFV|>3.84$);### $p<0.001$(df=1,$\Delta OFV>10.83$)。

建立的某药物 Pop-PK 一房室全量回归模型如下:

$$(Cl/F)_j = 41.9 \times (1-0.189 \times GEND) \times (1+1.463 \times RACE) \times e^{\eta CL/F_j}(L/h) \qquad 式(8\text{-}19)$$

$$(V/F)_j = 568 \times (1+0.038\,8 \times (WT-65)) \times (1+1.85 \times RACE) \times e^{\eta V/F_j}(L) \qquad 式(8\text{-}20)$$

$$(K_a)_j = 2.10 \times e^{\eta k_a,j}(1/h) \qquad 式(8\text{-}21)$$

模型中 41.9、568、2.10 分别为药物 PK 群体典型值,GEND 为性别协变量(其中 0 为女性,1 为男性),WT 为体重,65(kg)为群体体重值的中位数,RACE 为种族差异(其中 0 为汉族,1 为蒙古族)。

在获得全量回归模型的基础上,每次剔除一个协变量,考察每个协变量对全量回归模型的贡献。表 8-4 显示了逆向剔除中,每个协变量对全量模型 OFV 的影响。

由全量回归模型、最终模型建立(表 8-4)数据可知,性别对清除率、种族对中央室表观分布容积具有十分显著的影响;而民族对清除率和体重对表观分布容积的影响并不十分显著($\Delta OFV<10.83$),故在最终模型中删除。最终模型包含了性别对系统清除率以及种族对中央室分布容积的影响。

建立的某药物 Pop-PK 一房室最终模型如下:

$$(Cl/F)_j = 35.7 \times (1-0.183 \times GEND) \times e^{\eta CL/F_j}(L/h) \qquad 式(8\text{-}22)$$

$$(V/F)_j = 415 \times (1+1.73 \times RACE) \times e^{\eta V/F_j}(L) \qquad 式(8\text{-}23)$$

$$(K_a)_j = 1.75 \times e^{\eta k_a,j}(1/h) \qquad 式(8\text{-}24)$$

模型中 35.7、415、1.75 分别为药物 PK 群体典型值,GEND 为性别协变量(其中 0 为女性,1 为男性),RACE 为种族差异(其中 0 为汉族,1 为蒙古族)。由最终模型拟合方程可知,某药物 PK 参数中女性患者系统清除率为 35.7L/h,男性为 29.2L/h;汉族的表观分布容积为 415L,而蒙古族表观分布容积为 1 133L。

六、模型评价

Pop-PK/PD 模型初步建立后,研究者需要对其进行一系列评价:①模型估计的参数意义,并与相应的生理病理值进行比较;②模型估计的参数变异;③拟合优度图和各种诊断图(包括实测值与个体/群体预测值关系图、残差与给药后时间/群体预测值关系图);④第一类与第二类误差的正态分布;⑤内部、外部验证。

内部验证一般包括自举法(bootstrap)和可视化预测检验(visual predictive check,VPC)两种方法。外部验证是用建模数据集以外的数据来验证所建立的 Pop-PK 模型的实用性。

1. **模型拟合的 Pop-PK 参数** Pop-PK 拟合结果举例见表 8-5,该药物清除率(Cl)的群体典型值为 21.9L/h,表观分布容积的群体典型值为 526L,吸收速度常数并没有进行模型拟合,而是采用文献结果进行的参数固定。该研究有两个因素影响药物的清除率,其中吸烟可以使药物的清除率增加 45%,而随着患者体重每增加 1kg,药物的清除率会有 3.8% 的降低。

表 8-5　某药物的 Pop-PK 参数

参数	群体典型值	相对标准误差(RSE%)	IIV%[*]
Cl/F(L/h)	21.9	6	32.9
θ(Smoking)	0.45	14.9	NA
θ(Weight)	−0.038	24.6	NA
V/F(L)	526	10	35.7
K_a(1/h)	1.3	Fixed	NA
σ_1(μmol/L)	—	—	SD=0.162
σ_2(%)	—	—	CV%=16.9%

注:Cl,清除率;F,吸收分数;θ(Smoking),吸烟影响的固定效应;θ(Weight),体重影响的固定效应;V,分布容积;K_a,吸收速率常数;IIV,第一类变异;σ_1,加和型残差;σ_2,比例型残差;SD,标准差;CV,变异系数。[*]:对于 σ,代表残差变异。

RSE% 主要是评价 PK 参数群体典型值。通常来说,相对标准误一般小于 30% 说明拟合的群体典型值可信度较高。个体间变异值反映的是 PK 参数在人群中的变异情况,一般来说可以通过加入协变量(如该研究中的吸烟和体重对 Cl/F 影响)降低个体间变异值。残差变异分为加和型残差和比例型残差,本研究采用的是混合型残差,即同时包含了加和型残差以及比例型残差。通常来说,残差变异值越小越好。

获得以上结果后,研究者可以通过基本生理病理知识或文献发表数据与参数估计值进行比较性评价,比如依据该药在健康人或其他人群密集采样数据计算的 Cl/F 和 V/F 值,若不一致,还应探索不一致的原因;也可依据建模结果探究可能的机制,比如探究吸烟或体重可分别增加或降低 Cl/F 值的机制,如果有其他机制性实验数据支持这种定量影响,则可进一步证明模型的预测力。

2. **模型拟合诊断图** 除了模型拟合参数,模型拟合诊断图能更直观清晰地展示模型的拟合结果,其示例见图 8-4,通常包括:①群体预测值(PRED)与实际观测值(DV 或者 OBS)拟合图(PRED vs DV,图 8-4A)。期望全部数据点应均匀分布在截距为零、斜率为 1 的单位线两侧(图 8-4A 中的实线)。②个体预测值(IPRED)与实际观测值(DV 或 OBS)拟合图(IPRED vs DV,图 8-4B)。期望全部数据点均匀分布在截距为零、斜率为 1 的单位线两侧(图 8-4B 中的实线),且比图 8-4A 分布得更紧密,虚线表示全部数据的趋势线,通常趋势线(虚线)与实线越接近数据拟合偏倚越小,预测值与实测值符合程度越高。虚线与实线偏离较大(如图 8-4B)表示在高浓度区域预测值与实测值偏离较大。③群体预测值(PRED)与条件加权残留误差(conditional weighted residual,CWRES)拟合图(PRED vs CWRES,图 8-4C)。期望群体预测值应该在 CWRES=0 的直线两侧均匀分布。这种图形既可以看出模型拟合的偏倚,又有利于选择误差模型。④首次给药后采样时间(time after first dose)与 CWRES 拟合图(TIME vs CWRES,图 8-4D)。此图形主要显示采血时间与条件加权残留误差是否存在相关性,不同采血时间的 CWRES 值应该在 CWRES=0 的直线两侧均匀分布,表示采血时间与 CWRES 无相关性,模型拟合没有明显的偏倚。通常来说群体预测值(PRED)和采样时间的大部分 CWRES 应该在 –2~2 为宜。

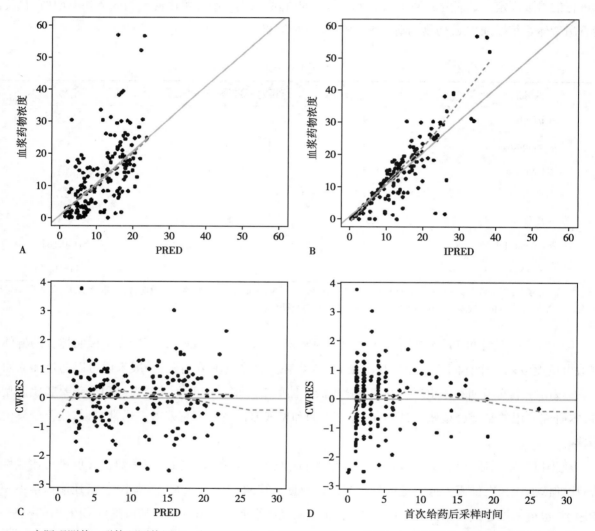

A. 实际观测值 - 群体预测值图;B. 实际观测值 - 个体预测值图;C. 条件加权残留误差 - 群体预测值图;D. 条件加权残留误差 - 首次给药后采样时间图。

图 8-4　某药物拟合结果的诊断图

3. 内部验证

(1)自举法验证方法(bootstrap):采用完整数据建立模型,然后用再抽样技术(resampling)生成大量验证数据集,通常方法是随机剔除 10% 的采样点,然后在剩余数据中随机抽取数据填补,使采样点数目与最初数据集一致,这样重复 500~1 000 次,建立 500~1 000 个子数据集。用最终模型对每一个子数据集分别进行模型参数估计,如果估计参数的 95%CI 可包含实测值的参数估计值,并且估计的成功率不低于 70%,则该模型构建较为稳定。某些个体可能具备特殊 PK 特征,会导致自举法模型收敛失败,如果失败率过高,研究者也应该探索失败原因,为进一步优化模型提供线索。

(2)可视化预测验证(VPC)方法:VPC方法是目前使用较为广泛的一种模型评价方法,其优点就是可以直观评价模型拟合的准确性和预测能力。但是VPC方法也存在一定的局限性:①对用药剂量不规律的数据(如具有不同剂量组的Ⅱ/Ⅲ期临床试验、治疗药物监测数据),VPC方法则无法直观地评价模型,可能因不同剂量组之间的补偿而错过发现问题的机会,此时需按照剂量等因素进行分层或归一化VPC验证;②VPC方法是一种基于图形拟合的评价方法,并没有一个可数字化评价标准,也没有适宜的统计学检验方法支持,在模型的评价客观性方面存在一定不足,可以使用PC(prediction corrected)-VPC方法进行改善。

4. 外部验证　外部验证即采用建模数据之外的数据构建模型,与原有模型拟合结果相比,主要用于评价模型的预测力。外部验证基于假设模型拟合组的数据与用来外部验证的数据来自同一群体,考察依据模型拟合组得到的参数对于外部验证数据的拟合优度。研究通常采用基础模型和最终模型为对象,固定其中的模型参数,用NONMEM程序模拟得到基于群体和个体PK参数的模型验证组的预测血药浓度,然后通过比较模型验证组血药浓度的观测值和预测值,计算平均预测误差(mean prediction error,MPE)、平均绝对误差(mean absolute error,MAE)和平均根方差(root mean squared prediction error,RMSE)以评价模型预测效果。各评价指标的计算公式见式(8-25)~式(8-27)。

$$\mathrm{MPE} = \frac{1}{N} \sum_{j=1}^{M} \sum_{i=1}^{N_j} (C_{\mathrm{pred},i,j} - C_{\mathrm{obs},i,j}) \qquad 式(8\text{-}25)$$

$$\mathrm{MAE} = \frac{1}{N} \sum_{j=1}^{M} \sum_{i=1}^{N_j} (\,|\,C_{\mathrm{pred},i,j} - C_{\mathrm{obs},i,j}\,|\,) \qquad 式(8\text{-}26)$$

$$\mathrm{RMSE} = \sqrt{\sum_{j=1}^{M} \sum_{i=1}^{N_j} \frac{(C_{\mathrm{pred},i,j} - C_{\mathrm{obs},i,j})^2}{N}} \qquad 式(8\text{-}27)$$

$C_{\mathrm{obs},i,j}$ 和 $C_{\mathrm{pred},i,j}$ 分别为第 j 个个体第 i 个数据点观测及预测血药浓度。M 为个体总数,N 为数据点的总数,N_j 为第 j 个个体的数据点总数,$N = \sum_{j=1}^{M} N_j$。

七、模型证伪

模型化研究是通过各种数学公式将PK/PD的重要影响因素等内容高度概括和抽象化,通过严格逻辑推理建立数学模型的过程。因此,简化后的模型结构并不完全与真实情况一致,从这个角度讲,所有模型都是有瑕疵的,且这些瑕疵需要在模型后续应用时特别关注。所以,研究者即使完成上述模型评价,仍然需要从各个角度试着证明其错误,并从可能错误的情形中获得模型应用的适用范围。

第四节　群体药代动力学模拟及应用

Pop-PK模型模拟是模型开发的重要目的之一,通过模拟我们能够探索不同场景下尚未开展的临床试验结果,从而对后续临床开发、监管决策或临床治疗进行决策建议。此外,模拟还可以展示各种模型特征以及评估模型性能。鉴于计算机运算能力的快速提高(成功实施模拟策略的关键因素),以及定量药理学和系统药理模型日益精确,模拟作为基于模型的药物研发的一个重要组成部分,越来越受到研发人员的重视。

一、模拟计划

模拟的步骤与之前章节描述的模型开发或数据分析工作的实施类似,需要有详细的规划和预见性。因此,第一步需起草模拟计划,并由特定的团队成员(如定量药理学、临床药理学、临床医学)进行审查和批准。该模拟计划应阐明模拟方法、结果展示形式,并对模拟工作的每一个环节进行思考和阐释。模拟的预见性是指研究者需要对模拟的可靠性进行预判。此时首先要对模拟假设是否成立进行仔细推敲,其次研究者还需要对模拟参数的个体参数预测准确性(通常使用 Shrinkage 进行评价,建议不高于 30%)进行评价。此外,对于具有不同背景的团队成员来说,就模拟计划进行沟通也非常重要。如模拟计划中咨询疾病治疗领域的临床医生,有利于模拟患者的人群特征与临床实际中该药物治疗典型患者的特征相匹配;咨询临床研究专家和统计学专家,可有利于确保所模拟的研究设计(如样本量、临床终点的计算、统计分析方法)在模拟场景中能够顺利实施。这样能够提高各种策略下的模拟成功率,最终支持药物研发项目中真实条件下决策的制定。

二、模拟分析要点

在使用已建立模型进行模拟时,需要考虑和指定模拟分析要点,主要包括:使用的模型和引入的变异范围(通常称为输入 - 输出模型)、对模拟人群进行假设(协变量分布模型)、试验方案的主要方面、预期的临床试验进程特征(试验模型,如脱落)、模拟的次数,以及如何分析模拟数据以支持药物开发决策。

三、模拟应用

通过最终模型估计出的个体 PK 参数将被用来模拟实际试验中受试者的药物浓度 - 时间曲线,并且可以计算个体在稳态下的相关药动学参数(如 C_{max}、C_{min}、C_{trough}、$AUC_{0\sim t}$ 等)。PK 模型描述了血药浓度 - 时间曲线特征,可使用群体分析方法分析密集或稀疏采样数据。在药物研发过程中,研究者为描述暴露量 -效应关系而需要开发适宜的基于机制的 PK/PD 模型。研究者可以进行灵敏度分析,以评估这种影响是否会对模拟产生影响和 / 或是否需要额外的数据来提供可接受的精密度。解释 Pop-PK/PD 模型模拟结果还需要考虑临床意义,即使有明显的药物暴露或生物标志物水平改变,但如果药物治疗窗很宽,且改变后的模拟的药物暴露或生物标志物水平仍在治疗窗内,即该改变无临床意义,则无须调整临床治疗方案。

第五节　群体药效动力学研究

剂量选择需要平衡有效性和安全性,因此,只分析 PK 数据并不足以合理调整剂量,还需要进行群体药效动力学(Pop-PD)研究。Pop-PD 研究方法和步骤与 Pop-PK 类似,区别是其结构模型从 PK 模型变为 PD 模型,并具有一些特点,下文将重点就 PD 模型结构以及群体分析方法的特点进行阐述。

一、药效动力学模型研究方法

PK 结构模型普遍遵循药物的吸收、分布、代谢和排泄的一般规律,一般使用房室模型即可描述血浆药物浓度的动力学过程,但 PD 模型由于药物的药效机制各异,故模型结构呈现复杂多样性,具体介绍分别见本书第九章和第十章,本节只简述 PD 研究的基本内容,如图 8-5 所示。

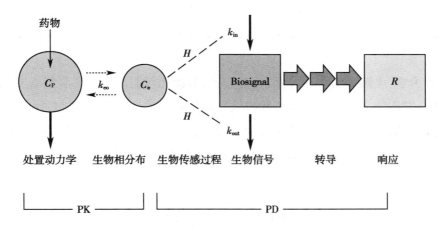

C_P:血浆药物浓度;k_{eo}:生物相分布一级速率常数;C_e:生物相药物浓度;H:Hill 系数;
k_{in}:效应生成零级速率常数;k_{out}:效应消除一级速率常数;R:响应。

图 8-5　药物发挥药效作用的主要过程

药物发挥作用按照先后顺序可简单分为四个动力学过程:药物吸收、药物分布(从血液系统进入药物的靶部位,即生物相或效应室)、药物在靶部位影响生物信号的产生或消除(如药物受体结合动力学)和生物信号通过耦联放大效应最终产生药效(如第二信使的转导效应)。前两个过程为 PK 研究范畴,后两个过程为 PD 研究范畴。

二、安慰剂效应模型与疾病进展模型

由于观测到的药物治疗效应为药物本身产生的效应、安慰剂效应以及疾病进展等综合影响的结果,所以在使用 PD 模型研究药物效应时,研究者也需要针对安慰剂效应和 / 或疾病进展建立模型,从而更准确地评价药物的治疗效应。

1. **安慰剂效应模型**　安慰剂组可能会因为各种原因(如昼夜节律)发生时间依赖性变化。因此,研究者需要构建安慰剂效应模型,以定量模拟安慰剂组药效 - 时间曲线特征。模型可以是经验性(如线性或指数),也可以基于机制(如昼夜节律)。式(8-28)显示了安慰剂效应($E_{placebo}$)随时间线性变化的体系,而药物效应(E_{drug})由药物浓度驱动,按照类似于米氏方程的方式(假设 $E_{max}=1$)产生药效,两者产生的效应综合为观察到的效应(E)。

$$E_{placebo} = Slope_p \times T \tag{式(8-28)}$$

$$E_{drug} = \frac{C_p}{EC_{50} + C_p} \tag{式(8-29)}$$

$$E = Baseline \times (1 - E_{drug})(1 + E_{placebo}) \tag{式(8-30)}$$

式中,$E_{placebo}$ 为安慰剂效应,$Slope_p$ 为受试者服用安慰剂后效应随时间改变的速率常数,T 为时间,E_{drug} 为药物效应,C_p 为药物浓度,EC_{50} 为达到 50% 最大效应时所对应的药物浓度,E 为受试者服用药物后观察到的效应,Baseline 为效应的基线值。

有时安慰剂效应并非单向改变,而是多向改变(如先增加,后降低),此时可使用二次方程经验性描述曲线关系,见式(8-31)。经验性模型应用简单,容易拟合,但不适合外推。

$$E_{placebo} = Slope_{p1} \times T + Slope_{p2} \times T^2 \qquad 式(8-31)$$

式中,$E_{placebo}$ 为安慰剂效应,$Slope_{p1}$ 和 $Slope_{p2}$ 均为受试者服用安慰剂后效应随时间改变的速率常数,T 为时间。

此外,许多行为学、生理活动和内分泌系统的昼夜节律比较明显。如果收集的安慰剂效应数据超过 24 小时,可能会发现较为明显的昼夜节律模式。当安慰剂效应数据仅在 24 小时的倍数时间(如每天)收集时则需要谨慎,因为潜在的昼夜节律可能被"时间混叠"隐藏(其中振荡信号由于仅在效应曲线的相同部分的时间采样而被掩盖)。昼夜节律可以通过振荡时长超过 24 小时的三角函数来表示,见式(8-32)。

$$E_{placebo} = amplitude \times \cos\left((T - phase) \times \frac{2\pi}{24} \right) \qquad 式(8-32)$$

式中,$E_{placebo}$ 为安慰剂效应,amplitude 为昼夜节律效应的振幅,T 为时间,phase 为第一个达峰时间。未识别的昼夜节律可能会掩盖显著的浓度 - 效应关系。除此之外,影响药物响应的季节性变化也可以掩盖药物效应,可以用相同的方式进行处理。

2. **疾病进展模型** 安慰剂数据(或动物药理学实验的空白对照数据)可反映疾病自然恢复或疾病进展。例如,在使用佐剂诱导大鼠产生关节炎的一项实验中,佐剂注射后大鼠足关节产生肿胀,仅使用安慰剂,肿胀也可随时间自行消退。此时可使用足肿胀程度为药效变量,佐剂注射为诱因,建立足肿胀程度因佐剂注射而增加,之后自行消退的疾病进展模型。在此之上,考虑药物对足肿胀的额外降低效应,可更准确地获得药物剂量 - 浓度 - 效应关系。

三、不同药效动力学指标的群体分析方法

Pop-PK 分析主要研究的是连续型变量,而 Pop-PD 还经常会分析非连续型变量,如二分类变量和计数变量,此时需要用特殊方程进行模型化研究。

传统的二分类因变量(终点)统计分析通常采用 Logistic 回归分析。Logistic 回归模型,特别是线性 Logistic 回归模型,是一般线性模型(general linear model,GLM)的一个特例,它为二元数据的分析提供了一个通用的统一框架,类似一般的线性模型与正态分布的连续数据之间的关系。Logistic 回归模型利用 LOGISTIC 变换或 LOGIT 来分析仅为 0 或 1 的分类变量。LOGIT 可将 0~1 的概率尺度转换为 $-\infty \sim +\infty$ 的尺度,可使研究人员成功建立与各种预测因子之间关系的线性模型。

第六节 群体药代动力学／药效动力学在
精准治疗中的应用案例

近年来 Pop-PK 方法得到了迅速发展，并广泛应用于新药研究、治疗药物监测、个体化用药等方面。在精准治疗中，Pop-PK 方法在个体化给药方案制定、剂量调整、用药依从性判断及疗效不佳时的补救等方面均发挥了重要作用。

个体化用药是根据患者特点，因人而异制定给药方案，从而提高疗效、降低药物毒副作用。1977 年 Lewis Sheiner 和 Stuart Beal 教授为了支持患者的个体化用药设计而提出了非线性混合效应模型（NONMEM），NONMEM 同时考虑了固定效应及随机效应等各种因素对 PK 参数的影响，尤其适用于实现个体化用药设计。目前通常采用的方法是先通过 NONMEM 方法建立 Pop-PK 模型，计算出 Pop-PK 参数及个体间变异，再结合 Bayesian 反馈法估算出个体 PK 参数，设计个体化给药方案。

一个典型案例就是他克莫司。他克莫司广泛用于肝、肾等器官移植术后的免疫抑制治疗，维持其有效稳态血药浓度是器官移植手术后存活的决定性因素。研究者验证了 Pop-PK 结合贝叶斯法开展他克莫司个体化给药方案设计的可行性，将 40 位肝移植的患者随机分成贝叶斯组和对照组，分别给药 3~4 周。第 1 周，两组患者均按 0.15mg/（kg·d）的剂量每日给药 2 次；对照组患者 2 周后根据临床表征和每日清晨血药浓度调整给药剂量，贝叶斯组患者从第 2 周开始，根据贝叶斯法预测浓度调整剂量，使之能够达到目标血药浓度。研究发现，贝叶斯组的个体变异明显小于对照组，并有更多患者达到了目标血药浓度，表明贝叶斯法用于他克莫司的个体化给药方案设计可能效果更佳。

如果经研究发现，药物的 PK/PD 特征明显受到重要内外源因素（如代谢酶基因型、联合用药或特定人群）的影响，研究者可以利用已经建立的定量关系，依据内外源因素具体数据为患者推荐个体化给药方案。Pop-PK 使得根据不同患者的 PK 参数调整个体化给药方案成为可能。使用 Pop-PK 研究方法，患者取样点少，可定量考察生理、病理等因素对 PK 参数的影响，同时可获得群体中具有显著意义的个体间变异和残差变异。此外，Pop-PK 方法还可以根据已知的药物剂量、体内药物浓度及药物效应的定量关系，模拟不同的用药依从或不依从场景，考察用药依从性对药物疗效的影响因素，合理地制定补救给药方案。随着分析方法的不断改进和数据处理软件的不断优化，Pop-PK 方法在评价临床用药的安全性和有效性方面必将发挥出特有的作用和价值。

（刘东阳　尚德为）

参考文献

［1］ SHEINER L B，ROSENBERG B，MARATHE V V. Estimation of population characteristics of pharmacokinetic parameters from routine clinical data. J Pharmacokinet Biopharm，1977，5：445-479.

［2］ SHEINER L B，LUDDEN T M. Population pharmacokinetics/dynamics. Annu Rev Pharmacol Toxicol，1992，32：185-209.

［3］ MOULD D R，UPTON R N. Basic concepts in population modeling，simulation，and model-based drug development-part 2：introduction to pharmacokinetic modeling methods. CPT Pharmacometrics Syst Pharmacol，2013，2：e38.

［4］PRADHAN S,SONG B,LEE J,et al. Performance comparison of first-order conditional estimation with interaction and Bayesian estimation methods for estimating the population parameters and its distribution from data sets with a low number of subjects. BMC Med Res Methodol,2017,17:154.

［5］WANG X,SCHUMITZKY A,D'ARGENIO D Z. Nonlinear random effects mixture models:maximum likelihood estimation via the EM algorithm. Comput Stat Data Anal,2007,51:6614-6623.

［6］YAO X,WU Y,JIANG J,et al. A population pharmacokinetic study to accelerate early phase clinical development for a novel drug,teriflunomide sodium,to treat systemic lupus erythematosus. Eur J Pharm Sci,2019,136:104942.

［7］YANG S,BEERAHEE M. Power estimation using a population pharmacokinetics model with optimal design by clinical trial simulations:application in pharmacokinetic drug-drug interaction studies. Eur J Clin Pharmacol,2011,67:225-233.

［8］ETTE E I,SUN H,LUDDEN T M. Balanced designs in longitudinal population pharmacokinetic studies. J Clin Pharmacol,1998,38(5):417-423.

［9］刘东阳,王鲲,马广立,等. 新药研发中定量药理学研究的价值及其一般考虑. 中国临床药理学与治疗学,2018,2:961-973.

［10］SHERWIN C M,KIANG T K,SPIGARELLI M G,et al. Fundamentals of population pharmacokinetic modelling:validation methods. clin Pharmacokinet,2012,51:573-590.

［11］YANO I,BEAL S L,SHEINER L B. The need for mixed-effects modeling with population dichotomous data. J Pharmacokinet Pharmacodyn,2001,28:389-412.

［12］张关敏,李良,陈文倩,等. 他克莫司在中国肾移植患者中的群体药物动力学研究. 药学学报,2008,43:695-701.

［13］FUKUDO M,YANO I,SHINSAKO K,et al. Prospective evaluation of the bayesian method for individualizing tacrolimus dose early after living-donor liver transplantation. J Clin Pharmacol,2009,49:789-797.

［14］MALLAYSAMY S,JOHNSON M G,RAO P G,et al. Population pharmacokinetics of lamotrigine in Indian epileptic patients. Eur J Clin Pharmacol,2013,69:43-52.

［15］MODI A C,RAUSCH J R,GLAUSER T A. Patterns of nonadherence to antiepileptic drug therapy in children with newly diagnosed epilepsy. JAMA,2011,305:1669-1676.

第九章 非临床药代动力学研究方法

非临床 PK 研究是通过体外细胞、离体组织 / 器官和整体动物体内的研究方法,揭示药物在动物体内的动态变化规律,获得药物基本 PK 参数,阐明药物的吸收、分布、代谢和排泄(简称 ADME)的过程和特征,为临床研究提供支持。

创新药物研发按研究阶段划分可分为非临床研究和临床研究。在创新药物早期非临床研究过程中,PK 研究是重要一环。候选化合物的 PK 特性与成药性直接相关。一个理想的药物不仅需要良好的药效、可靠的安全性和较低的毒副作用,而且需要具有良好的 PK 性质。目前,PK 与药理 / 药效、毒理 / 安全性评价已经成为创新药物研发最为关键的研究内容。先导化合物的 PK 性质也可以为阐释和研究先导化合物药理 / 药效、评价毒理 / 安全性提供重要依据。

第一节 小分子药物非临床药代动力学研究的基本内容

非临床 PK 研究主要包括四个方面的内容。①药物的吸收:考察药物的吸收速度和程度;②药物的分布:考察药物在全身组织分布情况及血浆蛋白结合率;③药物的代谢或生物转化:考察药物在体内的主要代谢物及主要代谢途径;④药物的排泄:考察药物的主要排泄途径、排泄速率和排泄量。通过非临床 PK 研究为药物的临床研究方案设计提供依据。

一、非临床药代动力学研究设计

(一) 受试物

1. **药品** PK 研究所用的药品应与药效学和毒理学研究使用的药品一致,即使用同一批次的样品,因为不同批次样品的含量和杂质可能存在一定差异,这对研究结果会产生一定的影响。

2. **中药、天然药物** 受试物应采用能充分代表临床试验拟用样品和 / 或上市样品质量和安全性的样品。应采用工艺路线及关键工艺参数确定后的工艺制备,一般应为中试或中试以上规模的样品,否则应有充分的理由。应注明受试物的名称、来源、批号、含量(或规格)、保存条件、有效期及配制方法等,并提供质量检验报告。由于中药的特殊性,建议现用现配,否则应提供数据支持配制后受试物的质量稳定性及均匀性。若给药时间较长,应考察配制后体积是否存在随放置时间延长而膨胀造成终浓度不准的因素。如果由于给药容量或给药方法限制,可采用原料药进行试验。试验中所用溶媒和/或辅料应标明名称、标准、批号、有效期、规格及生产单位。

3. 化学药物 受试物应采用工艺相对稳定、纯度和杂质含量能反映临床试验拟用样品和/或上市样品质量和安全性的样品。受试物应注明名称、来源、批号、含量(或规格)、保存条件、有效期及配制方法等,并提供质量检验报告。试验中所用溶媒和/或辅料应标明名称、标准、批号、有效期、规格和生产单位等,并符合试验要求。

在药物研发过程中,若受试物的工艺发生可能影响其安全性的变化,应进行相应的安全性研究。化学药物研究过程中应进行受试物样品分析,并提供样品分析报告。成分基本清楚的中药、天然药物也应进行受试物样品分析。

(二) 动物选择

一般采用健康成年动物,常用实验动物有小鼠、大鼠、豚鼠、兔、犬、小型猪和猴等。动物选择的一般原则如下:

1. 首选动物 在考虑与人体 PK 性质相关性的前提下,尽可能选择与毒理学和药效学研究相同的动物,这样便于比较和分析药效学和毒理学研究的结果,阐明药效和毒理产生的物质基础。

2. PK 研究尽量在清醒状态下从同一动物多次采样,以减少个体差异对试验结果的影响。

3. 创新药物应选用两种或两种以上的实验动物,其中一种为啮齿类动物,另一种为非啮齿类动物,其主要目的是了解药物的体内过程是否存在明显的种属差异。如发现药物的体内过程确实存在明显的种属差异,则应尽可能选择与人体具有相同或相似 PK 行为特性的动物进行 PK 研究,以提高非临床 PK 研究的可参考价值。

4. 在动物选择上,建议采用体外模型比较动物与人代谢的种属差异性,包括代谢反应类型的差异和代谢产物种类及量的差异。通过比较,选取与人代谢性质相近的动物进行非临床 PK 评价;同时尽可能明确药物代谢的研究对象(如原型药物、原型药物与代谢产物,或几个代谢产物同时作为 PK 研究观察的对象)。

5. PK 研究应雌雄动物兼用,以便了解药物的体内过程是否存在明显的性别差异。如发现存在明显的性别差异,应分别研究药物在雌雄动物体内的 PK 行为,并分析和比较 PK 的性别差异及其可能对药效学和毒理学研究的结果影响。

口服药物不宜选用兔等食草类动物进行 PK 研究,因为这类动物的吸收不规则,不易用于口服药物的 PK 研究。

6. 许多生物技术药物都存在动物的种属和组织特异性,即只在特定种属的动物中表现出药理活性。因此生物技术药物的非临床 PK 研究应选择相关动物进行 PK 研究。

动物实验方案应取得动物伦理委员会的批准。

(三) 剂量选择

非临床 PK 研究应设置至少三个剂量组,低剂量与动物最低有效剂量基本一致,中、高剂量按一定比例增加。不同物种之间可根据体表面积或药物暴露量进行剂量换算。主要考察在所设剂量范围内,药物的体内动力学过程是属于线性还是非线性,以利于解释药效学和毒理学研究中的发现,并为新药的进一步开发和研究提供信息。在药物出现非线性特性时,可适当增加剂量组进行深入研究。

（四）给药途径

非临床 PK 研究所用的给药途径和方式,应尽可能与临床用药相一致,对于犬和猴等大型动物应使用与临床一致的剂型进行 PK 研究。

所用的给药途径和方式,应尽可能与临床用药一致,也要兼顾药效学研究和毒理学研究的给药途径。

（五）采样点的确定

样品采集的时间间隔取决于药物的吸收和消除速率,所得的血药浓度-时间曲线应能真实反应药物在体内的经时变化规律。如取样点过少或采样点时间选择不当会对 PK 参数的估计有直接的影响,因此所采集的时间点应能构成一个完整的血药浓度-时间曲线,包括药物的吸收分布相、平衡相和消除相,采样点的设计应兼顾到这三个时相。一般在吸收分布相至少应采集 3~4 个点,平衡相至少应采集 3 个时间点,消除相至少应采集 4~6 个点。对于吸收快的血管外给药的药物,应尽量避免第一个点是 C_{max};在 C_{max} 附近需要 3 个时间点,尽可能保证 C_{max} 的真实性。为保证最佳采样点,建议在正式试验前进行预试验,然后根据预试验结果,审核并修正原设计的采样点。采样终点应大于 3~5 个 $t_{1/2}$,对于浓度较低的药物可持续到 C_{max} 的 1/20~1/10。同时应注意采血途径和整个试验周期的采血总量不影响动物的正常生理功能和血流动力学,一般不超过动物总血量的 10%。例如,每只大鼠 24 小时内采血总量不宜超过 2ml。在采血方式上,同时也要兼顾动物福利（animal welfare）。

（六）PK 参数的估算

根据测得的血药浓度-时间数据,采用房室模型或非房室模型的方法经计算机拟合估算出其相应的 PK 参数。目前对于 PK 参数一般主张采用非房室模型法来估计,这主要是由于房室模型本身存在一定的缺陷,如房室模型的划分和选择具有抽象性、相对性和主观随意性等缺点,因此采用房室模型估算时有些药物 PK 参数常常与实测值存在较大差异。对于静脉注射给药的药物,应提供 $t_{1/2}$、AUC、MRT、V_d 和 Cl 等主要的 PK 参数;对于血管外给药的药物,除提供上述参数外,还应提供 C_{max}、t_{max} 和绝对生物利用度等参数,以便了解药物的吸收速度和程度。

二、实验内容

（一）药物的吸收研究

口服药物是临床最为常用和方便的给药途径,同时也是最受欢迎的给药方式。但一个药物经口服给药后能否达到预期疗效主要取决于其能否被吸收并到达作用部位。因此在临床前阶段必须对其吸收特性进行评价,以判断该药物是否适合口服给药。药物吸收特性应主要从两方面进行评价,即吸收的速度和程度。药物吸收特性的评价应根据具体的药物有所侧重,如对于疼痛等急性疾病的治疗,一般期望药物能够迅速地吸收,到达体循环并发挥疗效。此类药物的吸收速度十分重要,而对于高血压、糖尿病和癫痫等慢性病的治疗,常常需要重复多次给药才能显效,为了达到对疾病的有效控制,往往希望血药浓度始终维持在有效浓度的水平之上,这样才能达到预期治疗效果,此时药物的吸收程度就成了影响药物疗效的重要因素。

1. **吸收速度**　药物经口服给药后只有以足够快的速度吸收进入体循环才能达到预期的疗效,如果吸收太慢则可能无法达到有效浓度,即使药物的吸收程度很好,该药物也无法达到预期疗效。药物的吸收速度可以通过血药浓度 - 时间曲线来反映,吸收速度慢的药物往往达峰时间长,且峰浓度低;吸收速度快的药物则正好与之相反。t_{max} 和 C_{max} 是体内反应药物吸收速度快慢的两个最直观的指标或参数,因而常常被用于评价药物在体内的吸收速度。

2. 吸收的程度　药物的吸收程度可用血药浓度 - 时间曲线下面积(AUC)来评价,相同给药剂量下药物的 AUC 越大则表明药物的吸收越好,因此 AUC 是评价药物吸收程度的一个重要参数和指标。对于血管外给药的药物,可通过比较静脉注射给药的 AUC 和血管外给药的 AUC 来了解其绝对生物利用度并确定血管外给药的吸收程度,以确定该药物是否适合口服给药,帮助临床确定最佳给药途径和剂型。

药物吸收受众多因素的影响,某些药物可能是转运体的底物,采用体外吸收模型如 Caco-2 模型、在体肠灌流模型、离体肠管外翻模型等研究药物吸收是常用的方法。

(二)药物的组织分布和血浆蛋白结合率

1. 药物的组织分布　药物的组织分布实验是要了解药物在体内的主要分布组织,尤其是药物在药效学与毒理学靶器官的分布。组织分布实验一般选用大鼠或小鼠,选择一个有效剂量给药后,以血药浓度 - 时间曲线为依据,在吸收分布相、平衡相和消除相各选一个时间点分别采样,测定药物在心、肺、肝、肾、脾、胃、脑、肠道、生殖腺、体脂、骨骼肌等组织的浓度,每个时间点至少应有 5 个动物数据,以便了解药物在吸收相、平衡相、消除相的分布情况,药物在体内是否有蓄积倾向。对于药物浓度较高或持续时间长的组织应予以关注,可结合毒理学实验的结果探讨其毒理学意义。对于肿瘤药物,建议增加对胸腺等免疫器官的观察。对于单剂量给药后有明显的蓄积倾向、半衰期长且临床需反复多次给药的药物,应考虑进行多次给药后的组织分布研究,以进一步了解多次给药后药物在体内的蓄积情况。

2. 药物的血浆蛋白结合率　药物进入血液后主要以两种形式存在,即结合型药物和游离型药物。前者是药物在血浆中与其中的蛋白质,如白蛋白、β - 球蛋白和酸性糖蛋白形式结合,后者是药物在血浆中以游离状态存在。药物与血浆蛋白的结合对药物转运和药理活性会产生直接影响,因为结合型的药物无法通过生物膜到达靶器官,因而不能进行转运并暂时失去药理活性。但由于药物与血浆蛋白的结合是可逆的,游离型药物与结合型药物之间可以相互转换,当血浆中游离型药物降低时,结合型药物可以转化成游离型药物,因此药物与血浆蛋白的结合对药物转运和药理活性的影响是暂时的,可以将其看成是药物的一种储存形式。由此可见,药物的血浆蛋白结合率是一个重要的 PK 参数,具有十分重要的临床意义。此外,药物与血浆蛋白的结合可受到体内诸多因素的影响而发生改变。首先,由于血浆中蛋白含量及其与药物结合的部位有限,因此药物与血浆蛋白的结合具有饱和性,当药物浓度超出血浆蛋白的结合能力时,可导致血浆中游离型药物的浓度急剧增加,进而引起毒性反应。其次,药物与血浆蛋白的结合是可逆和可置换的,当两个高结合率的药物合用时就会出现相互置换,其结果是一种药物被另一种药物所游离,导致被置换出来的药物在血浆中的游离型药物浓度大幅增加。最后,某些病理状态下,如肝、肾功能障碍时可以导致血浆蛋白含量降低,使药物的血浆蛋白结合率降低,游离药物浓度显著增加,此时应根据具体情况适当调整患者的给药剂量,以免由于游离药物浓度升高而出现不良反应。老年人的肝肾功能开始衰退,血浆蛋白含量降低,服用同等剂量的药物其血浆中游离型的药物浓度可能会高于健康成年人,这使得有些药物在老年人中呈现出较强的药理活性,因此对于老年人用药也应根据具体情况适当调整给药剂量。

药物与血浆蛋白的结合程度常用血浆蛋白结合率来表示,血浆蛋白结合率可按式(9-1)计算:

$$蛋白结合率(\%) = \frac{C_t - C_f}{C_t} \times 100\% \qquad 式(9\text{-}1)$$

式中,C_t 为游离型和结合型药物的总浓度,C_f 为游离型药物的浓度。

例如,采用平衡透析法研究吡非尼酮(pirfenidone)血浆蛋白结合率的情况,并比较人和大鼠的血浆蛋白结合率(见表 9-1,表 9-2)。

实验结果表明,在 2~100mg/L 浓度范围内,吡非尼酮的人血浆蛋白结合率为 66.19%~77.78%,而吡非尼酮的大鼠血浆蛋白结合率为 64.09%~84.92%。吡非尼酮在人和大鼠中血浆蛋白结合率不是线性的,大鼠血浆蛋白结合率在中、高剂量组不具有浓度依赖性。

表 9-1　吡非尼酮的人血浆蛋白结合实验结果

组别	血浆侧浓度 / (mg/L)	缓冲盐侧浓度 / (mg/L)	蛋白结合率 %		
			检测值	均数	SD
低浓度 (2mg/L)	2.38	0.54	77.34	77.67	0.85
	2.02	0.43	78.76		
	2.15	0.49	77.24		
中浓度 (20mg/L)	16.23	4.58	71.81	71.67	0.99
	15.78	4.33	72.59		
	15.53	4.56	70.61		
高浓度 (100mg/L)	73.03	23.69	67.56	66.19	2.16
	78.62	28.54	63.7		
	69.9	22.85	67.31		

表 9-2　吡非尼酮的大鼠血浆蛋白结合实验结果

组别	血浆侧浓度 / (mg/L)	缓冲盐侧浓度 / (mg/L)	蛋白结合率 %		
			检测值	均数	SD
低浓度 (2mg/L)	1.99	0.68	65.68	64.09	6.11
	1.6	0.68	57.34		
	1.97	0.61	69.24		
中浓度 (20mg/L)	18.59	2.75	85.22	84.92	0.59
	18.54	2.73	85.29		
	17.94	2.83	84.24		
高浓度 (100mg/L)	76.28	12.92	83.07	84.27	1.07
	84.29	12.53	85.13		
	83.41	12.83	84.62		

（三）药物的生物转化及代谢产物的鉴定

药物在体内的生物转化也称为药物的代谢,是药物从体内消除的主要方式之一。药物进入体内后,部分药物在体内各种代谢酶的作用下进行生物转化,然后再以原型和代谢物的形式经胆汁、粪便和尿液排出体外。药物在体内生物转化研究的主要目的是了解其在体内的主要代谢方式、代谢产物、代谢途径。创新药物在体内的生物转化研究一般应选择两种或两种以上动物,其中一种为啮齿类动物,一般选用大鼠;另一种为非啮齿类动物,一般选用犬。选择两种或两种以上的动物进行生物转化研究的主要目的是了解药物在体内的生物转化是否存在明显的种属差异,因为有些药物在体内的生物转化确实存在明显的种属差异,即药物在不同种属动物中的代谢方式、代谢产物和代谢途径是不同的,而许多药物在体内的毒性来自其在体内形成的毒性代谢产物,因此对于代谢的种属差异性研究具有十分重要的意义,实验动物的选择可为药物安全性评价提供重要的线索和依据。如在代谢的种属差异性研究中,发现药物的代谢确实存在种属差异,则在 PK 和毒理学研究时应尽可能选择代谢与人相同或相似的动物。

给予所选择动物一定剂量的药物后,分别采集血样、胆汁、尿液和粪便,选择合适的分析方法,从血样、胆汁、尿样和粪便中分离可能存在的代谢产物,如发现有代谢产物则可用色谱 - 质谱联用技术及色谱 - 核磁联用技术对代谢产物结构进行确证,进而阐明药物在体内的主要代谢产物、代谢方式和代谢途径。同位素标记后进行代谢产物的研究也是通用的代谢研究策略。如血药浓度与毒性和疗效缺乏相关性,则有必要探究是否存在活性药物代谢产物,应对代谢产物的活性和毒性开展进一步研究。此外,肝微粒体和原代肝细胞在生物转化研究中也发挥着重要作用,具体操作见代谢研究相关章节。

（四）药物的排泄

药物从体内消除的另一种方式是排泄,药物进入体内后可不经任何代谢而直接以原型排出体外,也可经代谢后再以代谢产物的形式排出体外,对于绝大多数药物而言,这两种排泄方式同时存在,即进入体内的一部分药物经代谢后以代谢产物的形式排出体外,其余部分药物则直接以原型排出体外。药物进入体内后经排泄器官随胆汁、粪便和尿液排出体外,有些药物也可以通过呼吸道、唾液、乳汁、汗液排泄,其中肾脏是药物的主要排泄器官,而胆汁、粪便和尿液是药物的主要排泄途径。因此,对于药物的排泄研究,着重于研究药物经胆汁、粪便和尿液的排泄速率、排泄量和排泄百分率,用以确定药物的主要排泄途径、排泄速率、排泄方式(即药物以原型排出为主,还是以代谢产物的形式排泄为主)和排泄量。

1. 胆汁排泄　药物的胆汁排泄实验一般用大鼠,首先在麻醉下作胆管插管以便引流胆汁,待动物清醒后,以预先确定的给药途径和剂量给药,然后以合适的时间间隔分段收集胆汁(每个时间段至少有5 只动物的实验数据),记录胆汁体积,取出一部分样品采用合适的分析方法测定胆汁中的药物浓度,计算药物经胆汁排泄的速率、累积排泄量和累积排泄百分率。

如研究发现胆汁是药物的主要排泄途径,且该药物的口服吸收良好,则应考虑药物是否存在肝肠循环。对肝摄取较多的,且肝脏是药物主要代谢部位的应考虑该药物是否存在首过效应,这可以为设计给药方案和选择合适的药物剂型提供参考依据。

2. 药物的尿和粪便排泄　药物的尿和粪便排泄研究一般可选用小鼠或大鼠,选定有效给药剂量后，将动物放入特制的代谢笼内，按一定的时间间隔分段收集尿或粪便的全部样品，每个时间段至少有5只动物的实验数据。样品采集时间段应包括药物从尿或粪中开始排泄到排泄高峰直至排泄基本结束的全过程。尿样应记录尿体积，混匀，取出一部分样品，测定尿药浓度，计算药物经尿液排泄的速率及累积总排出量和累积排泄百分率。粪便样品可先制成匀浆，记录总体积，取部分样品测定粪便中药物的浓度；也可先称重，后研磨均匀，取一定量粪便制成匀浆，然后选择合适的测定方法测定粪便中药物的浓度，计算药物经粪便排泄速率及累积排泄量和累积排泄百分率。

3. **物质平衡**　在临床前和临床早期阶段，特别是毒性剂量和有效治疗剂量范围确定的情况下运用放射性标记化合物，可通过收集动物和人类粪、尿以及胆汁以研究药物的物质平衡。这些研究能够获得化合物的排泄途径和排泄速率等信息，而且有助于代谢产物的性质鉴定，并通过有限的数据比较它们的体内吸收和分布特点。有时通过体外和动物样品中分离出的代谢产物作为参比品用于临床和非临床的定量研究。同时，组织分布研究和动物胆管插管收集的胆汁能够提供药物的组织分布数据和明确胆汁清除特点。一般应采用放射性同位素标记技术研究物质平衡。考虑到每一个化合物及其代谢产物具有各自的理化特性，在开展不同化合物的同位素标记研究时对实验方法作慎重的调整／修改是很有必要的。

（五）药物代谢酶及转运体研究

肝脏是药物的重要代谢部位，体内参与药物代谢的酶主要是肝脏的 CYP450 酶，其重要特征就是可以被诱导或抑制。许多外源性物质包括一些临床常用的药物本身就是 CYP450 酶的诱导剂或抑制剂。CYP450 酶的诱导剂可使其自身或合用药物的代谢加速而使其药效减弱甚至失效。CYP450 酶的抑制剂可使其自身或合用药物的代谢减缓而使其药效增强，甚至产生严重的毒副作用。因此有必要在临床前阶段了解药物对 CYP450 酶是否有诱导或抑制作用，进而了解药物间存在潜在代谢相互作用的可能性。可以在体外运用肝微粒体技术研究药物在微粒体内的代谢情况，如参与药物代谢的主要的 CYP450 酶及其本身对 CYP450 酶的影响，以便了解该药物是否存在潜在的代谢作用。一定剂量下的血药浓度或靶器官浓度取决于该药物的吸收、分布、代谢及排泄（ADME）过程，而代谢酶和转运体是影响药物体内过程的两大生物体系，是药物 ADME 的核心机制之一。

人肝微粒体中参与药物代谢的 CYP450 酶主要有 CYP12A2、CYP2B6、CYP2C、CYP2D、CYP2E 和 CYP3A 等，对于每一种 CYP450 同工酶均有相应的探针药物可以反映其酶的活性，CYP1A2、CYP2B6、CYP2C8/9、CYP2C19、CYP2D6、CYP2E1 和 CYP3A4 的探针底物分别为非那西丁、安非他酮、甲苯磺丁脲、S-美芬妥因、丁呋洛尔、氯唑沙宗和睾酮，因此我们可以借助于每一种同工酶的探针药物来研究候选药物对人肝微粒体中参与药物代谢的主要 CYP450 酶的影响。

非临床 ADME 研究应主要采用人源化材料（如人肝微粒体、肝 S9、原代肝细胞及 CYP450 重组酶等），鉴定药物是否是代谢酶的底物或抑制剂。CYP450 同工酶之外的药物代谢酶，如葡糖醛酸结合酶、硫酸转移酶等，也应该在适当的情况下进行评估。

具有重要临床意义的外排和摄入转运体主要包括 P-gp、BCRP、OATP1B1、OATP1B3、OAT1、OAT3 和 OCT2 等，建议针对这些转运体进行研究。除此之外的其他转运体研究，在必要时也可予以考虑。

创新药物非临床 ADME 研究还应该考虑代谢酶与转运体之间的相互影响及潜在的相互作用、人特异性代谢产物的评估等。以 siponimod 的代谢研究为例。siponimod 是新一代选择性鞘氨醇-1-磷酸受体调节剂。研究者采用体外肝微粒体和重组人 CYP450 酶进行了体外代谢通路的研究(见图 9-1)。采用 21 种重组人 CYP450 酶(CYP1A1、CYP1A2、CYP1B1、CYP2A6、CYP2B6、CYP2C8、CYP2C9*1、CYP2C18、CYP2C19、CYP2D6*1、CYP2E1、CYP2J2、CYP3A4、CYP3A5、CYP3A7、CYP4A11、CYP4F2、CYP4F3A、CYP4F3B、CYP4F12 和 CYP19)分别对 10μmol/L 和 40μmol/L siponimod 进行温孵,显示 CYP2C9*1 是 siponimod 的主要代谢酶,同时 CYP3A4、CYP3A5、CYP2J2、CYP2C19、CYP2B6、CYP1A1 和 CYP2C8 也参与少部分的代谢,且代谢速率随着药物浓度的升高而加快。CYP2C9 具有显著的遗传多态性(主要有 CYP2C9*1、CYP2C9*2 和 CYP2C9*3),在不同种族之间代谢差异很大,但本实验仅选择 CYP2C9*1 作为 CYP2C9 的代谢酶,不具有全面性,还有待于进一步研究。

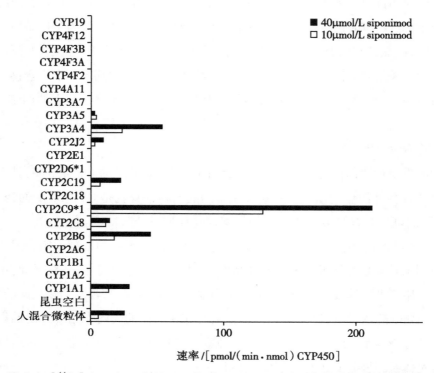

图 9-1   [^{14}C]siponimod(10μmol/L 和 40μmol/L)在重组酶体系中的消除速率

对于每一种人肝 CYP450 同工酶均已发现了特异性的抑制剂,CYP1A2、CYP2C9、CYP2C19、CYP2D6、CYP2E1 和 CYP3A4 的特异性抑制剂分别为呋拉茶碱、磺胺苯吡唑、反苯环丙胺、奎尼丁、二乙基二硫代氨基甲酸酯和酮康唑。因此我们可以借助这些特异性抑制剂来研究其对候选药物代谢的影响,这一方面可以帮助我们了解参与其代谢的主要 CYP450 酶;另一方面可以帮助我们了解与其他药物合用时是否会存在潜在的药物 - 药物相互作用。

这部分研究侧重于考察其他可能影响代谢酶的药物是否会影响候选药物本身的代谢。综合上述两部分研究的结果即可对其是否存在潜在的药物代谢相互作用做出初步判断。

图 9-2 考察了几种药物对 siponimod 代谢影响,磺胺苯吡唑(2μmol/L 和 10μmol/L),一种已知的体外 CYP2C9 抑制剂,对人体内肝药酶有强烈的抑制作用,对 siponimod 代谢抑制作用为 65%~77%;酮康唑(1μmol/L)表现出 25% 的抑制,而槲皮素和反苯环丙胺抑制 siponimod 代谢分别为 11%~31% 和 11%~29%;呋拉茶碱、三亚乙基硫代磷酰胺、奎尼丁和二乙基二硫代氨基甲酸酯没有抑制作用。

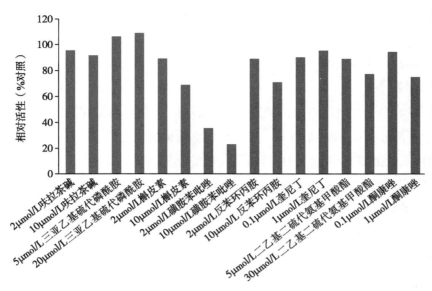

图 9-2　化学抑制剂对人肝微粒体中 siponimod 代谢的抑制作用（*n*=2）

三、生物样品分析方法的建立和确证

生物样品是指来源于生物机体的血、粪便、尿液或组织样品，这类样品往往具有药物浓度低、干扰物多、样品量少及差异大等特点。因此所建立的分析测定方法必须具有灵敏度高、专一性强、精确度和准确度好的特点，才能满足生物样品测定的技术要求并确保生物样品测定结果的准确性和可靠性。选择和建立准确可靠且可重复的定量分析方法是 PK 研究的关键环节之一。为了确保分析方法的准确性和可靠性，必须对所建立的方法进行验证，应对分析方法的每一个步骤进行考察，确定样品采集、储存、处理和分析测试的过程中，环境、介质、材料或操作上的可能改变对测定结果的影响。对于未知样品的测定应在生物样品分析方法确证完成以后开始，每个未知样品一般测定一次，必要时可进行重复测定。每个分析批生物样品测定时都应建立一条标准曲线，并随行测定高、中、低三个浓度的质控样品。准确测定生物基质（如全血、血清、血浆、尿）中的药物浓度，对于药物和制剂研发非常重要。这些数据可被用于支持药品的安全性和有效性，或根据毒物代谢动力学、PK 和生物等效性试验的结果做出关键性决定。

生物样品中药物及代谢产物的分析方法包括色谱法、放射性同位素标记法和微生物学方法等。应根据受试物的性质，选择特异性好、灵敏度高的测定方法。色谱法包括高效液相色谱法（HPLC）、气相色谱法（GC）和色谱 - 质谱联用法（如 LC-MS、LC-MS/MS、GC-MS、GC-MS/MS 等方法）。在需要同时测定生物样品中多种化合物时，LC-MS/MS 和 GC-MS/MS 联用法在特异性、灵敏度和分析速度方面有更多的优势。

对于前体药物或有活性（药效学或毒理学活性）代谢产物的药物，以及主要通过代谢从体内消除的药物，建立生物样品分析方法时应考虑测定原型药和主要代谢产物，考察物质平衡（mass balance），阐明药物在体内的转归。在这方面，放射性同位素标记法和色谱 - 质谱联用法具有明显优点。

应用放射性同位素标记法测定生物样品可配合色谱法，以保证良好的检测特异性。如某些药物难以用上述的检测方法，可选用其他方法，但要保证其可靠性。

方法学验证（validation）是生物样品分析的基础。所有 PK 研究结果，都依赖于生物样品分析，只有可靠的方法才能得出可靠的结果。应通过准确度、精密度、特异性、灵敏度、重现性、稳定性等研究,对建立的方法进行验证。制备随行标准曲线并对质控样品进行测定,以确保生物样品分析数据的可靠性。

分析方法的验证一般应从以下几个方面进行。

(一)测定专属性

生物样品中药物测定方法应该首先能够区分目标分析物、内标与基质的内源性组分或样品中其他组分,如果有几个待测分析物,则应确保每一个分析物都能被测定,且不被其他物质明显干扰,并通过实验证实所测定的物质就是需要检测的目标分析物。通常应该使用至少 6 个不同来源的适宜的空白基质来证明测定专属性/选择性(动物空白基质可以不同批次混合),需分别评价这些分析物并判断没有明显干扰。当干扰组分的响应低于分析定量下限响应的 20%,并低于内标响应的 5% 时,则可以接受。同时应该考察药物代谢产物、经样品预处理生成的分解产物以及可能的同服药物引起干扰的程度。必要时也应该评价代谢产物在分析过程中回复转化为母体分析物的可能性。

(二)定量下限

定量下限是能够被可靠定量的样品中分析物的最低浓度,同时也是标准曲线的最低点,应能满足测定 3~5 个半衰期时样品的药物浓度,对于浓度较低的样品应该能满足测定 $C_{\max}$ 的 1/20~1/10 时的药物浓度,具有可接受的准确度和精密度,其准确度应在真实浓度的 80%~120%,RSD 应小于 20%。至少用 5 个标准样品的测定结果来证明定量下限。

(三)标准曲线和定量范围

标准曲线反映了测定物质浓度与仪器响应值之间的关系,一般用回归分析法获得的回归方程来表示两者之间的关系,并绘制标准曲线,根据相关系数说明其线性相关程度。方法验证中研究的每种分析物和每一分析批,都应该有一条标准曲线。

在进行分析方法验证之前,最好了解预期的浓度范围。标准曲线范围应尽量覆盖预期浓度范围,由定量下限和定量上限(校正标样的最高浓度)来决定,在定量浓度范围内所测定结果应达到分析方法要求的精密度和准确度。该范围应该足够描述分析物的 PK。

标准曲线应该使用至少 6 个校正浓度水平,不包括空白样品(不含分析物和内标的处理过的基质样品)和零浓度样品(含内标的处理过的基质),且每个校正标样可以被多次处理和分析。

(四)精密度和准确度

精密度是指在确定的分析条件下,同一介质中相同浓度的一系列样品其测定值的分散程度。准确度是指在确定的分析条件下,测得的生物样品浓度与真实浓度的接近程度,重复测定已知浓度分析物样品可获得准确度。为了验证批内准确度,应取一个分析批的定量下限及低、中、高浓度质控样品,每个浓度至少用 5 个样品。浓度水平覆盖标准曲线范围:定量下限,在不高于定量下限浓度 3 倍的低浓度质控样品,标准曲线范围中部附近的中浓度质控样品,以及标准曲线范围上限约 75% 处的高浓度质控样品。准确度均值一般应在质控样品标示值的 ±15% 之内,定量下限准确度应在标示值的 ±20% 之内。对于验证批间精密度和准确度,至少需 3 个分析批,至少需进行 2 天样品分析。

(五)样品稳定性

必须分析方法的每一步骤,确保稳定性,用于检查稳定性的条件,如样品基质、抗凝剂、容器材料、储存和分析条件,都应该与实际试验品的条件相似。用文献报道的数据证明稳定性是不够的。通常应该进行的稳定性考察有：分析物和内标的储备液和工作溶液稳定性；从冰箱储存条件到室温或样品处理温度，基质分析物的冷冻和融化稳定性；分析物在冰箱储存的长期稳定性，时间尺度应不小于试验样品储存时间。如果适用，应同时检测进行处理过的样品在室温下或在试验过程储存条件下的稳定性，以及处理过的样品在自动进样器温度下的稳定性。样品稳定性考察的目的是确保测定结果的重现性和准确性。

采用低浓度和高浓度质控样品（空白基质加入分析物至定量下限浓度 3 倍以内以及接近定量上限），在预处理后以及在所评价的条件储存后立即分析。由新鲜制备的校正标准样品获得标准曲线，根据标准曲线分析质控样品，将测得浓度与标示浓度相比较，每一浓度的均值与标示浓度的偏差应在 ±15% 之内。

在多个分析物试验中，特别是对于生物等效性试验，应该关注每个分析物在含所有分析物基质中的稳定性。应特别关注受试者采血时，以及在储存前预处理基质中分析物的稳定性，确保由分析方法获得的浓度反映受试者采样时刻的分析物浓度。可能需要根据分析物的结构，按具体情况证明其稳定性。

（六）提取回收率和基质效应

提取回收率是指从生物样品介质中回收得到分析物的响应值与纯标准品产生的响应值之比，即为分析物的提取回收率。通常考察低、中、高三个浓度的提取回收率，低、中、高三个浓度的提取回收率应当基本一致且可重现。基质效应是由于样品中存在干扰物质，对响应造成的直接或间接的影响。其中生物基质是指一种生物来源物质，能够以可重复的方式采集和处理，如全血、血浆、血清、尿、粪、各种组织等。

采用质谱方法应该考察基质效应。使用至少 6 批来自不同供体的空白基质，不应使用合并基质。如果基质难以获得，则使用少于 6 批基质，但应该说明理由。

对于每批基质，应该通过计算基质存在下的峰面积（由空白基质提取后加入分析物和内标测得），与不含基质的相应峰面积（分析物和内标的纯溶液）比值，计算每一分析物和内标的基质因子。进一步通过分析物的基质因子除以内标的基质因子，计算经内标归一化的基质因子。从 6 批基质计算的内标归一化的基质因子的变异系数不得大于 15%。该测定应分别在低浓度和高浓度下进行。如果不能适用上述方式，如采用在线样品预处理的情况，则应该通过分析至少 6 批基质，分别在高浓度和低浓度（定量下限浓度 3 倍以内以及接近定量上限）下进行，来获得批间响应的变异。其验证报告应包括分析物和内标的峰面积，以及每一样品的计算浓度。这些浓度计算值的总体变异系数不得大于 15%。除正常基质外，还应关注其他样品的基质效应，如溶血的或高血脂的血浆样品等。

（七）稀释可靠性

样品稀释不应影响准确度和精密度。应该通过向基质中加入分析物至高于标准曲线上限浓度，并用空白基质稀释该样品（每个稀释因子至少 5 个测定值），来证明稀释的可靠性。准确度和精密度应在 ±15% 之内。稀释的可靠性应该覆盖试验样品所用的稀释倍数。当分析样品中大部分浓度超过标准曲线的高点时，建议采用设立高浓度标准曲线的方法进行定量。

（八）残留

方法开发期间应使残留最小化。方法验证期间应通过检测标准曲线定量上限浓度后测定空白样品来确定其残留，通常残留应不大于定量下限的 20%。生物样品分析期间也应进行残留检测，如在测定高浓度样品后和分析下一个样品之前测定空白样品。

此外，方法的牢固度（robustness）等也需要进行考证。

在对已被验证的分析方法进行小幅度改变情况下,根据改变的实质内容,可能需要部分方法验证。可能的改变包括:生物分析方法转移到另一个实验室,改变仪器、校正浓度范围、样品体积,其他基质或物种,改变抗凝剂、样品处理步骤、储存条件等。应报告所有的改变,并对重新验证或部分验证的范围说明理由。

应用不同方法从一项或多项实验获得数据,或者应用同一方法从不同实验地点获得数据时,互相比较这些数据时,需要进行分析方法的交叉验证。如果可能,应在实验样品被分析之前进行交叉验证,同一系列质控样品或实验样品应被两种分析方法测定。对于质控样品,不同方法获得的平均准确度应在 ±15% 之内,如果放宽,应该说明理由。对于试验样品,至少 67% 样品测得的两组数值差异应在两者均值的 ±20% 之内。

第二节　放射性同位素在非临床药代动力学研究中的应用

一、放射性同位素的应用

新药研发过程中,了解候选药物在人体和用于毒理学和药效学研究的动物体内的变化情况至关重要。因此,在新药研发不同阶段必须进行各种体内、体外 PK 研究以阐明候选药物的 ADME 等性质。尤其是对于仅在人体存在的代谢产物,或在稳态时体内暴露水平高于所有与药物相关物质总暴露量的 10% 并远高于任何毒理实验动物种属中的水平代谢产物,会有药物安全性隐患,需进行代谢产物安全性研究。尽管液相 - 质谱联用技术在这些实验中已有大量应用,但放射性同位素标记技术仍被广泛使用。低能量放射性同位素(如 ^{14}C、^{3}H)标记化合物应用于 PK 研究,因其生物界背景值很低因而检测容易且灵敏、半衰期较长而不需根据放射性半衰期校正实验结果、可定量分析候选药物产生的代谢产物而不需知道其结构、产生的非离子化 β- 射线能量极低而不需特殊防护,是一种安全有效的特殊技术,其结果简单、明了、可靠,目前在多数情况下尚无别的取代方法。

(一) 放射性同位素标记 PK 研究的应用范围

低能量放射性同位素标记技术可用于多方面 ADME 研究中,如:①进行原型药和代谢产物总体和分别的 PK 研究,确定总体的系统暴露和生物利用度等;②考察物质平衡及排泄途径;③确定血液和排泄物中的代谢产物谱,结合色谱与质谱技术可利于代谢产物鉴定;④确定体内清除机制;⑤进行肝细胞、肝微粒体等体外 PK 研究可获得全面的人和动物(如小鼠、大鼠、兔、犬、猴等)体外代谢产物谱、显示种属差异、帮助毒理研究动物种属的选择;⑥鉴于同一种放射性同位素在不同结构的化合物(如药物或代谢产物)上产生相同的放射能量,放射性代谢产物可用于同种动物稳态时、其他动物种属及人体中产生的代谢产物的定性定量分析,有助于人体代谢酶的鉴定,早期发现人体高比例代谢产物,并为药物相互作用研究的试验设计提供依据;⑦获得组织分布数据。大鼠给药后不同时间点的整体放射自显影结果还可为临床放射性剂量的计算提供数据。

(二) 放射性同位素标记方法的选择

小分子化学药物 ADME 研究中常用的低能量放射性同位素为碳 -14［^{14}C］和氚［^{3}H］。^{14}C 标记最为常用,其生物界背景低,生物学几乎无同位素效应而影响代谢,极少发生同位素交换,灵敏度较 ^{3}H 高而容易定量。标记 ^{14}C 化合物时应选择代谢稳定的位点。体内试验除非 ^{14}C 标记非常困难或根本无法标记、给药剂量极低需很高的比活性时才选用 ^{3}H 标记。^{3}H 标记相对简单并比 ^{14}C 标记化合物活性高,尤其适合小剂量给药化合物或早期生物转化研究;同样,^{3}H 标记化合物时也应选择代谢稳定的位点作为标记位点,不推荐非定位的氚水交换标记方式。

^{14}C 和 ^{3}H 标记化合物的放射化学纯度与化学纯度一般均应≥95%,并不含有 >1% 的单一杂质。

在 ^{14}C 和 ^{3}H 标记化合物不易得到的情况下,其他标记手段也可用于 PK 研究中,如 ^{125}I 标记的大分子药物。随着技术手段的发展,正电子发射计算机断层扫描(positron emission computed tomography,PET)也越来越多地用于 PK 研究中。

（三）放射性同位素标记药物的 PK 研究

放射性化合物 PK 研究与非标记药物 PK 研究相似,如剂量、给药途径、受试动物等。剂量除按常规剂量水平(mg/kg)表示外,还需提供放射性剂量(μCi/kg)。给药制剂的配制和给药途径一般也应与非标记药物 PK 研究相似,特殊情况需说明。为减少实验误差,常采用称重法确定实际给药量。样品收集常包括全血、血浆、尿液、胆汁、粪便、笼具清洗液及组织等样本。血液样本的收集时间点可根据药物的 PK 参数决定,排泄物一般采样 7~10 天(对于长半衰期的药物,应适当延长采样时间),或采样至排出的放射性量超过给药量的 90% 或连续 2 天的排出放射性量小于放射性给药剂量的 1%。进行小动物(如小鼠、大鼠等)物质平衡实验时,如总放射性回收率 <90%,应测定尸体残留总放射量,必要时应解剖动物,观察药物的主要潴留部位和组织。为防止原型药及代谢产物降解,尿液和胆汁收集过程中容器置放于干冰内。样品处理(如液体样品离心去固体杂质、血浆、粪便及组织提取等)和分析(如应用 HPLC 与在线或离线放射性检测仪联用获得放射性代谢产物谱)应密切关注放射性的回收率,一般总回收率应≥85%。应根据放射性代谢产物谱研究获得的各代谢产物的血浆暴露量百分比和在排泄物中占给药百分率选择需要鉴定的代谢产物,并使用 HPLC 在线或离线放射性检测仪帮助鉴定工作中对代谢产物的监测。

全身放射定量自显影技术(quantitative whole body autoradiography,QWBA)为非临床 PK 研究提供了一个研究药物组织分布和动态过程的新方法,QWBA 可以在人体放射性标记研究之前提供剂量测量计算,也可为药物相互作用研究和毒性研究提供直观依据。

放射性 ADME 研究报告除包括常规 PK 研究内容外,还应提供放射性同位素标记药物的标记位置、放化纯度、化学纯度、比活度等以及在给药制剂中的放化稳定性数据。实验结果应提供放射性回收率,代谢产物鉴定需提供质谱和在线或离线放射性检测仪关联数据。

二、研究实例——^{14}C 标记

采用放射性同位素标记技术研究单次静脉注射(2mg/50μCi/kg)或口服(40mg/100μCi/kg)给予 Sprague-Dawley(SD)大鼠[^{14}C]-X 药物后总放射性的 PK 参数以及代谢和排泄过程和特点,主要内容包括:①全血和血浆总放射性的 PK 行为,提供口服绝对生物利用度数据;②在胆汁、尿液和粪便中总放射性的回收率并评价吸收和物质平衡情况。

（一）实验方法

12 只颈静脉插管 SD 大鼠,随机分为 2 组,每组 6 只(雌雄各半),分别单次静脉注射(2mg/50μCi/kg)

或灌胃(40mg/100μCi/kg)给予[^{14}C]-X药物,在指定时间点(0~120小时)采集了全血和血浆样品。6只整体大鼠和6只胆插管大鼠(均雌雄各半)单次灌胃给予40mg/100μCi/kg的[^{14}C]-X药物,在指定时间间隔收集了整体大鼠给药前和给药后0~168小时的尿液、粪便、笼具冲洗/清洗液等样品和胆插管大鼠给药前和给药后0~72小时的胆汁、尿液、粪便、笼具冲洗/清洗液等样品。另有1只雄性整体SD大鼠单次灌胃给予空白赋形剂后收集了24小时的全血和血浆以及0~24小时的尿液和粪便等样品。

收集的血浆、胆汁、尿液和笼具冲洗/清洗液样品混匀后,取样直接使用液体闪烁计数仪测定放射性量。全血(直接取样)和粪便样品(加入适量的50%异丙醇水溶液匀浆处理后取样)经氧化燃烧仪充分燃烧,用闪烁液捕获生成的[^{14}C]二氧化碳,然后使用液体闪烁计数仪测定放射性量。按照非房室模型计算全血和血浆中总放射性的PK参数。胆汁、尿液、粪便、笼具冲洗/清洗液等样品中测定的总放射性量用于计算占给药量的百分比。

(二)实验结果

1. 静脉注射给予[^{14}C]-X药物后总放射性PK研究结果 单次静脉注射给予雌雄SD大鼠2mg/50μCi/kg的[^{14}C]-X药物和灌胃给予40mg/100μCi/kg的[^{14}C]-X药物后,全血和血浆中总放射性-时间半对数曲线见图9-3。

2. 全血与血浆总放射性比值 单次口服给予雌雄SD大鼠[^{14}C]-X药物后全血与血浆总放射性比值的平均值见表9-3。结果显示,所有时间点的全血与血浆总放射性的比值相似,两者比值小于0.79,表明[^{14}C]-X药物相关的总放射性与血细胞间并无显著结合。

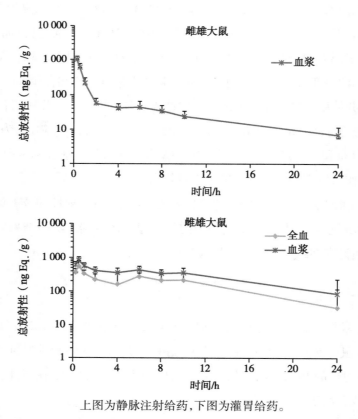

上图为静脉注射给药,下图为灌胃给药。

图9-3 单次静脉注射(2mg/50μCi/kg)和口服(40mg/100μCi/kg)给予雌雄SD大鼠[^{14}C]-X药物后全血和血浆的总放射性与时间半对数曲线

表 9-3　单次口服给予雌雄 SD 大鼠 40mg/100μCi/kg 的[¹⁴C]-
X 药物后全血与血浆总放射性比值(均数 ± 标准偏差)

时间 /h	总放射性比值	
	雌性	雄性
0.25	0.63 ± 0.04	0.59 ± 0.03
0.5	0.73 ± 0.05	0.64 ± 0.11
1	0.68 ± 0.17	0.56 ± 0.06
2	0.67[a]	0.6 ± 0.08
4	0.70 ± 0.08	0.72[a]
6	0.63 ± 0.15	0.68 ± 0.17
8	0.74 ± 0.06	0.71 ± 0.04
10	0.79[a]	0.77 ± 0.28
24	0.63[a]	无

注:[a] 全血或血浆总放射性低于定量下限。

3. 排泄和物质平衡结果　单次口服给予雌雄整体大鼠或胆插管大鼠 40mg/100μCi/kg 的[¹⁴C]-X 药物后,雌雄整体大鼠单次口服给药后 0~168 小时内,总放射性回收率的平均值为 100.43%;其中尿液总排泄量占给药量的 1.17%,粪便为 98.90%,笼具冲洗 / 清洗液为 0.37%。

雌雄大鼠单次口服给药后 0~72 小时内,总放射性回收率的平均值为 100.59%;其中胆汁总排泄量占给药量的 30.54%,尿液为 0.67%,粪便为 69.28%,笼具冲洗 / 清洗液为 0.11%。

(三) 结论

1. 总放射性的 PK 参数　单次静脉注射给予雌雄大鼠 2mg/50μCi/kg 的[¹⁴C]-X 药物后,血浆中的总放射性消除迅速,给药后 24 小时仅雌性大鼠能检测到少量放射性,低于首个采血时间点(15 分钟)的1/1 000。血浆中雌性大鼠的暴露量略低于雄性大鼠($AUC_{0\sim t}$ 约是雄性的 0.79 倍),消除快于雄性大鼠($t_{1/2}$约为雄性的 0.72 倍,Cl 约为雄性的 1.27 倍)。

单次口服给予雌雄大鼠 80mg/100μCi/kg 的[¹⁴C]-X 药物后,全血与血浆中的总放射性于 0.5~2.33 小时达峰,达峰后消除迅速,给药后 24 小时仅雌性大鼠能检测到放射性,约为 C_{max} 的 1/4。雌性大鼠的血浆总放射性 C_{max} 低于雄性大鼠,约为雄性的 0.73 倍;暴露量高于雄性大鼠,约为雄性的 1.89 倍。根据静脉注射和口服给药获得的血浆 $AUC_{0\sim t}$ 计算,雌雄大鼠口服给予[¹⁴C]-X 药物后绝对生物利用度(F)分别为 7.34%(雌性)和 3.09%(雄性)。

2. 吸收、排泄和物质平衡　单次口服给予 40mg/100μCi/kg 的[¹⁴C]-X 药物后,总放射性在雌雄大鼠体内的排泄速度和量相似,0~168 小时内总排泄量为给药量的 100.43%;主要从粪便排出,占给药量的98.90%;少量从尿液排泄,占给药量的 1.17%。给药后总放射性的排泄主要发生在 72 小时内,约占给药量的100.09%。雌雄大鼠单次口服给药后,0~72 小时内总排泄量为给药量的 100.59%,其中胆汁的总排泄量占给药量的 30.54%。根据大鼠胆汁和尿液的总放射性排泄量估算口服吸收率至少为 31.21%。

三、研究实例——¹²⁵I 标记

本实例研究静脉注射给药后,¹²⁵I 标记的抗 CEA 人鼠嵌合抗体 rch24 在正常小鼠尾静脉注射后的

PK 过程,为其在结直肠癌放射免疫导向手术(RIGS)中的应用提供有益的实验依据。

（一）方法

1. **标记方法**　取 CEA 人鼠嵌合抗体 rch24 约 2mg 加入预置有 pH 7.4、0.1mol/L、0.15ml 的 PBS 液真空瓶中,再向真空瓶中加入 0.3ml 的 Na ^{125}I 溶液,活度约为 2.60mCi(96.2MBq)。再加入 20~25μg 的溴代琥珀酰亚胺(NBS),反应 60 秒加入 30mg 人血白蛋白,终止反应。将以上共约 2ml 反应液加入 PD-10 柱淋洗,再加入 2ml pH 7.2、0.1mol/L 的 PBS 液,过柱纯化,收集第 2 个 2ml(主要含标记抗体),以放射性活度测量仪测放射性活度。同法标记非相关 IgG（淋巴瘤抗体）。

2. **标记率及稳定性的测定**　将 ITLC-SG（快速薄层层析硅胶纸）裁成 10cm×1.0cm 的小条,于 110℃下烘烤 30 分钟,置于干燥容器中,密封保存待用。将标记溶液 1~2μl 点于活化的 ITLC-SG 距底端约 1cm 处,2 分钟后分别置于 2 种展开体系中进行上行展开。采用展开体系分别为 80% 的甲醇和丙酮,在该两种体系中,游离 ^{125}I 在前沿,标记物在原点。当展开到 10cm 左右时,吹干,剪成 4 条。用定标器测定放射性计数,计算标记率(与抗体结合的放射性同位素占全部放射性同位素的百分比),标记率 =(总计数 – 前沿计数 – 本底计数)/(总计数 – 本底计数)×100%。并用相同的方法测定、计算标记抗体的体外稳定性。

3. **PK 研究**　动物研究前 3 天在饮水中加入 1% 碘化钾,以封闭甲状腺对放射性碘的摄取。给予 BABL/c 小鼠尾静脉注射标记的 ^{125}I 抗体后,分别于 0.25 小时、1 小时、2 小时、5 小时、23 小时、48 小时、96 小时、120 小时,以一次性定量取血管采血(20μl/ 支),每次采血 10μl,采血后用云南白药止血。以定标器测定放射性计数,绘制血清除曲线,计算 PK 参数。

（二）结果

1. **标记抗体的体外稳定性**　CEA 人鼠嵌合抗体 rch24 以 ^{125}I 标记后,置于 4℃冰箱保存,分别于第 0、2、8、14、25、35 天以纸层析法测定其标记率,这里以放射化学纯度变化反映标记率随时间变化情况,结果见图 9-4。标记抗体的放射化学纯度逐渐下降,至 14 天后为 92.6%,35 天后为 89.3%。

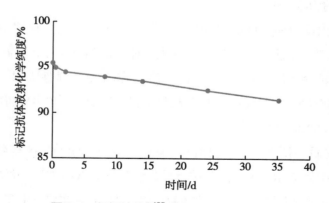

图 9-4　标记抗体[^{125}I]-rch24 体外稳定性

2. **PK**　标记抗体[^{125}I]-rch24 经尾静脉注射后,不同时间点放射性计数见表 9-4,血液[^{125}I]-rch24 计数相对百分数 - 时间曲线见图 9-5。经计算机模拟,为双指数曲线,符合二房室模型,函数为 $Y=0.48e^{0.125t}+0.52e^{-0.0028t}$,$t_{1/2\alpha}=5.544$h,$t_{1/2\beta}=247.5$h。

表 9-4　不同时间点放射性计数均值及与 0 时比值

时间 /h	0.25	1	2	5	23	48	96	120
放射计数均值	82 522	89 808	71 046	59 480	44 140	39 212	36 456	27 823
与 0 时比值	1	0.97	0.86	0.72	0.53	0.48	0.44	0.34

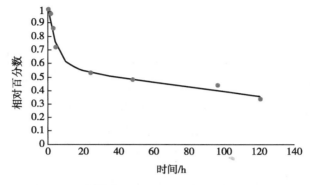

图 9-5　血液[^{125}I]-rch24 计数相对百分数 - 时间曲线

（三）说明

1. 影响标记抗体药代学的因素　放射免疫导向手术（RIGS）的基础是标记抗体能选择性地浓聚于肿瘤部位，并以肿瘤（T）与非肿瘤（NT）放射性计数的比值 T/NT 定量地衡量这种亲肿瘤的特异性分布。标记抗体在肿瘤部位是否浓聚不但取决于抗体对肿瘤的特异性及亲和力等特性，其体内 PK 过程也是重要因素之一。而影响标记抗体在体内的分布、清除等 PK 过程的因素包括：给药剂量、抗体种类和应用形式、给药途径、肿瘤负荷大小、血清肿瘤相关抗原水平的高低等。研究显示，片段抗体的清除速度明显高于完整抗体，肿瘤负荷大、血清肿瘤相关抗原水平高以及人抗鼠抗体（HAMA）的存在均可加快标记抗体的清除。有研究发现，若在标记核素前先将抗体进行生物素化预处理，给药后定时静脉注射亲和素，可以使标记抗体的血液清除大大加快。

许多实验证实，标记物 PK 与抗体剂量相关。分析认为造成这种区别的原因很可能与抗原抗体结合的饱和程度有关。Divgi 等发现应用大剂量标记抗体时，标记抗体清除过程符合一房室模型，而为小剂量时，则为二房室模型。本实验给药剂量小，PK 过程符合二房室模型。Barrett 等在研究 IgG2ak 在小鼠中的 PK 时发现，应用高浓度标记抗体达峰值早而清除慢，浓度较低组则达峰值迟而清除快。

2. 标记抗体[^{125}I]-rch24 的分布和清除　BABL/c 小鼠经尾静脉注射标记抗体[^{125}I]-rch24 后，标记抗体迅速随血液循环进行全身分布。由于标记抗体尾静脉注射后，中央室即血液和血液高灌流的组织（如心、肝、肾、脑）在很短的时间内即可达到最高值，随后除了不可逆地排泄至体外，还存在体内房室间的分布问题，总的来说是从高浓度的部位向低浓度的部位分布，因此曲线在早期（给药后 2 小时）以较大的斜率下降。而灌流和摄取较差的组织如肌肉、内脏、皮肤需要较长时间才能达到动态平衡分布，从图 9-5 可以看出，给药后 2~23 小时下降的斜率明显较前 2 小时小。其后的变化较为稳定，尽管血药浓度不等于各器官的药物浓度，但在体内药物分布平衡时，两者是平行变化的，受代谢等因素影响，随时间延长而按比例衰减。故曲线 24~120 小时表现近乎为直线。此时的血放射性活度变化基本上可以反映组织中标记抗体浓度的清除变化，从 PK 角度来讲，达到动态平衡分布后的一段时间即可以实施结直肠癌的 RIGS。本研究显示,对于小白鼠来说,从静脉注射至达到动态平衡这一过程大约需要 24 小时。只是本实验用的并非是荷瘤鼠,考虑到肿瘤血供的特点,对荷瘤鼠而言从静脉注射至达到动态平衡这一过程将需要更长的时间。

四、研究实例——PET

(一)PET 技术在 PK 研究中的应用

PET 是目前核医学领域最先进的临床检查影像技术,具有动态连续性、无创伤性以及定量分析的特点,而且能够和 CT/MRI 等技术联用,是目前临床上用来诊断以及治疗肿瘤最佳手段之一。作为一种活体生化显像技术,PET 利用 ^{11}C、^{13}N、^{15}O、^{18}F 等发射正电子的短半衰期核素(如 ^{11}C 约为 20 分钟)标记的各种药物或化合物或生化标志物,能够无创伤、定量、动态地观察人体内的生理、生化变化,观察标记物在人体内的 PK 过程。在揭示药物转运、分布以及药物相互作用的分子机制、药效靶点甚至产生毒性的分子机制等方面起到了重要作用。作为 PET 技术的延伸和发展,Micro-PET 是小型化、高分辨的 PET 系统,将观测的重点从人转向临床前各个种属动物,如大鼠、小鼠、犬、猴等,大大简化临床前 PK 的研究工作,缩短新药研发周期,推动新药研制的步伐。

Micro-PET 用于药物研究的优势主要有以下几个方面:①体外研究并不能直接推导到体内应用,而 Micro-PET 显像的方法和结果获得动物体内数据,可类推到人体研究,提供了从动物研究到人体研究的桥梁,因此加速了药物和医学发展的步伐,缩短了新化合物进入临床应用的时间;②可以在同一动物身上进行无损伤的反复实验,减少实验动物的使用,节约实验费用,无论在动物伦理学还是在减少实验研究经费上都更能让人接受;③能获得动态的数据资料,以往的研究方法在动物实验阶段,多数数据的获得都经处死并解剖动物后离体测量,一方面降低了测得数据所反应的时值效应,另一方面使实验的连续性受到影响,不能在同一动物身上体现连续的动态测定,而 Micro-PET 显像可以对实验动物进行动态扫描;④可对整个动物进行有效的测量和在体外快速的扫描,从而对整个实验过程进行纵向研究,可以观察动物体内疾病的发展状况以及药物对疾病的治疗效果,快速得出更加明确的结论。

(二)Micro-PET 在药物分布中的应用

在新药的临床前研究中,需要明确药物在动物体的分布情况。用具有超短半衰期的正电子核素(如 ^{11}C、^{13}N、^{15}O、^{18}F)标记新药后,使用 Micro-PET,可以获取该药物在体内吸收、分布、代谢、排泄等一系列动态数据,建立数学模型,获得 PK 参数,直观明确地反映出药物在体内的分布情况,预测可能的毒性产生。传统的临床前动物 PK 研究需要在给药后不同时间采血、分批分时段处死动物,最后利用 HPLC、LC-MS/MS、放射自显影等技术观察或者测定目标药物在靶组织器官中的分布。而 Micro-PET 能够大大降低研究所用动物数量、减少其造成的刺激性创伤等问题,动态形象地揭示药物分布的特点,显著提高体内研究数据的真实性和时效性。

(三)在药物相互作用研究中的应用

传统的 PK 主要通过血药浓度、血浆半衰期以及血浆清除率等方面来研究药物相互作用(DDI)。然而,并非所有的 DDI 都会直观地改变机体暴露量。当药物膜转运蛋白成为体内药物处置过程中的限速步骤时,组织特异性药物浓度由该组织内摄取以及外排型膜转运蛋白和药物代谢酶共同决定。当药物转运或者药物代谢受到抑制时,靶器官组织内的浓度会发生改变,但是血浆浓度不发生变化。我们可以通过 Micro-PET 技术来很好的预测,发现并研究这种潜在 DDI:①Micro-PET 中底物药物给药剂量非常低(nmol 范围),可以较为安全地进行新药体内 DDI 研究;②Micro-PET 可以得出动态的靶组织器官放射性浓度 - 时间数据,由此建立数学模型,反映 DDI 时组织器官清除率的改变,并且通过动态图像,直观地定量显示 DDI 的程度和发生部位,揭示 DDI 产生的分子机制,预测类似的 DDI,保证临床用药的安全有效。

（四）在药物转运和膜转运蛋白功能研究中的应用

组织器官中大量分布的转运体对底物药物的转运起到了重要作用,利用 Micro-PET 技术,使用荧光标记的底物和转运体抑制剂,可以揭示药物转运的分子机制。通常以 ^{11}C 标记的转运蛋白特异性底物为研究对象来研究膜转运蛋白。目前研究最多的转运体蛋白是 P-gp。如何将 ^{11}C 稳定标记在各种转运蛋白的特异性底物上仍是目前需要解决的难题,但是维拉帕米、秋水仙碱、柔红霉素、多西他赛、瑞舒伐他汀、依克立达、奎尼丁等药物已能够用 ^{11}C 成功标记。应用这些标记的药物,我们可以进行动物体内药物转运体的功能显像和预测临床治疗方案并评价治疗效果。

（五）结语

各种 Micro-PET 已应用于生物医药学研究,成为实验科学和临床科学的重要桥梁,Micro-PET 作为一种非伤害性的活体生化显像技术,利用 ^{11}C、^{13}N、^{15}O、^{18}F 等发射正电子的短半衰期的核素标记的各种药物或内源性化合物或生化标志物,可以通过显像,从体内无创伤、定量、动态地观察机体的生理、生化变化,观察标记药物体内的动力学过程,揭示药物转运、分布以及 DDI、药效靶点甚至产生毒性的分子机制。此外,Micro-PET 是研究 PD 和 PK 工具之一,在中医药和基因组生物学研究中的价值将越来越受到人们重视。目前,Micro-PET 已在国内外得到飞速发展,Micro-PET 可以从分子和整体水平上为药物研发提供有力支持,大大加速新药研发过程。

（王广基　孙建国　彭　英）

参考文献

［1］国家药品监督管理局药品审评中心.药物非临床药代动力学研究技术指导原则.(2014-05-13)［2021-10-30］.https://www.cde.org.cn/zdyz/domesticinfopage?zdyzIdCODE=3e1a118fa1599529d3406fe6ee5821a5.

［2］ANDRADE E L,BENTO A F,CAVALLI J,et al. Non-clinical studies in the process of new drug development-Part Ⅱ:Good laboratory practice,metabolism,pharmacokinetics,safety and dose translation to clinical studies. Braz J Med Bioll Res,2016,49(12):e5646.

［3］刘晓东,柳晓泉.药代动力学教程.南京:江苏凤凰科学技术出版社,2015.

［4］KIMURA T,HIGAKI K. Gastrointestinal transit and drug absorption. Biol Pharm Bull,2002,25(2):149.

［5］郝琨,余丹,王广基.非临床药代动力学的临床转化研究进展.中国药科大学学报,2015,46(1):50-57.

［6］赵明,杨劲,魏敏吉.置信区间法用于线性药代动力学特征评价.中国临床药理学杂志,2015(3):238-240.

［7］王格,吴文惠,王小雨,等.比格犬体内 FGFC1 药代动力学特征及组织分布的研究.中国药理学通报,2015,31(7):1019-1023.

［8］吴际,陈汇,吴健鸿,等.吡非尼酮与人和大鼠血浆蛋白结合率的测定.中国新药杂志,2018,27(22):2636-2640.

［9］GLAENZEL U,JIN Y,NUFER R,et al. Metabolism and disposition of siponimod,a novel selective S1P1/S1P5 agonist,in healthy volunteers and in vitro identification of human cytochrome P450 enzymes involved in its oxidative metabolism. Drug

Metab Dispos,2018,46(7):1001-1013.

[10] 国家药典委员会.中国药典(2020版).四部.9012生物样品定量分析方法验证指导原则.北京:中国医药科技出版社.

[11] 纪渤,王建,杨志,等.小鼠尾静脉注射 ^{125}I 标记的抗 CEA 人鼠嵌合抗体 rch2 的药代动力学研究.徐州医学院学报,2005,(1):29-32.

[12] 于洋,何佳珂,熊爱珍,等.小动物正电子发射计算机断层扫描技术在药代动力学研究中的应用.中国新药杂志,2015,24(11):1242-1245.

[13] 方红娟,杜延荣,李方,等.小动物 PET 在药物研究中的应用.中国药理学通报,2006(3):270-273.

[14] 唐刚华.小动物 PET 及其在医药学研究中的应用.中国药理学通报,2004(5):486-491.

第十章 生理药代动力学模型理论与实践

第一节 概　　述

一、生理药代动力学模型的发展

早在 1937 年，Theorell 就提出了生理药代动力学（PBPK）模型的概念。但由于当时数学解析存在困难，实际上只是提出了一个方向，即数学模型与生物系统结合可以描述药物在体内处置过程。PBPK 模型真正有意义的发展是 1960 年由 Bellman 等提出的由毛细血管、细胞和细胞间隙构成的能够解析的模型，并将该模型用于化疗药物的研究。1966 年 Bischoff 等根据解剖学特性，将各组织器官用血流流向网络加以连接和贯通。这些研究工作为用 PBPK 模型预测药物在组织中的经时过程和药物处置在动物间的外推奠定了基础。

随着高灵敏的分析技术、检测仪器出现，药物和毒物在体内过程、转化机制与特性研究不断深入，计算机技术的发展和软件普及更为 PBPK 模型的发展和实践提供了有利的条件，PBPK 模型已成为近代药理学和毒理学重要组成部分。目前 FDA 和 EMA 等新药注册组织已将 PBPK 模型列入新药注册材料中的重要组成部分，并颁布了相关指南。

二、生理药代动力学模型的基础

PBPK 模型是建立在机体的生理、生化、解剖和药物热力学性质基础上的一种整体模型，它将每个相应的组织器官作为一个单独的房室看待，房室间借助于血液循环连接（图 10-1）。每个房室的建立依赖于：①生理学、解剖学参数，如组织大小和血流灌注速率等；②生化参数，如药物代谢酶和转运体活性与表达；③药物热力学性质，如脂溶性、电离性等；④药物与机体的相互作用性质，如

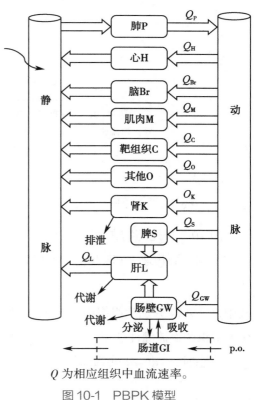

Q 为相应组织中血流速率。

图 10-1　PBPK 模型

膜通透性、药物与血浆蛋白结合率以及药物与组织亲和力等。理论上，PBPK 模型可以：①预测组织中药物和代谢产物的经时过程；②定量描述疾病状态下药物的处置改变；③用动物实验结果外推至人，预测药物在人体中的 PK 行为；④用体外药物代谢和转运结果预测在体 PK；⑤基于 PKPB-PD 结合模型，预测在体药效和毒性；⑥定量预测在体药物相互作用等。

第二节　药物在组织中的处置过程

药物在组织中的处置过程如图 10-2 所描述。该组织房室由毛细血管内血液和组织两个亚室组成。血液中药物与血细胞中药物发生交换，在血细胞内，药物可能与细胞内的蛋白质等生物大分子结合。在血浆中，药物与血浆蛋白结合，形成动态平衡。血液中药物与组织交换，多数组织的毛细血管壁对药物的透过是不限制的，假定间质液中的游离药物等于血浆中游离药物的浓度。药物进入组织中的速率主要取决于组织血流灌注速率，这类组织模型称之为血流灌注速率限制性模型（perfusion-rate limited model），此时，细胞膜是主要的屏障。一些组织如脑毛细血管内皮会限制大分子和极性化合物通透，形成血脑屏障，膜的通透性是药物进入这些组织的主要限制因素，这类组织模型称之为膜限制模型（membrane limited model）。

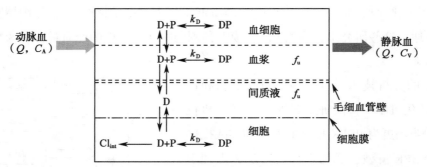

k_D 为药物（D）与蛋白（P）结合物（DP）的解离常数；f_u 为药物游离分数；Cl_{int} 为内在清除率；Q 为血流速率；C_A 和 C_V 分别为动脉血和静脉血中药物浓度。

图 10-2　基于生理特性的组织房室模型

一、药物清除模型及清除率

图 10-3 描述药物在血流灌注限制性的组织中的消除情况。

组织中药物速率（$V_T dC_T/dt$）方程为：

$$V_T dC_T/dt = QC_A - QC_V - R \tag{式（10-1）}$$

式中，C_T 和 V_T 分别为组织中药物浓度和组织大小（体积）；C_A 和 C_V 分别为动脉血和静脉血中药物浓度，Q 为组织的血流灌注速率，R 为药物消除速率。

稳态时，$V_T dC_T/dt=0$，此时，

$$R = QC_A - QC_V \tag{式（10-2）}$$

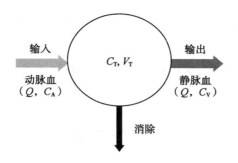

C_T、C_A 和 C_V 分别为组织、动脉血和静脉血中药物浓度，V_T 为组织大小，Q 为血流速率。

图 10-3 血流灌注限制性的消除模型

定义组织中药物清除率（Cl）为：

$$Cl = Q(C_A - C_V) / C_A = Q(1 - C_V / C_A) = QE \qquad \text{式（10-3）}$$

式中，E 为组织药物的摄取率（extraction ratio），而 $F=1-E$ 则为组织药物的利用度。

（一）肝脏药物清除

1. 肝药物消除和肝清除率 常用三种模型描述药物在肝脏中的消除过程（图 10-4）。

（1）充分搅拌模型（well-stirred model）：该模型假定组织静脉血中药物浓度与肝组织中药物浓度瞬间达到动态平衡，即，药物在肝中混合完全，其离散数（dispersion number, D_N）无穷大。肝脏中游离药物浓度等于肝静脉中游离药物浓度。

（2）平行管模型（paralleled tube model）：或称窦管灌注模型，该模型假定药物在肝组织完全不混合，其离散数 $D_N=0$。即药物沿窦管壁消除，窦管和肝细胞中药物浓度由动脉端向静脉方向逐渐降低。肝脏中药物浓度等于肝动脉和肝静脉浓度的几何均数。

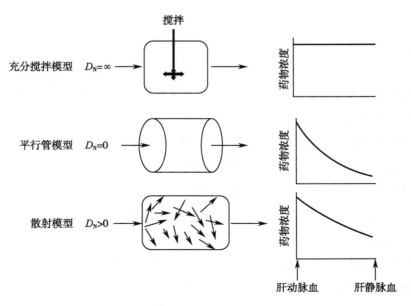

图 10-4 平行管模型、充分搅拌模型和散射模型示意图

（3）散射模型（dispersion model）：该模型假定药物沿肝血流路径分散，在肝中有一定程度的混合，$D_N > 0$。

肝脏中，药物的消除以代谢为主，往往是由多个酶介导的，通常用 Michaelis-Menten 方程表征在肝脏药物代谢特征，即：

$$V_L \mathrm{d}C_L / \mathrm{d}t = \sum \frac{V_{\max}C_{L,u}}{K_{m,i} + C_{L,u}} \qquad \text{式（10-4）}$$

式中，$V_{\max,i}$ 和 $K_{m,i}$ 分别为最大酶促反应速率和米 - 曼常数，$C_{L,u}$ 为药酶部位游离药物浓度，i 为第 i 个酶。

定义内在清除率（intrinsic clearance，Cl_{int}）为药物消除速率与药酶所在部位游离药物浓度比值，即：

$$\mathrm{Cl}_{int} = \sum \frac{V_{\max,i}}{K_{m,i} + C_{L,u}} \qquad \text{式（10-5）}$$

当 $K_m \gg C_{L,u}$ 时，式（10-5）改写为：

$$\mathrm{Cl}_{int} = \sum V_{\max,i} / K_{m,i} \qquad \text{式（10-6）}$$

通常组织中药酶部位游离药物浓度是无法测定的。在平行管模型中，假定 $C_{L,u}$ 通常为动脉与静脉血中游离浓度的几何均数，而充分搅拌模型，则假定 $C_{L,u}$ 为静脉血中药物游离浓度。

由式（10-2）和式（10-4），得到：

$$Q_L(C_A - C_V) = \sum \frac{V_{\max,i} C_{L,u}}{K_{m,i} + C_{L,u}} = \sum \frac{V_{\max,i} f_u C_L / K_{l:p}}{K_{m,i} + f_u C_L / K_{l:p}} \qquad \text{式（10-7）}$$

式中，f_u、C_L 和 $K_{l:p}$ 分别为血浆中药物游离分数、肝中药物浓度和肝 / 血中药物浓度比。

结合式（10-4）、式（10-5）和式（10-7），经整理得：

$$E = \frac{f_u \mathrm{Cl}_{int}}{Q_L + f_u \mathrm{Cl}_{int}} \qquad \text{式（10-8）}$$

和

$$\mathrm{Cl}_L = Q_L \times E = \frac{f_u \times \mathrm{Cl}_{int} \times Q_L}{Q_L + f_u \times \mathrm{Cl}_{int}} \qquad \text{式（10-9）}$$

式中，Cl_L 为药物的肝清除率。由式（10-9）可见，当 $Q_L \gg \mathrm{Cl}_{int}$ 时，则有 $\mathrm{Cl}_L \approx f_u \mathrm{Cl}_{int}$。这类药物称之为低摄取（low extraction）药物，如甲苯磺丁脲、地西泮、茶碱和华法林等。这类药物的药物清除率主要取决于 Cl_{int} 和 f_u 等。如药酶诱导剂和药酶抑制剂以及 f_u 的改变均会影响肝脏清除率。

反之，当 $Q_L \ll \mathrm{Cl}_{int}$ 时，则有 $\mathrm{Cl}_L \approx Q_L$。这种类型的药物称之为高摄取（high extraction）药物，药物肝清除率受血流灌注速率控制，最大清除率等于肝血流灌注速率 Q_L。若口服给药，因有强大的首过效应，生物利用度非常低，如利多卡因、普萘洛尔和维拉帕米等。高摄取药物的肝清除率与 Cl_{int} 和 f_u 关系不大，而主要受肝血流灌注速率控制。

2. 药物肝脏首过效应　口服给药在进入血液循环之前，从肠道吸收先通过肝门静脉，进入肝脏。如不考虑制剂和肠壁代谢，药物的最大生物利用度 F 等于肝药物利用度。

如某药物，静脉给药 200mg 后，血浆 AUC 为 100mg·min/ml，血液 / 血浆药物浓度比值为 1.5，总的血浆清除率为 2 000ml/min。折算为相当于全血的清除率为 2 000 ÷ 1.2 = 1 666.7ml/min。药物主要从肝和肾中消除。尿中原型药物排泄量占给药剂量的 50%，则 Cl_L=833.3ml/min。假定肝脏血流速率 Q_L 为 1 240ml/min，肝药物摄取率 E=833.3/1 240=0.672，该药物属于中等肝摄取药物，其最大口服生物利用度 F=1−0.672=0.328，即该药物的最大口服生物利用度 32.8%。

（二）胆汁清除

药物及代谢产物可以由胆汁排泄。大部分药物在胆汁中清除率较低，但也有一些药物胆汁清除率较高。高胆汁清除的药物往往具有以下特点：①该胆汁排泄是主动分泌的；②药物极性较强；③药物分子量较大。一些药物由胆汁进入肠管后，部分再吸收。Ⅱ相代谢产物如葡糖醛酸结合物进入十二指肠，在肠道菌群或酶的作用下，水解释放原型药物，也可以再吸收，如此形成肝肠循环。药物在胆汁的排泄存在种属差异，一般来说，药物在小鼠、大鼠、犬中排泄能力强，而在兔、豚鼠、猴和人中排泄能力弱。

（三）肾清除

药物在肾脏中的消除涉及肾小球滤过、肾小管主动重吸收和肾小管主动分泌三个主要环节。肾小球滤过是肾脏主要的消除方式，其药物肾小球滤过清除率取决于肾小球滤过率（glomerular filtration rate，GFR）和血浆中药物游离分数。肾小管重吸收与药物的脂溶性、酸碱性（pK_a）以及尿液的 pH 有关。肾小管的分泌往往是主动的，因此，存在药物相互作用。药物的肾清除率（Cl_R）的通式为：

$$Cl_R=f_u GFR+Cl_{sec}-Cl_{Ra} \tag{式（10-10）}$$

式中，Cl_{sec} 和 Cl_{Ra} 分别为分泌清除率和重吸收清除率。

游离药物的肾清除率（$Cl_{R,u}$）为：

$$Cl_{R,u}=Cl_R/f_u=GFR+(Cl_{sec}-Cl_{Ra})/f_u \tag{式（10-11）}$$

如果 $Cl_{R,u}$ 大于 GFR，提示存在肾小管的主动分泌过程。

肾清除率可以用尿药排泄分数（f）或累计排泄量（X_u^∞）求算，即：

$$Cl_R=f \times Cl \tag{式（10-12）}$$

或

$$Cl_R = \frac{X_u^\infty}{AUC} \tag{式（10-13）}$$

二、药物分布

（一）药物组织分布动力学

多数组织仅参与药物分布，常用血流灌注限制模型表征药物在组织中速率变化，即：

$$V_T \frac{dC_T}{dt}=Q_T C_A - Q_T C_V \tag{式（10-14）}$$

式中，V_T 为组织大小，C_T 为组织中药物浓度，Q_T 为血流灌注速率，C_A 和 C_V 分别相当于动脉血和静脉血中药物浓度（肝和肺除外）。V_T、Q_T 可用实验测得或通过文献查得。

实验中测得的往往是外周静脉血中药物浓度，而组织静脉血中药物浓度是难以测得的。此时用组织与血浆中药物浓度的比值 $K_{t:p}$ 反映两种浓度间的关系。$K_{t:p}$ 又称之为组织 / 血浆中药物浓度比（ratio of tissue to plasma concentration)。$K_{t:p}$ 是反映药物与组织亲和程度重要的参数。

如果组织房室符合充分搅拌模型特征，任意时间的 C_T/C_V 等于稳态时的比值 $K_{t:p}$。

将 $K_{t:p}$ 代入式(10-14)，得到：

$$\frac{dC_T}{dt} = \frac{Q_T C_A}{V_T} - \frac{Q_T C_T}{V_T K_{t:p}}$$

式(10-15)

如果动脉中血药物浓度为常数，则稳态时组织中药物浓度为：

$$C_{T,ss} = K_{t:p} C_A$$

式(10-16)

当任意时间 t 时，组织中药物浓度与达稳药物浓度的比值为：

$$\frac{C_T}{C_{T,ss}} = 1 - e^{-k_T t}$$

式(10-17)

式中，$k_T = Q_T/(V_T K_{t:p})$，分布半衰期 $t_{1/2} = 0.693/k_T$。可见对于给定药物，药物在组织中达平衡时间取决于 V_T、Q_T 和 $K_{t:p}$。对于特定的药物 Q_T/V_T 大，达分布平衡速度快。Q_T 和 V_T 可以从文献中获取，而 $K_{t:p}$ 则需要用实验测定。

定义组织稳态分布容积($V_{T,ss}$)为：

$$V_{T,ss} = \frac{A_{T,ss}}{C_{A,ss}} = V_T \times \frac{C_{T,ss}}{C_{A,ss}}$$

式(10-18)

对于非消除性组织，则有：

$$V_{T,ss} = V_T \times K_{t:p}$$

式(10-19)

而消除性组织，其 $V_{T,ss}$ 为：

$$V_{T,ss} = V_T \times K_{t:p} \times (1-E)$$

式(10-20)

（二）$K_{t:p}$ 测定

$K_{t:p}$ 是描述药物在组织中处置动力学重要参数，常用以下方法求算。

1. 稳态给药方法　给动物(大鼠)静脉滴注到稳态，测定组织($C_{T,ss}$)和血浆($C_{P,ss}$)中药物浓度，分别按式(10-21)和式(10-22)计算相应组织的 $K_{t:p}$。

非消除性组织

$$K_{t:p} = \frac{C_{T,ss}}{C_{P,ss}}$$

式(10-21)

消除性组织

$$K_{t:p} = \frac{C_{T,ss}}{C_{P,ss} \times (1-E)}$$

式(10-22)

2. 面积法　动物静脉注射给药后，不同时间测定组织和血液中的药物浓度，计算组织 AUC_T 和血浆 AUC_P，按式(10-23)和式(10-24)计算相应组织的 $K_{t:p}$。

非消除性组织

$$K_{t:p} = \frac{AUT_T}{AUC_P}$$

式(10-23)

消除性组织

$$K_{t:p} = \frac{AUT_T}{AUC_P \times (1-E)}$$

式(10-24)

3. 末端相浓度比法　测定给药后末端相某一时间点组织和血浆中药物浓度，计算浓度比，即：

非消除性组织

$$K_{t:p} = \frac{C_T}{C_P}$$

式（10-25）

消除性组织

$$K_{t:p} = \frac{C_T}{C_P \times (1-E)}$$

式（10-26）

上述三种方法只能在小型动物如大鼠和小鼠中获取，不适用于大型动物和人。一般假定药物的 $K_{t:p}$ 值或游离药物的 $K_{t:pu}$ 在动物和人间是相似的或相同的，表 10-1 列举了大鼠组织中水、脂质、蛋白质的含量及其 pH。

表 10-1　用于 $K_{t:pu}$ 估算的大鼠组织水、脂质、蛋白值成分的分数及其 pH

| | 中性脂质 | 中性磷脂 | 细胞外水 | 细胞内水 | 组织 - 血浆比 | | 组织 |
	f_{NL}	f_{NP}	f_{EW}	f_{IW}	白蛋白	脂蛋白	pH
脂肪	0.001 6	0.853	0.135	0.017	0.049	0.068	7.10
骨	0.017 4	0.001 6	0.10	0.346	0.100	0.050	7.00
脑	0.039 1	0.001 5	0.162	0.620	0.048	0.041	7.10
肠	0.037 5	0.012 4	0.282	0.475	0.158	0.141	7.0
心	0.013 5	0.010 6	0.320	0.456	0.157	0.160	7.10
肾	0.012 1	0.024 0	0.273	0.483	0.130	0.137	7.22
肝	0.013 5	0.023 8	0.161	0.573	0.086	0.161	7.23
肺	0.021 5	0.012 3	0.336	0.446	0.212	0.168	6.60
肌肉	0.010 0	0.007 2	0.118	0.630	0.064	0.059	6.81
皮肤	0.060 3	0.004 4	0.382	0.291	0.277	0.096	7.00
脾	0.007 1	0.010 7	0.207	0.579	0.097	0.207	7.00
胰腺	0.040 3	0.009 0	0.120	0.664	0.060	0.060	—
甲状腺	0.016 8	0.009 2	0.150	0.626	0.075	0.075	—

注：引自文献［Rodgers, et al. J Pharm Sci, 2006, 95：1238-1257.；Rodgers, et al, J Pharm Sci, 2005, 94：1259-1276.；Schmitt. Toxicol In Vitro, 2008, 22：457-467. ］。

4. In silico 方法　利用药物理化参数如 $\log P_{o:w}$ 和 pK_a 以及机体组织水、pH 和脂质构成特性，用相应方法进行估算。估算方法有多种。本文介绍用 Rodgers-Rowland 方法。计算 $K_{t:pu}$ 过程如下：

$$K_{t:pu} = \frac{X \times f_{IW}}{Y} + f_{EW} + \left(\frac{P \times f_{NL} + (0.3 \times P + 0.7) \times f_{NP}}{Y} \right) + \left[\left(\frac{1}{f_u} - 1 - \left(\frac{P \times f_{NL,P} + (0.3 \times P + 0.7) \times f_{NP,P}}{Y} \right) \right) \times \frac{PR_T}{PR_P} \right]$$

式（10-27）

式中，f_{IW}、f_{EW}、f_{NL}、f_{NP} 和 PR 分别为细胞内水、细胞外水、组织中性脂质、组织中性磷脂和蛋白结合体积分数。PR_P 和 PR_T 分别为血浆中蛋白（白蛋白或脂蛋白浓度）和组织蛋白浓度。P 通常为正丁醇：水分配系数。血浆中药物主要与白蛋白结合。$f_{NL,P}$ 和 $f_{NP,P}$ 为血浆中性脂质和中性磷脂分数，分别取 $f_{NL,P}$ 和 $f_{NP,P}$ 为 0.002 3 和 0.001 3。

X 和 Y 计算方式如下：

碱性药物：

$$X = 1 + 10^{\mathrm{p}K_a - \mathrm{pH}_{\mathrm{IW}}} \qquad\qquad 式（10-28）$$

$$Y = 1 + 10^{\mathrm{p}K_a - \mathrm{pH}_{\mathrm{P}}} \qquad\qquad 式（10-29）$$

酸性药物：

$$X = 1 + 10^{\mathrm{pH}_{\mathrm{IW}} - \mathrm{p}K_a} \qquad\qquad 式（10-30）$$

$$Y = 1 + 10^{\mathrm{pH}_{\mathrm{P}} - \mathrm{p}K_a} \qquad\qquad 式（10-31）$$

中性化合物，取 X 和 Y 等于 1。

两性化合物：

$$X = 1 + 10^{\mathrm{p}K_{a,\mathrm{B}} - \mathrm{pH}_{\mathrm{IW}}} + 10^{\mathrm{pH}_{\mathrm{IW}} - \mathrm{p}K_{a,\mathrm{A}}} \qquad\qquad 式（10-32）$$

$$Y = 1 + 10^{\mathrm{p}K_{a,\mathrm{B}} - \mathrm{pH}_{\mathrm{P}}} + 10^{\mathrm{pH}_{\mathrm{P}} - \mathrm{p}K_{a,\mathrm{A}}} \qquad\qquad 式（10-33）$$

需要注意的是，利用 In silico 方法估算的 $K_{\mathrm{t:p}}$ 值，往往与实际结果差别较大，且不同的估算方法，结果也是不同的，有时差别数倍或数十倍。

其他参数，如血浆蛋白结合率和游离分数可采用相应的方法如透析平衡法、超滤法等测得。

第三节 整体生理药代动力学模型的建立

整体的 PBPK 模型的建立，首先需要考虑的是根据研究的目的和实际需要解决的问题。确定的组织 / 房室应包括：①主要生命器官；②主要消除器官；③药效或毒性靶器官。

一、收集资料

确定了要研究的组织 / 模型后，必须收集以下模型参数资料。①解剖学方面：如组织器官大小；②生理、生化方面：如血流灌注速率、酶和转运体的表达；③药物热力学方面：如药物与蛋白结合率；④转运与代谢：如膜通透性、药物转运机制及特点、药物代谢速度和程度等；⑤药物的理化性质：如脂溶性、$\mathrm{p}K_a$、油 / 水分配系数等。多数资料可以从相关文献中查得，但也有一些资料，尤其是与药物本身有关的资料需要通过实验测得。

二、整体生理药代动力学模型

在收集完有关资料后，利用解剖学特性将各组织器官借助于血流构成整体的 PBPK 模型，如图 10-1 为一个典型的整体 PBPK 模型。该模型是符合生理学特性和解剖学特性的模型，不仅包括了各种生命器官，各组织器官间通过血流相互联结，药物主要在肝和肾脏消除，还包括了靶部位。药物进入机体后，药物血流进入各组织，进而进行分布与消除。

一个成功的 PBPK 模型是根据能否达到预期的研究目的，并取得实际成效来评价的。具体来讲，设计必须突出重点，去繁存精。对于模型中所需解决的关键问题，应按生理学、解剖学的特性设计，尽量满足研究目的要求，其他方面则应尽量简化，以利于实际应用，不要过分强调模型的复杂性和多室性。在同一生理模型中，可针对具体问题同时用血流限制模型和膜限制模型，还可引入经典的一室或二室模型予以处理。某些非研究的器官,可以将一组转运或血流灌注速率相近器官并为一个房室处理。对于药物分布或消除影响不大的组织,只要不是靶器官,可以不加考虑。图 10-5 为简化的用于描述靶组织的PBPK 模型。

对于具有明显膜屏障的组织 / 器官如脑,需要用膜限制模型描述药物处置(图 10-6),即:

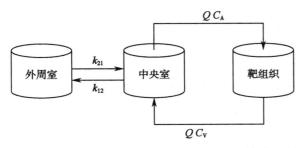

Q 为靶组织血流速率,C_A 和 C_V 分别为动脉和静脉血中药物浓度。k_{12} 和 k_{21} 分别为中央室和外周室间药物转运速率常数。

图 10-5 简化的 PBPK 模型

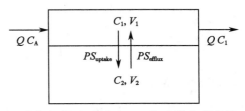

Q 为靶组织血流速率,C_A 为动脉中药物浓度。1 和 2 分别代表血管内室和血管外室。PS_{uptake} 和 PS_{efflux} 分别代表摄取和外排清除率。

图 10-6 膜限制模型

三、物质平衡方程

根据质量平衡,建立相应组织的物质平衡方程;按组织特性,建立不同类型的速率方程。如图 10-1 模型,对于静脉给药,则有以下几种类型的速率方程:

一般组织(T):

$$V_T dC_T/dt = Q_T C_A - Q_T C_T/K_{t:p} \qquad\qquad 式(10-34)$$

肝脏(L):

$$V_L dC_L/dt = (Q_L - Q_S - Q_G) C_A - Q_L C_L/K_{l:p} + Q_G C_G/K_{g:p} - Q_S C_S/K_{s:p} - \sum \frac{f_u V_{max,i} C_L/K_{l:p}}{K_{m,i} + f_u C_L/K_{l:p}} \qquad 式(10-35)$$

式中,C_A 为动脉血中药物浓度。

肾脏(K):

$$V_K dC_K/dt = Q_K C_A - Q_K C_K/K_{k:p} - f_u Cl_{int,K} C_K/K_{k:p} \qquad\qquad 式(10-36)$$

式中,$Cl_{int,K}$ 为肾内在清除率。

肺(P):

$$V_P dC_P/dt = QC_V - QC_P/K_{p:p} \qquad\qquad 式(10-37)$$

膜限制模型组织(L)

$$V_1 dC_1/dt = Q_i(C_A - C_1) - PS_{uptake} \times C_1 + PS_{efflux} C_2/K_{t:p} \qquad\qquad 式(10-38)$$

$$V_2 dC_2/dt = PS_{uptake} \times C_1 - PS_{efflux} C_2/K_{t:p} \qquad\qquad 式(10-39)$$

式中,1 和 2 分别代表血管内室和血管外室。PS_{uptake} 和 PS_{efflux} 分别代表摄取和外排清除率。

混合静脉室(V)

$$V_V dC_V/dt = \sum Q_i C_i/K_{t:p} - QC_V + g(t) \qquad\qquad 式(10-40)$$

式中，$g(t)$ 为药物的输入函数。

对于口服给药，引入药物肠吸收、外排和首过代谢作用。胃肠可分成若干区域。通常假定药物在胃中不吸收，药物吸收发生在十二指肠、空肠和回肠，肠壁也参与药物代谢和排泄（外排），此时胃、肠腔和肠壁中药物变化速率分别为：

胃：

$$dA_0/dt = -k_0 \times A_0 \qquad 式（10-41）$$

肠腔：

$$dA_i/dt = k_{i-1} \times A_{i-1} - k_i \times A_i - k_{a,i} \times A_i + k_{b,i} \times C_{GW,i} \times V_{GW,i} \times f_{ugut} \qquad 式（10-42）$$

肠壁（GW）：

$$V_{GW,i}dC_{Gw,i}/dt = k_{a,i} \times A_i + Q_{GW,i} \times C_A - k_{b,i} \times f_{ugut} \times V_{GW,i} \times C_{GW,i}$$
$$-Q_{GW,i}C_{GW,i}/K_{GW:p} - \sum \frac{V_{max}f_{ugut}C_{GW,i}/K_{GW:p}}{K_m + f_{ugut}C_{GW,i}/K_{GW:p}} \qquad 式（10-43）$$

式中，A 为相应肠腔中药量，k_i 为相应肠腔的转送速率常数，k_0 为胃排空速率常数，$k_{a,i}$ 和 $k_{b,i}$ 为药物在相应肠吸收和分泌速率常数，f_{ugut} 为肠组织中药物游离分数。十二指肠、空肠和回肠分别定义为 1、2 和 3。

四、组织中药物浓度预测、模型的验证和修订

在获得相应参数后，代入相应的微分方程后，利用软件对给药后血浆和组织中的药物浓度进行预测，并用实验数据进行验证。如预测结果在观察结果的 0.5~2.0 倍以内，通常认为模型预测成功，说明模型合理，反之要对模型进行修订，找出偏差的原因如药物是否影响组织血流灌注速率，模型选择是否合适，是血流限制模型还是膜限制模型。在动物模型中获得成功后，将人的参数代入方程中，可以预测药物在人体中处置过程。有可能的话，用实测血药浓度 - 时间数据进行验证。需要强调的是，事实上 PBPK 模型往往不是一次成功的，是一个反复验证、反复修订，不断完善的过程。

第四节　种属间比放

PBPK 模型研究的主要目的之一是动物间的比放，即在一种动物或多种动物中获得的信息对在另一种属动物（特别是人）中的 PK 进行预测，即种属间比放（species scaling）。因此，PBPK 模型在新药研究中的作用是显而易见的。它的假设前提是许多生理过程，如血流灌注速率、组织大小、肾小球滤过率，以及能量代谢等在哺乳动物中是可以预测的。有两种方法完成这种比放。

一、生理药代动力学模型

该方法假定药物的组织 / 血浆中药物浓度比（$K_{t:p}$）或组织 / 血浆游离药物浓度比（$K_{t:pu}$）等在动物间是不变的。在这种情况下，由动物中建立药物在组织房室中的速率方程，将有关人体的生理、生化参数以及药物代谢和转运参数代入相应的方程中，求解方程，就可对药物在人体各组织中浓度 - 时间过程进

行预测。人组织中的药物浓度难以测定,但可利用血药浓度 - 时间数据进行验证。

二、异速增大方程

一些生理参数如血流灌注速率、器官大小、肾小球滤过率等参数与机体的体重间(B)关系往往可以用异速增大方程(allometric expression)表征,即:

$$F(B) = \alpha B^{\beta} \tag{式(10-44)}$$

式中,$F(B)$ 为相应参数,α 和 β 为常数,利用 $\log F(B)$ 对 $\log B$ 作直线回归,得斜率为 β。大多数组织的重量,其 $\beta \approx 1$,而与机体功能有关的 β 在 $0.65 \sim 0.8$(如肝血流灌注速率、耗氧量、肾小球滤过率等)。

由于药物在体内的处置受生理因素控制,因此药物的处置也可以用异速增大方程进行动物间的比放。如安替比林的表观分布容积和清除率在动物(从 23g 小鼠到 310kg 牛)体重间的关系方程分别为 $0.756B^{0.963}$ 和 $0.008\,16B^{0.885}$。表观分布容积的 $\beta=0.963$,接近 1,清除率的 $\beta=0.885$,接近 0.75。药物间的差别主要在 α 值。图 10-7 给出了莫西沙星在小鼠、大鼠、猴、犬、微型猪和人的清除率、表观分布容积、半衰期与体重的双对数曲线。表观分布容积的 $\beta=0.995\,1$,接近 1,清除率的 $\beta=0.582$,接近 0.75。多数情况下清除率的 β 接近 0.75,表观分布容积的 β 接近 1,但也有例外,如 VEGFR-2 单克隆抗体的清除率与小鼠、大鼠和猴体重关系的 β 为 1.032。

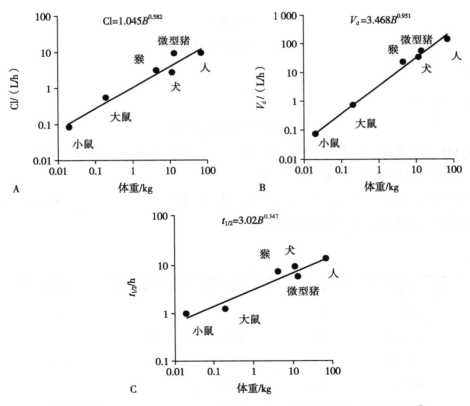

引自文献[Siefert, et al. J Antimicrob Chemother, 1999, 43(Suppl B):69-76.]。

图 10-7　莫西沙星在小鼠、大鼠、猴、犬、微型猪和人的清除率(A)、表观分布容积(B)、半衰期(C)与体重关系的双对数曲线

1. 动物种属间的清除率比放　动物种属间清除率用 $F(B)=\alpha B^\beta$ 方程进行比较,对多数药物而言是成功的,但也有一些药物预测结果与实测值相差较大。为此,又提出了最大寿命强度(maximum lifespan potential,MLP)校正法、脑重量(brain weight,BW)校正法和体表面积(body surface area,BSA)法等,即:

方法 1:单纯体重法

$$Cl=\alpha B^\beta \qquad\qquad 式(10\text{-}45)$$

$$\log Cl=\log\alpha+\beta\log B \qquad\qquad 式(10\text{-}46)$$

方法 2:最大寿命强度校正法

$$MLP\times Cl=\alpha B^\beta \qquad\qquad 式(10\text{-}47)$$

式中,

$$MLP=185.4(BW)^{0.635}B^{-0.225} \qquad\qquad 式(10\text{-}48)$$

$$\log(MLP\times Cl)=\log\alpha+\beta\log B \qquad\qquad 式(10\text{-}49)$$

方法 3:脑重量校正法

$$BW\times Cl=\alpha B^\beta \qquad\qquad 式(10\text{-}50)$$

常用动物的脑重(相当于体重):小鼠 1.45%、大鼠 0.75%、豚鼠 1.26%、兔 0.39%、犬 0.53%、猴 1.32%、微型猪 0.44% 和人 2.2%。

$$\log(BW\times Cl)=\log\alpha+\beta\log B \qquad\qquad 式(10\text{-}51)$$

方法 4:体表面积法

$$Cl=\alpha BSA^\beta \qquad\qquad 式(10\text{-}52)$$

$$\log Cl=\log\alpha+\beta\log BSA \qquad\qquad 式(10\text{-}53)$$

体表面积计算公式为:

$$BSA=K\times B^{2/3} \qquad\qquad 式(10\text{-}54)$$

$$\log Cl=\log\alpha+\beta\log BSA \qquad\qquad 式(10\text{-}55)$$

式中,K 为动物体型系数,小鼠、大鼠、豚鼠、兔、猫、猴、犬、微型猪和人的体型系数分别为 0.059、0.09、0.099、0.093、0.084、0.111、0.104、0.100 4 和 0.100。

例 1. 基于莫西沙星在 5 种动物中清除率,分别用单纯体重法、最大寿命强度校正法、脑重量校正法和体表面积法预测莫西沙星在人体清除率(表 10-2)。

表 10-2　莫西沙星在动物和人中 PK 参数

种属	小鼠	大鼠	猴	犬	微型猪	人
体重 /kg	0.02	0.2	4.5	12	14	70
$Cl/(L/h)$	0.084 2	0.51	3.114	2.64	9.03	9.24
$Cl_R/(L/h)$	0.012 3	0.043 2	0.189 4 5	0.264	1.250 2	1.827
V_d/L	0.074	0.72	22.05	32.4	53.2	140
f_u	0.69	0.63	0.62	0.71	0.63	0.55
$t_{1/2}/h$	0.93	1.2	6.9	8.6	5.7	13

注:引自文献[Siefert,et al. J Antimicrob Chemother,1999,43(Suppl B):69-76.]。

用表 10-2 中小鼠、大鼠、猴、犬和微型猪数据，分别用方法 1、方法 2、方法 3 和方法 4，获得相应方程。假定人的体重为 70kg，代入相应方程，对莫西沙星在人体中清除率进行预测。

方法 1：$\log Cl = 0.618 \quad \log B + 0.041$，$r = 0.972$，预测值：13.83L/h。

方法 2：$\log(Cl \times MLP) = 0.950 \quad \log B + 0.987$，$r = 0.985$，预测值：5.87L/h。

方法 3：$\log(Cl \times BW) = 1.496 \quad \log B - 2.041$，$r = 0.991$，预测值：3.40L/h。

方法 4：$\log Cl = 0.912 \quad \log B + 0.830$，$r = 0.973$，预测值：10.95L/h。

可见，方法 4 预测值 10.95L/h 与实测值 9.24L/h 吻合较好，其次是方法 1。

一些药物的血浆中游离分数（f_u）存在大的种属差异，此时用游离药物的清除率 Cl_u（$Cl_u = Cl/f_u$）会得到很好的改善。

例 2. 去氧鬼臼毒素在小鼠、大鼠、猴、犬和人中血浆蛋白结合率分别为 97.17%、94.61%、99.19%、99.84% 和 93.44%。动物静脉注射给去氧鬼臼毒素后，估算去氧鬼臼毒素在小鼠（0.02kg）、大鼠（0.25kg）、猴（3.5kg）和犬（8.6kg）体内 Cl 分别为 69.26ml/(min·kg)、75.65ml/(min·kg)、33.02ml/(min·kg) 和 1.27ml/(min·kg)。图 10-8 比较用血浆药物游离分数校正前后 Cl 与体重关系。可见用游离分数校正后，Cl/f_u 与体重关系得到改善。预测去氧鬼臼毒素在 70kg 人的清除率为 6.43L/min。

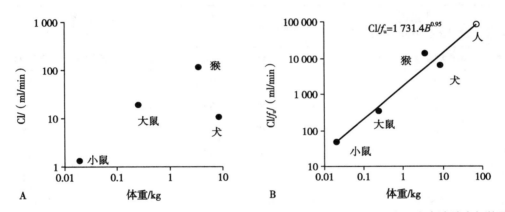

图 10-8　血浆药物游离分数校正前（A）和后（B）去氧鬼臼毒素在小鼠、大鼠、狗、犬和人中清除率与体重关系

肾消除率（Cl_R）也可以进行种属间的比放，且经肾小球滤过率校正往往改善比放效果。校正基本过程如下：

第一步：用式（10-56）分别计算与动物肾小球滤过率（GFR）、肾血流速率（KBF）和肾重（KW）相关的参数 C，用相应动物的 C 除人的 C，即为相应动物的校正因子 f。

$$C = GFR \times KBF / KW \tag{式（10-56）}$$

第二步：相应动物的清除率除以校正因子 f 即校正后清除率。再用校正清除率进行动物种属间比放。

表 10-3 列举了几种动物的 GFR、KBF 和 KW。

也可以用一种动物对人体的 Cl_R 进行预测，即：

$$Cl_{R,H} = Cl_{R,a} \times \frac{f_{u,h}}{f_{u,a}} \times \frac{KBF_h}{KBF_a} \tag{式（10-57）}$$

例 3. 表 10-4 比较了用大鼠（0.25kg）和犬（8.5kg）肾清除率对人（70kg）肾清除率的预测和观察值。由表 10-4 可知不是每一种方法均适合所有药物。

表 10-3 几种动物 GFR、KBF 和 KW 及其校正因子 f 计算

动物	KW/(g/kg)	KBF/[ml/(min·kg)]	GFR/[ml/(min·kg)]	C	校正因子 f
小鼠	16.00	65.00	14.00	56.88	7.70
大鼠	8.00	36.80	5.24	24.10	3.26
豚鼠	8.28	43.45	7.59	39.83	5.39
兔	5.20	32.00	3.12	19.20	2.60
猴	5.00	27.60	2.08	11.48	1.55
犬	3.57	15.43	3.21	13.87	1.88
绵羊	4.00	18.00	1.80	8.10	1.10
微型猪	4.33	20.00	2.17	10.02	1.36
人	4.29	17.71	1.79	7.39	1.00

注:原始数据引自文献(Mahmood I. Life Sci,1998,63:2365-2371.)。

表 10-4 几种药物在大鼠和犬中肾清除率及其人肾清除率的预测

药物	清除率 /[ml/(min·kg)]		血浆游离分数		人清除率 /[ml/(min·kg)]				
	大鼠	犬	大鼠	犬	人	观察	方法 A	方法 B	方法 C
头孢唑林	4.9	3.1	0.082	0.12	0.74	0.76	1.74	1.61	0.39
西咪替丁	38	6.5	0.91	0.84	0.85	5.1	0.42	19.82	7.99
加巴喷丁	9.1	1.5	0.97	0.97	0.97	1.1	0.38	4.38	1.72
莫西沙星	3.6	0.37	0.55	0.63	0.71	0.5	0.07	1.51	0.33
呋塞米	2.8	12	0.014	0.02	0.031	1.2	21.18	0.94	6.22
UK-240455	6.8	5.3	0.13	0.03	0.15	3.7	3.37	14.18	5.27

注:方法 A,校正因子法;方法 B 和方法 C,分别用大鼠和犬的 Cl 预测值。

在实际工作中,往往首先考虑单纯体重法,失败时试用其他方法。参数的比放基本过程见图 10-9。

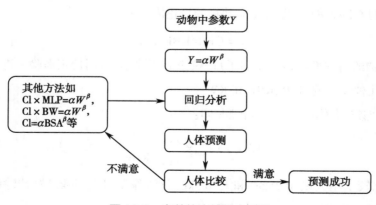

图 10-9 参数的比放基本过程

2. 半衰期的比放　半衰期($t_{1/2}$)与分布容积(V)、清除率(Cl)之间存在式(10-58)的关系：

$$t_{1/2} = \frac{0.693 \cdot V}{\text{Cl}} \qquad\qquad 式(10\text{-}58)$$

其中 $V = \alpha_1 \cdot B^{\beta_1}$；$\text{Cl} = \alpha_2 \cdot B^{\beta_2}$，则有：

$$t_{1/2} = 0.693 \cdot \left(\frac{\alpha_1}{\alpha_2}\right) \cdot B^{\beta_1 - \beta_2} \qquad\qquad 式(10\text{-}59)$$

因 $\beta_1 \approx 1$，$\beta_2 \approx 0.75$，所以，$t_{1/2} \propto B^{0.25}$。

其他的一些时间参数有心跳时间(秒)$0.296\,1B^{0.28}$、呼吸时间 $1.169B^{0.28}$、血液循环时间 $0.35B^{0.21}$ 等。大量的生物学实验数据表明许多与时间有关的参数 $Y \propto B^{0.25}$。为此，提出了生理时间(physiological time)的概念，以与宇宙时间相区别。生理时间的基本单元是宇宙时间 $/B^{0.25}$。

利用生理时间的概念可以解释以下现象：

(1)小哺乳动物的清除器官比大动物大。

(2)小哺乳动物单位体积的组织器官血流速率比大动物大。

(3)药物在小动物中消除快。

如莫西沙星(图 10-7 和表 10-2)在人、犬、猴、微型猪、大鼠和小鼠体内的半衰期相差较大，从人 13 小时降至小鼠的 0.93 小时左右，按生理时间计算($t_{1/2}/B^{0.346\,8}$)，其半衰期分别为 3.0 小时、3.6 小时、2.3 小时、4.1 小时、2.1 小时和 3.6 小时。也就是说该药物在动物体内的停留的宇宙时间相差较大，但生理时间是一致的。

3. 血药浓度的动物种属间的比放　异速增大方程也可以用于血药浓度 - 时间曲线预测。静脉注射给药后，血药浓度表达式为：

$$C = \frac{D}{V}\mathrm{e}^{-kt} \qquad\qquad 式(10\text{-}60)$$

代入有关方程，得：

$$C = \frac{D}{\alpha_1 B^{\beta_1}}\mathrm{e}^{-\left(\frac{\alpha_1}{\alpha_2}\right) \cdot \frac{t}{B^{\beta_1 - \beta_2}}} \qquad\qquad 式(10\text{-}61)$$

或

$$\frac{C}{(D/B^{\beta_1})} = \frac{1}{\alpha_1}\mathrm{e}^{-\left(\frac{\alpha_1}{\alpha_2}\right) \cdot \frac{t}{B^{\beta_1 - \beta_2}}} \qquad\qquad 式(10\text{-}62)$$

可见，可以将 $C' = C/(D/B^{\beta_1})$ 对 $t' = t/B^{\beta_1 - \beta_2}$ 作图(即 Dedrick 作图)，得到相同的曲线。对式(10-61)用生理时间 t' 进行 $0 \sim \infty$ 积分，得到 $\text{AUC}' = 1/\alpha_2$，即所有动物的 AUC' 相等。可见，尽管在动物中血药浓度 - 宇宙时间相差较大，但转换成生理时间后的曲线基本重叠。

第五节　生理药代动力学模型的应用

一、在创新药研发中的应用

一个好的药物必须有合适的 PK 行为。在新药研发早期，往往先进行体外实验或动物实验，利用体外结果对药物在人体中的 PK 行为进行预测,以确定该药在人体中的 PK 行为是否合适,或者有无进一步研究的价值(图 10-10)。

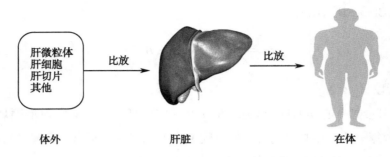

图 10-10　利用体外模型对在体结果预测的基本过程

（一）基于体外代谢结果预测药物在体的清除率

肝切片、肝细胞、肝微粒体和重组酶是在新药研制中常用的体外代谢模型。这些代谢模型常用于研究早期药物代谢特性,进而预测药物在体内的半衰期和口服生物利用度。

1. 用肝微粒体或肝细胞代谢实验结果预测药物在体清除率　肝微粒体中药物代谢主要是 CYP450 酶介导或 UGT 酶介导的。多数情况下,主要考虑 CYP450 介导的药物 I 相代谢,但如果分子中有 OH、COOH 或 NH_2 等基团时,要考虑可能葡糖醛酸结合反应或其他结合反应。因此,在进行肝微粒体实验,首先应考虑是哪种类型的代谢反应,以确定需要的辅因子。在不知哪种亚细胞结构参与药物代谢或药物代谢类型时,最好考虑用原代肝细胞进行药物代谢研究。

（1）代谢产物生成速率法:如果代谢途径清晰,且有代谢产物标准品时,可以用代谢物形成表征该药物代谢。估算酶反应参数（$V_{max,i}$ 和 $K_{m,i}$）以及 $Cl_{int}(= \sum V_{max,i}/K_{m,i})$。

例 1. 去氧鬼臼毒素在肝微粒体中主要发生去亚甲基化代谢成 M_2。可以用 M_2 形成速率研究去氧鬼臼毒素在肝微粒体中代谢。在还原型辅酶 II（NADPH）再生体系存在下,不同浓度的去氧鬼臼毒素（0.019 6~12.57μmol/L）与小鼠、大鼠、犬、猴和微粒体体系温孵 5 分钟后,测定 M_2 的形成量,计算代谢形成速率。结果 M_2 在犬和猴肝微粒体中代谢是双相的,而其他 3 种种属肝微粒体则是单相的,估算酶促代谢参数列于表 10-5。

表 10-5　去氧鬼臼毒素在 5 种种属肝微粒体中 PK（M_2 的形成）

参数	人	猴	大鼠	小鼠	犬
$K_{m,1}$/（μmol/L）	0.24	0.08	0.05	1.81	0.09
$V_{max,1}$/［nmol/(min·mg)蛋白］	0.32	0.40	4.93	3.43	0.03
$Cl_{int,1}$/［ml/(min·mg)蛋白］	1.38	4.90	94.8	1.89	0.30
$K_{m,2}$/（μmol/L）	—	2.26	—	—	9.47
$V_{max,2}$/［nmol/(min·mg)蛋白］	—	1.02	—	—	0.10
$Cl_{int,2}$/［ml/(min·mg)蛋白］	—	0.45	—	—	0.01
$Cl_{int,总} = \sum V_{max,i}/K_{m,i}$	1.38	5.35	94.8	1.89	0.31

注:引自文献（Chen,et al. Front Pharmacol,2016,7:488.）。

（2）原药减少法：多数情况下，尤其是创新药物，代谢途径不清或未获得代谢产物标准品。在这种情况下，可考虑原药减少法估算 Cl_{int}，即：一定浓度的原药与肝微粒体温孵体系或原代肝细胞温孵不同时间，测定反应体系中剩余药量（浓度）。利用剩余药量对数对温孵时间回归，估算 k，按 $Cl_{int}=k/C$ 估算 Cl_{int}，式中 C 为温孵体系中微粒体蛋白浓度或细胞浓度。这种方法更适合于早期药物筛选。

例 2. 某含羟基（Y）的化合物在肝微粒体中可能发生葡糖醛酸化代谢。药物初始浓度为 500ng/ml。在 D- 糖酸 -1,4- 内酯（5mmol/L）和尿苷 -5′- 二磷酸葡糖醛酸三钠盐（UDPGA 1mmol/L）存在下，药物 Y 与肝微粒体反应体系温孵不同时间，测定剩余 Y 浓度，利用半对数回归，估算 k 和 Cl_{int}（图 10-11）。

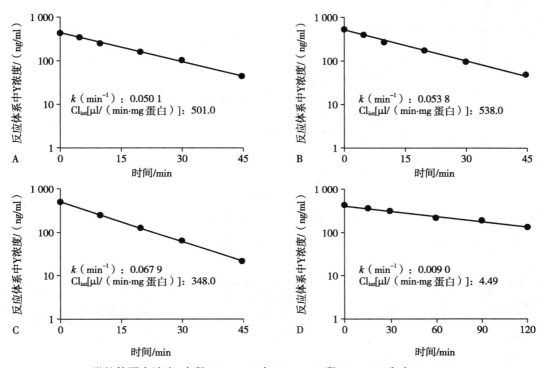

微粒体蛋白浓度：大鼠 0.1mg/ml、犬 0.1mg/ml、猴 0.2mg/ml 和人 2mg/ml。

图 10-11　化合物 Y 在大鼠（A）、犬（B）、猴（C）和人（D）肝微粒体中由 UGT 介导的 PK

需要注意的是，用原药减少法估算 Cl_{int}，尽可能用低浓度，确保药物代谢属于线性动力学过程。反之，如浓度偏高，可能得出错误的结果。

例 3. 用原药减少法估算去氧鬼臼毒素的 Cl_{int}。在 NADPH 再生系统存在下，测定去氧鬼臼毒素（1 000ng/ml，2.5μmol/L）与肝微粒体体系温孵不同时间后，温孵体系中去氧鬼臼毒素（图 10-12），估算 Cl_{int}。结果与 M_2 形成法的 Cl_{int} 值进行比较（表 10-6）。

由表 10-6 可见，用去氧鬼臼毒素减少法估算的 Cl_{int} 显著低于代谢产物 M_2 形成法求得的 Cl_{int}。进一步分析显示，原药减少法使用去氧鬼臼毒素的浓度偏高，大大超过 K_m 值，药物消除饱和。

（3）药物在肝细胞中代谢：当不知哪种亚细胞结构参与药物代谢或药物代谢类型时，建议考虑用原代肝细胞研究药物代谢。如奥扎格雷等苯丙烯酸类药物在肝微粒体实验中是稳定的，但在体和肝细胞实验中均发现侧链还原和 β- 氧化代谢，因此用肝微粒体不能反映药物在肝代谢情况。

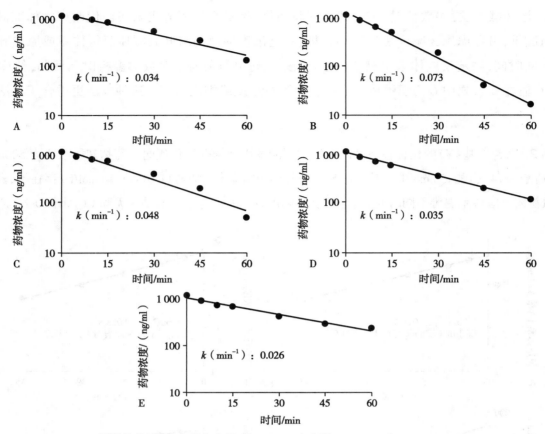

肝微粒体浓度：小鼠和大鼠 0.05mg/ml；人和猴 0.2mg/ml；犬 1.0mg/ml。

图 10-12   去氧鬼臼毒素在人（A）、猴（B）、大鼠（C）、小鼠（D）和犬（E）肝微粒体中代谢稳定性

表 10-6   去氧鬼臼毒素减少法（A）和 M_2 形成法（B）估算的 Cl_{int} 比较

种属	$k/$ min^{-1}	$Cl_{int}(A)/$ [ml/(min·mg)]	$Cl_{int}(B)/$ [ml/(min·mg)]	$K_m/$ （μmol/L）
小鼠	0.035	0.700	1.89	1.81
大鼠	0.048	0.960	94.8	0.05
犬	0.026	0.026	0.30	0.09
猴	0.073	0.365	4.90	0.08
人	0.034	0.170	1.38	0.24

（4）药物肝细胞摄取清除率：通常假定药物进入肝细胞是非限制因素，然而一些药物的转运涉及摄取或外排转运。因此，其综合内在清除率（$Cl_{int,all}$）应为内在清除率（Cl_{int}）、摄取清除率（$Cl_{int,up}$）和外排清除率（$Cl_{int,eff}$）的综合效应（图 10-13）。

$$Cl_{int,all} = Cl_{int} \times \frac{Cl_{int,up}}{Cl_{int,eff} + Cl_{int}}$$
    式（10-63）

式中，Cl_{int} 等于肝药物代谢清除率（$Cl_{int,met}$）和胆汁排泄清除率（$Cl_{int,bile}$）之和：

如果 $Cl_{int,eff} \ll Cl_{int}$，则：

$$Cl_{int,all} = Cl_{int,up}$$
    式（10-64）

此时，药物的综合清除率（$Cl_{int,all}$）主要取决于药物的摄取清除率（$Cl_{int,up}$）。

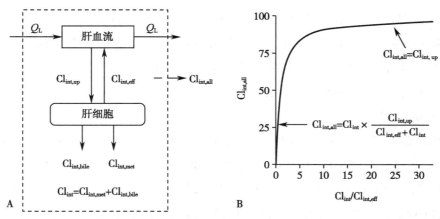

A. 药物首先自血流进入肝细胞,然后被代谢或排泄入胆汁或返回到血液中。Q_L 为肝血流速率。$Cl_{int,all}$、Cl_{int}、$Cl_{int,up}$、$Cl_{int,eff}$、$Cl_{int,bile}$ 和 $Cl_{int,met}$ 分别为肝综合内在清除率、内在清除率、摄取清除率、外排清除率、胆汁排泄清除率和代谢清除率。B. 肝综合内在清除率、外排清除和内在清除率关系。

图 10-13　肝综合内在清除率示意图

相反如果 $Cl_{int,eff} \gg Cl_{int}$,则:

$$Cl_{int,all} = Cl_{int} \times \frac{Cl_{int,up}}{Cl_{int,eff}}$$　　　　　　式(10-65)

药物的综合清除率主要取决于外排和摄取的净效应。

如果 $Cl_{int,up} = Cl_{int,eff}$,则:

$$Cl_{int,all} = Cl_{int}$$　　　　　　式(10-66)

即综合清除率等于肝药物内在清除率。药物在肝脏消除主要是微粒体代谢,则肝综合清除率等于微粒体代谢清除率。

例4. 他汀类药物的肝清除主要是摄取转运控制的。在此种情况下,相对于体外肝微粒体代谢而言,用药物肝摄取清除率更能反映药物肝在体肝清除。表10-7列举几种他汀类药物的肝内在摄取清除率、代谢清除率和在体肝清除率。

表 10-7　他汀类药物的肝内在摄取清除率、代谢清除率和在体肝清除率　　　　单位:ml/(min·g)肝

	肝内在摄取清除率	代谢清除率	在体肝清除率
普伐他汀	2.59 ± 0.14	0.793 ± 0.02	6.9~11
匹伐他汀	53.3 ± 8.3	0.619 ± 0.434	42~53
阿他伐他汀	23.1 ± 2.5	0.910 ± 0.056	36~38
氟伐他汀	29.2 ± 2.0	2.71 ± 0.24	85~154

注:数据引自文献(Watanabe T, et al. Drug Metab Dispos, 2010, 38:215-222.)。

(5) 体外实验要注意的问题

1) 温孵时间问题:用进行酶促反应试验,求算酶反应参数 K_m 和 V_{max} 时,必须保证反应速率是常数。此外,一些代谢物可进一步发生代谢。因此,确定合适反应时间是十分重要的,要求在线性段反应,同时确保代谢物的进一步代谢忽略不计。

2）药物浓度：多数体外实验的浓度超过体内治疗浓度，因此，可能近似达到饱和。药物在体内的代谢通常是有多个酶参与的，清除率是多个酶贡献的综合结果。药物浓度的不同，可能导致不同的结论。如地西泮 N- 去甲基化反应存在高亲和与低亲和两种组分。高亲和组分是由 CYP2C19 介导的，其 $K_{m,1}=19.4\mu mol/L$ 和 $V_{max,1}=0.27nmol/(min\cdot mg)$。低亲和组分则是 CYP3A4 介导的，其 $K_{m,2}=346\mu mol/L$ 和 $V_{max,2}=1.82nmol/(min\cdot mg)$。

在治疗浓度情况下，地西泮的游离浓度在 $0.2\mu mol/L$ 左右，此时 CYP2C19 和 CYP3A4 对清除率的贡献分别为 $Cl_{int,1}=V_{max,1}/(K_{m,1}+0.2)=0.014ml/(min\cdot mg$ 蛋白$)$ 和 $Cl_{int,2}=V_{max,2}/(K_{m,2}+0.2)=0.005ml/(min\cdot mg$ 蛋白$)$。CYP2C19 的贡献几乎是 CYP3A4 的 3 倍，地西泮代谢以 CYP2C19 介导为主。但如果将浓度提高到 $200\mu mol/L$ 时 CYP3A4 的贡献反而大于 CYP2C19，即：$Cl_{int,1}=0.001ml/(min\cdot mg$ 蛋白$)$ 和 $Cl_{int,2}=0.003ml/(min\cdot mg$ 蛋白$)$。

3）内在清除率的比放系数（scaling factor，SF）：体外实验 $Cl_{int, in vitro}$ 结果通常用 $ml/(min\cdot mg$ 蛋白$)$ 或 $ml/(min\cdot$ 细胞$)$ 表示（表 10-8）。在进行体内预测时，需要换算成在体清除率 $Cl_{int, in vivo}$，即：

$$Cl_{int, in vivo} = Cl_{int, in vitro} \times SF \tag{10-67}$$

表 10-8　大鼠、犬和人相关的生理参数用于体外肝清除率对在体清除率预测的相关比放系数

人	人肝细胞 CYP450 量	$0.14nmol CYP/10^6$ 细胞
	肝微粒体 CYP450 量	0.32nmol CYP/mg 微粒体
	肝细胞数	139×10^6 细胞 /g 肝
	肝重	27.5g/kg 体重
	肝微粒体蛋白量	48.8mg/g 肝
	人肝血流速率	$20.7ml/(min\cdot kg$ 体重$)$
	S9	121mg 蛋白 /g 肝
小鼠	肝细胞数	135×10^6 细胞 /g 肝
	肝重	87.5g/kg 体重
	肝血流速率	$90ml/(min\cdot kg$ 体重$)$
大鼠	肝细胞数	117×10^6 细胞 /g 肝
	肝重	40g/kg 体重
	肝血流速率	$55.2ml/(min\cdot kg$ 体重$)$
	肝微粒体	44.8mg/g 肝
犬	肝细胞数	215×10^6 细胞 /g 肝
	肝重	32g/kg 体重
	肝血流速率	$30.9ml/(min\cdot kg$ 体重$)$
	肝微粒体	77.9mg/g 肝
猴	肝细胞数	120×10^6 细胞 /g 肝
	肝重	32g/kg 体重
	肝血流速率	$43.4ml/(min\cdot kg$ 体重$)$

注：引自文献（Jeong, et al. Arch Pharm Res, 2016, 39:516-530.; Naritomi, et al. Drug Metab Dispos, 2001, 29:1316-1324.; 刘晓东，柳晓泉. 南京：江苏凤凰科学技术出版社，2015.）。

在体外 - 体内比放过程中,同时测定人和动物的体外肝细胞(或微粒体)体外代谢数据,结合动物的在体清除率,利用动物间关系进行比放,对人的在体清除率进行预测,往往会显著改善预测效果,即:

$$Cl_h = Cl_a Cl_{h-C}/Cl_{a-C}(B_h/B_a)^{\beta} \qquad 式(10\text{-}68)$$

$$Cl_a Cl_{h-C}/Cl_{a-C} = \alpha B^{\beta} \qquad 式(10\text{-}69)$$

$$Cl_{H,int,in\ vivo} = Cl_{H,int,in\ vivo} \times ASF \qquad 式(10\text{-}70)$$

$$ASF = Cl_{a,int,in,vivo}/Cl_{a,int,in\ vitro} \qquad 式(10\text{-}71)$$

式中,Cl_a 和 Cl_h 分别为动物和人清除率,Cl_{h-C} 和 Cl_{a-C} 分别为动物和人体外估算的肝细胞和 / 或微粒体清除率,B_h 和 B_a 人和动物的体重。

2. 用在体数据估算内在清除率　总清除率可由静脉注射或口服给药得到。

(1)静脉给药:静脉给药后,测定血药浓度 - 时间数据,得到 AUC,Cl= 剂量 /AUC。静脉滴注给药,达到稳态时,Cl= 滴注速率 / 稳态血药浓度。

(2)口服给药

单剂量:
$$Cl_{oral} = D/AUC_{oral} = Cl/F_L/F_G \qquad 式(10\text{-}72)$$

多剂量达稳态:
$$Cl_{oral} = D/\tau/C_{ss} = Cl/F_L/F_G \qquad 式(10\text{-}73)$$

式中,D 和 C_{ss} 分别为剂量和稳态浓度,F_G 和 F_L 分别为药物的肠和肝利用度。

如果药物仅在肝和肾消除,则:

$$Cl = Cl_L + Cl_R \qquad 式(10\text{-}74)$$

$$Cl_{oral} = (Cl_L + Cl_R)/F_H/F_G \qquad 式(10\text{-}75)$$

$$F_L = 1 - E_L = 1 - Cl_L/Q_L \qquad 式(10\text{-}76)$$

式中,E_L 和 Q_L 分别为肝摄取率和肝血流速率。

(3)在体内在清除率的计算:在体内在清除率(Cl_{int})也可以通过在体清除率算得。常用的计算模型有充分搅拌模型、平行管模型和散射模型。一般来说,对于低清除率药物,几种模型结果差别不大。但对于高清除率药物,差别较大,用充分搅拌模型结果 F 最高,平行管模型结果最低,往往散射模型获得较好的拟合结果。

充分搅拌模型:
$$Cl_L = \frac{Q_L \times (f_u/R_B) \times Cl_{int}}{Q_L + (f_u/R_B) \times Cl_{int}} \qquad 式(10\text{-}77)$$

平行管模型:
$$Cl_L = Q_L\left[1 - \exp\left(-\frac{(f_u/R_B)Cl_{int}}{Q_L}\right)\right] \qquad 式(10\text{-}78)$$

散射模型:
$$Cl_L = Q_L\left[1 - \frac{4a}{(1+a)^2\exp[(a-1)/(2D_N)] - (1-a)^2\exp[-(a+1)/(2D_N)]}\right] \qquad 式(10\text{-}79)$$

$$a = \sqrt{1 + 4R_N D_N} \qquad 式(10\text{-}80)$$

$$R_N = (f_u/R_B)(Cl_{int}/Q_L) \qquad 式(10\text{-}81)$$

$$D_N = 0.17 \qquad 式(10\text{-}82)$$

式中，f_u 和 R_B 分别为血中药物游离分数和血/血浆药物浓度比。已知 F_L、f_u、R_B 和 Q_L，利用上述公式，可以计算 Cl_{int}。相反，也可以利用体外测定的 Cl_{int} 结果，计算药物在体肝清除率。

例 5. 表 10-9 列举了 10 种药物在动物/人的代谢清除率与在体清除率。利用两种方法［式（10-67）和式（10-69）］计算的 10 种药物在人体内代谢清除率。方法 1：除波生坦、咪贝地尔和咖啡因低估外，其他药物实测值/预测值的比值在 0.5~2。方法 2：相对其他动物，小鼠预测的结果与实际值偏差最大，犬的预测结果令人满意。

表 10-9　广泛代谢的药物在体清除率和代谢清除率及其对人体预测

药物	种属	体重 / kg	$Cl_{int,in\ vitro}$ / [ml/(min·10^6 细胞)]	$Cl_{int,in\ vivo}$ / [ml/(min·kg)]	$Cl_{int,in\ vivo,h}$ / [ml/(min·kg)][a]	$Cl_{int,in\ vivo,h}$ / [ml/(min·kg)][b]
安替比林	大鼠	0.23	0.36	7		1.79
	兔	2.93	1.1	8.9		0.74
	犬	14.2	1	4.9		0.45
	人	70	0.092	0.46	0.26	
波生坦	小鼠	0.04	1.2	46		8.43
	猕猴	0.41	4	45		2.48
	大鼠	0.27	1.3	55		9.31
	兔	2.5	4.3	100		5.12
	犬	13.9	0.22	1.9		1.90
	人	70	0.22	3.7	1.56	
咖啡因	大鼠	0.26	0.58	13		2.91
	兔	2.42	0.32	6.3		2.56
	犬	12.9	0.21	2.6		1.61
	人	68.8	0.13	2	0.96	
咪贝地尔	大鼠	0.25	5.4	94		16.01
	猕猴	0.3	5.5	74		12.38
	兔	2.5	16	64		3.68
	犬	16.5	6.2	36		5.34
	人	76	0.92	7	2.52	
咪达唑仑	大鼠	0.25	110	130		10.99
	兔	3.5	20	19		8.84
	犬	16.6	33	48		13.53
	猪	23.2	19	41		20.07
	人	72.5	9.3	11	17.14	
莫法罗汀	小鼠	0.04	1.1	27		49.09
	大鼠	0.3	2.3	16		13.91
	犬	12.8	1	5.8		11.60
	人	70	2	11	6.78	

续表

药物	种属	体重 / kg	$Cl_{int,in\ vitro}$ / [ml/(min·10⁶ 细胞)]	$Cl_{int,in\ vivo}$ / [ml/(min·kg)]	$Cl_{int,in\ vivo,h}$ / [ml/(min·kg)][a]	$Cl_{int,in\ vivo,h}$ / [ml/(min·kg)][b]
Ro 24-6173	大鼠	0.25	39	110		8.18
	兔	3.6	23	39		4.92
	犬	17	13	35		7.81
	人	70	2.9	12	6.14	
普萘洛尔	大鼠	0.25	51	92		7.58
	兔	3.6	56	180		13.50
	犬	17	19	34		7.52
	人	70	4.2	13	9.86	
茶碱	大鼠	0.25	0.18	2.2		1.34
	兔	3.6	0.24	2.1		0.96
	犬	17	0.15	1.5		1.10
	人	70	0.11	0.61	0.93	
托卡朋	大鼠	0.25	2.6	15		6.92
	兔	2.5	4.4	17		4.64
	犬	16.5	1.4	3.3		2.83
	人	76	1.2	2.7	2.1	

注:a. 方法 1 预测;b. 方法 2 预测。原始数据引自文献(Lave,et al. Pharm Sci,1997,86:584-590.)。

(二)表观分布容积的预测

多数药物的表观分布容积(V_d)是可以利用式(10-44)进行动物间的比例比放。也可以用体外结果计算药物的 V_d,即:

$$V_d = V_P(1+R_{E/I}) + f_u V_P(V_E/V_P - R_{E/I}) + V_T f_u/f_{uT} \qquad 式(10-83)$$

式中,V_P、V_E 和 V_T 分别为血浆、细胞外液(减去血浆)和组织体积,f_u 和 f_{uT} 为血浆和组织中药物游离分数,$R_{E/I}$ 为细胞外液与血浆中蛋白量的比值。表 10-10 给出了常见的几种动物的 V_P、V_E、V_T 和 $R_{E/I}$ 值。

在已知药物的 V_d 时,可以求算药物组织中的总游离分数 f_{uT}。对式(10-83)改写,得:

$$f_{uT} = V_T f_u / [V_d - V_P(1+R_{E/I}) - f_u V_P(V_E/V_P - R_{E/I})] \qquad 式(10-84)$$

表 10-10 常见的几种动物的 V_P、V_E、V_T 和 $R_{E/I}$ 值

动物	V_P/(L/kg)	V_E/(L/kg)	V_T/(L/kg)	$R_{E/I}$/(L/kg)
大鼠	0.0313	0.265	0.364	1.4
豚鼠	0.0313	0.265	0.364	1.4
兔	0.0314	0.179	0.322	1.4
猴	0.0448	0.208	0.485	1.4
犬	0.0515	0.216	0.450	1.4
人	0.0436	0.151	0.380	1.4

注:引自文献(Obach,et al. J Pharmacol Exp Ther,1997,283:46-58.)。

假定动物组织中药物游离分数 f_{uT} 不变，利用几种动物的 V_d 求出相应 f_{uT}，取均数作为人的 f_{uT} 可以计算药物在人体中的分布容积。

血浆中药物游离分数变异较大时，可考虑用游离药物分布容积（V_f）进行计算。

$$V_f = V_d/f_u = V_P(1+R_{E/I})/f_u + V_P(V_E/V_P - R_{E/I}) + V_T/f_{uT} \qquad 式（10-85）$$

在获得 V_d 和 Cl 后，可以计算药物的半衰期 $t_{1/2}$：

$$t_{1/2} = 0.693V_d/Cl \qquad 式（10-86）$$

表观分布容积，也可采用式（10-87）估算。

$$V_d = \sum V_I \times K_{t:p} + V_E \times K_{e:p} + V_P \qquad 式（10-87）$$

式中，V_I 和 $K_{t:p}$ 为组织体积和组织／血浆药物浓度比。V_E 和 V_P 分别为红细胞和血浆体积，$K_{e:p}$ 为红细胞／血浆药物浓度。假定组织／血浆游离药物浓度比在种属间是相等的。

二、基于体外药物代谢和转运数据预测药物在体的药代动力学

利用体外肝微粒体或肝细胞获得的代谢参数，用 Caco-2 等细胞模型获得药物在肠吸收参数，利用 PBPK 模型，可以预测药物在体内的 PK。

例 6. 利用体外肝微粒体获得去氧鬼臼毒素代谢参数如 V_{max} 和 K_m，利用药物的理化性质如 pK_a 和 log$D$ 等计算 $K_{t:p}$，将这些参数（见表 10-11）代入相应的微分方程中，利用相应软件，成功地预测去氧鬼臼毒素在小鼠、大鼠、犬和猴中血药浓度 - 时间曲线（图 10-14），预测值与实测值差值在 0.5~2.0。在动物获得成功后，将人体中有关参数代入相应方程，也可以预测药物在人体中的 PK。

表 10-11　大鼠（250g）、小鼠（20g）、猴（4kg）和犬（8.5kg）组织大小（V,ml）、
血流速率（Q,ml/min）和组织／血浆去氧鬼臼毒素浓度比（$K_{t:p}$）

	大鼠			小鼠			猴			犬		
	V	Q	$K_{t:p}$	V	Q	$K_{t:p}$	V	Q	$K_{t:p}$	V	Q	$K_{t:p}$
脂肪	19.0	5.82	21.63	1.73	0.72	11.36	325.89	20.56	3.25	1500	50.0	0.64
肝	0.15	14.53	1.68	1.10	1.94	0.88	108.00	144.70	0.25	213.0	323.33	0.05
肌肉	101.0	23.10	0.75	7.67	0.91	0.40	2000.0	227.02	0.11	4250.0	17.0	0.02
肺	1.25	83.00	1.72	0.15	8.00	0.90	26.40	803.78	0.26	85.0	968.33	0.05
肾	1.83	11.71	1.41	0.33	1.30	0.74	24.00	140.32	0.21	97.0	170.0	0.04
脑	1.43	1.66	2.77	0.33	0.26	1.46	72.00	46.26	0.42	50.0	146.00	0.08
心	0.83	4.07	0.97	0.1	0.28	0.51	13.60	43.80	0.15	43.0	43.33	0.03
脾	0.5	1.68	1.06	0.07	0.09	0.55	6.40	22.34	0.16	22.0	13.33	0.03
皮肤	47.50	4.82	1.42	3.30	0.41	0.75	400	60.71	0.21	364.0	18.33	0.04
胃肠	6.76	10.88	1.00	0.85	1.50	0.53	184.0	79.55	0.15	228.0	266.0	0.03
其他	40.38	17.36	0.01	3.39	2.18	0.0052	546.11	199.31	0.0015	1223.0	48.33	0.0003
动脉	13.6			0.65			196.73			384.0		
静脉	6.80			0.33			97.87			141.0		

注：引自文献（Chen, et al. Front Pharmacol, 2016, 7:488.）。

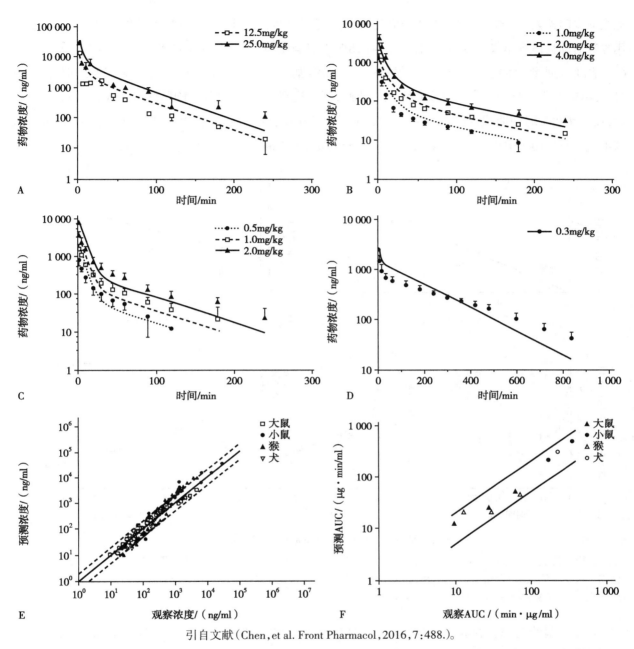

引自文献（Chen，et al. Front Pharmacol，2016，7：488.）。

图 10-14　利用 PBPK 模型预测小鼠（A）、大鼠（B）、猴（C）和犬（D）静脉注射去氧鬼臼毒素后血浆中药物浓度（线）与观察浓度（点），预测值与观察值（E）以及预测 AUC 与观察 AUC 比较（F）

三、在人体药代动力学行为和临床试验中的初始剂量确定应用

在临床上，首次人体试验（FIH）的目的是确定人体的安全性和耐受性。而剂量确定是十分棘手的问题。通常认为开始的最大剂量应小于：①在啮齿类动物的慢性毒性研究中，无毒剂量的 1/10；②在犬的慢性毒性研究中，无毒剂量的 1/6；③在猴的慢性毒性研究中，无毒剂量的 1/3。但这种陈述过于简单，也不科学。

用 PBPK 模型和用动物间的 PK 参数比放方法，预测对药物在人体中的 PK，确认人体初始剂量，可能是一种好的工具。

例 7. 基于小鼠、大鼠和猴中 PK 特征，预测人体内去氧鬼臼毒素代谢动力学行为。由图 10-15C 可

见去氧鬼臼毒素在大鼠、小鼠和猴体内血药浓度 - 时间差别较大。利用在大鼠、小鼠和猴中的 Cl 和 V_d 后，用参数对动物体重作双对数回归，求得 $Cl=44.28W^{0.832}$，$V_d=1.99W^{0.857}$。用 Dedrick 作图，即：$t'=t/$ 体重 $^{0.857-0.832}$，$C'=$ 浓度 $/($ 剂量 $/$ 体重 $^{0.857})$，可见各动物间 C'–t' 曲线基本重叠（图 10-15D）。用二房室模型拟合，得到 $C'=1.495e^{-0.164t'}+0.156e^{-0.012t'}$。将该曲线进行转换，可以达到 70kg 人单剂量静脉注射 16mg 去氧鬼臼毒素后，血药浓度 - 时间曲线，即：$C=628e^{-0.147t}+66e^{-0.011t}$。该曲线与用 PBPK 模型预测的血药浓度 - 时间曲线基本重合（图 10-15E）。估算的 AUC、V_d 和 $t_{1/2}$ 分别为 $10.25\text{min}\cdot\mu\text{g/ml}$、87.67L 和 63.08 分钟。

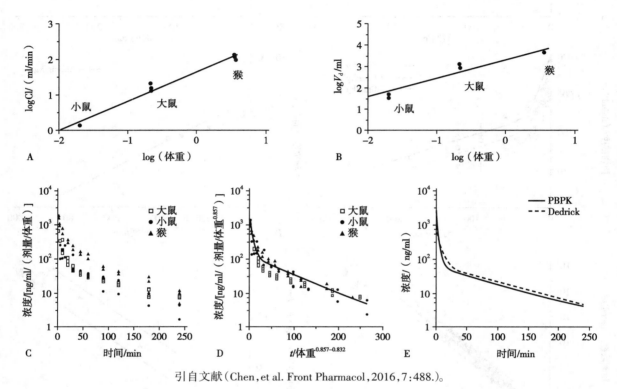

引自文献（Chen，et al. Front Pharmacol，2016，7：488.）。

图 10-15 去氧鬼臼毒素在大鼠、小鼠和猴体内 Cl（A）和 V_d（B）与体重关系；去氧鬼臼毒素在大鼠、小鼠和猴中血药浓度 - 时间曲线（C）、Dedrick 作图（D）以及 70kg 人静脉注射 16mg 去氧鬼臼毒素后，预测血浆中药物浓度 - 时间曲线以及 PBPK 模型预测血药浓度 - 时间曲线（E）

对于口服给药，药物吸收速率常数 $k_{a,i}$，可以用 Caco-2 细胞转运参数进行估算。即：测定 Caco-2 细胞中药物有效通透系数（$P_{app,Caco-2}$）后，转化为人肠有效通透系数（$P_{eff,man}$）。

$$\log P_{eff,man} = 0.492\ 6\times\log P_{app,Caco-2}-0.145\ 4 \qquad 式（10-88）$$

$$k_{a,i} = \frac{2\times P_{eff}}{r_i} \qquad 式（10-89）$$

式中，r_i 为相应肠段直径。

例 8. 用在大鼠和犬中 PK 参数，体外人肝微粒体药物代谢以及 Caco-2 细胞转运参数预测沃诺拉赞在人体中口服 PK。将胃肠道分成为胃、十二指肠、空肠、回肠、盲肠和结肠等部分。假定药物吸收只发生在十二指肠、空肠和回肠。药物在胃组织中处置符合膜限制模型。测定静脉注射（1mg/kg）给药 180 分钟后组织血浆药物浓度比 $K_{t:p}$。假定人与大鼠组织 / 血浆游离药物浓度比相同，即 $K_{t:p,man}=f_{u,man}/f_{u,rat}\times K_{t:p,rat}$ 算得。式中，$f_{u,man}$（0.13）和 $f_{u,rat}$（0.32）分别为人和大鼠血浆中沃诺拉赞游离分数。沃诺拉赞主要

初级代谢物是 M_1，用 M_1 形成表征沃诺拉赞肝代谢，测定的 K_m 和 V_{max} 分别为 13.6μmol/L 和 0.24nmol/（min·mg 蛋白）。假定人肝微粒体总量 82 472mg。大鼠和犬中实验结果显示，沃诺拉赞存在其他消除途径。人体其他途径清除率（$Cl_{other,in vivo,man}$）由犬的肝外代谢外推，即：

$$Cl_{other,vivo,man} = Cl_{other,vivo,dog} \times (W_{man}/W_{dog})^{2/3} \qquad 式（10\text{-}90）$$

在 8.5kg 犬中，估算的沃诺拉赞肝外代谢清除率为 150ml/min，用式（10-90）算得人的肝外 $Cl_{other,in vivo,man}$=616ml/min。用 Caco-2 估算的 $P_{app,Caco-2}$ 为 3.46×10^{-6}cm/s。用表 10-12 中相关参数，预测人单剂量和多剂量口服沃诺拉赞血药浓度 - 时间曲线，估算相应的 PK 参数，并与实际结果比较参数（表 10 -13），结果显示预测值多数在观察值的 2 倍以内，提示可以利用体外数据实施对沃诺拉赞在人体 PK 行为进行预测。

表 10-12　用于沃诺拉赞在人体 PK 的预测 PKBP 模型参数

组织	体积 /ml	血流速率 /（ml/min）	$K_{t:p}$	传递速率常数 /min⁻¹	半径 /cm
肺	1 170	5 600	53.33	—	—
心脏	310	240	3.67	—	—
脑	1 450	700	0.14	—	—
肌肉	35 000	750	3.11	—	—
脂肪	10 000	260	0.55	—	—
皮肤	7 800	300	1.68	—	—
肾	280	1 240	12.37	—	—
脾	190	80	11.51	—	—
肝	1 690	300	1.48	—	—
胃	160	38.33	149.36	0.08	—
十二指肠	70	118	4.45	0.07	2.00
空肠	209	413	4.45	0.03	1.63
回肠	139	244	4.45	0.04	1.45
盲肠	116	44	4.45	0.003	—
结肠	1 116	281	4.45	0.001	—
其他组织	5 100	592	0.01	—	—
静脉	3 470	—	—	—	—
动脉	1 370	—	—	—	—

表 10-13　基于 PKBP 模型预测人单剂量和多剂量（1 次 /d，连续 7 天）口服沃诺拉赞后，PK 参数预测值与观察值

剂量 /mg		AUC_{0-tn}/（min·μg/ml）		t_{max}/min		C_{max}/（ng/ml）	
		观察值	预测值	观察值	预测值	观察值	预测值
单剂量	10	3.2 ± 1.3	3.65	90（45~182）	55	7.9 ± 3.9	19.19
	20	8.3 ± 2.4	7.30	90（60~180）	55	20.0 ± 6.4	38.38
	40	25.0 ± 9.5	14.61	105（45~180）	55	51.8 ± 17.0	76.80
多剂量	10	6.3 ± 2.5	3.66	90（45~180）	55	12.2 ± 4.0	19.21
	20	11.7 ± 4.0	7.32	90（45~120）	55	26.2 ± 10.7	38.43
	40	29.3 ± 7.9	1.64	90（45~121）	55	59.9 ± 15.4	76.90

注：引自文献（Kong, et al. Acta Pharmacol Sin, 2020, 41：852-865.）。

四、疾病状态下药代动力学行为的预测

例9. 二甲双胍在肠吸收不规则,主要从肾脏消除。糖尿病患者往往伴随肾功能损伤和肠蠕动改变。图 10-16 显示预测二甲双胍在糖尿病患者血浆中药物浓度 - 时间曲线以及肠蠕动(肠传递时间)改变和肾功能受损对二甲双胍的 PK 影响。可见糖尿病显著增加二甲双胍的血浆暴露水平,这种改变可能与胃肠蠕动改变和肾功能改变有关。

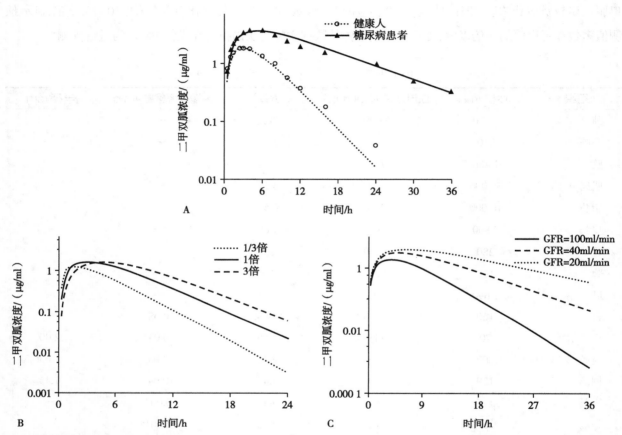

假定肠传递时间 3 倍改变,即正常、增加 3 倍和降低至正常的 1/3,肾小球滤过率分别为 100m/min、40ml/min 和 20ml/min。二甲双胍剂量 850mg。引自文献(Li, et al. Clin Pharmacokin, 2015, 54:179-193.)。

图 10-16　二甲双胍在糖尿病患者和健康人的 PK(A)及其肠传递时间(B)和肾功能(C)改变对二甲双胍血药浓度的影响

五、PBPK-PD 结合模型评价在体药效

可以利用体外 PD 或毒性实验,获得体外 PD 或 TD 参数,用 PBPK 模型预测靶组织中药物浓度,建立 PBPK-PD(或 PBPK-TD)结合模型预测在体药物的疗效和活性或毒性。

例10. 用体外抗肿瘤活性,结合 PBPK 模型预测去氧鬼臼毒素在体抗肿瘤活性。NCI-H460 荷瘤小鼠实验显示,静脉注射去氧鬼臼毒素后,肿瘤组织中药物浓度高于血浆中药物浓度,且肿瘤组织中药物下降速度慢于血浆,成功地建立含有肿瘤组织的 PBPK 模型,用膜限制模型描述药物在肿瘤组织中处置过程。预测组织和血浆中药物浓度与实测浓度相吻合(图 10-17A 和图 10-17B)。在体外实验,不同浓度去氧鬼臼毒素与 NCI-H460 共培养不同时间,结果显示,可以用双相 Koch 模型描述肿瘤细胞的增殖曲线(图 10-17C)。

$$dM/dt = \frac{2\lambda_0 \times \lambda_1}{\lambda_1 + 2\lambda_0 \times M} - \frac{E_{max} \times c^\gamma}{EC_{50}^\gamma + c^\gamma} \qquad \text{式（10-91）}$$

式中，M 为细胞数，λ_0 和 λ_1 表示肿瘤细胞自然生长曲线常数。E_{max} 为最大抑制活性，EC_{50} 为抑制活性达最大效应 50% 时的药物浓度，γ 为陡度稀释。λ_0 和 λ_1 可以用在无药物干预下肿瘤自然生长曲线拟合获得，即：

$$dM/dt = \frac{2\lambda_0 \times \lambda_1}{\lambda_1 + 2\lambda_0 \times M} \qquad \text{式（10-92）}$$

利用体外实验估算的 λ_0、λ_1、E_{max}、EC_{50} 和 γ 分别为 0.521/d、3.08×10^5 个细胞 /d、0.82/d、8.97nmol/L 和 7.13。假定在体的 PD 参数（E_{max}、EC_{50} 和 γ）等于体外的 PD。用单用溶媒后，在体肿瘤生长，获得在体肿瘤自然生长参数 λ_0 和 λ_1 分别为 0.110/d 和 0.0797ml/d。用 PBPK 模型预测的给药过程中肿瘤组织中游离浓度，代入式（10-89），成功地预测了去氧鬼臼毒素治疗过程中肿瘤组织生长曲线（图 10-17D）。

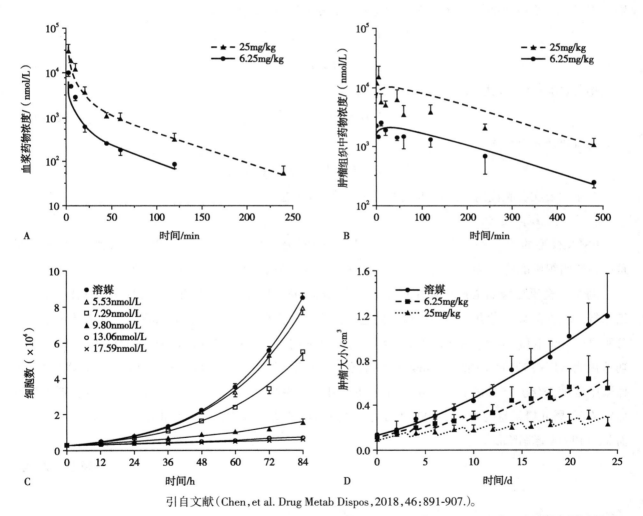

引自文献（Chen, et al. Drug Metab Dispos, 2018, 46: 891-907.）。

图 10-17 PBPK 模型预测 NCI-460 荷瘤小鼠单剂量静脉去氧鬼臼毒素后血浆（A）和肿瘤组织中（B）药物浓度（线）与观察值（点）；双相 Koch 模型体外预测的去氧鬼臼毒素抑制 NCI-460 细胞增殖曲线（C）；PD-PBPK 结合模型预测去氧鬼臼毒素对 NCI-460 荷瘤小鼠的治疗作用（D）

六、在毒理学研究中的应用

在毒理学研究中,动物种属间的毒性比较往往基于药物的最大血药浓度(C_{max})和暴露浓度,后者通常用 AUC 来表示。一般认为药物的毒性与暴露浓度(AUC)的定量关系在动物间是相同的。对于剂量的预测,有多种方法,需要注意的是同一种药物用不同的方法结果不一致。如用单纯体重法(B^1):算得人用剂量是小鼠剂量的 3 500 倍;根据代谢速率($B^{0.75}$),算得人用剂量是小鼠剂量的 400 倍;而用体表面积法($B^{0.67}$),算得人用剂量是小鼠剂量的 200 倍;根据心跳间隔法($B^{0.21}$),算得人用剂量是小鼠剂量的 8 倍。不同方法算得的剂量相差 400 多倍。那么在实际工作中用哪种方法? 近来认为比放方法是比较合理的方法。综合体表面积和代谢速率共同效应,采用 $B^{0.7}$ 计算人与动物间的等效剂量。

(一) 毒性暴露剂量的确定

通常认为稳态时,动物与人 AUC 相等。如假定人和动物的给药间隔分别为 t_h 和 t_a,生物利用度分别为 F_h 和 F_a,给药剂量分别为 D_h 和 D_a,清除率分别为 Cl_h 和 Cl_a,即:

$$F_h D_h / (Cl_h t_h) = F_a D_a / (Cl_a t_a) = AUC \qquad 式(10\text{-}93)$$

$$Cl = aB^{0.7} \qquad 式(10\text{-}94)$$

将式(10-91)代入式(10-92),经改写后,得:

$$D_h = F_a D_a t_h (B_h / B_a)^{0.7} / (t_a F_h) \qquad 式(10\text{-}95)$$

每日给药次数(N):

$$N_h = N_a F_a D_a (B_h / B_a)^{0.7} / (t_a D_h) \qquad 式(10\text{-}96)$$

对于主要在肝脏代谢的药物,应考虑用脑重或 MLP 进行校正。

(二) 靶组织浓度预测

PBPK 模型的优点之一是可以定量地预测组织中药物或代谢产物浓度变化,因此,利用 PBPK 模型预测在靶组织中的药物(毒物)或代谢产物暴露浓度,从而获得暴露与毒性关系资料。

例 11. 全氟烷酸如全氟辛酸(PFOA)和全氟辛烷磺酸(PFOS)广泛用于工业和日用品(洗涤用品和纸张等)中,在人体和胎儿血清中均检测到这些化合物的存在。该类化合物非常稳定,在人体中半衰期分别高达 3.8 年和 5.4 年,因此这类化合物极容易在体内蓄积,造成危害。Loccisano 等用 PKBP 模型成功地预测饮用被 PFOA 污染(500~640ng/L)的水,在母乳喂养过程中及其停止母乳后,母亲和婴儿 / 儿童血浆中浓度变化。结果显示在母乳期间,婴儿血中 PFOA 高于母亲。尽管乳汁中 PFOA 浓度低于母亲血中浓度,婴儿摄奶量为 400~1 200g/d,足以引起 PFOA 在婴儿体内蓄积。停止母乳喂养后,婴儿 / 儿童血浆中 PFOA 逐渐降低。

(刘晓东 刘 李)

参考文献

[1] CHEN Y, ZHAO K, LIU F, et al. Predicting Antitumor Effect of deoxypodophyllotoxin in NCI-H460 tumor-bearing mice on the basis of in vitro pharmacodynamics and a physiologically based pharmacokinetic-pharmacodynamic model. Drug Metab Dispos, 2018, 46: 897-907.

［2］CHEN Y,ZHAO K,LIU F,et al. Prediction of deoxypodophyllotoxin disposition in mouse,rat,monkey,and dog by physiologically based pharmacokinetic model and the extrapolation to human. Front Pharmacol,2016,7:488.

［3］JEONG H U,KIM J H,KONG T Y,et al. Comparative metabolism of honokiol in mouse,rat,dog,monkey,and human hepatocytes. Arch Pharm Res,2016,39:516-530.

［4］LAVE T,DUPIN S,SCHMITT C,et al. Integration of in vitro data into allometric scaling to predict hepatic metabolic clearance in man:application to 10 extensively metabolized drugs. J Pharm Sci,1997,86:584-590.

［5］KONG W M,SUN B B,WANG Z J,et al. Physiologically based pharmacokinetic-pharmacodynamic modeling for prediction of vonoprazan pharmacokinetics and its inhibition on gastric acid secretion following intravenous/oral administration to rats, dogs and humans. Acta Pharmacol Sin,2020,41:852-865.

［6］LI J,GUO H F,LIU C,et al. Prediction of drug disposition in diabetic patients by means of physiologically based pharmacokinetic(PBPK)model. Clin Pharmacokin,2015,54:179-193.

［7］LOCCISANO A E,LONGNECKER M P,CAMPBELL J L,et al. Development of PBPK models for PFOA and PFOS for human pregnancy and lactation life stages. J Toxicol Environ Health A,2013,76:25-57.

［8］MAHMOOD I. Interspecies scaling of renally secreted drugs. Life Sci,1998,63:2365-2371.

［9］NARITOMI Y,TERASHITA S,KIMURA S,et al. Prediction of human hepatic clearance from in vivo animal experiments and in vitro metabolic studies with liver microsomes from animals and humans. Drug Metab Dispos,2001,29:1316-1324.

［10］OBACH R S,BAXTER J G,LISTON T E,et al. The prediction of human pharmacokinetic parameters from preclinical and in vitro metabolism data. J Pharmacol Exp Ther,1997,283:46-58.

［11］RODGERS T,LEAHY D,ROWLAND M. Physiologically based pharmacokinetic modeling 1:predicting the tissue distribution of moderate-to-strong bases. J Pharm Sci,2005,94:1259-1276.

［12］RODGERS T,ROWLAND M. Physiologically based pharmacokinetic modeling 2:predicting the tissue distribution of acids,very weak bases,neutrals and zwitterions. J Pharm Sci,2006,95:1238-1257.

［13］SCHMITT W. General approach for the calculation of tissue to plasma partition coefficients. Toxicol In Vitro,2008,22:457-467.

［14］SIEFERT H M,DOMDEY-BETTE A,HENNINGER K,et al. Pharmacokinetics of the 8-methoxyquinolone,moxifloxacin:a comparison in humans and other mammalian species. J Antimicrob Chemother,1999,43(Suppl B):69-76.

［15］WATANABE T,KUSUHARA H,MAEDA K,et al. Investigation of the rate-determining process in the hepatic elimination of HMG-CoA reductase inhibitors in rats and humans. Drug Metab Dispos,2010,38:215-222.

［16］XIE Q,CHEN Y,LIU F,et al. Interspecies differences in metabolism of deoxypodophyllotoxin in hepatic microsomes from human,monkey,rat,mouse and dog. Drug Metab Pharmacokinet,2016,31:314-322.

［17］ZHAO K J,CHEN Y,HONG S J,et al. Characteristics of β-oxidative and reductive metabolism on the acyl side chain of cinnamic acid and its analogues in rats. Acta Pharmacol Sin,2019,doi:10. 1038/s41401-019-0218-8.

［18］刘晓东,柳晓泉.药代动力学教程.南京:江苏凤凰科学技术出版社,2015.

［19］周晗,刘晓东.生理药代动力学模型在创新药物评价中应用及其若干问题的思考.中国临床药理学与治疗学,2021,26:889-913.

第十一章 手性药物药代动力学及其临床意义

临床上使用的药物中,一半以上为手性药物(chiral drug),其中,化学合成手性药物大部分以消旋体的方式给药,而天然和半合成的手性药物绝大多数以单一对映体给药。由于构成机体的大分子物质如蛋白质、核酸、糖等都具有手性,因此人体具有高度复杂的手性环境。根据立体化学原理,手性药物用于机体后,两种对映体与这些大分子物质结合形成不同性质的非对映体复合物,其作用方式和结合力的差别会导致手性药物的体内立体选择性处置特征差异,并产生临床药理作用强度及作用机制上的差别。

按照手性对映体药效和毒性的不同,大致可分为如下情况:

1. **两种对映体具有相同的药理活性** 一些抗心律失常药物,两种对映体有类似的电生理活性,如普罗帕酮、妥卡尼、氟卡尼等;异丙嗪的两种对映体都有抗组胺活性。尽管华法林 S- 异构体的抗凝血活性比 R- 对映体强 26 倍,但由于 S- 对映体的体内消除率比 R- 对映体快 2~5 倍,因此两者实际抗凝血效力相当。

2. **两种对映体药理活性相似,但反应强度不同** 茚达利酮为具有促尿酸排泄作用的利尿药物,近年研究显示,两种对映体有相同的促尿酸排泄作用,但其 R- 对映体的利钠排泄作用比 S- 对映体强约 20 倍,以一定比例联合给药可以在保证药效的情况下降低毒副作用,有利于临床用药安全。盐酸哌甲酯是治疗儿童多动症的常用药物,试验表明,R- 对映体抑制大鼠过度兴奋的强度是消旋体的 313 倍。抗抑郁药 S- 西酞普兰抑制 5-HT 转运能力是西酞普兰消旋体的 2 倍,是 R- 西酞普兰的 40 倍。氯胺酮是非巴比妥类中枢抑制药,其 S- 对映体麻醉作用是其 R- 对映体的 2~4 倍。左氧氟沙星(levofloxacin)是广谱抗菌药物,其体外抗菌活性是它的对映体的 8~128 倍。一些非甾体抗炎药如萘普生,其 S- 对映体的抗炎和解热镇痛活性为 R- 对映体的 10~20 倍。对于这类芳基烷酸类药物,高活性成分为 S- 对映体,低活性成分是 R- 对映体,但这类药物的 R- 对映体往往可在体内转化为 S- 对映体。

3. **两种对映体药理作用不同甚至是拮抗** 奎宁和奎尼丁是一对对映体,它们具有不同的药理作用。奎宁是抗疟疾药物,而奎尼丁临床上则主要用于心房颤动或心房扑动经电转复后的维持治疗。留兰香油和黄蒿油互为对映体,前者具有抗痉挛、治疗肠绞痛及抗菌作用,后者可抗头晕(眩晕)、耳痛及强化肝功能,特别是对于哺乳期妇女具有催乳作用。此外,多巴酚丁胺、噻吗洛尔、丙氧芬等手性药物的对映体都表现为不同的药理作用。有些药物的一种对映体为另一种对映体的竞争性拮抗剂,比如抗精神病药扎考必利通过抑制 5-HT$_3$ 受体而发挥作用,其 R- 对映体为 5-HT$_3$ 受体的拮抗剂,但 S- 对映体为

5-HT$_3$ 受体的激动剂。

4. 两种对映体的药理作用具有协同性或互补性　反式曲马朵是一种镇痛药,其 S- 对映体主要促进 5-HT 的基础释放,R- 对映体主要抑制去甲肾上腺素的再摄取和加强刺激诱发去甲肾上腺素释放,两种对映体具有协同镇痛作用。抗高血压药物茚达立酮的 R- 对映体具有利尿作用,但却有增加血液中尿酸浓度的副作用,而 S- 对映体却可促进尿酸排泄,降低 R- 对映体的副作用,两者药理作用具有互补性。

5. 两种对映体一个有效,另一个有毒副作用　镇静药肽胺哌啶酮(thalidomide,反应停)用于妊娠止吐,使 6 000 多人致残(海豹肢畸形儿),这是由于药物对映体的立体选择性所造成,其 R- 对映体有镇静止吐作用,而 S- 对映体却有严重的致畸作用。有时手性对映体在体内的代谢物可引发严重的不良反应,可代谢成有不良反应的代谢物,如 S- 丙胺卡因是比较安全的麻醉剂,但 R- 丙胺卡因由于在体内能代谢生成邻苯甲胺而导致高铁血红蛋白血症中毒。

药物进入人体后,可与体内某些靶分子发生手性识别,并且以不同途经被吸收、活化或降解,最终对映体药物在体内的药理活性、代谢过程表现出显著差异,发挥不同的生物活性和药效。外消旋体药物进入体内,血药浓度是两种对映体的总和,由于它们存在生物活性差异,如此测得的 PK 参数就有被误导的危险,不能真正反映出给药剂量和给药间隔。临床应用中有时会由于没有认识到手性药物各对映体 PD 或 PK 特性的不同而得出结论、疗效或不良反应的发生不一致,甚至会错误地指导临床用药。

手性药物与非手性药物 PK 研究的内容类似,其主要难点在于手性药物及其代谢物的对映体分析。手性对映体分析一般需要在手性环境中进行,手性色谱法是最常用的方法,主要包括手性固定相法、手性衍生化法和手性流动相添加剂法。

我国药品监督管理局药品审评中心对此类药物的非临床研究评价思路中要求 PK 研究应贯穿始终,对比研究所有单一对映体和消旋体的 PK 特征,从而为药理毒理研究提供参考。本章将着重阐述手性药物 PK 的对映体选择性和影响因素,以及对临床合理用药的意义。

第一节　手性药物药代动力学的立体选择性

手性药物 PK 研究包括吸收和转运、分布、代谢和排泄等。手性药物两种对映体可能在这一过程中存在立体选择性,进而导致 PK 行为发生显著的差异。

一、手性药物的吸收和转运

多数药物在胃肠道吸收是被动过程,药物的极性大小决定了其吸收的速度和程度。由于药物对映体之间脂溶性或水溶性并无差异,通过生物膜被动扩散的吸收过程一般不具有立体选择性,因此不会引起药物对映体的血药浓度差异。然而,药物外消旋体如果涉及主动吸收,不同构型的对映体与细胞膜载体结合的速度和程度不同,导致对一个对映体的吸收优于另一个对映体,因此,主动转运是手性药物对映体在吸收时产生差异的必要条件。

早期研究发现,L- 多巴在肠道中主要通过氨基酸转运系统进行主动吸收,其吸收速度比通过被动扩散的 D- 多巴快得多。β- 内酰胺类抗生素头孢氨苄的 *R-* 对映体经小肠二肽转运体主动吸收,且二肽转运体对 *R-* 对映体的转运具有饱和性和专一性,而 *S-* 对映体能抑制 *R-* 对映体的吸收。由于左旋对映体能选择性增大透膜性,因此活性较强的左旋特布他林比其右旋对映体的口服生物利用度大一倍。布洛芬临床以外消旋体给药,其无活性的 *R-* 对映体在代谢过程中可转化成活性的 *S-* 对映体,这一转化是在胃肠道内进行的,即在进入全身循环之前完成,故布洛芬活性对映体的血药浓度受到吸收速率的影响。布洛芬的血药浓度达峰时间与 *S-* 和 *R-* 对映体浓度比之间呈正相关性,其吸收速率取决于对映体转化程度,亦即血药浓度达峰时间长的受试者对映体 *S/R* 的 AUC 比值更高。服用布洛芬消旋体缓释颗粒剂,对映体 *S/R* 的 AUC 之比(7.3 ± 1.5)要显著高于混悬剂(3.6 ± 1.1)和溶液剂(3.5 ± 0.2),表明体内两种对映体的比值与药物从制剂中的吸收速率呈显著相关性。

天然氨基酸、糖类或者一些内源性化学物质的吸收转运需要借助生物膜上的载体进行,而这些转运体都具有手性环境,由此推测具有类似结构药物的转运过程中可能也会存在立体选择性。转运蛋白主要介导生物膜内外的信号或化学物质交换,其中乳腺癌耐药蛋白(breast cancer resistance protein, BCRP)、P- 糖蛋白(P-glycoprotein, P-gp)、多药耐药相关蛋白(multi-drug resistance related protein, MRP)、有机阴离子转运体(organic anion transporter, OAT)、有机阳离子转运体(organic cation transporter, OCT)、质子偶联叶酸转运体(proton coupled folate transporter, PCFT)等均被报道具有立体选择性底物识别现象。

BCRP 大量表达于小肠上皮细胞、肝脏、脑内皮细胞和胎盘中,它与许多药物的耐药相关。在 MDCK Ⅱ(犬肾细胞系)-BCRP 稳定高表达细胞上的研究发现,*S-* 泮托拉唑的 K_m 值比 *R-* 泮托拉唑低 8 倍,表明 *S-* 泮托拉唑与 BCRP 相比具有更高的亲和力。体内抑制试验发现,当泮托拉唑与 BCRP 抑制剂 elacridar 同时给药后,elacridar 能显著抑制 BCRP 对 *S-* 泮托拉唑外排,而对 *R-* 泮托拉唑的作用没有显著性差异。这些结果证明泮托拉唑对映体与 BCRP 的相互作用存在显著的立体选择性。

P-gp 是一种在多药耐药肿瘤细胞和胃肠道高度表达的 ATP 依赖的外排转运蛋白。如 *R-* 西替利嗪可以增加紫杉醇对 Caco-2 细胞生长的半数抑制浓度(IC_{50}),增大转运蛋白底物的外排比率,上调 MDR1、MRP1、MRP2、MRP3 的 mRNA 表达水平和 P-gp 的表达,其作用相当于转运蛋白的诱导剂。而同样浓度的 *S-* 西替利嗪则降低 IC_{50},减小外排比率和下调细胞 MDR1 mRNA 的表达水平和 P-gp 表达,作用类似于转运蛋白的抑制剂。作为研究最为深入的药物转运体,P-gp 与多种手性药物具有立体选择性相互作用,如西酞普兰、非索非那定、美沙酮、四氢帕马丁、人参皂苷 RH2、普罗帕酮以及多种洛尔类药物等。

PCFT 大量表达于小肠上皮细胞刷状缘侧,它在叶酸和叶酸类似物的小肠吸收中发挥了重要作用。PCFT 对叶酸类似物甲氨蝶呤对映体的摄取作用也存在显著的立体选择性,其对 *S-* 甲氨蝶呤的摄取清除率比 *R-* 对映体要高 40 多倍,主要差异是两种对映体与 PCFT 的亲和力(K_m 值)不同。犬体内的 PK 参数显示,甲氨蝶呤的结构类似物——氨蝶呤的 *S-* 对映体的 C_{max} 和 AUC_{0-4h} 比 *R-* 对映体要高 6~12 倍,体外研究结果也证明其与 PCFT 对氨蝶呤的立体选择性摄取有关。

药物转运体介导的药物转运过程一般都需要能量的参与,因此,转运过程具有能量依赖性和温度依赖性,对于不同药物表现出的立体选择性强度和 / 或其对于对映体的偏好往往具有种属或组织特异性、浓度依赖性和转运蛋白家族依赖性。手性药物的给药途径、pH、剂型、制剂处方因素等的差异也会影响药物的立体选择性吸收。另外,立体选择性吸收差异的一个间接原因是对映体在注射部位对血管收缩或扩张的程度不同。因此,许多局部麻醉药,如具有光学活性的甲哌卡因和布比卡因,它们的异构体对局部血流有不同的作用,可导致组织吸收速率及麻醉持续时间上的差异。

二、手性药物的分布

药物的分布程度取决于药物的脂溶性和药物与血浆蛋白、组织的结合能力。对于大多数药物,其理化性质影响药物的分布基本不存在立体选择性,药物分布的立体选择性主要体现在与血浆蛋白或组织结合的过程中。因为蛋白质由具有光学活性的氨基酸构成,为药物提供了一种手性生物环境。这种立体选择性主要表现为对映体与蛋白质的特异性结合,其结合力与受体的平衡解离常数(K_d)和酶的米氏常数(K_m)密切相关,并存在有质(结合部位)与量(结合程度)的差别。对于蛋白结合率很高的药物,微小的对映体选择性差异即会引起分布的显著改变,因此,手性药物与血浆蛋白结合的立体选择性是新药研发中的一项重要研究内容。

在血浆中,与游离药物结合的血浆蛋白主要有白蛋白(albumin)和α_1-酸性糖蛋白(α_1-acid glycoprotein,AGP),前者通常与酸性药物结合,而后者主要与碱性药物结合。手性对映体与这两类蛋白结合能力的不同,构成了血浆蛋白结合的差异。值得注意的是,人血浆中 AGP 的含量大约只有人血清白蛋白(human serum albumin,HSA)的 3%,在疾病状态时,AGP 显著增加,这对于与之显著性结合的药物具有较为重要的意义。许多手性药物与 AGP 和 HSA 的结合存在立体选择性,而且这两种蛋白的立体选择性差异有可能是相反的,同时一种手性药物与血浆蛋白的结合可能存在种属差异性。例如,R-普萘洛尔对于 AGP 的结合能力小于 S-普萘洛尔,但其对 HSA 的结合却与之相反。在普萘洛尔与血浆蛋白的结合中,与 AGP 的结合占主要地位,因而 S-对映体在血浆中的蛋白结合大于 R-对映体。

除血浆蛋白组成外,血浆的 pH、药物的浓度和种属差异都可能对手性药物的蛋白结合立体选择产生影响。有研究证实 pH 差异会影响 HSA 与美西律对映体的结合,当 pH 为 7.4~11.0 时,HSA 对美西律对映体表现出手性识别能力,但当 pH 为 5.0~6.0 时,HSA 对美西律的结合能力降低且手性识别能力消失。美西律与 AGP 的立体选择性结合表现出浓度依赖性。AGP 是由 3 个遗传变异体组成的混合物,美西律主要与 AGP 的 F1-S 变异体结合,对不同对映体的识别也主要与该变异体有关。在不同种属中,美西律对映体与血浆蛋白结合的立体选择性不同,与人血浆蛋白结合是 R-构型 >S-构型,但在 HSA 和牛血清白蛋白中是 S 构型 >R 构型,在鼠和兔血浆中是 S-构型 >R-构型,在人 AGP 和牛 AGP 中是 R 构型 >S 构型。多沙唑嗪、卤泛群、四氢帕马丁等多种手性药物对映体的蛋白结合都存在种属差异。

手性药物在组织中的分布也同样存在立体选择性,这种选择性除与血浆蛋白中药物的游离分数有关外,还和药物与组织结合、跨膜转运、组织细胞中药物代谢等特性有关。尼卡地平对映体在兔中的组织分布存在立体选择性,如 S-尼卡地平在小脑中的浓度是 R-尼卡地平的 4.3 倍,心脏中 S-尼卡地平浓度是 R-尼卡地平的 1.7 倍。布洛芬对映体在人体关节滑液的浓度是 S-对映体高于 R-对映体,这可以解释为对映体在血浆蛋白结合上的不同导致游离药物扩散时浓度梯度存在差异,进而两者的组织分布存在立体选择性。而在脂肪组织中,非甾体抗炎药存在代谢性手性转化现象,R-对映体可以转化为 S-对映体,可选择性地与血浆蛋白结合。脂肪组织优先摄取 R-布洛芬,这种现象与 R-布洛芬的辅酶 A 硫酯的形成有关,辅酶 A 硫酯中间体在组织中结合成为杂交甘油三酯,再经酯酶或水解酶的作用而缓慢释放。由于这类甘油三酯干扰正常脂代谢并引起生物膜功能的混乱及破坏,因此可能会产生毒性。

三、手性药物的代谢

药物在体内有多种代谢途径，每种途径又有多个步骤。这一系列过程大多都有生物大分子参与，参与代谢的酶可能会优先与某一对映体结合或相互作用，从而优先代谢该对映体。手性药物在动力学上的立体选择性差异大多是由立体选择性代谢产生的。手性药物在体内的代谢按照底物和代谢物的不同大致可分为 5 种：①非手性→手性；②手性→手性；③手性→非对映异构体；④手性→非手性；⑤手性对映体之间的转换。

在肝脏中，CYP450 酶和尿苷二磷酸葡糖醛酸转移酶（UGT）是影响药物代谢最为主要的酶类。其中 CYP450 酶主要参与药物的 I 相代谢，底物广泛且对立体化学敏感性强。CYP450 酶的多种亚型包括 CYP1A2、CYP2B6、CYP2C9、CYP2C19、CYP2D6、CYP3A4 等，UGT 的多种亚型包括 UGT1A1、UGT1A3、UGT1A6、UGT1A9、UGT2B7 等均对多种手性药物表现出立体选择性催化代谢行为。一方面，手性药物的代谢过程很复杂，通常多种代谢途径以不同立体选择性代谢药物各个对映体，而参与代谢过程的多种酶作用的选择性相互平衡导致药物内在清除率的差异。例如，普萘洛尔有广泛的代谢途径，均表现出了立体选择性。在人体代谢时 *N*- 脱异丙基和对位羟化的选择性是 *R*- 对映体 >*S*- 对映体，脱氨基和葡糖醛酸化的选择性是 *S*- 对映体 >*R*- 对映体，总的结果是血浆中 *S*- 对映体占优势。另一方面，由于代谢酶的种属差异、个体间代谢酶活性的差异、疾病因素、食物等外源性物质对酶的表达和活性的影响，以及酶的基因多态性，使得手性药物的代谢非常复杂。两种对映体的代谢速率差异会引起两者相对浓度的差异，因而，单一对映体和外消旋体的治疗效果可能不同。

维拉帕米的主要代谢物为 *N*- 去烷基和 *O*- 去甲基物，人体肝微粒体孵化试验表明，*N*- 去烷基代谢不存在对映体差别，而 *O*- 去甲基反应显示很强的对映体选择性，*S*- 维拉帕米的清除率是 *R*- 对映体的 30 倍。右旋黄皮酰胺的优势代谢途径是 4- 位羟化，产生 4- 羟基黄皮酰胺，其产生的速率和量均显著高于其对映异构体 *S*- 黄皮酰胺，立体选择方向为 *R*- 黄皮酰胺 >*S*- 黄皮酰胺；而左旋黄皮酰胺的优势代谢途径为 7- 位羟化和 5- 位羟化，由此产生 7- 羟基 - 黄皮酰胺和 5- 羟基 - 黄皮酰胺，在该代谢系统中，*R*- 黄皮酰胺的 7-OH- 黄皮酰胺和 5- 羟基黄皮酰胺的生成量很小，立体选择方向为 *S*- 黄皮酰胺 >*R*- 黄皮酰胺。实验结果表明，黄皮酰胺对映异构体的体内代谢过程存在着底物立体选择性差异，且不同代谢途径的立体选择方向不同。有些手性药物经代谢后，生成具有不对称中心的活性代谢物，并表现出产物的立体选择性。反式曲马朵的活性代谢产物反式氧去甲基曲马朵对映体在受试者体内和大多数取血时间点，*S*- 氧去甲基代谢物的浓度高于 *R*- 氧去甲基代谢物的浓度；在不同受试者体内，血清中氧去甲基代谢物对映体的比值差别较大，两种对映体的 C_{max} 有显著性差异，表现出手性药物代谢的产物立体选择性。

除 CYP450 酶和 UGT 外，人体中还存在一些氧化酶，如 L-α- 羟基酸氧化酶、黄素单氧化酶（flavin-containing mono-oxygenase，FMO）等，它们只催化单一对映体代谢或者催化生成的手性代谢物趋向一种构型。余露山等研究发现，在人体和大鼠中分别给予 *S*- 和 *R*- 扁桃酸后，它们的代谢产物苯乙醛酸在尿液中排泄量存在明显的差异。*S*- 扁桃酸给药组中苯乙醛酸的排泄量要显著高于其对映体给药组。进一步研究发现，导致这种立体选择性的原因是催化扁桃酸羟基氧化的酶为 L-α- 羟基酸氧化酶，它只能单一地催化 *S*- 扁桃酸生成苯乙醛酸。苯丙胺在体内的代谢是 FMO 介导的，利用克隆的两种人体的 FMO3（Glu-158 和 Lys-158）研究表明，苯丙胺在体内经 *N*- 氧化反应，形成的安非他明肟以反式为主，两种酶催化的反应呈不同类型的立体选择性,Glu-158 以催化 *S*- 苯丙胺为主,Lys-158 以催化 *R*- 苯丙胺为主,由于 *R*- 苯丙胺的中枢毒性作用比 *S*- 苯丙胺强 3~4 倍,这种代谢的立体选择性具有临床意义。

通常情况下,若代谢过程中涉及酮和碳碳双键还原反应、卤化反应、前手性取代基氧化、水解代谢等反应过程的药物可能会发生产物立体选择性,其主要特征为代谢过程中出现手性中心,如上述的 FMO 催化苯丙胺代谢。非手性物质代谢后生成手性代谢物的情况非常普遍,例如,在氧化酶的作用下,地西泮和去甲基地西泮 C3 位羟化后形成手性中心,并且优先生成 *S*- 羟地西泮和 *S*- 去甲基羟地西泮。在多巴胺羟化酶的作用下,多巴胺的侧链引入羟基而形成 *R*- 去甲肾上腺素。在家兔血清中阿托品酯酶的作用下,部分 *S*- 莨菪碱可被水解成托品碱和手性托品酸,而 *R*- 莨菪碱却不受阿托品酯酶的影响,仍以原型存在。碳碳双键的还原在药物代谢中并不常见,但是在一些内源性物质如甾醇、胆酸等体内转化却非常普遍,双键还原后可能引入两种手性中心,而体内的这些双键还原酶往往偏向于催化一种对映体的生成。

有时体内给予单一对映体后能在生物样品中测得其对映体,其原因是这些手性药物在体内可能会发生对映体之间的相互转化。对映体发生手性转化的器官主要是肝脏,其次是肾和胃肠道。研究对映体在体内的相互转化,可了解对映体是否通过转化为另一对映体而减慢其消除,甚至使其蓄积。手性转化的典型例子是 2- 芳基异丙酸类药物,如布洛芬、普拉洛芬、沙丁氨醇等,该类药物含有 2- 苯丙酸,在人体内代谢酶的作用下能与乙酰辅酶 A 结合,形成乙酰辅酶 A 硫酯中间体,再通过不对称碳原子的旋转变构而发生单向($R \rightarrow S$)的不可逆对映体转换。抗血小板凝集作用药物氯吡格雷临床上以 *S*- 对映体给药,*R*- 对映体无抗血栓活性,在动物体内大剂量可引起惊厥。因此,在临床前安全性评估期间,通过雄性和雌性大鼠反复口服不同剂量的氯吡格雷,在体研究了氯吡格雷可能的手性转化。由于氯吡格雷在肝脏中的代谢迅速,血浆中未发现其无效 *R*- 对映体,但是通过立体选择性分析在血浆中发现了其浓度 4%~8% 的 *R*- 羧酸代谢产物,说明氯吡格雷或其主要代谢物 *S*- 羧酸代谢物发生了手性转化现象。

目前临床上使用的质子泵抑制剂(PPI)大都以消旋体的形式给药,但由于其单一对映体在 PK 行为上存在明显的优势,因此一些 PPI 单一对映体正在作为新药进行研究。研究发现,PPI 单一对映体在体内可以发生手性转化。其机制是因为在体内还原性物质如谷胱甘肽的作用下,PPI 的亚砜基团被还原为硫醚,进一步在体内氧化酶的作用下重新氧化为亚砜,正是这个过程导致了手性转化,如雷贝拉唑的体内手性转化,如图 11-1。

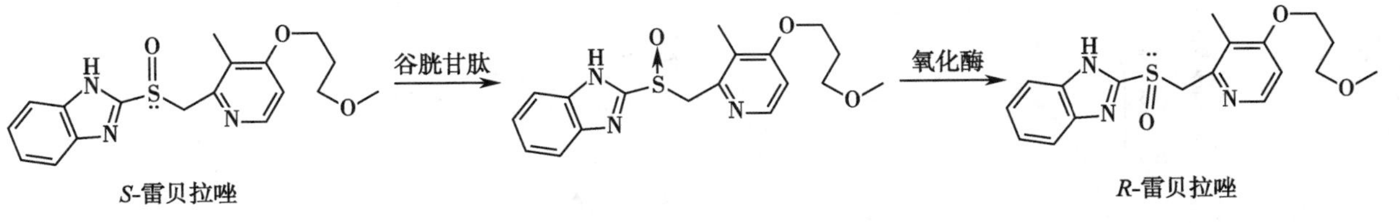

图 11-1　雷贝拉唑的体内手性转化机制

人体中药物代谢酶的基因多态性广泛存在,野生型和突变体酶不但催化活性不同,对手性药物对映体的空间识别也可能有显著差异,导致催化特征存在明显差异,使得手性药物的代谢过程更为复杂。尽管早期人们对代谢酶基因多态性的认识还非常有限,但是已经发现泮托拉唑在快代谢者和慢代谢者中具有不同的代谢立体选择性。在快代谢者中，S- 泮托拉唑的血药浓度比 R- 对映体高，AUC 和 $t_{1/2}$ 的 R/S 之比均小于 1，并随着时间增加血清中药物浓度的 R/S 之比下降。但在慢代谢者中，R- 对映体代谢远慢于 S- 对映体，AUC 和 $t_{1/2}$ 的 R/S 之比均大于 1，并随时间增加血清中药物浓度的 R/S 之比下降增加。

有研究显示氟西汀在 CYP2C8.1、CYP2C8.2、CYP2C8.3、CYP2C8.4 和 CYP2C9.1、CYP2C9.3、CYP2C9.13、CYP2C9.16 等介导条件下存在明显差异（图 11-2）。CYP2C8.1 和 CYP2C8.2 对氟西汀对映体的代谢未见显著性差异，但是 CYP2C8.3 和 CYP2C8.4 催化氟西汀对映体代谢的 K_m 和清除率都存在显著差异，结果显示这两种突变体酶对 R- 氟西汀的酶亲和力和代谢清除率都明显高于 S- 对映体。在 CYP2C9 野生型及其突变体中的代谢显示，催化 R- 氟西汀代谢的 K_m 在 CYP2C9.1、CYP2C9.3 和 CYP2C9.16 中都显著低于 S- 对映体，但是在 CYP2C9.13 中却没有明显的差异，其代谢清除率则是野生型中 $R>S$，但 CYP2C9.13 中则是 $S>R$，CYP2C9.3 和 CYP2C9.16 中没有明显差异。这些结果表明，人体中由于基因多态性的存在，酶对手性药物对映体的代谢可能存在明显差异。因此，获得药物的对映体代谢特征对于指导临床合理用药具有积极的意义。

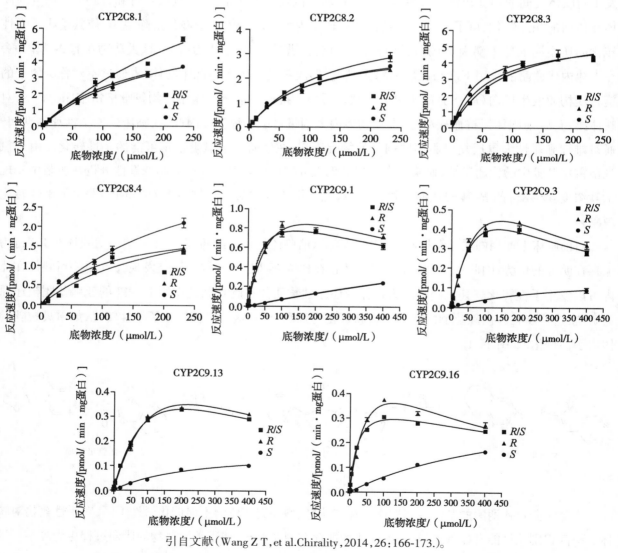

引自文献（Wang Z T, et al.Chirality, 2014, 26：166-173.）。

图 11-2 氟西汀对映体在 CYP2C8 和 CYP2C9 野生型及突变体酶中的 PK 曲线

四、手性药物的排泄

肾脏是药物排泄的主要器官,肾清除包括肾小球滤过、主动和被动重吸收及肾代谢等过程。肾小球滤过本身不具有立体选择性,但是当手性对映体的血药浓度存在明显差异时,会间接引起排泄的立体选择性。肾小管上皮细胞的膜侧表达大量的外排型药物转运体,如 MDR1、MRP2、MRP4、OCTN1、OCTN2、MATE1 等,以及药物代谢酶,如 CYP450 酶和 UGT 等。如果手性对映体是这些药物转运体和代谢酶的底物,且转运或代谢具有立体选择性,那么也可能导致排泄的立体选择性。然而,药物对映体肾排泄最终是否具有立体选择性取决于这些因素的综合作用结果。临床上一些手性药物的肾排泄具有显著的立体选择性,如沙丁氨醇、羟氯喹、奎宁和奎尼丁、妥卡尼、洛尔类药物等。

大鼠灌胃给予索他洛尔消旋体后,其对映体的药物浓度 - 时间曲线相似,而单独给予 S- 索他洛尔后,肾清除率从 (33.7 ± 6.0) ml/$(\min \cdot kg)$ 降低至 (28.9 ± 5.6) ml/$(\min \cdot kg)$ $(p<0.05)$;给予 R- 索他洛尔后,其处置并无明显变化。S- 索他洛尔的肾清除率受肾血流量影响较大,而受肾排泄的影响较小,因此以消旋体给药后,R- 索他洛尔的 β 受体拮抗作用引起的肾血流量改变,可能是导致 S- 索他洛尔的肾清除率发生变化的主要原因。大鼠灌胃给予四氢帕马丁(THP)消旋体后,96 小时内 S-THP 和 R-THP 的尿液累积排泄量分别为 (55.49 ± 36.9) μg 和 (18.33 ± 9.7) μg,表明 THP 的尿液排泄存在显著的立体选择性。

胆汁排泄是药物及其代谢产物排泄的另一主要途径。肝细胞胆管侧细胞膜上也表达了许多药物外排转运体,如 MDR1、MRP2、BCRP 和 BSEP 等,它们对于药物的胆汁排泄发挥了重要的作用。研究发现,在大鼠中 S- 酮洛芬葡糖醛酸苷、S- 反式曲马朵和 S- 反式氧去甲基曲马朵都优先从胆汁中排泄。克仑特罗是一种平喘药,又名瘦肉精,其手性对映体在尿液中的排泄没有立体选择性,但是在胆汁中的排泄存在明显的立体选择性,R- 克仑特罗的胆汁清除率 (1.62 ± 0.88) ml/$(\min \cdot kg)$ 显著高于 R- 对映体 (0.45 ± 0.23) ml/$(\min \cdot kg))$。对大鼠灌胃给予 $20(S)$ - 原人参二醇差向异构体(24R 差向异构体或 24S 差向异构体)后研究其在尿液、粪便和胆汁中的排泄情况发现存在显著的立体选择性胆汁排泄现象。在大鼠灌胃给药后 48 小时内,24R 差向异构体和 24S 差向异构体胆汁排泄累积量分别为给药剂量的 8.01% 和 1.47%,R 构型为 S 构型的 5.4 倍。由于在相同给药剂量下,R 构型的 AUC 是 S 构型的 20 倍,可以推测胆汁排泄中造成异构体的立体选择性差异的原因可能是由于两者吸收差异。

第二节　影响手性药物药代动力学立体选择性的因素及临床合理用药

手性药物 PK 特性受多种因素的影响,主要包括药物相互作用、剂型、给药途径、生理病理状况、年龄和性别、遗传因素、种属和个体差异等。因此,只有充分认识这些因素对手性药物 PK 的影响才能确保临床药物的合理用药,降低药物不良反应。

一、药物相互作用

如果两种药物竞争性地与血浆蛋白、受体的同一部位或酶活性中心结合,或者其中一种药物对药物代谢酶或转运体的表达有增加或降低作用,那么两者之间将发生直接或间接的相互作用。手性药物在体内的代谢过程可以被对映体或其他药物所干扰,因此存在着对映体 - 对映体间的相互作用,对映体 - 其他药物的相互作用。上述现象给临床用药带来较大困难,如不加以考虑,则很容易引起药物中毒或剂量不足。

（一）消旋体药物中两对映体间的相互作用

在手性药物的吸收、分布、代谢和排泄等环节都有可能发生两对映体间的相互作用,导致对映体 PK 行为不同。

1. 吸收　在药物的吸收过程中,由于对映体本身的理化性质相同,以被动扩散吸收为主的手性药物一般不呈现立体选择性。人体胃肠道可表达大量的摄取型和外排型药物转运体,手性药物间的相互作用主要表现在它们对具有立体空间结构药物转运体的表达和功能产生不同的影响,导致药物的吸收和外排出现差异。由于结构相似,手性药物对映体 - 转运体相互作用过程中发生竞争性相互作用较为常见。一些 β- 内酰类抗生素如头孢氨苄,经双肽转运体(peptide transporter,PEPT)主动吸收优先针对 R- 对映体,S- 对映体则抑制 R- 对映体的吸收。茶氨酸具有降压和辅助抑制肿瘤的作用,研究发现口服给予茶氨酸单一对映体后,R- 茶氨酸的 AUC 低于 S- 茶氨酸。口服给予茶氨酸消旋体较单一对映体相比,两种对映体的 C_{max} 均显著降低,而腹腔注射给予茶氨酸消旋体后血浆中 S- 茶氨酸和 R- 茶氨酸的药物浓度相近,说明茶氨酸两对映体肠道吸收呈现竞争性。兰索拉唑是临床常用的质子泵抑制剂,研究发现它对人体有机阴离子转运体 OAT1 和 OAT3 具有抑制作用。然而,兰索拉唑对映体对 OAT3 的抑制作用具有显著的立体选择性,但是对 OAT1 的抑制作用没有立体选择性。S- 兰索拉唑对甾酮 -3- 硫酸酯和甲氨蝶呤的抑制作用都显著高于 R- 对映体。

另外,一些手性药物还可以调节药物转运体的表达水平,对映体间的这种调节作用通常是同向的,只是作用强弱可能存在立体选择性,但也可能是相反的。R- 西替利嗪能提高 P-gp 的表达,而 S- 西替利嗪则降低 P-gp 的表达。黄皮酰胺对映体对 P-gp 的活性存在明显不同,其抑制程度和作用随给药浓度的高低而变化。在浓度为 1μmol/L 时,S- 黄皮酰胺能抑制 P-pg 的活性,而 R- 对映体则增加 P-gp 的活性。当黄皮酰胺对映体与 P-gp 的经典抑制剂维拉帕米联合给药时,R- 黄皮酰胺能显著拮抗维拉帕米对 P-gp 外排的抑制作用,然而 S- 对映体则对维拉帕米的这一作用有轻微的协同作用。当给予高浓度的 R- 黄皮酰胺(5μmol/L 或 10μmol/L)时,其增加 P-gp 活性的作用转变为抑制作用,说明浓度不同对 P-gp 的活性会出现相反的作用。进一步的研究发现,在高浓度时(5μmol/L),R- 黄皮酰胺能显著上调 P-gp 的表达水平,而 S- 对映体则显著下调 P-gp 的表达水平。这些结果说明,S- 黄皮酰胺是 P-gp 的抑制剂,而 R- 黄皮酰胺随浓度不同可以是 P-gp 的双向调节剂。当黄皮酰胺与其他药物联合用药时将使得相互作用过程变得非常复杂。

2. 分布　血浆和组织蛋白结合率是影响药物分布的重要因素,因为蛋白结合具有立体选择性,所以手性药物在体内的分布会产生差异,尤其是对于蛋白结合率很高的药物,对映体选择性的微小差异即会引起分布改变。血浆蛋白结合的立体选择性主要是由于对映体在与血浆白蛋白或 α_1- 酸性糖蛋白的结合上发生竞争,从而影响某些药物 PK 参数,如分布容积、总清除率等。布洛芬对映体竞争性地与血浆白蛋白结合,其 R- 对映体的蛋白结合能力显著高于 S- 对映体,使游离药物浓度中 S/R 的比值显著升高,有助于提高外消旋体的疗效。抗心律失常药丙吡胺的主要代谢产物 N- 去甲基丙吡胺的对映体能竞争性地取代母体药物对映体在酸性糖蛋白上的结合。在肾功能欠佳的患者中 *N*- 去甲基丙吡胺浓度较高，导致 *R*- 丙吡胺游离浓度增高而毒性增加。

3. 代谢　对映体受酶催化作用有两种情况，一是两种对映体受同一代谢酶作用，但作用速度不同，合并用药的酶诱导或酶抑制效应会对对映体产生不同程度的影响；另一种是两种对映体受两种不同酶作用，酶诱导或酶抑制的立体选择性必然存在性质和程度上的差别。

华法林主要代谢途径 6- 位和 7- 位羟化呈现相反的立体选择性。在人肝微粒体，*R*- 华法林（劣映体）竞争性抑制 *S*-6- 羟化华法林和 *S*-7- 羟化华法林的生成；而 *S*- 对映体对 *R*- 华法林代谢仅有弱的抑制作用，这增加了药物相互作用的复杂性。一些药物虽然对药理活性强的 *S*- 华法林清除无直接影响，但若它能抑制 *R*- 华法林的清除，则会像连锁反应一样对 *S*- 华法林的代谢产生有显著临床意义的影响。

研究发现，分别给予普罗帕酮单个对映体时，*S*- 对映体和 *R*- 对映体的体内清除率分别是服用等量外消旋体的 1.42 倍和 1.55 倍，说明 *R*- 普罗帕酮能竞争性地抑制 *S*- 普罗帕酮的代谢清除。体外微粒体孵育实验也表明，*R*- 普罗帕酮能竞争性地抑制 *S*- 对映体的代谢，且抑制常数小于 *S*- 对映体，其机制可能是因为 *R*- 对映体竞争性地抑制它们共同的代谢酶 CYP2D6。对映体间的相互作用可导致服用消旋普罗帕酮比等量 *S*- 对映体表现出更明显的 β 受体拮抗作用。CYP2D6 慢代谢者体内普罗帕酮的浓度较高，β 受体拮抗作用较强；*R*- 对映体对 *S*- 对映体的代谢清除抑制作用将使其 β 受体拮抗作用更明显，容易引起有关不良反应。

药物代谢酶的遗传多态性使得不同个体间药物代谢特征可能存在明显的差异，这是临床精准药学研究的一个重要方面。手性药物对映体间代谢的相互作用在代谢酶的不同亚型间也可能存在明显差异。例如，CYP2C9 是催化氟西汀代谢生成诺氟西汀的酶之一，人体中 CYP2C9 存在多个突变体酶。研究发现，氟西汀对映体经 CYP2C9 代谢的过程中存在代谢性相互作用，而且这种相互作用在野生型和突变体酶中存在差异。*S*- 氟西汀对 *R*- 氟西汀代谢抑制 IC_{50} 在 CYP2C9 野生型、CYP2C9.2、CYP2C9.3、CYP2C9.13 和 CYP2C9.16 五种酶中都大于 $57\mu mol/L$，表现为较弱的抑制作用。但是，*R*- 氟西汀对 *S*- 氟西汀代谢抑制 IC_{50} 在 CYP2C9.2 中为 $6.3\mu mol/L$，在 CYP2C9 野生型和 CYP2C9.16 中为 $21\mu mol/L$ 左右，在 CYP2C9.3 和 CYP2C9.13 中大于 $57.8\mu mol/L$。

近年来，有关核受体与药物代谢酶基因诱导表达机制的研究越来越受到人们的关注。核受体在体内分布广泛，调控的靶基因涉及众多药物代谢酶及转运体，可对药物或毒物在体内的处置，如吸收、分布、代谢及排泄等过程产生重要的影响。以孕烷 X 受体（PXR）为例，PXR 调控的药物代谢酶非常广泛，包括 I 相代谢酶 CYP3A4、CYP2B6、CYP2C9、CYP2C18、CYP2C19、CYP7A1 等，II 相代谢酶 UGT、谷胱甘肽 -*S*- 转移酶（GST）和硫酸基转移酶（SULT）。有研究证实 *R*- 华法林是 PXR 的强配体，可以显著上调原代人肝细胞中 CYP3A4 和 CYP2C9 的 mRNA 表达，推断 *R*- 华法林及其羟基化代谢物会导致药物 - 药物相互作用并影响 *S*- 华法林的代谢过程。这也为我们研究手性药物的立体选择性代谢机制及药物 - 药物相互作用提供了一个非常有益的启示。

（二）其他药物与对映体发生选择性的相互作用

早期临床研究发现许多手性药物与其他药物合用导致 PK 发生立体选择性改变的现象。多数药物与对映体之间相互作用是由于该药物选择性地抑制或诱导介导手性药物代谢的药物代谢酶、药物转运体，抑制了手性药物与血浆蛋白的结合等。

当其他药物与手性药物联合用药时,其他药物对不同对映体的相互作用可能有很大差异,临床效应非常复杂。华法林是临床常用的抗凝血药物,由于其治疗窗窄,需要进行血药浓度监测以确保药物有效性并减少副作用的发生。许多药物都可能与抗凝血药物华法林联合用药,这些药物与华法林对映体的相互作用不尽相同。磺吡酮能选择性地与华法林的优对映体 S- 华法林作用;恩诺沙星则与劣对映体 R- 华法林作用;西咪替丁与 S- 华法林的作用不明显,但能抑制 R- 华法林的氧化代谢,显著增加其血浆半衰期。磺吡酮抑制 S- 华法林的氧化代谢,减少其清除,而对 R- 华法林影响较少,但能立体选择地置换与血浆蛋白结合的 R- 华法林。齐留通与华法林的相互作用也表现出明显的对映体选择性,R- 华法林主要由 CYP1A2 介导代谢成 R-6- 羟基华法林,S- 华法林由 CYP2C9 代谢成 S-7- 羟基华法林。而齐留通约 20% 经 CYP1A2 代谢,由于代谢竞争机制的存在,S- 华法林的 PK 特征几乎不受影响,而 R- 对映体血药浓度显著升高。胺碘酮对华法林清除的抑制作用具有立体选择性,S- 华法林受抑制程度远大于 R- 对映体,是由于胺碘酮选择性地抑制 S- 华法林的代谢酶 CYP2C9,使其抗凝血活性显著增加。促尿酸排泄药苯溴马隆对 R- 华法林 PK 无影响,但选择性地抑制了 S- 华法林经 CYP2C9 的代谢清除。若两者合用,华法林的剂量应下调 30%。

临床上另有矛盾的或出人意料的药物相互作用可通过手性过程解释。苯磺丁脲和保泰松与华法林合用能增强华法林的抗凝作用,但华法林的 PK 行为没有明显改变。采用手性分析技术发现,苯磺丁脲和保泰松与华法林合用后,R- 华法林体内的消除速率明显升高,而 S- 对映体的清除率下降,所以消旋体的整体 PK 行为改变不明显。但是,S- 对映体药效明显强于 R- 对映体,合用后华法林的抗凝作用明显增强,因此,当苯磺丁脲和保泰松与华法林合用时,有必要监测华法林对映体的浓度以优化用药方案。

除药物代谢酶外,其他药物与药物对映体通过药物转运体也可能发生相互作用,导致药物对映体吸收和排泄的立体选择性发生显著变化。非索非那定对映体的体内吸收和排泄存在明显的立体选择性,而与其他药物合用后这种立体选择性可能发生改变,主要是由于个别药物转运体在其中发挥着重要的作用。非索非那定对映体在体内均依靠 P-gp 转运,同时服用 P-gp 抑制剂伊曲康唑或维拉帕米,S- 非索非那定的转运更易受影响。有文献报道,单次合用利福平可显著降低 S- 非索非那定和 R- 非索非那定的口服清除率和肾清除率,即使在多次给药后,利福平仍可显著降低这些参数,尽管对口服清除率的影响略有减弱。多剂量利福平可消除非索非那定对映体的口服清除率差异,而肾清除率的立体选择性仍存在。利福平通过 OATP1B3 抑制人肝细胞对非索非那定对映体的吸收,并抑制其在 Caco-2 细胞中从基部到顶端的转运,但不抑制 OAT3 和多药及毒素外排转运蛋白 1(MATE1)介导的转运。S- 非索非那定是一种比 R- 非索非那定更有效的人体组胺 H_1 受体拮抗剂。利福平与非索非那定有多个相互作用位点,这些位点都有助于增加非索非那定体内的系统暴露量。此外,日常饮食中的一些活性成分对非索非那定对映体 PK 也可能产生影响。研究发现,当非索非那定消旋体与葡萄柚汁合用时,葡萄柚汁能显著改变人体血浆中非索非那定对映体的 AUC 比值,同时也显著改变了非索非那定对映体肾排泄的立体选择性,而导致这些改变的机制是葡萄柚汁对 OATP2B1 具有显著的抑制作用。

肾小管上皮细胞是肾脏药物排泄的基本单位,其基底侧和膜侧分别表达大量的药物转运体,负责药物的排泄和重吸收。研究发现,一些非甾体抗炎药可以同时立体选择性抑制肾小管上皮细胞基底侧和膜侧的转运体功能,影响甲氨蝶呤的排泄。一方面,氟比洛芬、布洛芬和萘普生对映体通过抑制肾小管上皮细胞基底侧的 OAT1 功能,使甲氨蝶呤从体循环摄取进入肾小管上皮细胞的量明显被抑制,结果显示 S- 对映体的抑制作用明显强于 R- 对映体。另一方面，这些非甾体抗炎药及其葡糖醛酸代谢物对位于肾小管上皮细胞膜侧的 MRP2 和 MRP4 等外排转运体也具有显著的立体选择性抑制作用。以上两种作用叠加后，这些非甾体抗炎药与甲氨蝶呤合用后会显著降低甲氨蝶呤的体内清除率，且呈现明显的立体选择性。

二、给药途径和剂型

手性药物可因立体选择性首过代谢和在门静脉中立体选择性血浆蛋白结合，使药物对映体进入体循环的量和速度不同。钙通道阻滞剂外消旋体维拉帕米的血浆浓度 - 效应关系显示，静脉注射比口服的作用更强。S- 维拉帕米的血管扩张活性是 R- 对映体的 2.5~20 倍。单个对映体的 PK 性质表明，低活性 R- 对映体口服后其血药浓度是 S- 对映体的 5 倍，静脉注射是 S- 对映体的 2 倍，并有不同的清除率和分布体积。在人体内，无论口服给药还是经皮肤给药，奥昔布宁的 PK 均有立体选择性，S- 对映体比 R- 对映体的 AUC 大；口服给药时奥昔布宁的代谢率高，氮去乙基奥昔布宁 R- 对映体比 S- 对映体的 AUC 大；经皮肤给药时奥昔布宁的代谢率低，氮去乙基奥昔布宁 S- 对映体比 R- 对映体的 AUC 大。

大剂量给药或长期较大剂量给药后引起对映体特异性的非线性 PK，也可能导致优 / 劣对映体浓度比值的改变。富马酸伊布利特是一种新型的抗心律失常药物。其犬中的 PK 数据显示，以消旋体低剂量（0.3mg/kg）给药时，富马酸伊布利特的两种对映体 PK 特征没有差别。随着给药剂量的增大，两种对映体 PK 特征的差别逐渐显现出来，当口服剂量为 4mg/kg 时，两种对映体的生物利用度最大相差 3 倍，这表明高剂量口服富马酸伊布利特后的首过代谢具有高度的对映体选择性，而低剂量时则不明显，证明该药首过代谢的对映体选择性具有浓度依赖性。

不同给药途径的剂型，如片剂、针剂、口含剂和栓剂等，以及用于制备制剂的一些辅料（如糖类、纤维素类、三氯酸盐、环糊精等手性添加剂），将影响手性药物中对映体的释放速率、吸收和首过代谢的特异性，从而改变优 / 劣对映体比值。叶金翠等研究发现，手性促透剂芳樟醇会对炔诺酮类手性药物经皮渗透对映体选择性产生影响。以炔诺孕酮为例，当供给液含有 0.3mol/L 的芳樟醇消旋体时，S- 炔诺孕酮是 R- 炔诺孕酮稳态经皮吸收速率的 126%，这可能是芳樟醇消旋体、炔诺孕酮和角质蛋白等皮肤手性物质之间存在的立体选择性相互作用所导致。

三、疾病状况

许多药物对映体对体内一些重要器官发挥作用，这些器官发生病变将影响对映体的疗效，其中尤以肝硬化最为明显。肝病患者的肝药酶活性、肝血流及肝细胞功能等都可能下降，这对首过代谢显著且有立体选择性差异的手性药物来说，必然导致不同于正常人的 PK 立体选择性。肝硬化患者与正常健康志愿者的布洛芬总 AUC 不发生显著变化，但对映体的 AUC 比（S/R）从健康组的 1.3 减少至肝病组的 0.94。肝病组血浆中活性的 S- 布洛芬浓度低于 R- 对映体，健康组则相反。肾病患者体内布洛芬对映体的 PK 行为与正常健康志愿者中也明显不同，在肾功能不全者体内布洛芬对映体浓度比和 AUC 比值（S/R）都大于正常人。其主要原因是患者的 R- 布洛芬向 S- 对映体转化增加，而且肾清除率降低。由于 S- 布洛芬浓度升高，通过抑制肾环氧化酶，可加剧肾局部缺血，因而这些患者发生布洛芬肾毒性的危险增加。

四、年龄和性别

人的性别和年龄不同,体内器官的功能、药物代谢酶和转运体的活性以及血浆蛋白的结合率等也会不同,这些特征会改变药物对映体 PK 的立体选择性。例如,研究发现甲苯比妥对映体的代谢立体选择性既与性别有关,又与年龄有关。无论是男女性青年组和老年组,R- 甲苯比妥均比 S- 甲苯比妥清除更快。但是,青年男性组 R- 对映体的口服清除率显著高于青年或老年女性组或老年男性组。青年女性与老年女性之间,老年男性与女性之间无显著性差异,这表示 R- 对映体清除率呈现年龄和性别依赖性。相反,青年男性组的 S- 对映体血浆清除半衰期显著小于其他组。

年龄和性别使对映体处置发生的这些变化可影响治疗效果,优 / 劣对映体可引起老年人对药物的敏感性差异,增加药理活性或副作用。例如,老年人服用外消旋苯噁洛芬后,发生 R- 对映体向 S- 对映体转化,同时肾脏立体选择性地清除 R- 对映体,导致 S- 对映体在体内积蓄,引起毒副反应。

五、种属和遗传因素

选择合适的动物模型研究外消旋体药物的手性药理学非常重要。不同动物之间,动物与人之间均会存在明显的差别。已有研究表明,药物的立体选择性存在动物种属性差异,因而,将有种属间立体选择差异的药物仅从动物中获得的实验结果推论到人体时是有风险的。普萘洛尔人口服后,有活性的 S- 对映体浓度大于 R- 对映体,而犬口服后 R- 对映体的血药浓度却大于 S- 对映体,与人体内的立体选择性相反。

西氯他宁在人和大鼠肝微粒体的代谢研究显示,在大鼠肝微粒体中孵育 24 小时后,西氯他宁残留量 R- 对映体为 1.2%,S- 对映体为 2.7%,且 R- 对映体主要转化成硫酸盐,S- 对映体主要转化成葡糖苷酸结合物。在人肝微粒体中,对映体的生物转化率较大鼠低,且 S- 对映体的代谢率明显高于 R- 对映体。孵育 24 小时后,S- 对映体的残留量为 8.2%,R- 对映体为 32.3%,且与大鼠不同的是两种对映体主要代谢成葡糖苷酸结合代谢物,显示出明显的种属差异。

在犬肝微粒体中,哮喘的维持治疗药物齐留通其葡糖醛酸化反应只有 S- 对映体才能进行,R- 对映体不能被葡糖醛酸化,但是 R- 对映体却能促进 S- 对映体的葡糖醛酸化。而在人和猴肝微粒体中 R- 对映体竞争性抑制了 S- 对映体的葡糖醛酸化,提示对映体间的种属差异性相互作用。

药物代谢酶和转运体的基因单核苷酸突变(SNP)可能导致药物代谢酶和转运体的活性发生明显改变,进而导致其对手性药物对映体的代谢和转运发生立体选择性变化。人体中根据酶活性的不同,分为弱(慢)代谢者(PM)、正常者、强(快)代谢者(EM)。其分型指标有:①代谢比(metabolic ratio,MR)= 尿中相应代谢物的浓度 / 尿中母体药物浓度;②对映体比(enantiomeric ratio,ER)= 尿中 S- 对映体浓度 / 尿中 R- 对映体浓度。

CYP2D6 已经被报道的 SNP 有 60 多种,这些基因突变引起酶活差异较大,与其他药物代谢酶不同的是,CYP2D6 除了慢代谢型和快代谢型外,还有中间代谢型和超快代谢型,使得有 CYP2D6 基因突变患者的临床用药变得非常复杂。人体中 β 受体拮抗药美托洛尔的代谢主要由 CYP2D6 介导,有 1%~10% 的人群属于 PM。因为非活性的劣对映体 R- 美托洛尔的首过代谢,外消旋体美托洛尔的血药浓度与其药效关系曲线在 PM 人群中发生左移。类似的,服用消旋普罗帕酮比等量 S- 对映体表现出更明显

的 β 受体拮抗作用，PM 体内普罗帕酮的浓度较高，β 受体拮抗作用较强；此外 *R*- 对映体对 *S*- 对映体的代谢清除抑制作用将使其 β 受体拮抗作用更明显，容易引起有关不良反应。美芬妥英在 PM 中两种对映体的药物浓度 - 时间曲线非常类似，在 EM 中 *S*- 对映体的血药浓度非常低。*S*- 美芬妥英在体内经 CYP2C19 代谢主要生成 4- 羟基美芬妥英，而 *R*- 对映体代谢后生成具有药理活性的 *R*-5- 乙基 -5- 苯基乙内酰脲。

相对于药物代谢酶，药物转运体的基因多态性导致手性药物产生 PK 立体选择性的报道要少得多。体外研究发现，虽然 OATP2B1.3 的蛋白表达水平比 OATP2B1.1 低 1 倍，但是它们对经典底物的转运没有显著性差异，提示 OATP2B1.3 比野生型具有更强的活性。健康志愿者口服 60mg 非索非那定消旋体后发现，在 OATP2B1 野生型人群的 *S*- 对映体 AUC 要显著低于其在 OATP2B1.3 人群中的，但是 *R*- 对映体的 AUC 在两种人群中没有显著性差异。该结果表明，人体中 OATP2B1.3 对 *S*- 对映体的摄取作用需明显强于其野生型。

（余露山）

参考文献

［1］WANG L，LEGGAS M，EMPEY P E，et al. Stereoselective interaction of pantoprazole with ABCG2. II. In vitro flux analysis. Drug Metab Dispos，2012，40：1024-1031.

［2］WANG L，MCNAMARA P J. Stereoselective interaction of pantoprazole with ABCG2. I. Drug accumulation in rat milk. Drug Metab Dispos，2012，40：1018-1023.

［3］HE Y，LIU Y，ZENG S. Stereoselective and multiple carrier mediated transport of cetirizine across Caco-2 cell monolayers with potential drug interaction. Chirality，2010，22：684-692.

［4］ZHOU Q，YU L S，ZENG S. Stereoselectivity of chiral drug transport：a focus on enantiomer-transporter interaction. Drug Metab Rev，2014，46：283-290.

［5］NARAWA T，YANO T，ITOH T. Stereoselective recognition of amethopterin enantiomers by the rat proton-coupled folate transporter. Biol Pharm Bull，2015，38（4）：545-551.

［6］ZHANG Y，SU C，LEI J X，et al. Studies on the *L*-2-hydroxy-acid oxidase 2 catalyzed metabolism of *S*-mandelic acid and its analogues. Drug Metab Pharmacokinet，2019，34（3）：187-193.

［7］HUANG M M，HU H H，MA L P，et al. Carbon-carbon double-bond reductases in nature. Drug Metab Rev，2014，46：362-378.

［8］TANG C，CHEN Z，DAI X，et al. Mechanism of reductive metabolism and chiral inversion of proton pump inhibitors. Drug Metab Dispos，2019，47：657-664.

［9］WANG Z T，WANG S J，HUANG M M，et al. Characterizing the effect of cytochrome P450（CYP）2C8，CYP2C9，and CYP2D6 genetic polymorphisms on stereoselective *N*-demethylation of fluoxetine. Chirality，2014，26：166-173.

［10］HIROSAWA I，ISHIKAWA M，OGINO M，et al. Enantioselective disposition of clenbuterol in rats. Biopharm Drug Dispos，2014，35：207-217.

［11］HAMADA Y，IKEMURA K，IWAMOTO T，et al. Stereoselective inhibition of renal basolateral human organic anion transporter 3 by lansoprazole enantiomers. Pharmacology，2018，101：176-183.

［12］SHEN S，HE Y，ZENG S. Stereoselective regulation of MDR1 expression in Caco-2 cells by cetirizine enantiomers. Chirality，2007，19：485-490.

［13］ZHU C J，HUA F，ZHU X L，et al. Stereoselective regulation of P-gp activity by clausenamide enantiomers in Caco-2，KB/KBv and brain microvessel endothelial cells. PLoS One，2015，10：e0135866.

[14] YU L S,WANG S J,JIANG H D,et al. Simultaneous determination of fluoxetine and norfluoxetine enantiomers using isotope discrimination mass spectroscopy solution method and its application in the CYP2C9-mediated stereoselective interactions. J Chromatogr A,2012,1236:97-104.

[15] KUSUHARA H,MIURA M,YASUI-FURUKORI N,et al. Effect of coadministration of single and multiple doses of rifampicin on the pharmacokinetics of fexofenadine enantiomers in healthy subjects. Drug Metab Dispos,2013,41:206-213.

[16] AKAMINE Y,MIURA M,KOMORI H,et al. The change of pharmacokinetics of fexofenadine enantiomers through the single and simultaneous grapefruit juice ingestion. Drug Metab Pharmacokinet,2015,30:352-327.

[17] HONJO H,UWAI Y,AOKI Y,et al. Stereoselective inhibitory effect of flurbiprofen,ibuprofen and naproxen on human organic anion transporters hOAT1 and hOAT3. Biopharm Drug Dispos,2011,32:518-524.

[18] KAWASE A,YAMAMOTO T,EGASHIRA S,et al. Stereoselective inhibition of methotrexate excretion by glucuronides of nonsteroidal anti-inflammatory drugs via multidrug resistance proteins 2 and 4. J Pharmacol Exp Ther,2016,356:366-374.

第十二章　生物大分子药物的药代动力学

第一节　概　　述

生物大分子药物是指一类利用现代生物技术方法生产的源自生物体内并被用于疾病诊断、治疗或预防的生物大分子,狭义上也称为生物技术药物。随着分子生物学、基因工程和基因组学的研究发展,生物技术药物研究得以迅猛推进,其种类也日趋增多。目前生物大分子药物或生物技术药物包括DNA重组技术生产的蛋白质、多肽、酶、激素、疫苗、单克隆抗体和细胞因子药物,也包括蛋白质工程技术生产的上述产品的各类修饰物,基因治疗的基因、反义寡核苷酸和核酶及病毒和非病毒基因递送载体等也属于生物技术药物的范畴。

PK研究对于药物的有效性和安全性评估非常重要,如选择合理的给药途径,设定合适的给药频率和给药剂量,明确药物是否可以到达相应的靶器官等。但不同于传统的小分子化学药物,生物大分子药物具有相对分子质量大、不易透过生物膜、部分药物用药剂量低、易在体内降解等特点,使其在生物体内的处置过程变得更为复杂(表12-1),也给PK研究带来了新的挑战。本章将分别围绕蛋白多肽类药物、单克隆抗体、抗体药物偶联物和核酸类药物的PK研究,对生物大分子的PK及其研究方法进行介绍。

表 12-1　生物大分子药物与传统小分子药物的 PK 特征比较

特性	传统小分子药物	生物大分子药物			
		蛋白多肽类药物	核酸类药物	单克隆抗体	抗体药物偶联物
相对分子质量	200~700	1 500~70 000	6 000~18 000	150 000	150 000
物理化学性质	溶解性差异大,带电状态差异大	水溶性好,带电状态差异大	水溶性好,多带负电荷	水溶性好,带电状态差异大	水溶性好,带电状态差异大
给药途径	口服等	静脉注射或皮下给药	静脉注射或皮下给药	静脉注射或皮下给药	静脉注射
吸收	生物利用度差异大	生物利用度极低,存在淋巴系统吸收			
分布	分布广泛	组织分布有限,多分布在血液	肝脏、肾脏存在高度分布,心脏、胰、中枢神经系统等几乎无分布	肾脏分布最多,其次是肝脏、脾脏,脑中分布最少	抗体药物偶联率(DAR)<4,和单克隆抗体一致;DAR>4,肝分布增加,清除加快

续表

特性	传统小分子药物	生物大分子药物			
		蛋白多肽类药物	核酸类药物	单克隆抗体	抗体药物偶联物
代谢	CYP450 酶	蛋白酶	核酸酶	蛋白酶	蛋白酶和 CYP450 酶
排泄	存在不同程度的胆、肾排泄	以氨基酸或小肽的方式重利用或经肾排泄	以核酸片段的方式经肾排泄	以氨基酸或小肽的方式重利用或经肾排泄	包含小分子和单克隆抗体 2 种排泄途径
血浆蛋白结合率	由低到高差异大	—	未经修饰的核酸(较低),经修饰的核酸(>85%,较高)	—	—
半衰期	短(小时)	—	未经修饰的核酸(秒或分钟),经修饰的核酸(周或月)	长(数天或数周)	抗体部分半衰期长,小分子化合物被持续释放
药物—药物相互作用	广泛存在	不存在传统意义上的药物 - 药物相互作用			存在
线性动力学特征	部分药物高剂量时呈现非线性 PK 特征	常出现非线性 PK 特征			
靶向性	几乎无	靶向			
免疫原性	罕见	常见			
生物样本分析对象	小分子药物本身或活性代谢产物	总蛋白和多肽	总核苷酸	总抗体	连接物、总抗体、小分子药物

第二节　生物大分子药物的体内吸收

生物大分子药物包括蛋白多肽类药物、核酸类药物、抗体药物偶联物(antibody-drug conjugates,ADC)和单克隆抗体等,与传统小分子药物(相对分子质量为 200~700)相比,其相对分子质量(1 500~150 000)较大,在吸收方面存在许多相似的特点,如由于胃肠道酶活性高,胃肠道黏膜通透性差使得生物大分子药物存在不易被吸收、易被消化道降解等问题,口服给药后生物利用度极低。目前绝大多数生物大分子药物均选用肠道外方式给药,以静脉注射为主,其次是皮下注射,少数也可以肌内注射。以静脉注射方式给药,血药浓度迅速达到峰值,但从安全角度考虑并不具有优势。此外长期多次静脉注射给药患者依从性差、费用较高。以下分别介绍口服用药、吸入用药和皮下用药研究现状。

一、口服用药

大量研究围绕如何实现生物大分子药物的口服用药开展。如近期发现羧甲基纤维素 - 弹性蛋白(CMC-EIa)作为蛋白酶抑制剂可以很好地抑制胰蛋白酶、弹性蛋白酶等的活性;吸收促进剂如脂肪酸、胆盐等,可以可逆性地打开肠黏膜上皮细胞紧密连接从而提高胰岛素的渗透性。但蛋白酶抑制剂容易造成体内蛋白酶缺乏,而吸收促进剂容易损坏生物膜造成局部炎症。此外,载药系统如纳米、微球、脂质体以及对药物进行化学修饰也是研究如何实现生物大分子药物口服用药的主要方法。环孢素是一种预防同种异体器官或组织移植发生排斥反应的药物,特殊的环肽结构使得其口服后具有较好的生物利用度。一项 meta 分析数据表明,山地明(环孢素的普通制剂)仅为新山地明(环孢素微乳化口服液)生物利用度的 76%,其 AUC 显著低于新山地明,提示新型载药系统可以有效提高蛋白多肽类药物的吸收。但总体上此类成功案例很少,仍处于研发与探索阶段。

二、吸入给药

吸入给药在蛋白多肽类药物的给药方式上面显示出许多突出的优点。肺部吸收表面积大,为 70~80m^2;气 - 血屏障厚度仅 1μm,药物易透过;吸收部位血流丰富,吸收速率能与注射途径媲美。肺部给药成为蛋白多肽类药物一个重要的非注射给药途径。目前正在研制的吸入型蛋白质多肽类药物包括降钙素、胰岛素、白介素、甲状旁腺激素、胰高血糖素、重组人脱氧核糖核酸酶、重组人粒细胞 - 集落细胞刺激因子、肝素、α$_1$- 蛋白酶抑制剂等。

糖尿病是一种严重危害人体健康的疾病,每年造成的死亡人数正在逐渐赶超癌症。预计到 2025 年全球将达到 3 亿患者,其中 3 800 万在中国。胰岛素是治疗 1 型糖尿病和 2 型糖尿病最重要的一线药物。目前胰岛素的给药途径主要为静脉或皮下注射,皮下注射通常会伴随着注射疼痛、针刺恐惧症、脂肪代谢障碍和外周高胰岛素血症,不方便且依从性差,长期用药给患者带来巨大的不便和痛苦。2006 年 1 月 27 日,美国 FDA 批准了首个吸入型胰岛素 Exubera。虽然临床试验证实了肺吸入作为一种非侵入的给药途径可以达到皮下给药相近的疗效,但是一年后因存在潜在的肺癌风险,辉瑞公司宣布停止销售。总体而言,蛋白多肽类药物长期吸入给药可能会对肺组织产生不良作用,因此剂型改造工作仍然任重道远。

三、皮下给药

皮下给药是除了静脉注射以外最常见的给药方式。与静脉内给药方式相比,皮下给药具有如下优点:①注射方便;②延长药物进入全身血液循环的时间,长时间保持所需的药物浓度水平,降低给药频率;③将药物或造影剂靶向外周淋巴管。尽管皮下给药途径具有广泛的临床应用,但其确切的吸收机制和影响该过程的因素尚不完全清楚。1958 年 Malek 等首次发现外源性大分子物质可以通过淋巴转运,之后对抗体等生物大分子的淋巴转运也开展了相关研究。淋巴系统是单向流动系统,通过从组织中的细胞外基质摄取相应物质并运输到循环系统,维持体内液体、蛋白质和溶质的体内平衡。血液毛细血管具有相对"封闭"的结构,可限制大分子渗透,毛细淋巴管由于基底外侧膜不完整和缺乏内皮细胞紧密连接,其渗透性更强,可以不受限制地排出大分子。研究发现,皮下注射给药后,大分子药物可以通过组织间液的对流运输进入淋巴循环,继而随淋巴管中淋巴液的单向流动运输至静脉系统进入血液循环。

皮下给药后药物的吸收过程会受到分子量、分子载电荷量以及给药体积与给药部位等多种因素的影响。生理因素如年龄、体重也会对药物的生物利用度产生影响。一项在绵羊体内开展的实验显示,皮下注射给药后,不同相对分子质量的药物(5- 氟 -2′- 脱氧尿苷为 246.2,菊粉为 5 200,细胞色素 C 为

12 300，IFN-α 为 19 000）在绵羊淋巴液中的累积回收率与相对分子质量之间呈现正向相关性。这项研究表明相对分子质量小于 1 000 的药物大部分被吸收后进入血液循环，此时淋巴转运在药物吸收过程中的作用暂可忽略不计；相对分子质量为 19 000 时，约 60% 药物被吸收进入淋巴系统。这也意味着淋巴转运在常见的蛋白多肽类药物（相对分子质量为 1 500~70 000）和核酸类药物（相对分子质量为 6 000~18 000）皮下给药吸收过程中起重要作用。推测对于相对分子质量一般为 150 000 的单克隆抗体，皮下给药时几乎都是经过淋巴系统摄取。

正常生理情况下，淋巴流量小，淋巴液流动速度慢。人在禁食安静状态下，每分钟仅产生 1.0~1.5ml 淋巴液。这使得皮下注射给药后，药物需要很长一段时间才能被吸收，如单克隆抗体通常需 6~8 天达到峰浓度。因此可以推测药物吸收过程中淋巴系统的贡献率会对药物的达峰时间产生影响，这也是生物大分子药物皮下注射给药后达峰时间存在差异性的原因。同时有研究指出，由于在皮下给药部位以及转运至淋巴系统的过程中存在降解，生物大分子药物皮下注射给药后吸收越快，其生物利用度可能越高。

实例 1. 淋巴系统对绵羊皮下给药胰岛素吸收的研究

胰岛素被广泛用于治疗糖尿病，其吸收受多种因素的影响，包括配方浓度、注射量、皮下血流量、注射部位、皮肤褶皱厚度和注射深度等。虽然之前有研究表明淋巴途径并不是皮下给药时影响胰岛素吸收的重要因素。但是越来越多的研究表明大多数生物大分子药物依赖淋巴吸收进入血液循环。胰岛素的吸收容易受到外部因素如热、运动、按摩的影响，而这些因素也会影响淋巴的流动。

研究者将成年雄性美利奴绵羊进行淋巴插管或不进行淋巴插管。将可溶性胰岛素以 0.5IU/kg 皮下注射到绵羊后腿的叉指间隙中。分别采集血液和淋巴液，测定胰岛素浓度。对照组胰岛素生物利用度为（31.5 ± 3.2）%，淋巴插管组胰岛素生物利用度为（18.4 ± 1.7）%，显著低于对照组（$P<0.05$）。引流的外周淋巴中胰岛素累计排出量为（17.3 ± 1.0）%。淋巴插管组动物，从淋巴插管组胰岛素的生物利用度和淋巴中收集的剂量其累积比例总和为（35.7 ± 1.6）%，与对照组没有显著差异。结果证实淋巴吸收对皮下注射给药后绵羊的总体胰岛素生物利用度有显著的贡献。

实例 2. 淋巴系统对大鼠皮下给药后大分子药物吸收的作用研究

大鼠平行分为两组，一组进行淋巴插管，一组未进行淋巴插管（另有 3 只皮下注射赖脯胰岛素进行对照）。两组动物都进行颈静脉插管用于血样采集。所有动物左后肢的外侧上部分别皮下注射给予 3 种分子量不同的药物：牛胰岛素（单体分子量 5.6kDa）、重组人促红细胞生成素 α（30.4kDa），以及牛白蛋白（66kDa），在规定时间采集血液和淋巴液，评估淋巴对药物吸收的影响。

实验结果显示，上述 3 种大分子淋巴回收率都非常低，小于给药剂量的 3%，并且淋巴中的药物浓度相对较低（与血浆浓度相同）。基于大鼠静脉给予胰岛素的 PK 特征，实验中皮下注射胰岛素的平均总生物利用度为 81.5%，淋巴系统对生物利用度的贡献率为 0.089%。说明在可自由活动的大鼠模型中，皮下注射给药后 3 种大分子的吸收主要通过毛细血管发生，淋巴途径对全身生物利用度的贡献最小。

实例 3. 给药部位对利妥昔单抗 PK 的影响

皮下注射给药是许多生物大分子药物批准的给药途径。皮下给药后生物大分子药物的生物利用度差异很大，范围为 12%~100%。据报道，有多种因素可影响皮下给药后生物大分子药物的吸收速率和程度,包括分子大小、配方赋形剂等。另有研究者提出,注射部位的蛋白水解也是皮下给予生物大分子药物生物利用度低的原因之一。单克隆抗体与常规的蛋白质多肽类药物相比,拥有更大的分子量和循环半衰期。为研究给药剂量、注射部位、注射量是否会对单克隆抗体大鼠皮下给药产生影响,开展了以下试验。

利妥昔单抗是一种人/鼠嵌合单克隆抗体,在患有各种淋巴恶性肿瘤的患者中显示出疗效。由于单克隆抗体与其抗原靶标的结合可影响其 PK,而正常大鼠不表达人 CD20 抗原,所以选择大鼠作为动物模型。雄性大鼠随机分为 10 组,其中静脉注射给药 2 组,皮下注射给药 8 组,给药部位分别为背部、腹部和左后脚背侧。静脉注射给药组,采样时间点为 10 分钟、1 小时、2 小时、5 小时、11 小时和 1 天、2 天、4 天、7 天、10 天、14 天,随后每周 1 次,直到 8 周。对于皮下注射给药组,采样时间点为 1 小时、2 小时、5 小时、8 小时、11 小时和 1 天、2 天、3 天、4 天、7 天、10 天、14 天,随后每周 1 次,直到第 8 周。采用 ELISA 法对大鼠血清样本中的利妥昔单抗进行定量分析。采用非房室模型对数据进行处理和分析。结果发现静脉注射给药后利妥昔单抗呈线性 PK;而腹部和背部皮下注射给药后,吸收的程度随着剂量水平的增加而降低,其中腹部皮下注射给药的生物利用度明显高于背部注射给药。背部、腹部和脚部皮下给药呈现了不同的吸收动力学特征。

第三节　生物大分子药物的体内分布和消除

一、蛋白多肽类药物

蛋白多肽类药物在临床治疗中的地位越来越重要,如胰岛素、重组的促红细胞生成素、干扰素等,均是临床常用的重要药物。单克隆抗体和抗体药物偶联物的分子量非常大,一般为 150kDa。本节介绍的是分子量较小的 1 500~70 000Da 的蛋白多肽类药物。

（一）分布

蛋白多肽类药物因相对分子质量大、亲水性强,在血管外室分布较低,静脉注射给药后大多符合二房室模型特征。中央室代表的是膜通透性比较好,血流比较丰富,药物易于灌注的组织器官,如血液、心、肝、肾、肺等。与小分子药物不同,蛋白多肽类药物存在受体介导的靶器官特异性摄取,会影响其在体内的分布。

（二）消除

蛋白多肽类药物在体内不会经历传统小分子药物的代谢反应,其主要是在蛋白水解酶的作用下发生水解反应被降解,产生的氨基酸进入内源性氨基酸库,被重新利用。因为蛋白多肽会被非特异性地降解为无数小分子碎片,目前还没有深入开展蛋白药物的代谢研究。降解蛋白多肽类药物的蛋白水解酶包括蛋白酶和肽酶,在肝脏、肾脏、胃肠道、血液以及其他器官都有分布。在细胞内蛋白多肽类药物也会在溶酶体的作用下发生蛋白水解。一般情况下,存在于胃肠道等部位的蛋白水解酶都是非特异性的,而特定组织的可溶性肽酶和外肽酶则具有一定的选择性。

蛋白多肽类药物消除半衰期较短,自身稳定性差,而聚乙二醇化（PEG 化）技术是一种能够改变蛋白 PK、药效以及毒理性质的方法。聚乙二醇化 α 干扰素的成功研制是慢性乙型肝炎治疗史上的一次重要突破。美国国立卫生院制定的《丙肝诊疗指南》已经将聚乙二醇化 α 干扰素联合利巴韦林作为治疗丙肝的新标准。α 干扰素本身是一种糖蛋白，具有抗病毒、抑制细胞增殖、调节免疫及抗肿瘤作用。静脉注射 α 干扰素 4.5×10^5 有效剂量（ED），血药浓度可达 200ED/ml，而 15 分钟后却降到 65ED/ml；静脉注射 3×10^7 有效剂量（ED），6 小时后就检测不到 α 干扰素了。而注射聚乙二醇化的 α 干扰素可维持有效治疗浓度达 168 小时。每周给药 1 次即可。同时可以选择性分布到肝脏，更利于其发挥药效。

实例 1. 核素示踪法测定肿瘤诊断药物 18F- 阿法肽注射液（18F-ALFATIDE）的 PK

18F- 阿法肽注射液是国内首个获得临床批件的正电子放射性药物，靶向肿瘤新生血管，用于多种肿瘤疾病的诊断、疗效监测。其 PK 研究选择健康受试者，注射给药后仰卧于检查床，采用 Biograph 64 PET/CT 扫描仪扫描。绘制主要器官的时间活性曲线（TAC），计算最大标准摄取值（SUV_max），评估示踪剂的体内分布。

结果表明：18F- 阿法肽注射液在肾脏和膀胱内有较高的放射性浓聚，表明其主要通过泌尿系统被快速清除。肝脏和脾脏出现适度摄取，而其他器官的放射分布均较少。在注射 60 分钟后，实体器官中 SUV 最高的是肾脏（6.32 ± 1.09）和脾脏（6.26 ± 0.68）。脑、肺、肌肉的放射性活度较低，SUV 分别为 0.07 ± 0.05、0.27 ± 0.05 和 0.82 ± 0.17。

实例 2. 新型聚乙二醇化干扰素 α-2b 和已上市聚乙二醇干扰素 α-2a 的 PK 比较研究

一种新开发的聚乙二醇化干扰素（聚乙二醇干扰素 α-2b，分子量为 48kDa）和罗氏公司生产的派罗欣（聚乙二醇干扰素 α-2a，分子量为 40kDa）进行了 PK 的比较研究。

试验在 I 期临床试验中心开展。单中心、随机、双交叉试验招募了 31 名年龄在 19~35 岁的健康男性志愿者，随机分为两组，清洗期为 5 周。分别按试验方案于三角肌区域皮下注射给予两种不同的制剂。给药剂量为 180μg，给药前和给药后 6 小时、24 小时、36 小时、48 小时、60 小时、72 小时、84 小时、96 小时、120 小时、168 小时、216 小时、264 小时和 336 小时采集血清样品用 ELISA 法测定干扰素 α 的浓度。并通过测定其抗体对非聚乙二醇干扰素 α 进行校正。分别绘制两种不同制剂给药后的药物浓度 - 时间曲线，测定血清中的聚乙二醇干扰素 α 浓度，计算 PK 参数。结果发现，新型的聚乙二醇干扰素 α-2b 具有较长的最大浓度持续时间（73 小时 vs. 54 小时）、更长的平均驻留时间（133 小时 vs. 115 小时）和更长的半峰浓度维持时间（216 小时 vs. 161 小时）。

实例 3. 重组人胰岛素干粉吸入剂在大鼠体内的 PK 评价

肺部优越的生理功能和解剖结构为蛋白质多肽类药物提供了独特的吸收环境。重组人胰岛素（rh-insulin）分子量为 5 808Da，能够以溶液或干粉形式穿过肺泡上皮从而进入全身循环。为了提高重组胰岛素的全身生物利用度，现已开发出具有吸收增强剂 / 启动剂或蛋白酶抑制剂的配方改良制剂。肺表面活性物质（PS）是一种由 II 型肺上皮细胞合成的脂蛋白复合物，在呼吸运动中起着至关重要的作用，已被用于治疗新生儿呼吸窘迫综合征或急性呼吸窘迫综合征。由 PS 形成的气 - 液界面可以减少呼吸过程中的表面张力，避免在呼气结束时肺泡萎陷，防止感染。前期研究发现 PS 和其人工合成类似物磷脂十六醇泰洛沙泊（PHT）负载的重组胰岛素干粉显著降低了糖尿病大鼠的血糖水平。然而，我们对这些干粉的 PK 特性和安全性特征知之甚少，因此现开展胰岛素肺吸入制剂在大鼠体内的 PK

评价。

　　将 PS 和 PHT 负载的重组人胰岛素干粉气雾剂分别以 20U/kg 的剂量气管给予雄性大鼠,Novolin R (常规人胰岛素)(5U/kg)皮下注射给予大鼠作为对照组;腹腔注射 40mg/kg 的戊巴比妥钠来麻醉大鼠,将气管切开并在甲状软骨尾部的第五和第六气管环之间切开一个针孔,将带有硅管的干燥钝针(12#)插入主气管权处 2cm 之内,将干粉定量填充到胶囊中并用针戳两个孔,然后通过一个与大鼠呼吸同步的针管加洗耳球装置气管内输送干粉,将洗耳球用作吹药器来使足够的空气进入气管,重复该过程 3 次以清除管中大于 98% 的药量。给药后,将大鼠保持在直立位置 60 秒以确保药物的沉积,在给药前和给药后规定时间收集血液样品(0.2ml),在取血期间每隔 1 小时给大鼠口服 1ml 的生理盐水,将血液样品用 3 000g 离心 10 分钟来分离出血清。通过葡萄糖氧化酶的方法测定血清中葡萄糖的浓度,用重组胰岛素 CLIA 试剂盒测定血清中重组胰岛素浓度。使用非房室模型和二房室模型血管外给药模型来计算重组胰岛素的气管内给药后的 PK 特征。

　　结果:负载 PS 和 PHT 的重组胰岛素干粉之间的 PK 参数没有显著性差异,相对生物利用度均高于 30%。与皮下注射相比,气管内给予负载 PS 或 PHT 的重组胰岛素吸收更快,消除减慢,说明在吸收增强剂 PS 或 PHT 的存在下,重组胰岛素干粉的肺部给药是一种更加高效的给药方式。

二、单克隆抗体

　　通过分子生物学手段可得到由单一 B 细胞克隆产生的高度均一抗体,称为单克隆抗体。该技术最早源自 Kohler 和 Milstein 于 1975 年开发的杂交瘤技术,将特定抗原注射到小鼠体内,并从小鼠脾内获得抗原特异性浆细胞。然后将分离的浆细胞与癌免疫细胞融合以获得永生化。最后克隆该杂交细胞以产生许多相同的子克隆,连续产生所需的单克隆抗体。最初,该技术仅产生鼠(仅来源于小鼠)单克隆抗体,但是鼠源抗体在人体内会引发严重的免疫原性。为了减轻免疫原性,单克隆抗体的发展先后经历了鼠源单克隆抗体 "muro-ab",嵌合单克隆抗体 "-ximab",人源化单克隆抗体 "-xumab,-zumab" 和完全人源化单克隆抗体 "-mumab" 4 个阶段。20 世纪 90 年代末,自首个嵌合单克隆抗体获批后,治疗性单克隆抗体在自身免疫性疾病和肿瘤治疗方面获得了突飞猛进的发展。

　　目前已获批的单克隆抗体均属于人免疫球蛋白 IgG 家族,其与内源性人免疫球蛋白 IgG 有相似的结构和相近的相对分子质量(150 000),均属于大型异源二聚体蛋白分子,由四条多肽链组成,两条相同的重链(50kDa)和两条轻链(25kDa)。重链和轻链通过二硫键结合在一起形成由恒定结构域(CH 和 CL)和可变结构域(VH 和 VL)组成的 Y 形。重链的两个可变区和 CH1 结构域包含抗原结合片段(Fab),每个可变结构域含有互补决定区,其对靶抗原高度特异。重链的 CH2 和 CH3 结构域构成抗体的片段可结晶(Fc)区域,并且可以结合多种细胞表面受体,包括细胞上的 Fcγ 受体、新生儿 Fc 受体(FcRn),以及补体 C1q。

(一)分布

　　单克隆抗体极大的相对分子质量和亲水特性使体内分布呈现两个主要特征。一是单克隆抗体在体内分布多呈现二房室模型,主要分布于血浆,其次是间质液和淋巴液。虽然血浆和间质液之间存在对流运动,但正常组织中血浆蛋白和单克隆抗体的净流动是从血管中流出并进入间质液。一旦单克隆抗体进入间质液,就可以与细胞膜上的靶标结合,通过胞吞进入细胞。同时,由于淋巴管的直径远大于血管上皮细胞间隙,不与间质中靶标结合的药物可通过淋巴系统再循环至静脉系统。此外,给药后单克隆抗体在不同组织的分布出现差异性。主要的原因有 3 点:①不同组织毛细血管的孔径和血液灌注存在差异性。如脑组织是药物最难分布的器官,单克隆抗体在肾脏分布最多,其次是肝脏、脾脏,脑中分布最少;②单克隆抗体存在自身靶向性,不同组织靶点的表达水平会影响其在体内的组织分布;③单克隆抗体相对分子质量的大小、携带的电荷量等会对通过毛细血管时的孔径压力造成影响。

(二) 消除

单克隆抗体在体内的清除率(0.066~1.33L/d)很低,半衰期为数小时或数天,差异较大。单克隆抗体具体的消除机制尚不清楚,但其分子量太大不能被肾脏过滤,因此不能通过尿液消除。如果低分子量抗体片段被滤过,则通常在肾单位的近端小管中被重新吸收和代谢。胆汁排泄导致极少量的 IgG 抗体被消除。同时单克隆抗体不在传统的药物代谢酶(包括Ⅰ相和Ⅱ相)作用下代谢,临床及临床前暂时也没有发现药物代谢酶介导的药物相互作用。

目前认为主要存在 3 种消除途径:①传统的蛋白酶水解。单克隆抗体因相对分子质量较大不会在肾脏直接滤过,可在蛋白酶的作用下降解为肽段,被机体重新利用。这种水解是非特异性的,在单克隆抗体的消除中贡献率也比较低。②溶酶体水解。单克隆抗体可以与细胞表面膜结合型抗原结合或与细胞表面 Fcγ 受体结合后内吞至细胞内,也可以非特异性吞饮的方式进入细胞,然后被细胞内的溶酶体降解成肽段和氨基酸。③免疫系统清除。机体除了存在膜结合型抗原外,还存在可溶性抗原。可溶性抗原可以与单克隆抗体结合形成免疫复合物,继而被免疫系统清除。同时单克隆抗体可能在体内引起免疫反应而产生抗药物抗体,这个过程称为免疫原性。单克隆抗体与之结合后随即被免疫系统清除。

上述的消除途径中,抗原介导的消除,也就是由单克隆抗体的 Fab 片段特异性与抗原结合触发的内吞作用和消除称为靶点介导的药物处置(target mediated drug disposition,TMDD)。它是单克隆抗体最重要的一种消除途径。靶点介导的药物消除依赖于靶点表达、单克隆抗体的剂量及其对靶点的亲和力、结合物内化的速率,以及进入细胞后分解的速率。值得注意的是,TMDD 的消除具有非线性特征。由于单克隆抗体对靶点的高特异性和高亲和力,对于拥有膜表面抗原的单克隆抗体,低剂量下,TMDD 是主要的消除途径;高剂量时,由于靶点有限而达到饱和,从而导致对单克隆抗体总体清除的贡献有限。

相比 TMDD,吞饮也是一个非常重要的消除途径。但是吞饮无特异性,不能区分需要降解的蛋白质。IgG 为了获得长久的免疫效果维持生理功能,有其独特的保护机制。新生儿 Fc 受体(FcRn)广泛存在于体内许多器官和组织,如肾脏、肠、血管、胎盘等。IgG 可以 pH 依赖性地与 FcRn 结合,也就是说在生理pH 下,FcRn 对 IgG 具有低亲和力。内皮细胞形成内吞小泡,随着微环境酸化,FcRn 的亲和力增加并允许 IgG 通过 Fc 结构域中的特异性结合位点附着。一旦结合并达到生理 pH,FcRn-IgG 复合物将返回细胞表面并从结合中释放 IgG 分子。未与 FcRn 结合并再循环的核内体中的蛋白质在溶酶体中经历蛋白水解酶降解。 FcRn 介导的 IgG 分子(包括单克隆抗体)再循环可保护大约三分之二的 IgG 分子免于分解代谢降解。因此,IgG1、IgG2 和 IgG4 的消除半衰期为 18~21 天,显著长于具有相似分子量的其他蛋白质的半衰期。对 FcRn 具有显著较低结合亲和力的 IgG3 分子表现出 7 天的半衰期。在 FcRn 敲除的小鼠中,IgG 的清除率增加了 10 倍。可以认为 IgG 与 FcRn 的结合可显著延长其自身的半衰期。半衰期延长的程度取决于 IgG 与 FcRn 之间的亲和力。

实例 1. 核素示踪方法对曲妥珠单抗(trastuzumab)在食管胃癌患者体内 PK 研究

曲妥珠单抗联合化疗可改善人表皮生长因子受体 2(HER2)阳性食管胃腺癌(EGA)患者的临床治疗效果。研究者首先将曲妥珠单抗进行了放射性 89Zr 核素的标记,随后采用正电子发射断层成像(PET)方法对入组的 10 名转移性 HER2 阳性的食管胃腺癌患者进行显像考察组织分布,同时对采集的血样进行放射性计数后计算 PK 参数。PET 图像结果显示,在注射后 5~8 天瘤组织处有最高的放射性物质浓聚,7 名患者中的 20 个肿瘤最大标准摄取值(SUV_{max})中位数为 6.8(范围 2.9~22.7)。给药结束时,89Zr-曲妥珠单抗在血浆的分布容积(中位数)为注射剂量的 102%(范围 78%~113%),$t_{1/2\beta}$ 为 111 小时(范围 78~193 小时),生物半衰期为 370 小时(范围 257~578 小时)。

实例 2. 晚期实体瘤患者帕博利珠(pembrolizumab)的 I 期 PK 研究

程序性死亡受体(PD)和程序性死亡配体(PD-L)抑制剂显示出较好的安全性和耐受性,以及在晚期实体瘤患者显示出良好的抗肿瘤活性。帕博利珠是一种有效的、高选择性的人源化单克隆抗体,其对程序性死亡受体 -1(PD-1)显示出高亲和力,可以强烈抑制程序性死亡配体 -1 和 -2(PD-L1 和 PD-L2)。试验对晚期实体瘤患者帕博利珠的 I 期 PK 开展了研究,采用电化学发光法对受试者血清中的帕博利珠浓度进行测定。结果显示,静脉给药后 1mg/kg、3mg/kg、10mg/kg 组的达峰浓度分别为 16.4μg/ml、107μg/ml、256μg/ml,半衰期为 14~21 天(表 12-2)。

表 12-2　帕博利珠静脉注射给药后人体内 PK 参数

给药剂量 / (mg/kg)	受试者 例数	达峰浓度 / (μg/ml)(CV%)	达峰时间 /d	AUC$_{0~28}$	AUC$_{0~\infty}$	$t_{1/2}$/d (CV%)
				/(d·μg /ml)(CV%)		
1	4	16.4(22)	0.05(0.02~0.17)	158(20)	212(36)	14.1(51)
3	3	107(26)	0.17(0.17~0.17)	955(23)	1 530(28)	21.6(10)
10	10	256(37)	0.17(0.03~0.99)	2 150(31)	3 270(44)	17.7(56)

三、抗体药物偶联物

ADC 是一类抗体与小分子药物通过连接物偶联在一起的药物。一个理想的 ADC 应具有的特征是:单克隆抗体应选择性高、亲和力强、人源化、免疫原性低、清除率较慢;连接物体内稳定,可在肿瘤细胞内部释放小分子活性药物,具有合适的结合位点;小分子药物应具有较强的细胞毒性,在生理 pH 条件下保持稳定,具有合适的药物代谢和转运行为,具有较好的抗体药物偶联率(drug antibody ratio, DAR);抗原应具有肿瘤特异性,在细胞表面表达,可与抗体形成复合物并可被胞吞进入细胞。

和单克隆抗体相比,ADC 具有相似的 PK 特征:清除率低、半衰期长、组织分布有限。但也存在不同点:①ADC 通常以不同偶联方式结合化合物组成相对分子质量不同的混合物,增加了测定难度。②ADC 由抗体、连接物和小分子药物 3 部分组成,在体内的分布、消除等需要分别进行研究,也就需要建立准确测定这 3 种不同的组分及可能代谢物的分析方法。③ADC 在体内常通过去偶联作用分别形成单克隆抗体和小分子物质,两者再分别进行水解或代谢;也可能直接降解或分解代谢为含片段的小分子药物,发生和传统小分子化合物相似的代谢和转运等体内处置行为。由于单克隆抗体不发生 CYP450 酶介导的代谢以及转运体介导的转运,也就不存在和小分子药物发生药物相互作用的可能,而 ADC 则有可能发生药物相互作用。④对于 ADC 而言,在 DAR<4 时,共轭和未共轭抗体之间的组织分布无显著差异;当 DAR>4 时,疏水性增加,共轭会加速血浆清除,并且在肝脏中有蓄积的趋势。⑤理想状态下,连接物应在肿瘤细胞内释放小分子化合物。但 ADC 可以通过胞饮作用进入正常细胞,导致非靶细胞内产生不需要的药物释放,可能导致脱靶毒性。

该类药物可以在保持单克隆抗体高度靶向性的同时,引入小分子药物的强细胞毒性。然而实际研发过程中却困难重重,目前仅有少数 ADC 获批用于临床,如用于治疗晚期霍奇金淋巴瘤的本妥昔单抗(brentuximab vedotin,Adcetris®)和用于人表皮生长因子受体 2(human epidermal growth factor receptor 2,HER2)阳性转移性乳腺癌的曲妥珠单抗(adotrastuzumab emtansine,Kadcyla®),其抗体的 PK 特征见表 12-3。

表 12-3　已获批 ADC 的 PK 特征

药物商品名	研究对象	给药方式	给药剂量 /（mg/kg）	清除率 /[ml/(d·kg)]	半衰期 /d	稳态分布容积 /（ml/kg）
Kadcyla®	大鼠	i. v.,单次	20	13~15	4.6	62~64
	猴	i. v.,q.3w.	30	9~11	4.6~5.2	68~70
	人	i. v.,q.3w.	3.6	13 ± 3	3.5 ± 0.8	60 ± 14
Adcetris®	大鼠	i. v.,单次	5	20	8~15	—
	猴	i. v.,单次	3	14~21	1.6~2.7	—
	人	i. v.,q.3w.	1.8	25	4.43	117

实例:恶性血液病患本妥昔单抗(brentuximab vedotin)的群体 PK 研究

新药本妥昔单抗是一种将微管蛋白抑制剂 MMAE 和 CD30 特异性单克隆抗体相连接的 ADC。一项对恶性血液病患者体内本妥昔单抗的 PK 研究中,30 分钟内完成 1.8mg/kg 剂量的静脉输注。对 314 名患者血清样品中 ADC、MMAE 和单克隆抗体进行了测定。使用非线性混合效应模型构建群体 PK 模型。ADC 在患者体内呈现了三房室模型的特征,MMAE 在患者体内呈现二房室模型的特征。ADC 典型值系统清除率为 1.56L/d,中央室分布容积为 4.29L;MMAE 系统清除率为 55.7L/d,中央室分布容积为 79.8L。

四、核酸类药物

寡核苷酸是一类 20 个左右碱基的短链核苷酸的总称。寡核苷酸是生物医学和生命科学研究中调节基因表达的基本工具,现在已被开发为基因靶向治疗药物,用于治疗病毒感染、肿瘤和遗传病。寡核苷酸药物主要包括反义寡核苷酸、小干扰 RNA(small interfering RNA,siRNA)、核酸适配体、核酸疫苗等。和 ADC 相似,现已开发出共轭寡核苷酸药物由 3 部分组成,即摄取增强部分、链接部分和寡核苷酸。增强剂一般是亲脂性天然内源性化合物,如胆固醇和脂肪酸,几乎无安全问题。共轭寡核苷酸药物可以改善细胞摄取并增加寡核苷酸活性。

（一）分布

静脉注射给药后寡核苷酸可快速分布到组织，游离的寡核苷酸主要是被肝脏和肾脏摄取，然后缓慢地消除（可能数周），在体内通常呈现多房室模型特征，缓慢消除阶段的 AUC 通常约占总 AUC 的 20%。临床前研究数据显示，寡核苷酸的体内过程常表现出非线性 PK 的特征。由于静脉注射给药后寡核苷酸快速分布到组织，血浆暴露量远低于组织，使得血浆中的非线性特点不太明显，而个别组织中的非线性特征较为明显。例如，经三氨基 *N*- 乙酰基半乳糖胺修饰的反义寡核苷酸（ISIS 691257）在猴体内的 PK 研究表明，皮下注射给药后，ISIS 691257 迅速吸收达峰后浓度快速衰减并进入缓慢的消除阶段（消除半衰期约 4 周），在 1~40mg/kg 剂量范围内血浆和肝脏的处置过程呈现出非线性特征。

寡核苷酸如反义核苷酸和 siRNA 的组织分布呈现两个特点，一方面，其在肝脏和肾脏分布浓度均较高，但在其他组织如心脏、胰岛、中枢神经系统的分布有限甚至无分布。有研究人员将小分子甲状腺激素 T3 和反义核苷酸结合，促进了 T3 在肝脏和脂肪组织的摄取，这既保持了寡核苷酸积极的代谢作用，同时也最大限度地减少了对脑、心脏和肌肉的副作用。另一方面，寡核苷酸的组织分布具有异质性。在肝脏中，与肝细胞和非实质肝细胞相比，胆管上皮细胞对反义核苷酸的摄取较低。寡核苷酸高剂量时，肝细胞中其总浓度与非实质细胞中的浓度相似，但低剂量时非实质细胞中的总浓度通常更高。在肾脏中，寡核苷酸主要分布到皮质，而肾小球和髓质小管的摄取量较低。

天然的寡核苷酸血浆蛋白结合率一般较低，主要经全身代谢或肾脏排泄。经硫代修饰的反义核苷酸与血浆蛋白广泛结合（一般血浆蛋白结合率高于 85%），其中与白蛋白的结合占主要部分，其次是与 α- 巨球蛋白，与 α1- 酸性糖蛋白的结合可忽略不计。一项关于硫代磷酸寡核苷酸（ISIS2302）血浆蛋白结合率的研究表明，ISIS2302 在不同种属小鼠、大鼠、猴、人体中表现出极高的血浆蛋白结合率（97%），其中小鼠的血浆蛋白结合程度相对其他种属较低。

（二）消除

寡核苷酸的体内消除过程比较简单，主要由核酸外切酶和内切酶水解成片段化的寡聚体和单核苷酸。虽然核酸酶在体内无处不在，但不同组织中的表达可能有差别。如一个命名为 HBV263 的双链 siRNA 体外代谢研究显示，其在血清和肝微粒体中存在不同的代谢模式：在大鼠和人血清中，双链的反义链优先降解，而在大鼠和人肝微粒体中，双链的有义链稳定性较差，提示血清和肝微粒体可能存在不同类型的核酸酶，且其底物特异性可能不同。

未经修饰的寡核苷酸半衰期很短，只有几秒或几分钟，但经修饰后随着核酸酶抗性的增加及血浆蛋白结合率的增加，其半衰期可增至数周或数月。组织中寡核苷酸的血药浓度是血浆中的上百倍甚至上千倍，故应开展临床代谢研究时同时搜集血浆和尿液样品进行分析，血浆中的代谢产物多为母体以及从末端消除一个或几个核苷酸形成的代谢产物，尿液中的代谢产物多为较小的可以通过肾脏有效过滤的寡核苷酸片段。

实例：小牛胸腺 DNA 在大鼠体内的 PK 研究

小牛胸腺 DNA 是麻风病患者血液透析治疗中使用的吸附材料，可以起到净化血液、缓解麻风患者部分症状的作用。考虑到使用过程中可能有部分 DNA 脱落进入患者的血液，对患者的健康造成潜在危险，所以有必要考察其在体内的 PK 性质及其分布与消除特征。由于小牛胸腺 DNA 分子量较大，无法用测定小分子化合物的常规方法检测其体内浓度,故本实验采用放射性同位素标记法对其进行测定。

试验使用氚[^{3}H]对小牛胸腺 DNA 进行标记,使用液闪计数仪可对其体内浓度进行有效检测;大鼠按低中高三种剂量静脉注射给药后,[^{3}H]-小牛胸腺 DNA 血药浓度迅速下降,24 小时内药物基本被消除。大鼠按剂量 5mg/kg 静脉注射给药,0.25 小时后,除胃肠道外其他组织的放射性强度均达峰,并且雌雄大鼠各组织间不存在显著性别差异,24 小时后在各组织中的浓度均下降到很低水平;24 小时内[^{3}H]-小牛胸腺 DNA 总放射性回收率为 80% 左右;72 小时内[^{3}H]-小牛胸腺 DNA 通过尿液、粪便、胆汁的累积排泄百分率达到 70% 以上。

第四节　生物大分子药物的分析方法

一、分析方法的研究现状

与传统的小分子化学药物相比,生物大分子药物在生物样本分析方面具有自己的特点,也使得其 PK 研究面临更多的挑战。①稳定性差:生物大分子药物在样品的收集和分析过程中容易因为酶解、受热或其他因素出现生物和化学性质的改变;②存在内源性干扰:很多蛋白多肽类药物是利用重组技术生产的内源性成分或者在此基础上的修饰物,难以与内源性组分区别;③难以开展代谢产物鉴定:生物大分子药物在体内可以与多种物质,如抗原、内源性结合蛋白等结合,随后多降解为片段,使其代谢产物进行鉴定变得十分困难;④体内药物浓度极低:生物大分子药物一般有较高的活性,部分大分子药物给药剂量非常低,体内的浓度极低,需要非常灵敏的检测方法。

基于上述生物大分子药物自身的特点,暂时还没有非常理想的分析方法适用于其 PK 研究。目前应用最为广泛的有如下几种:①ELISA 法仍是目前最常用的一种免疫分析方法,该方法具有较好的特异性、灵敏度高、没有放射性、可以批量操作等优点。但是在不能获得商业化抗体的时候,常规方法制备抗体需要 6~8 个月。但其线性范围窄,且内源性蛋白与药物代谢片段可能会对检测产生一定的干扰。②放射性示踪技术可以区别内外源性药物,灵敏度高,与电泳或 HPLC 联用后,可以有效对代谢产物进行鉴定。其中,美国 FDA 已将同位素示踪法测定蛋白多肽类药物的 PK 数据作为药物安全性评价的有效依据;同时,同位素示踪后可进行活体显像,该方法可以使药物的体内分布的"暗箱"过程可视化,并且实现实时、动态、无创地检测 PK 过程,在大分子药物组织分布和代谢研究方面可实现与传统方法互补。但该方法标记成本高,并存在辐射,标记也容易出现脱落,标记过程有可能会改变原有的生物活性和免疫活性。③液质联用技术在选择性、灵敏度、代谢产物鉴定等方面存在一定的优势。寡聚核苷酸药物富含阴离子,易与蛋白质强烈结合,常规的样品处理方法提取回收率过低;理化性质特殊,流动相一般比较复杂;原药和代谢物的浓度通常在组织中比在血浆中高得多。由于分析灵敏度不足,消除阶段的血浆浓度-时间曲线可能不能表征寡核苷酸药物在体内的真实过程。这些问题都需要在寡核苷酸 PK 研究过程中引起注意。同时,注意蛋白多肽类生物大分子药物在预处理过程中容易出现变性、降解等现象。早期仅在肽类药物方面有一定应用,近年在单克隆抗体方面的应用也越来越受到关注。④其他方法也包括电化学发光法(ECL),该方法具有 ELISA 法的各项优点,同时还具有基质效应更小,灵敏度更高,线性范围更宽的特点,但同 ELISA 法一样,方法的优劣受到商售抗体试剂的影响。

实例 1. 人血浆中纳武单抗(nivolumab)绝对定量的 LC-MS/MS 方法

纳武单抗是一种完全人源化的 IgG4 单克隆抗体,可靶向程序性死亡受体 -1(PD-1),破坏 PD-1 介导的信号传导,并恢复抗肿瘤免疫。它被批准用于治疗黑色素瘤、非小细胞肺癌、霍奇金淋巴瘤、肾细胞癌和胃癌。因其肾清除率存在较大的个体差异,为实现个体化用药,建立了人血浆中纳武单抗的治疗药物监测方法。

先通过 Skyline 靶向蛋白质组学软件模拟胰蛋白酶对纳武单抗的降解,确定可能存在 3 种独特的肽,并计算出分子量。将纯化的 IgG 进行胰蛋白酶的消化和处理,将固相萃取后的最终样品使用 LC-MS/MS 进行分析。发现质谱可以检测到其中 1 种独特的肽,并且推断的结构和分子量与计算机模拟相一致,依此建立分析方法。结果表明,所建立的分析方法在 5~200μg/ml 范围内有很好的线性,具有很好的稳定性,不存在基质效应,回收率稳定,可成功用于临床上纳武单抗的治疗药物监测。

实例 2. 采用放射性同位素标记法开展海胆黄多糖在大鼠体内的 PK 研究

海胆黄多糖(SEP)是由光棘球海胆中提取分离的一种水溶性多糖,相对分子质量为 1.95×10^6。海胆黄多糖可以通过免疫调节和抗氧化作用达到抗肿瘤作用,也能够在一定程度上逆转环磷酰胺小鼠的骨髓抑制和免疫抑制作用。实验采用放射性同位素标记法开展海胆黄多糖在大鼠体内的 PK 研究。

取不同体积的[^{3}H]- 海胆黄多糖溶液与大鼠空白血浆混合,使标准曲线溶液的理论放射性强度值依次为 400Bq、200Bq、80Bq、40Bq、20Bq、10Bq、4Bq、0Bq,取样测定前将样品充分涡旋,移取 50μl 样品至闪烁瓶中,加入 1ml 闪烁液后涡旋混合均匀,采用液体闪烁计数仪测定,以实测 Bq 为纵坐标,理论 Bq 为横坐标,通过线性回归分析得血浆中[^{3}H]- 海胆黄多糖的标准曲线。并进行定量下限、精密度、准确度、回收率、氚水交换率等方法学验证。本实验建立的氚标海胆黄多糖的同位素法,可以用于测定静注给予[^{3}H]- 海胆黄多糖后大鼠血浆中及大鼠各组织和粪、尿、胆汁样品中的放射性,推算样品中海胆黄多糖的血药浓度。最低检测浓度为 4Bq(240DPM),线性范围为 0~400Bq(0~24 000DPM)。

实例 3. [^{125}I]标记晚期糖基化终产物(RAGE)抗体在小鼠体内的 PK 研究

晚期糖基化终产物的受体(RAGE)是多配体膜受体,可与衰老、糖尿病、败血症和肾衰竭等条件下产生的晚期糖基化终产物(AGE)结合以产生病理生理过程。本研究利用核素[^{125}I]对 RAGE 抗体进行了标记,并考察其在 RAGE$^{-/-}$ 和野生型小鼠血清和肺部的 PK 特性。

根据血清中放射性摄取推算的抗体当量浓度计算血清 PK 参数,结果显示在 RAGE$^{-/-}$ 和野生型小鼠中,分布半衰期相似(约 5 小时),清除较慢,总体清除率(Cl)分别约为 0.323ml/(h·kg) 和 0.303ml/(h·kg),消除半衰期($t_{1/2}$)分别约为 11.7 天和 10.9 天,暴露量(AUC$_{0-\infty}$)分别为 15 476μg eq·h/ml 和 16 494μg eq·h/ml,此结果与前期在 BALB/c 小鼠体内用 ELISA 法检测的结果一致。进一步研究发现,[^{125}I]-RAGE 抗体在野生鼠肺中高浓度积累,肺 AUC$_{0-\infty}$ 为 42 519μg eq·h/g,血清中 AUC$_{0-\infty}$ 为 16 494μg eq·h/ml,而在 RAGE$^{-/-}$ 小鼠的肺中未观察到这种放射性的累积,表明[^{125}I]-RAGE 抗体在肺摄取是 RAGE 依赖性的。

二、配体结合分析法方法学的验证

截至 2019 年初,国际上对于大分子生物药物定量分析方法学验证的主要指导原则为美国 FDA 于 2018 年 5 月颁布的 *Bioanalytical method validation guidance for industry*,EMA 于 2012 年 2 月颁布的 *Guideline on bioanalytical method validation*。我国国家药品监督管理局药品审评中心颁布的系列指导原则以及 2010 年版《中国药典》,均详细规定了小分子药物的生物分析方法验证。2015 年版《中国药典》首次对大分子生物药物的定量分析方法验证进行了详细的介绍。

介绍中指出:①由于大分子固有的特点和结构复杂性,使其难以被提取,所以常常在无预先分离的情况下测定分析物。②方法的检测终点并不直接来自分析物的响应,而来自与其他结合试剂产生的间接信号。③配体结合分析中,每个校正标样、质控样品以及待测样品一般都采用复孔分析。

(一) 方法验证前的考量

1. 标准品选择 生物大分子具有不均一性,其中成分的效价与免疫反应可能存在差异。因此,应对标准品进行充分表征;应尽量使用纯度最高的标准品;用于配制校正标样和质控样品的标准品应尽量与临床和非临床试验使用的受试品批号相同;标准品批号变更时,应尽量对其进行表征和生物分析评价,以确保方法性能不变。

2. 基质选择 一般不推荐使用经碳吸附、免疫吸附等方法提取过的基质,或透析血清、蛋白缓冲液等替代实际样品基质建立分析方法。但在某些情况下,复杂生物基质中可能存在高浓度与分析物结构相关的内源性物质,其高度干扰导致根本无法测定分析物。在无其他选定量策略的前提下,可允许使用替代基质建立分析方法,但应对使用替代基质建立方法的必要性加以证明。可采用替代基质建立标准曲线,但质控样品必须用实际样品基质配制,应通过计算准确度来证明基质效应的消除。

3. 最低需求稀释度的确定 分析方法建立与验证过程中,可能需要对基质进行必要的稀释,以降低其产生的高背景信号。在此情况下,应考察最低需求稀释度。它是指分析方法中为提高信噪比、减少基质干扰、优化准确度与精密度而必须使用缓冲液对生物样品进行稀释的最小倍数。应使用与试验样品相同的基质来配制加药样品来确定最低需求稀释度。

4. 试剂 方法的关键试剂,如结合蛋白、适配子、抗体或偶联抗体、酶等,对分析结果会产生直接影响,因此须确保质量。如果在方法验证或样品分析过程中,关键试剂批次发生改变,须确认方法性能不因此改变,从而确保不同批次结果的一致性。无论是关键试剂,还是缓冲液、稀释液、酸化剂等非关键试剂,都应对维持其稳定性的保障条件进行记录,以确保方法性能长期不变。

(二) 方法验证

1. 标准曲线与定量范围 标准曲线反映了分析物浓度与仪器响应值之间的关系。在配体结合分析方法中,标准曲线的响应函数是间接测得的,一般呈非线性,常为 s 型曲线。应使用至少 6 个有效校正标样浓度建立标准曲线。校正标样应在预期定量范围对数坐标上近似等距离分布。除校正标样外,可使用锚定点辅助曲线拟合。

验证过程中,须至少对 6 个独立的分析批进行测定,以确定标准曲线回归模型整体的稳健性。拟合时,一条标准曲线允许排除由于明确或不明原因产生失误的浓度点。排除后应至少有 75% 的校正标样回算浓度在标示值的 ±20%(定量下限与定量上限在 ±25%)范围内。定量下限与定量上限之间的浓度范围为标准曲线的定量范围。锚定点校正样品是处于定量范围之外的标样点,用于辅助拟合配体结合分析的非线性回归标准曲线,因其在定量范围之外,可不遵循上述接受标准。

2. **特异性** 特异性是指在样品中存在相关干扰物质的情况下,分析方法能够准确、专一地测定分析物的能力。结构相关物质或预期合用药物应不影响方法对分析物的测定。如在方法建立与验证阶段无法获取结构相关物质,特异性评价可在最初方法验证完成后补充进行。应采用未曾暴露于分析物的基质配制高浓度与低浓度质控样品,加入递增浓度的相关干扰物质或预期合用药物进行特异性考察。未加入分析物的基质也应同时被测量。要求至少80%以上的质控样品准确度在 ±20%范围内(如果在定量下限水平,则在 ±25% 范围内),且未加入分析物的基质的测量值应低于定量下限。

3. **选择性** 方法的选择性是指基质中存在非相关物质的情况下,准确测定分析物的能力。由于生物大分子样品一般不经提取,基质中存在的非相关物质可能会干扰分析物的测定。应通过向至少10个不同来源的基质加入定量下限和定量上限水平的分析物来考察选择性,也应同时测量未加入分析物的基质。选择性考察要求至少80%以上的样品准确度在 ±20% 范围内(如果在定量下限水平,则在 ±25% 范围内),且未加入分析物的基质的测量值应低于定量下限。如果干扰具有浓度依赖性,则须测定发生干扰的最低浓度。在此情况下,可能需要在方法验证之前调整定量下限。根据项目需要,可能需要针对患者体质或特殊基质(如溶血基质或高血脂基质)考察选择性。

4. **精密度与准确度** 应选择至少5个浓度的质控样品进行准确度、精密度以及方法总误差考察,包括定量下限浓度、低浓度质控(定量下限浓度的3倍以内)、中浓度质控(标准曲线中段)、高浓度质控(定量上限浓度75%以上)以及定量上限浓度质控。低、中、高浓度质控标示值不得与校正标样浓度标示值相同。质控样品应经过冷冻,并与试验样品采用相同的方法进行处理。不建议采用新鲜配制的质控样品进行精密度与准确度考察。批间考察应在数日内进行至少6个独立的分析批测定。每批内应包含至少3套质控样品(每套含至少5个浓度的质控样品)。对于批内和批间准确度,各浓度质控样品的平均浓度应在标示值的 ±20%(定量下限和定量上限为 ±25%)范围内。批内和批间精密度均不应超过20%(定量下限和定量上限为25%)。此外,方法总误差(即 % 相对偏差绝对值与 % 变异系数之和)不应超过30%(定量下限和定量上限为40%)。

5. **稀释线性** 在标准曲线定量范围不能覆盖预期样品浓度的情况下应使用质控样品进行方法的稀释线性考察,即评价样品浓度超过分析方法的定量上限时,用空白基质将样品浓度稀释至定量范围内后,方法能否准确测定。进行稀释实验的另一目的是考察方法是否存在"前带"或"钩状"效应,即高浓度分析物引起的信号抑制。

稀释线性考察中,稀释至定量范围内的每个质控样品经稀释度校正后的回算浓度应在标示值的 ±20% 范围内,且所有质控样品回算终浓度的精密度不超过20%。

6. **平行性** 为发现可能存在的基质效应,或代谢物的亲和性差异,在可获得真实试验样品的情况下,应考虑对标准曲线和系列稀释的试验样品之间进行平行性考察。应选取高浓度试验样品(最好采用超出定量上限的样品),用空白基质将其稀释到至少3个不同浓度后进行测定,系列稀释样品间的精密度不应超过30%。如果存在样品稀释非线性的情况(即非平行性),则应按事先的规定予以报告。如果在方法验证期间无法获取真实试验样品,则应在获得真实试验样品后尽快进行平行性考察。

7. 样品稳定性　应使用低、高浓度质控样品考察分析物的稳定性。稳定性考察应包括室温或样品处理温度下的短期稳定性,以及冻-融稳定性。此外,如果试验样品需要长期冻存,则应在可能冻存样品的每个温度下进行长期稳定性考察。每一浓度质控样品应有 67% 以上的样品浓度在标示值的 ±20% 范围内。

8. 商品化试剂盒　商品化试剂盒可以用来进行试验样品分析,但使用前必须按本指导原则的要求对其进行验证。

三、免疫原性测定方法学的验证

截至 2019 年初,我国暂时仍未颁布针对免疫原性测定方法学验证的相关指导原则。在具体实施过程中往往需要参考国际的通行标准。国际上对于大分子免疫原性测定方法学验证的主要指导原则为美国 FDA 于 2019 年 1 月颁布的 *Immunogenicity testing of therapeutic protein products-developing and validating assays for anti-drug antibody detection guidance for industry*,EMA 于 2017 年 12 月颁布的 *Guideline on immunogenicity assessment of therapeutic proteins*。

第五节　生物类似药

近年来,生物技术不断发展,生物大分子药物在治疗一些疾病方面显示出明显的临床优势。尤其是随着原研生物大分子药物专利保护陆续到期,为生物大分子药物仿制药开发创造了机会。但是不同于小分子药物,生物大分子药物是由细胞或微生物生产,即使是同一公司生产的同一批次的同一种生物药物,其结构和活性也可能有细微不同。由于知识产权保护等原因,生物类似药的生产商不可能获得原研药公司的生产工艺及生产应用的细胞或微生物,所有环节的微小变化均可导致生物类似药的质量、纯度、生物特性和安全性与原研药产生差异。因此,生物类似药只能与原研药类似,即"生物类似药"。

与其他生物制剂类似,单克隆抗体在活细胞中分批生产。因此,它们是由生产过程而不是化学结构来定义的。所得产品中的批次可变性是公认的,并且需要通过在细胞培养、产品加工和纯化过程中精心建立和控制的条件来严格控制。

2015 年 5 月,国家食品药品监督管理总局出台的《生物类似药研发与评价技术指导原则(试行)》指出,生物类似药是"在质量、安全性和有效性方面与获准注册的参照药具有相似性的治疗用生物制品"。该指导原则适用于结构和功能明确的治疗用重组蛋白质制品。对聚乙二醇等修饰的产品及抗体偶联药物类产品等,按生物类似药研发时应慎重考虑。按生物类似药批准的产品原则上不可用作参照药。

一、生物类似药研发和评价需要遵循的原则

1. 比对原则　生物类似药研发是以比对试验研究证明其与参照药的相似性为基础,支持其安全、

有效和质量可控。每一阶段的每一个比对试验研究,均应与参照药同时进行,并设立相似性的评价方法和标准。

2. **逐步递进原则**　研发可采用逐步递进的顺序,分阶段证明候选药与参照药的相似性。根据比对试验研究结果设计后续比对试验研究的内容。对前一阶段比对试验研究结果存在不确定因素的,在后续研究阶段还必须选择敏感的技术和方法设计有针对性的比对试验进行研究,并评价对产品的影响。

3. **一致性原则**　比对试验研究所使用的样品应为相同产地来源的产品。对候选药,应当为生产工艺确定后生产的产品,或者其活性成分。对工艺、规模或产地等发生改变的,应当评估对产品质量的影响,必要时还需重新进行比对试验研究。比对试验研究应采用适宜的方法和技术,首先考虑与参照药一致,对采用其他敏感技术和方法的,应评估其适用性和可靠性。

4. **相似性评价原则**　对全面的药学比对试验研究显示候选药与参照药相似,并在非临床阶段进一步证明其相似的,可按生物类似药开展后续的临床比对试验研究与评价。对不能判定相似性且仍按生物类似药研发的,应选择敏感的技术和方法,继续设计针对性的比对试验研究以证明其相似性。药学比对试验研究显示的差异对产品有影响并在非临床比对试验研究结果也被证明的,不宜继续按生物类似药研发。对按生物类似药研发的产品应慎重考虑。对临床比对试验研究结果判定为相似的,可按本指导原则进行评价。

二、生物类似药临床前和临床药代动力学研究和评价

非临床比对试验研究应先根据前期药学研究结果来设计。药学比对试验研究显示候选药和参照药无差异或很小差异的,可仅开展 PD、PK 和免疫原性的比对试验研究。对体外 PD、PK 和免疫原性试验结果不能判定候选药和参照药相似的,应进一步开展体内药效和毒性的比对试验研究。应选择相关动物种属开展单次给药(多个剂量组)和重复给药的 PK 比对试验研究。单次给药的 PK 试验应单独开展;重复给药的 PK 试验可结合在 PK/PD 研究中或者重复给药毒性试验中进行。对结合开展的 PK 试验影响主试验药物效应或毒性反应评价的,应进行独立的重复给药比对试验研究来评估 PK 特征变化。

临床比对试验研究通常从 PK 和/或 PD 比对试验研究开始,根据相似性评价的需要考虑后续安全有效性比对试验研究。在符合伦理的前提下,应选择健康志愿者作为研究人群,也可在参照药适应证范围内选择适当的敏感人群进行研究。对于半衰期短和免疫原性低的产品,应采用交叉设计以减少个体间变异性;对于较长半衰期或可能产生免疫原性的蛋白类产品,应采用平行组设计,并应考虑组间均衡。单次给药的 PK 比对试验研究无法评判相似性的,或 PK 呈剂量或时间依赖性,并可导致稳态浓度显著高于根据单次给药数据预测的浓度的,应进行额外的多次给药 PK 比对试验研究。对 PK 比对试验研究,通常采用等效性设计研究吸收率/生物利用度的相似性,应预先设定等效性界值并论证其合理性,应对消除特征(如清除率、消除半衰期)进行分析。一般情况下不需进行额外的药物-药物相互作用研究和特殊人群研究等。

实例:贝伐珠单抗注射液生物类似药临床研究设计

贝伐珠单抗注射液(bevacizumab)由瑞士罗氏公司研制开发,商品名为安维汀(Avastin)。采用哺乳

动物细胞表达的抗人血管内皮生长因子(VEGF)单克隆抗体制剂,通过阻断 VEGF 与其内皮细胞上的受体结合,使 VEGF 失去生物活性,从而减少肿瘤血管生成,抑制肿瘤生长。2004 年 2 月首先被美国 FDA 批准上市,与 5- 氟尿嘧啶化疗联合用于转移性结直肠癌患者的治疗,是全球首个批准的靶向作用于 VEGF 的药物。之后陆续批准用于非小细胞肺癌、肾癌、脑胶质瘤、卵巢癌、宫颈癌等适应证。在中国,2010 年 2 月贝伐珠单抗注射液获准进口注册,目前已经批准的适应证仅包括结直肠癌和非小细胞肺癌。贝伐珠单抗注射液原研产品专利即将过期(欧洲专利 2019 年,美国专利 2017 年),国内外众多医药企业纷纷加入其生物类似药的研发过程中。

根据前期药学和药理毒理比对试验结果,贝伐珠单抗生物类似药如果药学和药理毒理试验证明试验药与参照药相似,则可按照生物类似药的路径开展 PK 比对试验和临床安全有效性比对试验。PK 比对试验设计思路如下:

(一) 试验设计

参照一般生物等效性研究的设计,结合贝伐珠单抗生物类似药半衰期较长(18~20 天),具有免疫原性等特点,本品不适用于交叉设计评价其生物等效性,建议采用随机、双盲、两组、平行对照的试验设计。罗氏公司生产的贝伐单抗存在欧洲来源和美国来源的产品,中国上市贝伐单抗为欧洲来源产品,因此应当选择欧洲来源产品为对照药。单次给药 PK 比对试验易于比较出组间差异,因而推荐进行单次给药的 PK 比对试验。多次给药 PK 比对试验不如单次给药 PK 比对试验敏感,但可以间接反映贝伐珠单抗药物剂量依赖和时间依赖性相关的免疫原性,以及酶介导、靶介导、FcRn 介导等相关的药物清除。建议在完成单次给药 PK 比对试验判定相似后,在开展临床有效性比对试验期间,同时考察多次给药的 PK 特征。免疫原性的评价应当贯穿在整个临床比对研究中。

(二) 研究人群

健康志愿者是较为理想的均质性受试人群,能更好地反映候选药与原研药之间的 PK 差异。肿瘤患者因为自身基础疾病的影响,不利于对 PK 差异的比对评价,故不推荐选择肿瘤患者进行研究。

(三) 剂量及给药途径

研究以证实 PK 相似性为目的,因此不要求必须采用临床推荐剂量。原研药贝伐珠单抗在 1~10mg/kg 的剂量范围内,其 PK 呈线性关系,故而可选择在此范围内的一个剂量。若选择健康受试者,从保护受试者的角度,应在检测方法学最低定量下限允许的情况下,尽量选择较低给药剂量。同时较低的给药剂量更易于比较出候选药与参照药之间的差异。因此单次给药 PK 比对研究中推荐选择给药剂量为 1mg/kg,其他剂量如 3mg/kg 或者 5mg/kg 也是可以接受的。给药途径选择静脉给药,与原研药一致。静脉给药时应注意控制输注速度,尽量使给药结束的时间一致,以便更利于进行相似性评价。

(四) 终点指标与界值

PK 比对试验主要终点指标的选择是等效性评价的关键。根据口服固体制剂的相关指导原则,$AUC_{0\sim\infty}$ 和 C_{max} 是判断生物等效性的主要参数。但是在生物类似药的生物等效性评价中,选择 $AUC_{0\sim t}$ 还是 $AUC_{0\sim\infty}$ 作为终点,尚存在一定争议。建议 $AUC_{0\sim\infty}$ 作为主要终点指标,等效性界值预设为 80%~125%。C_{max}、t_{max}、表观分布容积、清除率和消除半衰期作为次要终点指标进行比较分析,如以率比及置信区间或假设检验结果的方式描述比较结果。

（五）样本量

样本量根据设定的等效性界值（80%~125%）、置信区间（90% 以上）、把握度（通常 80% 以上）等参数计算，同时应结合原研药既往信息考虑 PK 参数变异情况，建议研发企业根据自身情况和开发目标适当扩大样本量以防后续研究分析中样本数量不足。

近年来生物大分子药物得到迅猛发展，但与传统小分子药物相比，生物大分子药物具有相对分子质量大、不易透过生物膜、部分大分子药物给药剂量低、易在体内降解等特点，使其在生物体内的处置过程也不同于小分子药物：皮下给药后淋巴转运在生物大分子吸收过程中发挥了重要作用；体内主要由蛋白酶和核酸酶介导发生降解，产生的多肽或核酸片段重新被吸收利用，极少部分经肾排泄；常出现非线性 PK 特征等。同时不同类别的生物大分子药物作用机制各有差异而 PK 行为也显示出了不同的特点，这对生物大分子药物人体 PK 预测、生物大分子创新药物 PK 研究和生物类似药的 PK 评价提出了更多的挑战。

（赵　娣　陈西敬）

参考文献

［1］刘晓东,柳晓泉. 药物代谢动力学教程. 南京:江苏凤凰科学技术出版社,2015.

［2］IRIE K,OKADA A,YAMASAKI Y,et al. An LC-MS/MS method for absolute quantification of nivolumab in human plasma:application to clinical therapeutic drug monitoring. Ther Drug Monit,2018,40:716-724.

［3］WAN W,GUO N,PAN D,et al. First Experience of 18F-Alfatide in lung cancer patients using a new lyophilized kit for rapid radio fluorination. J Nucl Med,2013,54:691-698.

［4］YU C,PAN D,MI B,et al. 18F-Alfatide ⅡPET/CT in healthy human volunteers and patients with brain metastases. Eur J Nucl Med Mol Imaging,2015,42:2021-2028.

［5］JANJIGIAN Y Y,VIOLA-VILLEGAS N,HOLLAND J P,et al. Monitoring afatinib treatment in HER2-positive gastric cancer with 18F-FDG and 89Zr-trastuzumab PET. J Nucl Med,2013,54:936-943.

［6］LI H,HAN T H,HUNDER N N,et al. Population pharmacokinetics of brentuximab vedotin in patients with CD30-expressing hematologic malignancies. J Clin Pharmacol,2017,57:1148-1158.

［7］PATNAIK A,KANG S P,RASCO D,et al. Phase I study of pembrolizumab（mk-3475;anti-PD-1 monoclonal antibody）in patients with advanced solid tumors. Clin Cancer Res,2015,21:4286-4293.

［8］COSTA M B,PICON P D,SANDER G B,et al. Pharmacokinetics comparison of two pegylated interferon alfa formulations in healthy volunteers. BMC Pharmacol Toxicol,2018,19:1.

［9］KAGAN L,TURNER M R,BALU-IYER S V,et al. Subcutaneous absorption of monoclonal antibodies:role of dose,site of injection,and injection volume on rituximab pharmacokinetics in rats. Pharm Res,2012,29:490-499.

［10］KAGAN L,GERSHKOVICH P,MENDELMAN A,et al. The role of the lymphatic system in subcutaneous absorption of macromolecules in the rat model. Eur J Pharm Biopharm,2007,67:759-765.

［11］CHARMAN S A,MCLENNAN D N,EDWARDS G A,et al. Lymphatic absorption is a significant contributor to the subcutaneous bioavailability of insulin in a sheep model. Pharm Res,2001,18:1620-1626.

［12］VUGMEYSTER Y,DEFRANCO D,PITTMAN D D,et al. Pharmacokinetics and lung distribution of a humanized anti-RAGE antibody in wild-type and RAGE-/- mice. MAbs,2010,2:571-575.

［13］郭建军,王丽丽,张琪,等. 单克隆抗体药物的药代动力学研究进展. 中国药理学通报,2016,32:172-176.

［14］刘昌孝,樊慧蓉,蔡永明. 抗体药物偶联物（ADC）药动学研究的认识. 药物评价研究,2014,37:193-200.

［15］LIN K, TIBBITTS J. Pharmacokinetic considerations for antibody drug conjugates. Pharm Res, 2012, 29: 2354-2366.

［16］OPALINSKA J B, GEWIRTZ A M. Nucleic-acid therapeutics: basic principles and recent applications. Nat Rev Drug Discov, 2002, 1: 503-514.

［17］赵娣, 陈西敬. 生物大分子药物的药代动力学研究进展. 药学进展, 2018, 42: 592-598.

［18］国家药品监督管理局药品审评中心. 生物类似药研发与评价技术指导原则（试行）. 2015. https://www.cde.org.cn/zdyz/domesticinfopage?zdyzIdCODE=f044cdf4b7d7286aa12ffb85fc81a74c.

［19］国家药典委员会. 中国药典（2020 版）. 四部. 9012 生物样品定量分析方法验证指导原则. 北京: 中国医药科技出版社.

［20］国家药品监督管理局药品审评中心. 贝伐珠单抗注射液生物类似药临床试验指导原则. 2020. https://www.cde.org.cn/main/news/viewInfoCommon/4bd87dc1a83c64ca8d8df387f14dd1dd.

第十三章　药物代谢酶及其研究方法

药物进入体内后,可以原型在体循环和各组织/器官中存在,最后通过尿液、汗液、呼气等排出体外,也可以在体内经过代谢生成代谢产物再排出体外。药物在体内代谢转化往往有代谢酶的参与。药物代谢酶种类很多,其介导的药物代谢包括氧化、还原、水解、水合和结合反应等。一般来说药物在体内代谢分为Ⅰ相代谢和Ⅱ相代谢,两者既相对独立、又相互衔接和关联。其中,Ⅰ相代谢包括氧化、还原或水解等反应,即在药物分子中引入活性基团如—OH、—COOH、—SH 等极性基团。Ⅱ相代谢主要是结合反应,药物分子中的极性基团(包括Ⅰ相代谢形成的)与葡糖醛酸结合、甘氨酸结合、硫酸结合或甲基化、乙酰化等反应。参与Ⅰ相代谢的酶主要包括 CYP450 酶、水解酶、黄素单氧化酶(FMO)、环氧化物水合酶(epoxide hydratase)等。通常Ⅰ相代谢酶主要存在于干细胞内质网中(如 CYP450 酶、FMO 和环氧化物水合酶)、细胞质中(如醇脱氢酶和醛脱氢酶等)和线粒体中(如单胺氧化酶)。参与Ⅱ相代谢的酶主要是 UDP- 葡糖醛酸转移酶(UDP-glucuronosyl transferase,UGT)、谷胱甘肽 -S- 转移酶(glutathione-S-transferase,GST)等。Ⅱ相代谢酶葡糖醛酸转移酶主要存在于微粒体中,而硫酸转移酶(sulfotransferase,SULT)主要存在于细胞质中,甲基转移酶(methyltransferase,MT)存在于细胞质或线粒体中。体内药物代谢的主要组织是肝脏,其他组织如肠也存在着丰富的药物代谢酶,参与药物尤其是口服药物代谢。药物的肠道代谢或降解是造成一些口服药物生物利用度低的主要原因。脑、肾、肺等组织中存在药物代谢酶也对 PK 行为产生影响,还可能影响药物局部毒理/活性。除参与药物代谢外,药物代谢酶也参与一些内源性物质代谢以及一些前体致癌物的代谢。本章重点介绍几种常见的Ⅰ相代谢酶、Ⅱ相代谢酶、研究方法及其在 PK 研究中的作用和临床意义。

第一节　细胞色素 P450 酶

1958 年研究人员首次在大鼠肝微粒体中发现了一种细胞色素,其还原态和 CO 结合后在 450nm 处有吸收峰。1962 年这种细胞色素被命名为 CYP450,且鉴定其为一种血红素蛋白并阐述了 CYP450 酶的多种生化特性。随后利用"分级溶解"技术成功地分离了两种微粒体血红素蛋白 P450 和 b5,纯化制剂具有血红素蛋白的光谱特性,证实了 CYP450 的色素性质。之后,随着 CYP450 酶研究的快速发展,迄今从基因组分析中得知的人类 P450 基因有 57 个,大鼠有 88 个,小鼠有 103 个。CYP450 酶在生物学、医学等领域的作用也得到了详细阐释,包括药物代谢、脂肪酸 ω 氧化、前致癌物活化、维生素 D 羟化反应以及与昆虫对杀虫剂的抗性相关的酶促反应等。本节中对常见 CYP450 酶亚型如 CYP1A、CYP2B、CYP2C、CYP2D、CYP2E、CYP2J、CYP3A 及 CYP4A 进行简要介绍。

一、CYP1A 家族

人体内 CYP1A 主要包括两个亚家族:CYP1A1 和 CYP1A2。 CYP1A1 主要分布于肺组织,其次分布在皮肤、淋巴组织、胃肠道和胎盘中,在肝中也有少量分布。CYP1A1 可介导环境污染物的多种毒性作用,并参与多种致突变物和前致癌物的活化与代谢过程,与多种肿瘤发生密切相关,可作为反应化学致癌作用的有效指征。CYP1A2 主要存在于哺乳动物的肝脏,肠道、脑等组织也有少量的分布,是一种重要的肝脏 CYP450 酶,占肝 CYP 蛋白的 8.9%。CYP1A2 参与多种前致癌物(如黄曲霉素 B1、多环芳烃、杂环芳烃、杂环胺类以及芳香胺类)的代谢活化过程,使它们转化为具有高亲电活性的致癌物。CYP1A1 和 CYP1A2 基因是头对头的,共用一个 23kb 的双向启动子,其中含有至少 13 个芳香烃受体(aromatic hydrocarbon receptor,AhR)反应元件,其中一些可能与协调两个基因的转录有关。多种多环芳烃可通过与配体结合的 AhR 结合,最终诱导 CYP1A 的表达。

CYP1A1 介导的特征代谢反应为香豆素氧化成 7- 乙氧基香豆素,通过测定单位时间内 7- 乙氧基香豆素的生成速率可以表征 CYP1A1 酶活的变化。CYP1A1 的酶活受喹诺酮和大环内酯类药物抑制,并受芳香烃诱导。一些天然产物如黄芩口服后体内的代谢物 7- 甲氧基黄芩素和千层纸素 A 也对体内 CYP1A1 具有强效抑制作用。CYP1A2 代谢临床 5%~10% 的治疗药物,主要包括中枢兴奋药(咖啡因,介导的代谢清除率占 90%)、利尿药(氨苯蝶啶,介导的代谢清除率 >99%)、胆碱酯酶抑制剂(他克林,介导的代谢清除率 >90%)、麻醉药(利多卡因,介导的代谢清除率占 80%)、平喘药(茶碱,介导的代谢清除率占 75%)、抗精神病药(氯氮平,介导的代谢清除率占 22%~30%)、抗心律失常药(美西律,介导的代谢清除率占 7%~30%)及其他(褪黑激素,介导的代谢清除率占 90%)。此外,解热镇痛药(非那西丁)也需经 CYP1A2 的催化代谢。临床研究中常用非那西汀作为 CYP1A2 的代谢底物,通过测定单位时间内对乙酰氨基酚的生成速率表征 CYP1A2 酶活的变化。一些药物如伊洛沙星、氟伏沙明、环丙沙星、左氧氟沙星等均可抑制 CYP1A2 的活性,此外,许多天然产物亦能够强效抑制 CYP1A 活性,如连翘提取物中的天然黄酮类成分槲皮素、黄芩中提取的汉黄芩素等。

二、CYP2B 家族

在人类的 CYP2B 家族中只有 CYP2B6 酶活性较高,后者在多种临床药物的生物转化过程中发挥着重要作用。CYP2B6 广泛分布于人体的肝脏、肾脏、肺、脑部、小肠、子宫内膜、支气管肺泡巨噬细胞和外周血淋巴细胞等,参与多种外源性物质和内源性物质的合成与代谢,占肝脏 CYP450 总量的 7.2%。组成性雄甾烷受体(CAR)可以直接调节 *CYP2B6* 基因。外源性药物苯巴比妥可以诱导 CYP2B 基因的表达。

CYP2B6 介导了大约 8% 的临床药物代谢,包括抗肿瘤药(环磷酰胺、他莫昔芬)、抗 HIV 感染的非核苷类反转录酶抑制剂(依法韦仑)、抗抑郁药(安非他酮、丙咪嗪)、常用麻醉药(氯胺酮、异丙酚)及常用的滥用药物[尼古丁和 4-(甲基亚硝胺基)-1-(3- 吡啶)-1- 丁酮]。除此之外,CYP2B6 还参与很多毒物(如农药)代谢,是重要的外源性毒物代谢酶之一,一般以安非他酮作为探针底物研究 CYP2B6 酶活的变化。

三、CYP2C 家族

CYP2C 家族主要包括 CYP2C8、CYP2C9、CYP2C18、CYP2C19 四个成员,受肝脏富集转录因子(liver enriched transcription factor, LETF)包括 HNF-3γ、HNF-4α,以及孕烷 X 受体(PXR)、CAR、糖皮质激素受体和维生素 D 受体的调控。2004 年发现了人 CYP2C8 的晶体结构,并分析影响底物结合位点的空间体积的氨基酸,以及增加底物相互作用可能性的空间可塑性。CYP2C 家族中,*CYP2C18* 不编码具有功能的蛋白质,仅在 mRNA 水平表达,而 *CYP2C8*、*CYP2C9*、*CYP2C19* 可以编码具有功能的蛋白质。CYP2C 家族成员在肝脏中特异性高表达,约占肝脏 CYP450 酶的 20%,参与超过 20% 的临床药物的代谢。CYP2C8、CYP2C9 和 CYP2C19 还在小肠和十二指肠也有中等水平的表达。

CYP2C 家族中,CYP2C8 约占肝脏总 CYP450 酶的 7%,参与近 15% 药物代谢。CYP2C8 所代谢的药物主要分成 3 类,包括起主要催化作用的药物(胺碘酮、阿莫地喹、花生四烯酸、氯喹、紫杉醇、瑞格列奈、维 A 酸、罗格列酮)、起中等催化作用的药物(双氯芬酸、瑞伐他汀、布洛芬、美沙酮、吗啡)和起次要催化作用的药物(卡马西平、环磷酰胺、氨苯酚、托拉塞米、维拉帕米、异环磷酰胺、佐匹克隆)等,其中紫杉醇是 CYP2C8 的特异性底物,而槲皮素、吉非罗齐是 CYP2C8 的抑制剂。CYP2C9 代谢的药物主要有双氯芬酸、苯妥英、替尼酸、吡罗昔康、替诺昔康、*S*- 华法林、甲苯磺丁脲以及氟比洛芬,其中甲苯磺丁脲和 *S*- 华法林是其特异性底物,而磺胺苯吡唑、胺碘酮、咪康唑、氧雄龙、氟康唑可以抑制 CYP2C9 的活性。CYP2C19 代谢的药物主要有安定、普萘洛尔、*S*- 美芬妥英、苯妥英钠、丙咪嗪、氯胍、兰索拉唑、奥美拉唑等,其中 *S*- 美芬妥英是 CYP2C19 的特异性底物,而苯环丙胺、氟康唑、氟伏沙明、噻氯匹定等是 CYP2C19 的抑制剂。

四、CYP2D 家族

CYP2D 在人类中由一个有功能的 *CYP2D6* 和 2 个旁系同源基因 *CYP2D7* 和 *CYP2D8* 组成,但后 2 个基因没有功能。CYP2D6 主要表达于小肠、肝脏和肺,含量在肝脏 CYP450 酶中所占比例大约为 4%,但其参与代谢的药物量占 CYP450 酶药物代谢总量的 25%~30%。

CYP2D6 代谢的药物主要包括抗抑郁药(阿米替林、去甲替林、氟西汀)、抗心律失常药(胺碘酮、美西律)、抗精神病药(利培酮、阿立哌唑、奋乃静)、止咳平喘药(右美沙芬、磷酸二甲啡烷)、镇痛药(氢可酮、美沙酮、哌替啶)和抗肿瘤药(他莫昔芬),其中右美沙芬可作为 CYP2D6 的探针底物研究其酶活的变化。已报道的 CYP2D6 的抑制剂有:拉贝洛尔、苯海拉明、西咪替丁、奥美拉唑(弱 CYP2D6 抑制剂)、利托那韦、奎宁、胺碘酮、美西律、奎尼丁、普罗帕酮、阿米替林、氯丙嗪、氟西汀、舍曲林和氰酞氟苯胺等。

五、CYP2E 家族

CYP2E 家族在人体 CYP450 酶家族中介导部分药物代谢。CYP2E1 是人类中由 *CYP2E1* 基因编码的蛋白质,主要在肝中表达且表达相对保守,它的 mRNA 水平约占 CYP450 mRNA 总量的 50%,蛋白水平约占总量的 7%,主要参与药物代谢和内源性物质代谢。通常用氯唑沙宗的 6- 羟化反应表征 CYP2E1 的活性。CYP2E1 代谢大多数小的极性分子,包括有毒的实验室化学品,如二甲基甲酰胺、苯胺和卤代烃。某些底物如乙醇、异烟肼、吡啶和吡唑等本身也是其诱导剂。CYP2E1 的表达也受细胞因子的调节。类似 CYP1A2、CYP2C 和 CYP3A，IL-1、IL-6 和 TNF-A 会降低 CYP2E1 的水平，而 IL-4 则会诱导 CYP2E1 表达。

CYP2E1 可在几个重要的代谢反应中发挥作用，其生理底物是葡萄糖异生前体丙酮、羟基丙酮和脂肪酸等。乙醇诱导 CYP2E1 的表达，CYP2E1 与乙醇脱氢酶和醛脱氢酶一起发挥作用，将乙醇转化为乙醛和乙酸，因此，CYP2E1 会增强酒精导致的肝毒性和对乙酰氨基酚的肝毒性。在乙酰辅酶 A 转化为葡萄糖的过程中，CYP2E1 通过羟基丙酮（丙酮醇）将丙酮转化为丙二醇以及丙酮酸。CYP2E1 可以进行内源性脂肪酸的代谢，如花生四烯酸的 ω- 羟基化，其可能与糖尿病和肥胖有关的重要信号通路有关。因此，CYP2E1 可以充当单加氧酶将花生四烯酸代谢成 19- 羟基二十碳四烯酸（19-HETE）。同时，CYP2E1 还起到环氧化酶活性的作用，可以将二十二碳六烯酸代谢为环氧化物，主要是 $19R,20S$- 环氧二十碳五烯酸和 $19S,20R$- 环氧二十碳五烯酸（19,20-EDP）异构体，亦可以将二十碳五烯酸代谢为环氧化物，主要是 $17R,18S$- 二十碳四烯酸和 $17S,18R$- 二十碳四烯酸（17,18-EEQ）异构体。EDP（环氧二十碳五烯酸）和 EEQ（环氧二十碳四烯酸）代谢物具有广泛活性。EDP 和 EEQ 代谢物寿命较短，在环氧化物水解酶，特别是可溶性环氧化物水解酶形成的数秒或数分钟内失活，因此只在局部起作用。因此 CYP2E1 不被认为是形成引用的环氧化物的主要贡献者，但可以在某些组织中局部起作用。

六、CYP2J 家族

CYP2J2 是人类中由 *CYP2J2* 基因编码的蛋白质，是 CYP450 酶家族的成员。CYP2J2 催化涉及药物代谢，以及胆固醇和类固醇等脂质的合成。CYP2J2 定位于内质网，负责将内源性多不饱和脂肪酸代谢为信号分子。它将花生四烯酸代谢成二十碳三烯酸环氧化物（称为 EET）:5,6- 环氧 -8Z,11Z,14Z-EET、8,9- 环氧 -8Z,11Z,14Z-EET、11,12- 环氧 -5Z,8Z,14Z-EET 和 14,15- 环氧 -5Z,8Z,11Z-EET。CYP2J2 还将亚油酸代谢为 9,10- 环氧十八碳酸和 12,13- 环氧 - 十八烯酸；将二十二碳六烯酸代谢为各种环氧二十碳五烯酸；将二十碳五烯酸代谢为各种环氧二十碳四烯酸（EEQ）。CYP2J2 以及 CYP2C19、CYP2C8、CYP2C9 和可能的 CYP2S1 是环氧化物 EET（类似于 EEQ、EDP 和亚油酸）的主要生产者。

七、CYP3A 家族

在人体中参与药物代谢的 CYP3A 家族成员主要有:CYP3A4、CYP3A5 和 CYP3A7;在小鼠中参与代谢的 CYP3A 家族成员主要是 CYP3A11。CYP3A 在肝脏和肠道中含量最丰富，介导约 60% 临床治疗药物的代谢。其中 CYP3A4 是主要的 CYP3A 家族的酶，主要分布于肝脏以及肠道，约占肝脏总 CYP450 酶的 30%，是肝脏内表达最丰富的 CYP450 酶，超过 50% 的临床药物代谢与此酶有关。CYP3A4 受 PXR 的调控，组蛋白修饰以及 DNA 甲基化也参与 CYP3A4 的调控。此外，CYP3A4 在骨髓、肺、肾及脑组织等组织也有分布。CYP3A5 在肝中表达低于 CYP3A4，但相比于 CYP3A4 有更广的组织分布，在肺、肾、乳腺、前列腺和多形核白细胞等肝外组织中表达水平高于 CYP3A4，是肾脏中主要的 CYP3A 形式。CYP3A7 是人胎儿中较重要的 CYP450 酶，它在胎儿体内的表达水平较高，占 CYP3A 家族的 87%~100%，出生后便显著降低。与胎儿相比,成人 CYP3A7 mRNA 表达率仅为 1.7%,但 CYP3A7 变异体 CYP3A7*1C 表达水平较高。

CYP3A 底物众多,包括抗肿瘤药、抗精神病药、钙通道阻滞药、质子泵抑制剂、苯二氮䓬类、HMG-CoA 还原酶抑制剂、H_1 受体拮抗剂、抗真菌药、大环内酯类抗生素等。其中咪达唑仑和睾酮是 CYP3A 特异性底物。CYP3A5 和 CYP3A4 由于含有相似的序列,因而通常 CYP3A5 和 CYP3A4 具有相似的底物,但红霉素和奎尼丁仅是 CYP3A4 的底物而非 CYP3A5 的底物。与出生后 CYP3A4 相比 CYP3A7 低表达,故其在药物清除中的作用有限,主要与多种内源性和外源性化合物代谢,尤其是胆固醇、类固醇和其他类脂质的合成相关。

CYP3A4 的活性受多种药物的影响,例如,CYP3A4 的诱导剂苯巴比妥、苯妥英、利福平、地塞米松、卡马西平等,可以增加其基因转录水平、酶蛋白抗降解能力及稳定性,从而增强酶的活性,加速药物代谢。CYP3A4 的抑制剂包括克拉霉素、红霉素、罗红霉素、西咪替丁、环孢素、酮康唑、氟康唑、伊曲康唑、地尔硫䓬、维拉帕米、非洛地平、硝苯地平、米贝拉地尔、氟西汀、氟伏沙明、奈法唑酮、利托那韦、沙奎那韦等,通过竞争性和非竞争性抑制机制,抑制酶的活性,使药物代谢减慢,血药浓度升高。因此在临床上和这些药物联用时,要注意药物间相互作用,减少不良反应发生。

八、CYP4A 家族

CYP4 家族主要参与花生四烯酸或脂肪酸代谢,其中 CYP4A 主要包括 CYP4A11 和 CYP4A22。CYP4A11 是人类中由 *CYP4A11* 基因编码的蛋白质,在肝脏和肾脏中高表达。CYP4A11 与 CYP2E1 共同影响 ω 羟化酶活性。CYP4A11 与 CYP4A22、CYP4F2 和 CYP4F3 一起通过 ω 氧化反应将花生四烯酸代谢为 20- 羟基二十碳四烯酸(20-HETE),人体中主要的 20-HETE 合成酶为 CYP4F2,其次为 CYP4A11。在形成羟基脂肪酸的过程中,CYP4A11 发挥 CYP450 酶单氧化酶活性。CYP4A11 还具有环氧化酶活性,它将二十二碳六烯酸代谢为环氧二十碳五烯酸(EDP;主要是 19,20-EDP 异构体)和将二十碳五烯酸代谢为环氧二十碳四烯酸(EEQ,主要是 17,18-EEQ 异构体)。但是,CYP4A11 不会将花生四烯酸转化为环氧化物。CYP4F8 和 CYP4F12 同样具有花生四烯酸的单氧化酶活性以及二十二碳六烯酸和二十碳五烯酸的环氧化酶活性。某些 EDP 和 EEQ(易检测到的是 16,17-EDP、19,20-EDP、17,18-EEQ)在血压调节、血管血栓形成和癌症生长方面常常具有与 20-HETE 相反的作用。且 EPA 和 EEQ 生成的花生四烯酸环氧化物(EET)在降低高血压和疼痛感觉方面,比 CYP450 酶(如 CYP2C8、CYP2C9、CYP2C19、CYP2J2 和 CYP2S1)代谢生成的更有效。此外,在抑制炎症方面,EPA、EEQ 与 EET 有相同的作用甚至更有效。与 EET 不同的是,前两者抑制血管生成、内皮细胞迁移、内皮细胞增殖以及人乳腺癌和前列腺癌细胞系的生长和转移,而 EET 则都具有促进作用。因此,富含 ω 脂肪酸的饮食显著提高了动物以及人类中 EDP、EEQ 的血清和组织水平,这是由膳食 ω 血清脂肪酸引起的 CYP4A11 的代谢产物特征中最突出的变化。

CYP4A22 也称为脂肪酸 ω 羟化酶,是人类中由 *CYP4A22* 基因编码的蛋白质。CYP4A22 与 CYP4A11、CYP4F2 和 CYP4F3 一起发挥活性。通过 ω 氧化反应将花生四烯酸代谢成 20- 羟基二十碳四烯酸(20-HETE),20-HETE 调节啮齿类动物和部分人类的血液流动、血管化、血压和肾小管对离子的吸收。然而,人类 CYP4A22 在少数组织中以非常低的水平表达,并且可能不是将花生四烯酸代谢为 20-

HETE 的功能性酶。CYP4A 和 CYP4F 家族成员和 CYP2U1 也可能进行 ω 羟基化,从而降低花生四烯酸的各种脂肪酸代谢物的活性,包括 LTB4、5-HETE、5- 氧代 - 二十碳四烯酸、12-HETE 和几种前列腺素,主要涉及调节动物和人类的各种炎症、血管和其他反应。这种羟化作用诱导的失活可能是细胞色素抑制炎症反应的作用基础。

第二节　葡糖醛酸转移酶

一、葡糖醛酸转移酶的概述

葡糖醛酸结合反应是生物体内一个重要的 II 相代谢反应。UDP- 葡糖醛酸转移酶(UGT)利用辅因子 UDP- 葡糖醛酸(UDP-glucuronic acid,UDP-GlcUA)与化合物结合,催化生成葡糖醛酸结合物。葡糖醛酸结合物较原化合物亲水性增加,从而使其能够更有效地从尿或胆汁中排出体外。同时,药物的活性一般会降低,因此,葡糖醛酸结合反应是多种内源性物质和外源性化合物重要的清除和解毒途径。

UGT 是存在于内质网及核膜的膜结合酶。传统观点认为葡糖醛酸结合反应发生在 I 相代谢之后,需要 I 相代谢来提供相应的结合基团,但一些外源性物质本身已经含有羟基、羧基、氨基、巯基可以直接进行葡糖醛酸结合反应。通常药物经葡糖醛酸化后生物活性降低,但越来越多的研究表明,一些底物代谢后生物活性会增加。例如,吗啡在体内转化为 6- 葡糖醛酸吗啡,其镇静作用显著强于吗啡本身。另外一些药物的葡糖醛酸结合物也是活性葡糖醛酸苷,这些代谢物会引起细胞毒或免疫毒性。

二、葡糖醛酸转移酶的分类

人类的葡糖醛酸转移酶根据基因序列,可以分为 4 个基因家族,即 UGT1、UGT2、UGT3 和 UGT8,其中最重要的药物葡糖醛酸转移酶是 UGT1 和 UGT2。在人体中 UGT 家族成员共享羧基端的 246 个氨基酸残基,其氨基端共有 285 个氨基酸残基。不同的同工酶是由不同的氨基端构成的,羧基端成为保守区,它是由第 2、3、4 和 5 外显子所编码,是不同的同工酶与尿苷 -5- 二磷酸葡糖醛酸(UGA)结合的共同区域。而氨基端则是与底物结合的部位,该部位决定特定 UGT 同工酶的底物特性。UGT1 已经被鉴定出来的亚型共有 9 个,分别为 UGT1A1、UGT1A3、UGT1A4、UGT1A5、UGT1A6、UGT1A7、UGT1A8、UGT1A9 和 UGT1A10,它们共享 4 个外显子(即外显子 2~5),它们的主要差别在基因外显子 1 上的不同,由此推测外显子 1 上的差异可能是导致酶功能不同的分子学基础。而 UGT2 肽段的氨基酸序列完全不同,UGT2 是由含有 6 个外显子的各自基因克隆,但羧基端一侧高度保守,与 UGT1 相同也是与 UDP- 葡糖醛酸结合的部位。UGT2 被分为 2 个亚族,即 UGT2A 和 UGT2B。UGT2A 家族包括 UGT2A1、UGT2A2 和 UGT2A3,UGT2B 家族包括 UGT2B4、UGT2B7、UGT2B10、UGT2B11、UGT2B15、UGT2B17 和 UGT2B28。

三、葡糖醛酸转移酶的分布

肝脏是 UGT 含量最丰富同时也是葡糖醛酸化反应最活跃的器官(图 13-1)。 在正常人体组织中(包括肝、肺、胃、小肠、结肠、肾、膀胱、肾上腺、乳腺、卵巢、子宫和睾丸),UGT1A1 在肝脏、胃肠道和膀胱中高表达,UGT1A3 与 UGT1A1 具有类似的表达特征;在除乳房外的所有组织中均观察到 UGT1A4 的表达,UGT1A4 在肝脏中表达量最高,胃肠道、肾脏、膀胱和卵巢中也有表达;UGT1A5 在胃肠道、肾脏、膀胱和子宫中表达,而在其他组织中只有少量表达;UGT1A6 在肝脏、胃肠道、肾脏和膀胱中表达;UTT1A7 和

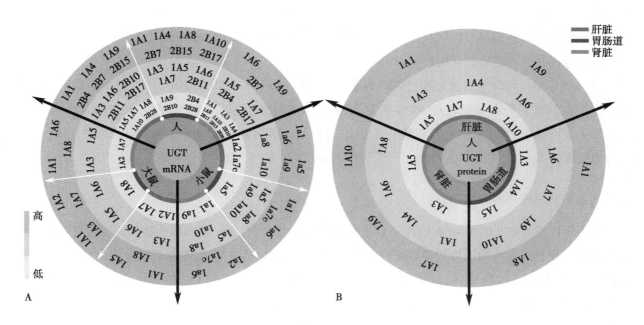

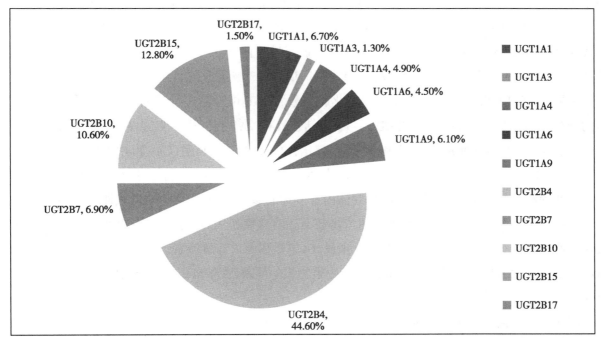

数据引自(Yang N, et al. Pharmacol Res,2017,121,169-183.;Rowland A, et al. Int J Biochem Cell Biol,2013,45:1121-1132.)。

图 13-1　UGT mRNA 在人肝脏中的相对表达量(%)

UGT1A8 在小肠、结肠、肾脏和膀胱中均被检测到；UGT1A9 在肝脏和肾脏中高表达，在小肠、结肠、膀胱和睾丸中少量表达；UGT1A10 主要在胃肠道和膀胱中表达，在肝、肾、卵巢和子宫中表达较少；UGT2B4 在肝脏中表达量最高，在乳腺中次之，而在其他组织中少量表达；UGT2B7 在所有组织中表达，在肝脏、小肠、结肠、肾、膀胱和子宫中含量很高；UGT2B10 在肝脏和膀胱中高表达；UGT2B11 在肝脏、膀胱和乳腺中高表达，在肾脏和子宫中有一定表达；UGT2B15 在肝脏、胃肠道、膀胱、乳腺、卵巢和睾丸中高表达；UGT2B17 在肝脏、胃、结肠和睾丸中高度表达；UGT2B28 在膀胱中高表达，在肝脏、胃和乳腺中略有表达。总而言之，UGT 在肝外组织中表达，并有一定的组织特异性，例如，UGT1A7、UGT1A8、UGT1A10 在肠道中表达，是机体代谢外源性分子的第一道屏障；UGT2A1 和 UGT2A2 在呼吸道与嗅觉系统中表达，与气味分子的代谢相关。UGT 的组织分布差异可能会影响不同组织中内源性物质或药物的分布与清除，从而对内源性物质或药物的作用产生影响。

UGT 等Ⅱ相代谢酶主要分布在肝脏门静脉周围区域（Zone 1）的肝细胞中，该处粗面内质网含量丰富。UGT 在肝脏的分布情况较 CYP450 酶复杂，影响因素较多，可能存在个体差异和种属差异。例如，在正常大鼠肝脏中，非实质细胞及胆管上无 UGT 的分布，而肝小叶的分布较为均匀，UGT 在中央小叶区域分布较多。

四、葡糖醛酸转移酶的功能

作为体内重要的Ⅱ相代谢酶，UGT 不仅能代谢外源性化合物，在许多内源性物质的代谢过程中也扮演着重要的角色。一些内源性物质如胆红素在肝脏中主要被 UGT1A1 代谢生成结合胆红素，经过 UGT 代谢后极性增加，亲水性增加，易于排出体外，一些药物可以抑制 UGT1A1 的活性，同时编码 UGT1A1 的基因出现缺陷也会影响胆红素的代谢，胆红素代谢受到抑制，血中游离胆红素升高将会造成机体蓄积中毒。一些内源性物质如胆汁酸本身就是体内的代谢终产物，合成胆汁酸是肝脏代谢清除胆固醇的重要通路，血中胆汁酸浓度升高会对机体有害，病理条件如胆道梗阻时会在体内蓄积，而经过 UGT 的代谢降低毒性，减少对机体的损害。胆汁酸的葡糖醛酸化反应可以发生在胆汁酸的 3 位、6 位的羟基和 24 位的羧基。这一过程涉及多种 UGT，例如，UGT1A3 被认为是胆汁酸 24 位羧基进行葡糖醛酸化的主要酶；而 UGT2B4 和 UGT2B7 可以催化胆汁酸 3 位、6 位羟基进行葡糖醛酸化；UGT1A4 具有较高的催化鹅脱氧胆酸（CDCA）生成 CDCA-3G 的活性；UGT2A1 能催化石胆酸（LCA）、CDCA、脱氧胆酸（DCA）、猪去氧胆酸（HDCA）的 3 位和 24 位糖苷化；UGT2A2 催化胆酸（CA）和 CDCA 形成 CA-24G 和 CDCA-24G 的活性较高。由此可见这些 UGT 在体内胆汁酸的解毒与清除中发挥着非常重要的作用。还有一些内源性物质如雌激素和雄激素在体内有多种酶参与代谢，因此生成的代谢产物多种多样，有些代谢产物依旧有一定的活性，有些代谢产物甚至还有致癌作用，只有 UGT 可以使雌激素、雄激素及其代谢产物真正灭活。因此从这个意义上来说，UGT 是体内灭活雌激素、雄激素活性的重要酶。同时 UGT 也能参与大脑中糖脂的生物合成以及芳香类物质的消除，近年来还被广泛应用于抗肿瘤药的代谢研究。

UGT 是一个高度固定化的微粒体酶系，它所催化的葡糖醛酸化反应受到特定亚族酶的表达水平和它们功能状态的双重调节。每个 UGT 同工酶在体内的表达水平是由当时的体内状况、组织专属性和环境几个方面的调节因素共同作用的结果。维生素 A 也能影响 UGT1A1 与 UGT1A6 的活性，例如，服用富含维生素 A 的食物会导致 UGT1A1 与 UGT1A6 对 L- 三碘甲状腺原氨酸的催化能力减弱,而长期用乙醇喂养小鼠会导致小鼠肝中的 UGT1A1 的 mRNA 表达增至原来的 177%,同时 UGT1A5、UGT2B1、UGT2B3 的 mRNA 表达也有所增加。

在具有典型的肝损伤症状的生物体内,Ⅱ相代谢酶 UGT 的表达肝内变化并不单一,整体的葡糖醛酸代谢不尽相同,不同的 UGT 亚酶在肝损伤状态下可能受到不同的影响,导致不同亚酶介导代谢的药物清除率受到的影响不同,在不同时期和程度的肝损伤中,相关 UGT 的基因或蛋白表达也会有各自不同的上调或下调,整体葡糖醛酸代谢会有相对应的改变。这一方面反映出在分子水平上,相关代谢酶的变化是即时的,可随着疾病发展及内环境的改变而发生不同的代偿性调整,使同工酶的表达量发生相应变化,完成内外源性底物的生物转化任务,达到解毒和药物消除的目的;另一方面也说明在Ⅱ相代谢酶的表达调控中,调节机制及环节较为复杂,仍然存在很多值得继续研究的地方,如肝脏炎症状态下细胞因子如何调节 UGT 的表达尚不清楚;慢性肝损伤状态下 UGT 的表达与核受体的关系仍需要进一步证实。

UGT 在代谢内源性物质的同时,其活性也会受到内源性物质的影响。已经发现许多内源性物质可以对 UGT 产生抑制作用,如脂酰辅酶 A、核苷酸、胆汁酸、磷脂等均可对 UGT 产生抑制作用,而酰基辅酶 A 可以通过改变 UGT 的构象对 UGT 产生非竞争性抑制作用。目前这种内源性物质对 UGT 的抑制意义目前还不十分清楚,这种抑制有可能是一种调节机制,在整体或者局部调节 UGT 参与的代谢;也有可能就是一种代谢紊乱,长期会对机体产生不利的影响,如致癌,或者导致某些临床药物治疗的低效,甚至失败。

五、葡糖醛酸转移酶的底物

肝脏中参与药物葡糖醛酸化反应的 UGT 亚型主要有 UGT1A1、UGT1A3、UGT1A4、UGT1A6、UGT1A9 和 UGT2B7。其中,UGT1A1 参与代谢的化合物主要是酚类、黄酮类、蒽醌类以及甾醇类。胆红素和雌二醇常被用作 UGT1A1 的特异性底物。同时 UGT1A1 也是催化丁丙诺啡和 SN38 进行葡糖醛酸化反应的主要酶。UGT1A3 主要催化苯并[α]芘、乙酰氨基芴代谢物、香豆素类、黄酮、酚、蒽醌类、羧酸类、类罂粟碱、初级 / 三级胺、雌二醇、胆酸等多种物质的葡糖醛酸化反应。香豆素类(尤其是莨菪亭)、黄酮和蒽醌是 UGT1A3 的优良底物。UGT1A4 催化三级胺和初级胺的葡糖醛酸结合反应。UGT1A4 介导的 N- 葡糖醛酸化反应效率强于 UGT1A3。三氟拉嗪是 UGT1A4 的特异性底物,而番麻皂素能选择性地抑制 UGT1A4 的活性。UGT1A6 底物仅参与平面酚类化合物的葡糖醛酸化反应。而 UGT1A7、UGT1A8 和 UGTA9 更倾向于非平面酚类、蒽醌类、黄酮类、芳香酸类和固醇类物质的葡糖醛酸化反应。异丙酚是 UGT1A9 的优良底物。UGT2 亚家族主要催化类固醇和胆酸的葡糖醛酸化反应,也催化一些外源性物质的葡糖醛酸结合反应。

不同的 UGT 同工酶可以有不同的底物,也可能一个同工酶有许多底物。表 13-1 列出了不同 UGT 的代表性底物。生物体中存在多种同工酶,这些同工酶对内源性底物的催化作用也表现出特异性。然而几个同工酶又能同时接受一个外源性底物,这就是 UGT 的重叠底物特异性,例如,4- 硝基苯酚至少是 3 种 UGT 同工酶的底物。UGT 广泛且重叠的底物特异性虽然针对外源性物质暴露提供了有效保护屏障,但是它使人体组织内个体同种型功能的研究极尽复杂。尽管如此,近年来在鉴定 UGT 选择性探针底物方面仍取得了一定进展,目前用于评估人肝组织葡糖醛酸化活性的 UGT 选择性探针包括雌二醇(3-OH- 葡糖醛酸化,UGT1A1)、三氟拉嗪(UGT1A4)、5- 羟色胺(UGT1A6)、异丙酚(UGT1A9),3′- 齐多夫定(UGT2B7)和 S- 奥沙西泮(UGT2B15)。这些选择性探针底物主要通过单一同种型进行葡糖醛酸化,利用这些特异性探针底物可用于:①通过活性相关分析进行 UGT 亚型的鉴定;②通过酶诱导或抑制评估特定 UGT 在药物 - 药物相互作用中的作用;③阐明与编码目标 UGT 的基因相关的遗传多态性的功能意义。

表 13-1   主要 UGT 及其底物

酶	底 物
UGT1A1	R- 卡维蒂洛、表鬼臼毒素吡喃葡糖苷、β- 雌二醇、依泽替米贝、SN-38
UGT1A3	依泽替米贝、替米沙坦
UGT1A4	1-OH 米达唑仑、奥氮平、三氟拉嗪
UGT1A6	去铁酮、对乙酰氨基酚
UGT1A9	恩他卡朋、吲哚美辛、霉酚酸、R- 奥沙西泮、对乙酰氨基酚、布洛芬、索拉非尼
UGT2B7	S- 卡维蒂洛、可待因、双氯酚酸、表柔比星、氟比洛芬、吗啡、纳洛酮、萘普生、叠氮胸腺
UGT2B15	S- 奥沙西泮、劳拉西泮

第三节   介导药物代谢的其他代谢酶

一、氧化酶

(一)黄素单氧化酶

肝、肾、肺等组织的微粒体含一种或几种黄素单氧化酶(FMO),可氧化多种化学毒物的亲核性氮、硫和磷杂原子。此酶以黄素腺嘌呤二核苷酸(FAD)为辅酶,需要 NADPH 和 O_2。FMO 对异种生物的定位、共因子需求和活性与 CYP450 酶非常相似,由 FMO 催化的很多反应也可由 CYP450 酶催化,不同的是,FMO 的底物通常为含有 N 或 S 原子的弱亲核试剂,而 CYP450 酶的底物并不局限于亲核试剂。与 CYP450 酶相比,FMO 对温度更敏感。在不加 NADPH 时,45℃条件下预孵 5 分钟会使 FMO 失活,而 CYP450 酶活性不受影响。

FMO 最早是从猪肝微粒体中纯化的,最终证明其是一种独特的不含血红素的含黄素单加氧酶。目前已经描述了至少 130 种黄素依赖性单加氧酶,FMO 共有 5 种亚型被鉴定,分别为 FMO1、FMO2、FMO3、FMO4 和 FMO5。在成人肝脏中,FMO3 和 FMO5 是最主要的两种亚型,其中 FMO3 具有基因多态性。在正常人体内,三甲胺经 FMO3 代谢产生三甲胺氮氧化物,尿中回收的氮氧化物与原型含量的比值为 97∶3,而在 FMO3 基因表达异常的人体内,三甲胺代谢严重不足,氮氧化物与原型含量的比值仅为 1∶9,从而引发"鱼腥综合征"。此外,FMO3 依赖生产三甲胺氮氧化物会增加动脉粥样硬化和心血管疾病的一般风险,揭示了肠道微生物群在确定疾病风险中的重要性。

（二）单胺氧化酶和二胺氧化酶

单胺类化合物由单胺氧化酶（MAO）催化，氧化生成相应的醛。MAO 存在于肝、肾、肠、神经组织等的线粒体中，是一组酶，其对伯胺催化作用最强。MAO 有两种形式，分别为 MAO-A 和 MAO-B。MAO 催化的氧化反应不需要辅助因子的参与。MAO 的基因多态性可能是帕金森病（PD）发病的易感性因素之一，例如，PD 的治疗涉及使用选择性 MAO-B 抑制剂雷沙吉兰和沙芬酰胺。二胺类化合物由二胺氧化酶（DAO）催化，生成氨基醛。DAO 是含有 Cu 原子的磷酸吡哆醛酶类，存在于肝、肾和肾上腺的细胞质中。

（三）醇脱氢酶

醇脱氢酶（ADH）可能是外来醇和羰基化合物代谢最重要的酶，是一种含锌酶。哺乳动物 ADH 构成复杂的酶家族，以少数分子形式表达，分为几类，其区别在于酶的定位、酶的底物特异性、酶的催化和免疫学性质。I 类同工酶是由 α、β 和 γ 多肽亚基形成的二聚体，由三个独立的基因座编码：ADH1A、ADH1B 和 ADH1C。遗传多态性发生在种族群体中的 I 类同工酶中。在亚洲人中，ADH1B 和 ADH1C 基因的多态性与酒精中毒的发展和酒精性肝硬化的易感性有关。ADH I 主要在肝脏中表达，但也在肺、肾和胃肠道（十二指肠和结肠）中发现过。ADH II 是由 ADH2 编码的同型二聚体（ππ），仅存在于肝脏，催化长链脂肪醇和芳香醇的氧化，不被吡唑抑制。ADH III（χχ）普遍存在于全身组织，并且通过 ADH3 基因座编码。ADH III 具有与谷胱甘肽依赖性甲醛脱氢酶相同的结构和动力学特性。由于 ADH IV 在胃中的定位和非常高的活性，被称为"胃"醇脱氢酶。它是由 ADH4 基因座编码的同型二聚体（σσ 或 μμ），除了胃，这种同工酶也存在于食管、肝脏、皮肤和角膜中，但其表达有限，其他类型的 ADH 仍然描述不足。ADH V 是由 ADH5 编码的同型二聚体，其在胃黏膜上皮中发现。ADH VI 在大鼠的肝脏和肾脏中表达，与哺乳动物 ADH V（67%）高度相似。

（四）醛脱氢酶

醛脱氢酶（ALDH）超家族是 $NAD(P)^+$ 依赖的酶，是一类多功能的蛋白，基于分歧进化和氨基酸同源性的标准化基因命名。目前主要将人体内多种形式的 ALDH 分为两组：细胞质形式（ALDH I、ALDH III、ALDH VII、ALDH VIII、ALDH IX）和线粒体形式（ALDH II、ALDH IV、ALDH V、ALDH VI）。ALDH I 主要分布在肝脏中并催化乙醛的氧化，但也催化所有反式和 9-顺式-视黄醛。在所有同工酶中，线粒体 ALDH II 在人体乙醛代谢中起主要作用，而其他同工酶代谢多种物质。ALDH2*2，ALDH II 的遗传多态性在亚洲人群中普遍存在，并且这些个体在仅摄入适量酒精后显示高血液乙醛浓度。ALDH III 在胃、肺、肝、皮肤和角膜中表现出高活性。最近，在唾液中发现了 ALDH III，它代表了食物中存在的有毒醛的第一道屏障。其他类型的 ALDH 广泛分布于人体内，但不参与乙醛氧化。这些同工酶在消除脂质过氧化过程中产生的有毒醛中起作用。他们还参与胆汁酸、生物胺、前列腺素和类固醇脱氢的代谢。

（五）黄嘌呤氧化酶

黄嘌呤氧化酶（XO）和黄嘌呤脱氢酶（XDH）是相同酶的可互换形式，称为黄嘌呤氧化还原酶（XOR）。其存在于从简单的古菌到智人的所有生命形式中，是自然界中发现的最古老的酶之一。该酶是含钼蝶呤的黄素蛋白，由两个约 145kDa 的相同亚基组成。酶的活性形式是分子量为 290kDa 的同型二聚体，每种单体在催化中独立地起作用。黄嘌呤的羟基化发生在钼蝶呤中心，由此引入的电子迅速转移到其他线性排列的氧化还原中心。XOR 广泛分布在各种器官中，包括肝脏、肠、肺、肾脏、心脏和脑以及血浆。值得注意的是，XO 和 XDH 都能氧化 NADH，伴随着活性氧的形成。在生理学上，XO 和 XDH 参与各种生化反应,包括各种嘌呤、蝶呤和芳香杂环的羟基化,以及脂肪族和芳香族醛,从而有助于内源性化合物和异生素的解毒或活化。XOR 的主要作用之一是将次黄嘌呤转化为黄嘌呤和黄嘌呤转化为尿酸。遗传性 XOR 缺乏导致黄嘌呤和特征性多器官衰竭综合征,其特征在于黄嘌呤在各种组织中的沉积。不同的肝毒性剂,如氟烷和乙醇,可诱导来自肝脏的 XO 的全身性释放,而循环 XO 可用作定量肝损伤的敏感标记物。循环 XO 不仅是肝脏和肠道损伤的标志物,而且它还可以作为循环介质,在多种病理生理条件下(包括肝缺血再灌注、出血性休克、动脉粥样硬化和镰状细胞病)导致远程器官损伤。

二、还原酶

肝细胞微粒体内存在的还原酶,主要有硝基还原酶和偶氮还原酶,能使硝基化合物和偶氮化合物还原生成胺类。醛、酮还原由醇脱氢酶和一组羰基还原酶催化。另外,由 NAD(P)H 醌氧化还原酶(DT 黄递酶)催化醌双电子还原。醌双电子还原还可由羰基还原酶催化。醌的双电子还原是无毒性的。但是,醌经 NADPH CYP450 酶催化单电子还原,生成半醌自由基。后者可经自氧化,伴有氧化应激,生成具有细胞毒性的超氧阴离子、过氧化氢、羟基自由基等。氧化应激是某些含醌或可转变为醌的毒物毒作用的重要机制,如多柔比星和柔红霉素的心脏毒性、百草枯和硝基呋喃妥因的肺毒性、6- 羟基多巴胺的神经毒性。

三、水解酶

许多含酯键和酰胺键的外源化学物质在体内经各种水解酶催化水解消除毒性。这类毒物主要是酯类、酰胺类和磷酸酯等化合物,腈类也能被水解。外源化学物质的水解作用主要由酯酶和酰胺酶、肽酶、环氧水解酶催化。水解酶中以酯酶最为广泛,其次为酰胺酶。

(一)酯酶

依据酯酶与有机磷酸酯相互作用的性质,将酯酶分为三类:A- 酯酶、B- 酯酶和 C- 酯酶。高效水解有机磷酸酯的酯酶,如对氧磷、沙林和梭曼,被归类为 A- 酯酶。代表性的 A- 酯酶是对氧磷酶(PON)。被有机磷酸酯、氨基甲酸酯和有机硫化合物抑制的酯酶被归类为 B- 酯酶。大多数含有 α/β 水解酶折叠的丝氨酸酯酶超家族成员和由结构中的丝氨酸、谷氨酸 / 天冬氨酸和组氨酸残基组成的催化三联体是 B- 酯酶。羧酸酯酶(CES)、芳香乙酰胺脱乙酰基酶(AADAC)和丁酰胆碱酯酶(BCHE)是 B- 酯酶。不水解有机磷酸酯并被其抑制的酯酶被归类为 C- 酯酶。羧基丁烯基丁二酸酯酶是一种 C- 酯酶。酯酶负责药物的活化和解毒。在哺乳动物体内,有机磷农药代谢解毒的主要方式是经磷酸酯酶水解而消除毒性。其中位于血清中的 BCHE,可水解琥珀酰胆碱、普鲁卡因、丁卡因、可卡因、二醋吗啡及其他药物。某些个体(约 2% 的高加索人)BCHE 基因发生突变,酶活性降低,使骨骼肌松弛剂琥珀酰胆碱的作用持续时间延长,可致肌肉持续松弛,甚至呼吸暂停。

(二)环氧化物水解酶

1970 年发现了微粒体环氧化物水解酶(mEH 或 EH1)。环氧化物水解酶是肝脏微粒体中的可诱导酶类之一,广泛分布于动物界(包括人类),在肝脏中,环氧化物水解酶主要分布在内质网上,同时也分布于肝细胞的核膜、细胞质中,而在环氧化物酶体、溶酶体和线粒体中缺失。环氧化物水解酶以多种同工酶形式存在,催化某些链烯和芳香化合物的环氧化物的环氧环,水解成相应的反式二氢二醇,主要是解毒酶,有时是活化酶,有几种基因多态性。

四、其他Ⅱ相代谢酶

(一) 谷胱甘肽 -S- 转移酶

谷胱甘肽 -S- 转移酶(GST)是广泛存在于各种生物体内的由多个基因编码的,具有多种功能的一组同工酶,该酶最初于 20 世纪 60 年代在动物身上发现,在药物的代谢和解毒中具有重要作用,1991 年首次确定了 GST 的三维结构。GST 超家族主要包括 3 个家族:胞液型(可溶型)GST、线粒体型GST(GSTK)家族以及类花生酸类物质和谷胱甘肽代谢的膜相关蛋白酶(membrane associated proteins in eicosanoid and glutathione metabolism,MAPEG)家族。胞液型 GST 位于肝、肾、肠以及其他组织的细胞液中,GSTK1 最早从大鼠肝脏线粒体基质中发现和分离获得的。

GST 是一组具有多种生理功能的蛋白质,在机体有毒化合物的代谢、保护细胞免受急性毒性化学物质攻击中起到重要作用,是体内代谢反应中Ⅱ相代谢的重要转移酶。GST 的生物学功能主要是减少谷胱甘肽的酸解离常数,使得其具有去质子化作用及有更多的反应性 GST 巯基形成,从而催化其与亲电性物质轭合。通常,GST 催化谷胱甘肽与亲电子物质结合形成硫醇尿酸,经肾脏排出体外,其亦可作为转运蛋白转运亲脂化合物,如胆红素、胆酸、类固醇激素和不同的外源性化合物。GST 通过酶促和非酶促反应,解除化学诱变剂、促癌剂以及脂质和 DNA 氢过氧化物的毒性,保护正常细胞免受致癌和促癌因素的影响,在抗诱变及抗肿瘤中起重要作用。

(二) 硫酸转移酶

早在 1876 年,就已知存在含硫酸盐的生物分子,但直到大约 80 年后分离活性硫酸盐供体 3′- 磷酸腺苷 5′- 磷酸硫酸盐(PAPS)之后才发现磺化发生的机制。硫酸转移酶(SULT)催化硫化基团(SO_3)从供体分子(通常是 PAPS)转移到各种胺和羟基底物上作为亲核试剂,称为硫酸化,或称为磺化或硫化。我们将 SULT 分为两类:胞质 SULT 和膜相关 SULT。胞质 SULT 磺化小的内源性和外源性化合物,如激素、生物胺、药物和各种异生物质。膜相关 SULT 磺化较大的生物分子,如碳水化合物和蛋白质。尽管细胞溶质 SULT 最初被认为主要参与解毒,但其实并不是它们的专有功能。例如,它们通过形成硫酸盐结合物参与激素和致癌物的激活和失活。

(三) N- 乙酰基转移酶

芳香胺及杂环胺类物质通过人体的代谢转化后会产生包括致癌作用在内的毒性。乙酰化作用是该类物质代谢转化的重要步骤之一,由 N- 乙酰基转移酶(N-acetyltransferase,NAT)催化完成。该酶在人体中具有广泛的组织分布,在肝脏、胃肠道组织(食管、胃、小肠和结肠)、输尿管、膀胱、前列腺、肺、牙龈、乳腺等组织都有 NAT 的存在,其中肝脏是 NAT 最主要的表达部位。发生在氮原子上的乙酰化作用所产生的胺类衍生物通常是无毒性的,而发生在氧原子上的乙酰化作用所产生的乙酰氧基芳胺类(或杂环胺类)衍生物含有高反应活性的氮离子,极易与 DNA 结合形成 DNA 加合物,引起 DNA 突变,导致细胞癌变。

(四) 甲基转移酶

甲基转移酶(MT)即甲基化反应的催化酶,药物结构中的—OH、—SH 及—NH_2 基团可以发生结合反应,使代谢物的极性下降,排泄速度下降。甲基结合物的形成需要一种高能中间体 S- 腺苷甲硫氨酸

（SAM）作辅因子，该辅因子由 L- 甲硫氨酸和 ATP 在腺苷甲硫氨酸转移酶的作用下形成。甲基转移酶具有多种底物（包括 RNA、DNA、脂质、小分子和蛋白质），在不同生物途径中作用不同，已被证明在表观遗传控制、脂质生物合成、蛋白质修复、激素失活和组织分化中是必不可少的。

迄今为止，人类基因组中的 208 种蛋白质被鉴定为已知或推定的甲基转移酶，这些蛋白质中有 30% 与疾病状态有关，最常见的是癌症和精神障碍。某些情况下，抑制 MT 可能是具有治疗性的。除了 DNMT（DNA 甲基转移酶）抑制剂用于临床治疗癌症的成功，针对其他 MT 抑制剂如 DOTL1 和 EZH2 正处于临床研究中。

第四节   药物代谢酶亚型鉴定方法

一、概述

CYP450 酶是药物体内代谢的主要酶系之一。如果药物在机体内主要通过一条代谢途径被清除，这条代谢途径被诱导或者抑制，就会产生很大的用药风险，前者会降低药物的实际疗效，后者会增加药物的毒副作用。若药物在机体内存在两条或者多条代谢途径，则改变单条代谢途径并不会显著影响药物整体的代谢清除，产生药物 - 药物相互作用的风险也较小。因此，药物在体内参与其代谢清除的酶越多，代谢途径越多，则药物自身代谢受干扰的风险越小，合并用药中发生药物 - 药物相互作用的概率越小，不同患者间的用药差异也越小。同时，如果参与药物代谢的酶存在基因多态性，如 CYP1A2、CYP2C9、CYP2C19、CYP2D6 和 CYP2E1 等代谢酶亚型，则在快 / 慢不同代谢者体内会产生不同的用药效果，对原药起作用的药物而言，前者可能会使药物疗效降低，后者会产生药物的毒副作用。因此，对 CYP450 酶进行表型鉴定，即研究参与药物代谢的 CYP450 酶亚型、CYP450 酶数量，以及某个酶亚型对总的 CYP450 酶参与代谢的贡献率等，对判定候选药物在机体内的整体代谢清除效率以及可能潜在的药物 - 药物相互作用具有重要意义。当然，如果一个化合物由 CYP450 酶介导的反应在总清除中的作用较小（约 <30%），则进行反应表型鉴定就没有太大的意义。

目前，鉴定酶亚型的方法主要有 4 种，即相关性分析法、化学抑制法、抗体抑制法和重组酶法。

二、相关性分析法

当只有单一酶亚型主要介导候选药物的代谢并且只生成一个代谢物时，可以采用相关性分析法鉴定参与代谢的酶亚型种类。相关性分析法是指将一系列个体人肝微粒体对候选药物的代谢速率与同一个体微粒体样本中拟考察 CYP450 酶亚型对阳性底物的代谢速率或者同一个体微粒体样本中拟考察 CYP450 酶亚型的含量进行统计分析，获取两者的相关性参数。理想情况下，应使用从不同供体获得的尽可能多的微粒体孵育结果来增加统计学效力。如图 13-2 所示，通过对 7 份独立个体的人肝微粒体中受试化合物依达拉奉葡糖醛酸化反应与异丙酚葡糖醛酸化反应（UGT1A9 介导的特征代谢反应）、雌二醇 3 位葡糖醛酸化反应（UGT1A1 介导的代谢反应），或 5- 羟色胺葡糖醛酸化反应（UGT1A6 介导的代谢反应）进行相关性分析可以鉴定介导依达拉奉葡糖醛酸化反应的主要代谢酶。研究结果显示依达拉奉葡糖醛酸化与异丙酚葡糖醛酸化显著相关（$r=0.934\ 0$，$p<0.002\ 1$），而与 UGT1A1 和 UGT1A6 的特征代谢反应无相关性（UGT1A1：$r=0.293\ 4$，$p=0.523\ 0$；UGT1A6：$r=-0.199\ 7$，$p=0.667\ 7$），提示人肝微粒体中 UGT1A9 是介导依达拉奉葡糖醛酸化的主要 UGT 亚型。

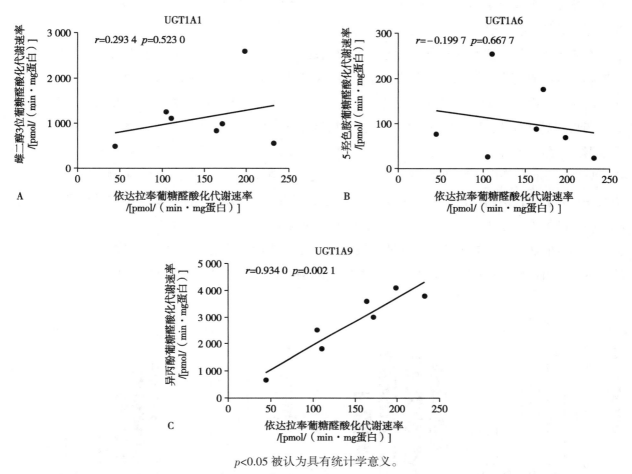

$p<0.05$ 被认为具有统计学意义。

图 13-2　七份独立个体的人肝微粒体中依达拉奉葡糖醛酸化与典型的（A）UGT1A1 底物（雌二醇）、（B）UGT1A6 底物（5- 羟色胺）和（C）UGT1A9 底物（异丙酚）之间的相关性分析

　　一般认为，当单个酶亚型对单一代谢反应的代谢贡献率大于 25% 时，相关性分析的结果准确度比较高，但若代谢贡献率低于 10%，则预测结果不够准确。尤其是当两个或两个以上的酶参与代谢物形成时，其交互作用复杂，建议使用化学抑制法、抗体抑制法和重组酶法进行研究。

三、化学抑制法

　　化学抑制法和抗体抑制法的实验原理相似，即测定人肝微粒体中已知酶的化学抑制剂或抗体对受试药物的影响。这两种方法都受限于所研究的代谢酶亚型必须存在相对专一的化学抑制剂或者抗体。美国 FDA 指导原则中列出了一系列体外 CYP450 酶表型鉴定中可接受的化学抑制剂，并且随着新报道的出现，这些内容将在美国 FDA 网站（https://www.fda.gov/Drugs/Development& ApprovalProcess/DevelopmentResources/DrugInteractions&Labeling）上定期更新。事实上，大多数化学抑制剂都不是单一的一种 CYP450 酶亚型特异性的，所以在使用时应当选用每种 CYP450 酶亚型的探针底物在相同的实

验条件下验证所用抑制剂的选择性和效力。当受试药物某一特征代谢反应在存在抑制剂或者抗体时的初始反应速率($V_{0,\text{inhitor}}$)与不含抑制剂或者抗体时的初始反应速率(V_0)相比,两者的绝对差值与V_0的百分比值(即抑制百分比)$\geq 15\%$,且$V_{0,\text{inhitor}}$与V_0相比有显著差异时,说明此阳性抑制剂或者抗体所对应的代谢酶亚型参与受试药物的代谢,但如果抑制百分比小于15%则不能和试验误差有效区分开,应认为所考察的代谢酶亚型不参与受试药物的代谢。

在应用化学抑制法对候选药物鉴定 CYP450 酶亚型时,候选药物的浓度选择和抑制剂的浓度选择是影响实验结果可靠度的两个重要的实验条件。采用化学抑制法时,受试药物作为拟考察 CYP450 酶亚型的代谢底物,其在抑制实验中选用的受试浓度应小于或者等于自身的米氏常数(K_{m})浓度值,以保障候选药物的受试特征代谢反应处在酶促反应的初始速率(<10% 底物消耗)。此处候选药物的米氏常数可根据候选药物自身的酶促动力学获得。化学抑制剂的浓度选择,需要考虑多种因素,因为大多数抑制剂不只抑制一种代谢酶亚型,抑制剂浓度过低不能完全抑制拟考察代谢酶的活力,抑制剂浓度过高则可能对一种以上的代谢酶活性产生抑制效应,前者造成"假阴性"结果,后者造成"假阳性"结果。为了保障化学抑制剂既有选择性又能完全发挥抑制效力,一般都需要选择多个抑制剂浓度。如图 13-3 所示,在应用化学抑制法鉴定介导依达拉奉葡糖醛酸化反应时选用了低、中、高三种抑制剂浓度,结果只有异丙酚(UGT1A9 的阳性抑制剂)以浓度依赖性地抑制依达拉奉葡糖醛酸化,而纳洛酮(UGT2B7 的阳性抑制

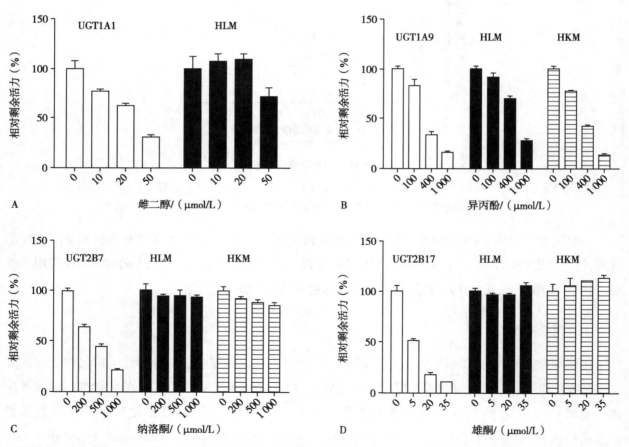

选择(A)雌二醇(UGT1A1)、(B)异丙酚(UGT1A9)、(C)纳洛酮(UGT2B7)和(D)雄酮(UGT2B17)作为抑制剂。

图 13-3 考察探针底物对人 UGT 重组酶、人肝微粒体(HLM)和人肾微粒体(HKM)中
依达拉奉葡糖醛酸化产物代谢生成的抑制作用

剂)和雄酮(UGT2B7 的阳性抑制剂)对依达拉奉葡糖醛酸化没有影响,雌二醇(UGT1A1 的阳性抑制剂)仅在高浓度下产生轻微的抑制作用,这个研究结果就提示 UGT1A9 可能是依达拉奉葡糖醛酸化的主要代谢酶,但是在高底物浓度下,UGT1A1 可能参与依达拉奉葡糖醛酸化。

四、抗体抑制法

由于化学抑制剂存在选择性的问题,并且其选择性会随孵育条件的变化而变化,针对单个 CYP450 酶特异性的多克隆和单克隆抗体可更好地替代表型鉴定方法。其中,单抗对 CYP450 酶而言都是非竞争性抑制剂,抑制程度不依赖于底物(即受试候选药物)浓度,因此候选药物的浓度选择不受限制,使其可以采用较高的受试浓度而降低了后续检测分析的难度。而单抗的浓度选择一般都根据说明书来决定。抗体抑制法的局限性在于不是所有可考察的代谢酶都有特异性的抑制性单抗,但如果用人肝微粒体和系列 CYP450 重组酶(包含同一亚家族中的不同亚型,如 CYP2C8、CYP2C9、CYP2C18 和 CYP2C19)验证了特定抗体的效力和特异性,则对候选药物进行 CYP450 酶表型鉴定时仅需要采用抗体抑制法即可得到准确度非常高的结果,无须像相关性分析法与化学抑制法等需要另一种或者多种其他途径进行互证。

在运用抗体抑制法进行表型鉴定时,建议采用一系列抗体浓度来考察其对候选药物拟考察的代谢途径是否具有浓度依赖性的抑制作用。这要求抗体浓度的选择要跨越一个较大的浓度范围以保障有足够低和足够高的浓度来绘制一条完整的抑制曲线。我们可以根据抑制曲线的斜率评估所选抗体的效力,根据抑制曲线的最大抑制率评估拟考察的 CYP450 酶亚型对候选药物特定代谢途径的相对贡献率。如果只有一个 CYP450 酶亚型参与代谢,则不论采用混合还是个体肝微粒体进行体外孵育,单抗对拟考察的代谢途径抑制效率应该大于 90%。而如果多个 CYP450 酶亚型参与代谢,则应采用基本相似的实验条件考察多个单抗在 10~20 个微粒体样本中对拟考察代谢途径的抑制效应,以此可清晰获得每个 CYP450 酶亚型的相对贡献率。对于不同供体来源的微粒体样本,某个特定 CYP450 酶亚型在不同样本中所获得的相对贡献率可能差异很大。但是无论单个 CYP450 酶亚型的相对贡献率如何改变,当采用多种抗体进行评估时总的抑制效率应接近于 100%。如果随着抗体浓度增加抑制效率仅呈小幅递增且总体抑制效率并不完全,则意味着所选抗体效力太差或者抗体的专一性太差(即抗体对相近的 CYP450 酶亚型出现交叉反应)。一旦出现这种情况,抗体抑制法的应用则非常有限。

五、重组酶法

重组酶法直接研究候选药物是否被一种纯化酶或重组酶代谢。重组酶是一种仅含有单个重组人 CYP450 酶亚型的微粒体制剂,它能够直观评估某种 CYP450 酶亚型是否参与了候选药物的特征代谢反应。候选药物仅由单一重组酶催化代谢时,使用重组酶法进行表型鉴定最为直截了当。但是如果候选药物被两种以上的重组酶代谢,则单一重组酶实验获得酶活性数据不足以用来估算参与代谢的多种 CYP450 酶亚型各自对候选药物总体代谢的相对贡献率。此时需要应用人肝微粒体辅以化学抑制法或抗体抑制法做进一步研究,以阐明单个 CYP450 酶亚型的相对贡献率。值得注意的是,由于 CYP450 酶自身的竞争性,某些 CYP450 酶亚型当其在重组酶中单一表达时会表现出很高的代谢活性,但是当应用微粒体等混合体系进行代谢考察时则发现它的活性很弱甚至基本没有活性。

　　另一种评估相对贡献率的方法是计算候选药物在介导其代谢的 CYP450 酶亚型的重组酶中的 K_m(米氏常数)和 V_m(最大清除速率),进而获得每个 CYP450 酶亚型对候选药物特征代谢反应的固有清除率(Cl_{int},可以通过代谢物生成的 V_m/K_m 或者原型减少法来获得)。基于重组酶法中获得的固有清除率,结合每个 CYP450 酶亚型在人肝微粒体中的相对丰度,可以评估参与候选药物代谢的不同 CYP450 酶亚型在人肝微粒体体系中对候选药物总体代谢的相对贡献率。例如,氮䓬斯汀是一种抗组胺药物,采用重组酶法、相关性分析法、结合酶动力学发现 CYP1A2、CYP2D6 和 CYP3A4 介导氮䓬斯汀发生 N 位去甲基代谢,随后采用了 5 种方法来评估这 3 种 CYP450 酶亚型对氮䓬斯汀 N 位去甲基化的相对贡献率。第一种方法基于这 3 种单一 CYP450 酶亚型在人肝微粒体中的蛋白含量。以 CYP1A2 为例,首先通过免疫化学的方法获得 CYP1A2 在人肝微粒体总蛋白中的蛋白含量 A,然后根据式(13-1)将单一 CYP1A2 重组酶系统中所获得的氮䓬斯汀 N 位去甲基化代谢速率($V_{rec-CYP1A2}$)换算成人肝微粒体中氮䓬斯汀将 CYP1A2 亚型介导 N 位去甲基化的代谢速率(V_{CYP1A2}),最后根据式(13-2)将式(13-1)所获得代谢反应速率(V_{CYP1A2})与实际人肝微粒体系统中所获得的氮䓬斯汀 N 位去甲基化的代谢速率(V_{HL})相比,即可获得人肝微粒体中 CYP1A2 亚型对氮䓬斯汀 N 位去甲基化的相对贡献率(%)。第二种方法在蛋白含量的基础上叠加候选药物自身在单一 CYP450 酶亚型重组酶系统中的酶动力学参数。以 CYP1A2 为例,将第一种方法中的计算式(13-1)替换成式(13-3),其中 $V_{m,CYP1A2}$、$K_{m,CYP1A2}$、S 均为单一 CYP1A2 重组酶系统中所获得的氮䓬斯汀 N 位去甲基化的酶动力学参数($V_{m,CYP1A2}$ 代表酶动力学的最大反应速率,$K_{m,CYP1A2}$ 代表酶动力学的米氏常数,S 代表酶动力学反应中底物氮䓬斯汀的受试浓度)。剩余其他 3 种方法都可以归为相对活性因子法(RAF)。RAF 的计算方法为人肝微粒体中某特征代谢反应的酶动力学速率参数与对应重组酶中同一代谢反应的相同酶动力学速率参数的比值,如 RAF_V(反应速率的比值)、RAF_{Vm}(最大反应速率的比值)、RAF_{Cl}(固有清除率的比值)。在这篇文献应用中,CYP1A2、CYP2D6、CYP3A4 选用的特征代谢反应分别对应为乙氧基试卤灵 O 位脱乙基化、丁呋洛尔 1′ 位羟化以及睾酮 6β 位羟化。以 CYP1A2 为例,以 RAF_V 为相对活性因子,设置探针底物乙氧基试卤灵的受试终浓度为 2μmol/L,通过实验分别获取乙氧基试卤灵在人肝微粒体系统和单一 CYP1A2 重组酶系统中 O 位脱乙基化的代谢反应速率(V),两个速率的比值即为 $RAF_{V,CYP1A2}$。将此相对活性因子代入式(13-4)计算,其中 $Cl_{rec-CYP1A2}$ 代表单一 CYP1A2 重组酶系统中所获得的氮䓬斯汀 N 位去甲基化的酶动力学参数之固有清除率。根据式(13-4)求得氮䓬斯汀在人肝微粒体中经 CYP1A2 亚型介导的 N 位去甲基化的固有清除率(Cl_{CYP1A2}),代入式(13-5),将其与实际人肝微粒体系统中所获得的氮䓬斯汀 N 位去甲基化的固有清除率(Cl_{HL})相比,即可获得人肝微粒体中 CYP1A2 亚型对氮䓬斯汀 N 位去甲基化的相对贡献率(%)。

$$V_{CYP1A2}=A \times V_{rec-CYP1A2} \qquad\qquad 式(13-1)$$

$$CYP1A2 \ 贡献率(\%) = \frac{V_{CYP1A2}}{V_{HL}} \times 100\% \qquad\qquad 式(13-2)$$

$$V_{CYP1A2}=A \times \left[\frac{V_{m,CYP1A2} \times S}{K_{m,CYP1A2}+S} \right] \qquad\qquad 式(13-3)$$

$$Cl_{CYP1A2}=Cl_{rec-CYP1A2} \times RAF_{V,CYP1A2} \qquad\qquad 式(13-4)$$

$$CYP1A2 贡献率(\%) = \frac{Cl_{CYP1A2}}{Cl_{HL}} \times 100\% \qquad\qquad 式(13-5)$$

第五节 代谢酶多态性及临床研究

基因多态性(genetic polymorphism)是指由一个或多个等位基因发生突变而产生的遗传变异,在人群中呈不连续多峰曲线分布。药物代谢的遗传多态性一般分为四种表型:快代谢者(EM)、慢代谢者(PM)、中间代谢者(IM)和超强代谢者(UM)。EM 指酶活性正常的个体,通常是正常等位基因(野生型)纯合子或杂合子,占人群的 75%~85%。PM 因携带 2 个功能缺失基因而使酶活性缺乏,占人群的5%~10%。若个体携带 2 个活性减弱的基因则称为 IM(10%~15%),相应酶活性减弱,学者常将其与 PM共同讨论。另有少数个体(1%~10%)因携带功能性等位基因的拷贝或多拷贝,使酶活性明显增强,称为UM。大多数 I 相和 II 相药物代谢酶都具有基因多态性。这种多态性导致药物和代谢物的暴露存在重要的个体间差异,并且导致药物反应以及药物不良反应的风险在个体间差异显著。

一、I 相代谢酶的多态性研究

CYP450 酶基因多态性是药物代谢速率存在明显个体差异的主要原因。CYP450 酶在个体间药物反应中发挥重要作用,通过对 CYP450 酶多态性的研究,可以预测患者对某些药物的不良反应,对个体化精准医疗起重要作用。目前仍需要大量研究来探索这些重要的代谢酶多态性与药物的基因剂量、基因浓度和基因反应之间的关系。

以下内容是对几个有临床意义研究的重点介绍。

(一)CYP2B6 酶的多态性研究

CYP2B6 的基因定位在 19q12-13.2,全长 28kb,由 8 个内含子将 9 个外显子分隔开来,编码的蛋白质由 491 个氨基酸组成,相对分子质量为 58 268Da,与大鼠的 *CYP2B1* 的基因有 76% 的相似。*CYP2B6*的个体差异较大,个别个体差异性超过 250 倍。*CYP2B6* 的蛋白表达水平在不同性别之间也存在着差异,女性中的平均表达水平为男性的 1.6 倍。*CYP2B6* 的基因多态性不仅可能引起蛋白表达的减少,而且可以导致其表达缺失,因而某些人的表达无法检测到。其中 *CYP2B6 516GT* 的基因多态性较为常见,等位基因的频率是 21%~38%,这 21%~38% 的基因多态性导致了 CYP2B6 酶活性的降低。临床应用中已经发现,*CYP2B6*6* 的基因多态性和性别差异影响依法韦伦的体内代谢。此外 *CYP2B6-516G/T* 的基因多态性被广泛认为对丙泊酚血药浓度有影响,其中 T 等位基因可以引起丙泊酚血药浓度的升高。

(二)CYP2D6 酶的多态性研究

CYP2D6 酶是研究代谢酶多态性最多的 CYP450 酶之一。与其他 CYP450 酶不同的是,CYP2D6酶是 CYP450 酶家族中唯一不能被诱导的酶。CYP2D6 酶的多态性是由基因突变造成的个体间差异。*CYP2D6* 位于人类染色体 22q13.1,总长约为 7kb,有 9 个外显子,8 个内含子,编码 497 种氨基酸,目前发现 *CYP2D6* 约有 100 个等位基因,约有 80 个突变位点,且在人群中的分布有差异。它的主要突变方式是单个碱基缺失或替换引起读码框架移位,或是大片段基因的丢失。相对于野生 *CYP2D6* 等位基因,*CYP2D6* 基因的突变体形式可能导致完全没有酶活性、活性降低、正常活性甚至活性增加,其中*CYP2D6*1*、*CYP2D6*2* 不影响酶的活性,*CYP2D6*9*、*CYP2D6*10*、*CYP2D6*17*、*CYP2D6*29*、*CYP2D6*36*、

CYP2D6*41 位点突变会导致酶活性降低。*CYP2D6* 最重要的基因型是 *CYP2D6*2*、*CYP2D6*3*、*CYP2D6*4*、*CYP2D6*5*、*CYP2D6*10*、*CYP2D6*17* 和 *CYP2D6*41*，其中 *CYP2D6*3*、*CYP2D6*4* 和 *CYP2D6*5* 是与 PM 相关联表型。在人群中 CYP2D6 活性差异相当大，包括 PM、IM、EM 和 UM 四种状态，表 13-2 列举了与四种表型对应的一些基因型。各代谢型在不同人种中的分布比例也不同，其中亚洲人口 50% 均为 IM，仅有 1% 左右为 PM，而西方人口中则有较多的 PM。据报道显示 *CYP2D6*10* 是中国汉族人群、日本等亚洲人群最常见的等位基因，且高于白种人，而 *CYP2D6*14* 突变率低于 *CYP2D6*10*。

临床应用已经发现 *CYP2D6* 的基因多态性对酶的活性有至关重要的影响，从而影响药物在不同个体中的疗效及副反应。利培酮为非典型的抗精神病类药，目前临床应用较广。比较 3 种不同基因型 *CYP2D6C/C*、*CYP2D6C/T*、*CYP2D6T/T* 对利培酮的疗效影响发现，患者在用利培酮治疗 2 周左右时显示 *CYP2D6* 基因多态性对其疗效有影响，野生型和突变型的治疗效果存在组间差异（$p<0.05$）。此外，精神分裂症患者 *CYP2D6* 基因多态性也发现会影响阿立哌唑的治疗效应，*CYP2D6 exon I C/T100* 基因多态性可在治疗初期对临床疗效产生影响。

表 13-2　CYP2D6 各表型对应的一些基因型

表型	基因型
PM	*CYP2D6*3~*8*、*CYP2D6*11*、*CYP2D6*16*、*CYP2D6*18~*21*、*CYP2D6*38*、*CYP2D6*40*、*CYP2D6*42*、*CYP2D6*44*、*CYP2D6*56*、*CYP2D6*62*
EM	*CYP2D6*2*、*CYP2D6*17*、*CYP2D6*27*、*CYP2D6*35*、*CYP2D6*39*、*CYP2D6*48*
IM	*CYP2D6*10*、*CYP2D6*14*、*CYP2D6*17*、*CYP2D6*18*、*CYP2D6*36*、*CYP2D6*41*、*CYP2D6*47*、*CYP2D6*49~*51*、*CYP2D6*54*、*CYP2D6*55*、*CYP2D6*57*
UM	*CYP2D6*2 × N*（N=2、3、4、5、13）

临床应用中，对于托特罗定和右美沙芬，EM 与 PM 相比，口服清除率提高了 53 倍和 22 倍。在瑞典的高加索人，*CYP2D6*4* 等位基因突变体的频率为 22%，占此突变等位基因的 75% 以上人口，然而，*CYP2D6*4* 等位基因突变型在中国发生频率非常低（约 1%），这也是中国 PM 发病率低（1%）的原因。*CYP2D6*5* 突变频率在不同种族群体中相似（4%~6%）。*CYP2D6*10* 突变型发生在约 50% 的亚洲人中，*CYP2D6*14* 只在亚洲人群发现，*CYP2D6*17* 等位基因主要存在于黑人。*CYP2D6*2* 等位基因发生频率，在瑞典高加索人中占 1%~2%，德国人为 3.6%，西班牙白色人为 7%~10% 和意大利西西里岛人 10%，已经观察到明显更高的频率沙特阿拉伯人（20%）和埃塞俄比亚黑色人（高达 29%），另外此等位基因在亚洲人中基本上不存在。*CYP2D6*17* 在欧洲白种人中几乎没有，但它在非裔美国人和黑人口中发生率较高，在津巴布韦人中占 34%，在坦桑尼亚人中占 17%，在加纳人中占 28%，以及在埃塞俄比亚人中占 9%，这也解释了为什么非洲黑人的药物代谢率中位数较高。

（三）CYP3A4/5 酶的多态性研究

CYP3A 酶是肝脏 CYP450 酶蛋白的主体，几乎代谢了目前 50% 的临床用药。其中 CYP3A4 是肝脏和胃肠道中主要的 CYP450 酶，是人类肝脏中含量最为丰富的 CYP450 酶形式，但其肝脏表达水平有显著的个体差异，相差可达 20 倍。编码 CYP3A4 酶蛋白的基因位于染色体 7q21.3-22.1，编码区域包括 13 个外显子和 12 个内含子，长约 27kb，主要调控其转录和表达的结构区位于 5′ 端。目前在 *CYP3A4* 基因中发现 30 多个单核苷酸多态性,突变的等位基因包括 *CYP3A4*2~CYP3A4*19*,对 13 个外显子和 5′ 端侧翼测序发现了 3 种 SNP。*CYP3A4*1B* 是人 CYP3A4 基因 5′ 端侧翼区发生了 *A292G* 点的突变,中国人和日本人中的发生频率为零,而黑人和白人发生的频率分别为 66.7% 和 4.2%,被认为是全球最常见的突变。*CYP3A4*1G* 在日本人中的突变频率为 0.249,中国人中的突变频率为 0.221。*CYP3A4*2* 等位基因突变导致了 Ser222Pro 改变,此突变在白种人中的突变频率为 2.7%,而在非洲人和中国人中则缺乏此突变型。*CYP3A4*2* 和野生型相比对底物的清除率有所降低。*CYP3A4*3* 是外显子 12 的 *T1473C* 转换,从而导致酶 Met445Thr 发生改变,发生频率较低。*CYP3A4*4* 是中国人中最主要的突变体,突变频率约为 3.43%。*CYP3A4*4* 和 *CYP3A4*1B* 使 CYP3A4 酶活性的降低,造成慢代谢的发生。在我国 *CYP3A4*4* 和 *CYP3A4*5* 两者个体突变率分别为 3/102、2/103。*CYP3A4* 的其他主要突变体还有 *CYP3A4*5* 和 *CYP3A4*6*。

CYP3A5 酶是导致 CYP3A4 酶复杂性的因素之一。除少数外,CYP3A5 酶可以代谢大多数作为 CYP3A4 酶底物的药物。大多时候代谢速率较慢,但在某些情况下,CYP3A5 酶的代谢活性与 CYP3A4 酶的代谢活性相等(甚至更快)。经 CYP3A4 酶和 CYP3A5 酶代谢的药物其代谢率是两种酶活性的总和。此外,高活性的 CYP3A5 酶的基因型占非洲人口的一半和高加索人的四分之一。这可能部分解释了为什么 CYP3A4 酶人体多态性研究与其临床效果不一致。*CYP3A5* 的突变基因型 *CYP3A5*3* 可产生剪切突变,生成不稳定蛋白质,形成突变纯合子 GG 型,该基因降低了肝脏及肠中的 CYP3A5 酶的表达,可引起钙通道阻滞剂的代谢减慢,导致体内血药浓度升高,进而药物的毒性也相应增加。基因突变是 CYP3A5 酶表达的主要调控方式,也是导致 CYP3A 酶的药物清除及用药过程中出现个体差异和种族差异最重要的原因。*CYP3A7* 在近侧启动区 –129~188 区域有 60bp 被 *CYP3A4* 对应的区域替代,形成 *CYP3A7*1C* 等位基因,此区域是雌激素受体 ER6 定位区域 CYP3A4-ER6。该片段与 *CYP3A4* 的启动子具有同源性,由于基因突变增加了 PXRα 复合物与相关联的反应元件 ER-6 的相互作用,从而使 *CYP3A7*(*CYP3A7*1C*)mRNA 表达增加。

(四) CYP2C8/9 酶的多态性研究

CYP2C8 酶的编码基因长 30kb,在其开放阅读框区域范围内由于单核苷酸多态性引起了等位基因的改变,包括 *CYP2C8*1~CYP2C8*10*,其中 *CYP2C8*2*、*CYP2C8*3*、*CYP2C8*4* 是主要的等位基因。*CYP2C8*2* 代谢紫杉醇的能力只有野生型 *CYP2C8*(*CYP2C8*1*)的 15%,代谢反应的 K_m 高于野生型近 2 倍;*CYP2C8*3* 虽然代谢胺碘酮和野生型无明显差异,但代谢紫杉醇和花生四烯酸的能力明显弱于野生型。

迄今为止发现,*CYP2C9* 存在 *CYP2C9*2~CYP2C9*35* 的多种突变等位基因,其中以野生型 *CYP2C9*1* 和突变型 *CYP2C9*2*、*CYP2C9*3* 最为常见,也是目前研究最多的。其他突变型除 *CYP2C9*13* 外,均只在单一民族中发现,相关研究较少。不同人群 *CYP2C9*2* 和 *CYP2C9*3* 基因突变频率不同,且差异明显,如白种人突变发生率高于黄种人和黑种人,其在不同人种和不同民族间的频率见表 13-3。

CYP2C9 基因位于人染色体 10q24.2 上,全长共 50.71kb,有 9 个外显子,8 个内含子,与 *CYP2C19* 有约 92% 的同源性,其多态性与 *CYP2C8* 基因的多态性有一定相关性。CYP2C9 主要突变型是 *CYP2C9*2* 和 *CYP2C9*3*。*CYP2C9*2* 携带一个 *C430T*,主要发生在白色人种间,亚洲黄色人种较少见。这一突变使得 *CYP2C9*2* 对华法林的代谢能力下降,但不影响对其他底物的代谢能力。血瘀证的临床研究中发现 *CYP2C19*2* 基因的多态性可能会影响血小板的功能状态,且 *CYP2C19*2* 基因突变与氯吡格雷抵抗

表 13-3　*CYP2C9* 不同人种族间的突变频率

种族	*CYP2C9*2* 的突变频率 /%	*CYP2C9*3* 的突变频率 /%
中国	0	4.1
日本	0	4.5
韩国	0	1.1
南美洲	2.9	2
埃塞俄比亚	4.3	2.3
美国	11.7	7.1
英国	11.8	5.3
法国	15	8
德国	11.3	7.8
匈牙利	16.4	9.4
意大利	15.9	9.1
西班牙	14.3	16.2
瑞典	10.7	7.4
土耳其	10.6	10
克罗地亚	12.4	3.7
印度	2.6	6.7
俄国	10.5	6.7
伊朗	11	9.7
西班牙	12	3.4
加拿大	3.1	6.1

有关,同时会增加经皮冠状动脉介入术(PCI)后的危险性。*CYP2C9*3* 携带一个 *A1075C* 突变,对甲苯磺丁脲、*S*-华法林、苯妥英、格列吡嗪等的代谢能力均低于野生型。

非甾体抗炎药(NSAID)是一类具有抗炎、镇痛和解热作用的非类固醇药物,常用于治疗慢性疼痛和炎性病症。CYP2C9 酶是 NSAID 重要的代谢酶,其基因多态性是导致个体间药物疗效及不良反应差异的重要原因之一。因此,预测 *CYP2C9* 基因与 NSAID 代谢有关的单核苷酸多态性(SNP)可能是实现 NSAID 个体化治疗的重要手段之一。*CYP2C9*3* 基因型携带者相比于 *CYP2C9*1* 基因型携带者,布洛芬外消旋体的代谢有所降低,其 AUC 显著升高,并且清除率显著降低。对于 *S*-布洛芬的代谢,*CYP2C9*3* 基因型携带者相比 *CYP2C9*1* 野生型携带者,*S*-布洛芬清除率降低 45%,AUC 增高 87%,半衰期延长 47%。在 *CYP2C9*3* 基因型携带者中,*R*-布洛芬清除率也下降了约 30%。

（五）CYP2C19 酶的多态性研究

CYP2C19 酶又称 *S*-美芬妥英羟化酶,存在于肝微粒体中。目前已发现 *CYP2C19* 至少存在 14 种突变基因和 18 个等位基因。*CYP2C19* 除了野生型等位基因 *CYP2C19*1* 外,存在 *CYP2C19*2*~*CYP2C19*28* 等多种突变等位基因,其中 *CYP2C19*2* 和 *CYP2C19*3* 为 *CYP2C19* 基因的主要突变体,这些突变由于提前产生终止密码,终止蛋白合成,使酶活性丧失,导致代谢能力下降,且在亚洲人种中突变概率较大。中国汉族人群最常见的突变型基因以 *CYP2C19*3* 为主。*CYP2C19*17* 是唯一代谢活性强于野生型的突变型,在黄色人种、白色人种以及非洲黑种人中均具有较高的频率。*CYP2C19* 基因多态性分布具有明显的种族和地域差异。白种人 PM 发生率为 3%~5%，沙特阿拉伯人 PM 发生率与之接近，黑人 PM 发生率介于白种人与东方人之间，而东方人 PM 发生率为 13%~23%。*CYP2C19*2* PM 在非洲人中约占 15%，在亚洲人群中占 29%~35%。日本人群 *CYP2C19*3* 发生突变的频率高于中国人群。在阿拉伯人中 *CYP2C19*2* 杂合子突变的频率为 8.2%，*CYP2C19*3* 的突变频率为 0%，*CYP2C19*17* 的突变频率为 46%（包括 37.5% 的突变杂合子和 8.1% 的突变纯合子）。而埃及人中 *CYP2C19*2* 突变频率为 3.8%。在中国人（汉族、白族、侗族、傣族）中，中国傣族人群 PM 发生率显著低于其他民族。

氯吡格雷是老年人脑梗死常用的二级预防用药，而 CYP2C19 酶是将其转化为有活性物质的关键药物代谢酶。携 *CYP2C19*2* 和 / 或 *CYP2C19*3* 的患者因基因突变会导致 CYP2C19 酶代谢功能下降，从而降低有效药物浓度，以致发生氯吡格雷抵抗不能达到满意的抗血小板聚集。因此对于需氯吡格雷治疗的脑梗死或服用氯吡格雷期间仍发生脑梗死者，如果有条件建议进行基因检测。2010 年美国 FDA 黑框警告对于携带 *CYP2C19*2* 和 / 或 *CYP2C19*3* 并经证实氯吡格雷代谢不良的患者，建议加大氯吡格雷的剂量或改用其他抗血小板药物。

二、Ⅱ相代谢酶的多态性研究

Ⅱ相代谢是机体处置药物、维持内环境稳态的一种生理保障机制，由多个超基因家族编码的酶介导，包括 UGT、NAT、MT、GST、SULT 等。

（一）UDP- 葡糖醛酸转移酶的多态性研究

UGT 存在于大部分脊椎动物，是生物体内进行Ⅱ相代谢时最重要的酶之一，属于糖基转移酶超家族。人类的 UGT 根据核苷酸序列的相似性分为四类：UGT1、UGT2、UGT3 和 UGT8。其中最重要的是 UGT1 和 UGT2 家族。功能性遗传变异是指与疾病和疾病风险相关的以及与药物不良反应风险增加相关的变异。虽然已经在 *UGT* 的编码区和 / 或启动子中发现了功能性遗传变异，包括 *UGT1A1*、*UGT1A3*、*UGT1A4*、*UGT1A6*、*UGT1A7*、*UGT1A8*、*UGT1A9*、*UGT1A10*、*UGT2B7* 和 *UGT2B17* 的编码区和 / 或启动子，但因为许多多态性是共同遗传的，因此通常很难确定是哪个或哪些导致了不利（或有益）影响。而其中已明确会致病的遗传变异是 *UGT1A1*。

UGT1A1 主要分布于肝脏，是研究最深入的 UGT1A 蛋白之一。人类 *UGT1A1* 基因突变可导致蛋白部分活性缺失（导致 Crigler-NajjarⅡ综合征和 Gilbert 综合征）或蛋白功能全部缺失（如 Crigler-NajjarⅠ综合征、高胆红素血症）（表 13-4）。迄今已命名的 *UGT1A1* 突变已有 113 种（*UGT1A1*1~UGT1A1*113*），*UGT1A1DE* 调控区、各个外显子、3′ 非翻译区（3′UTR）均有突变报道。

伊立替康是拓扑异构酶抑制剂，主要用于结直肠癌的联合治疗。伊立替康的母体药物无活性，主要由羧酸酯酶代谢生成活性代谢产物 SN-38，但 SN-38 的含量过高，可能导致严重的白细胞减少，并且这种副作用已被证明在 *UGT1A1*28* 突变型患者中会更强。*UGT1A1*28* 携带一个重复的扩展启动子导致 UGT1A1 转录和活性的降低。临床应用中发现 *UGT1A1*28/*28* 受试者中性粒细胞减少的风险与无或具有一个 *UGT1A1*28* 等位基因的携带者相比，低剂量组（RR=2.4，95%CI，1.3~4.4）与中剂量组的风险（RR=2.0，95%CI，1.6~2.5）一样，但高剂量组的风险（RR=7.2，95%CI，3.1~16.8）显著增加。由于 *UGT1A1*28* 携带者中性粒细胞减少的风险增加，自 2005 年以来，美国 FDA 已建议对 *UGT1A1*28* 进行基因分型，以选择需要较低初始剂量的受试者。

表 13-4　*UGT1A*1 致病突变

等位基因	突变	酶活性	疾病
*UGT1A1*6*	*G71R*	降低	Gilbert 综合征
*UGT1A1*8*	*R209W*	降低	Crigler-Najjar II 综合征
*UGT1A1*12*	*L175Q*	降低	Crigler-Najjar II 综合征
*UGT1A1*13*	*F170del*	无活性	Crigler-Najjar I 综合征
*UGT1A1*14*	*G276R*	无活性	Crigler-Najjar I 综合征
*UGT1A1*15*	*C177R*	无活性	Crigler-Najjar I 综合征
*UGT1A1*27*	*P229Q*	降低	Gilbert 综合征
*UGT1A1*28*	*(TA)6/(TA)7*	降低	Gilbert 综合征
*UGT1A1*30*	*L15R*	降低	Crigler-Najjar II 综合征

（二）*N*- 乙酰转移酶的多态性研究

NAT 中 NAT1 和 NAT2 亚型都具有基因多态性，迄今已有 28 个 *NAT1* 等位基因和 88 个 *NAT2* 等位基因被命名。*NAT1*4* 和 *NAT2*4* 是各基因的参考（或"野生型"）等位基因，大多数突变等位基因与野生型相比是一个或多个单核苷酸多态性（SNP）不同。许多 *NAT1* 等位基因导致的表型与参考等位基因 *NAT1*4* 相同（*NAT1*20*、*NAT1*21*、*NAT1*23*、*NAT1*24*、*NAT1*25*、*NAT1*27*），有些赋予慢乙酰化表型（*NAT1*14A*、*NAT1*14B*、*NAT1*17*、*NAT1*22*），或产生的蛋白质没有酶活性（*NAT1*15*、*NAT1*19A*、*NAT1*19B*），还有一些表型未确定。尽管存在这些多态性，但考虑到全球人口数量，NAT1 序列似乎是高度保守的，尽管 3′UTR 的变异仍然存在。

相反，*NAT2* 基因具有高频率的功能性突变，在不同种族中比例不同，并且具有高水平的单倍型多样性。*NAT2* 基因的 SNP 可以通过导致酶稳定性降低、对底物的亲和力改变或蛋白质体降解靶向的蛋白质来影响 NAT2 功能。*NAT2* 基因型可分为三种不同的表型：慢速乙酰化（两个慢速等位基因）、快速乙酰化（2 个快速等位基因）和中间乙酰化（1 个慢速和 1 个快速等位基因）。近年来已鉴定出除 *NAT2*4* 之外的快速等位基因（如 *NAT2*11A*、*NAT2*12A-C*、*NAT2*13A*、*NAT2*18*），并且与快速等位基因的纯合子相比，杂合（中间）基因型似乎表现出表型差异。此外，在慢速乙酰化基因型组中，由于不同等位基因赋予酶活性的改变不同，表型存在异质性，这可能影响检测是否具有显著关联的敏感性。

N- 乙酰化反应的多态性早在 40 年前就已经被证实可影响化学物质的疗效和毒性。*N*- 乙酰化反应由具多态性分布的 NAT2 和单态性分布的 NAT1 催化，在芳香胺和杂环胺类致癌原物质的代谢转化过程中 NAT1 和 NAT2 都具有催化活性，但是 *N*- 羟基杂环胺类物质的代谢活化在很大程度上是由 NAT2 而不是 NAT1 催化的。现已认为慢速 NAT2 乙酰化反应能力会提高患膀胱癌、乳腺癌、肝癌和肺癌的危险性，但降低了患直肠癌的危险性；而在 *NAT1* 基因上发生的变化被推断为会导致 NAT1 的活性升高，导致患膀胱癌和直肠癌的风险降低而患肺癌的风险升高。事实上，人类 NAT1 已经成为乳腺癌的新诊断标记物或药物靶标。

（三）甲基转移酶的多态性研究

MT 种类繁多，底物多样，在肝脏、肺、肾上腺等多种组织均有表达。根据甲基转移的受体基团分为

C、N、S 和 O 位甲基转移酶。*N-* 甲基转移酶可逆转 I 相代谢的脱甲基反应,而微粒体中的 *S-* 甲基转移酶能使许多巯基如硫脲嘧啶甲基化。儿茶酚 -*O-* 甲基转移酶(catechol-*O*-methyltransferase,COMT)是形成活性或毒性儿茶酚胺的主要代谢酶,也是中枢神经系统外多巴胺的主要降解酶;巯嘌呤 -*S-* 甲基转移酶(thiopurine-*S*-methyltransferase,TPMT)参与 6 - 巯基嘌呤等嘌呤类药物的代谢;6-*O-* 甲基鸟嘌呤 -DNA 甲基转移酶(6-*O*-methylguanine-DNA-methyltransferase,MGMT)对 DNA 的损伤尤其是 DNA 分子中鸟嘌呤 6 位氧原子上甲基化和烷基化损伤具有修复作用,但也可能导致肿瘤细胞对烷基化药物(如替莫唑胺及亚硝脲类药物)产生耐药。

6- 巯基嘌呤(6-MP)可以直接给药或用其前药(硫唑嘌呤)给药,用于治疗如白血病和慢性炎性疾病如克罗恩病。过量的 6-MP 可导致骨髓抑制和骨髓毒性,并且通常在治疗期间监测血细胞计数。6-MP 主要经 TPMT 甲基化进行代谢,所以 TMPT 的活性和基因型会影响 6-MP 的毒性风险。TPMT 活性可以通过表型或基因型预测,但基因分型分析在预测 TPMT 活性减少的表型方面的敏感性较低。临床研究中发现杂合性 *TPMT* 等位基因产生的白细胞减少的比值比为 4.3(95%CI,2.7~6.9),而纯合性 *TPMT* 等位基因产生的白细胞减少的比值比为 20.8(95%CI,3.4~126.9)。事实上,FDA 也推荐 *TPMT* 基因分型或表型分析(红细胞中的 TPMT 活性)。

组胺 *N-* 甲基转移酶(histamine *N*-methyltransferase,HNMT)的基因外显子 4 第 314 位碱基可发生 C→T 突变,导致 105 位密码子发生 Thr→Ile 改变,Thr105 纯合子的 HNMT 活性水平和热稳定性显著高于 Ile105 纯合子。*COMT* 基因在外显子 4 发生 G→A 置换,使其编码的 108 或 158 位氨基酸发生 Val→Met 改变,导致酶活性改变,*Val-COMT* 和 *Met-COMT* 等位基因分别与酶的高、低活性相关,酶活性的不同影响多巴胺系统的功能变化从而与精神障碍性疾病密切相关。在慢性精神分裂症患者的临床研究中发现,*Val/Met* 基因型的患者其精神分裂症阴性症状(如反应迟钝、社会退缩和情感淡漠)明显。此外,携带 *Met/Met* 基因型患者可以减少躁狂相的发生,但不能减少抑郁相的发生。

(四)谷胱甘肽 -*S-* 转移酶的多态性研究

GST 是一个多态基因家族,包括多种多态等位基因,研究最多的是 GSTM1、GSTT1、GSTP1。由 *GSTM1* 和 *GSTT1* 片段缺失导致的多态性造成无效表型(null phenotype)及纯合子个体酶活性的完全丧失。而 *GSTP1* 多态性(*Val-GSTP1*)可造成酶活性的降低。由基因缺失或突变导致的酶功能损伤,使个体对很多疾病尤其是肿瘤的易感性增加以及某些药物毒副反应的发生。例如,当 *GSTM1*、*GSTT1* 的缺失与 *Val-GSTP1* 的表达同时存在时,前列腺癌的相对危险度明显增加。奥沙利铂是转移性结直肠癌重要辅助治疗药物,此药的一个明显副反应是肝窦阻塞综合征,而 *GSTM1* 缺失基因型是奥沙利铂辅助治疗的转移性结直肠癌患者的肝窦阻塞综合征的风险因子。此外,*GST* 基因在癌组织的过量表达是多种癌症如肝癌及其早期病变的重要生化指标,被认为是肿瘤标记,与肿瘤耐药性密切相关。

(五)硫酸转移酶的多态性研究

硫酸转移酶由超基因家族 SULT 编码。*SULT* 具有基因多态性,由其编码区的位点突变造成。基因多态性造成酶活性改变从而影响疾病易感性。例如,*SULT1A1* 基因外显子 7 638 位 G→A 转换,引起 213 位 Arg→His 的改变,从而使 SULT1A1 活性及热稳定性显著降低,代谢活性减弱,使个体癌症,尤其是雌激素依赖性肿瘤如子宫内膜癌、卵巢癌的遗传易感性增高。SULT4A1 单倍体 -1(SULT4A1-1)可能是精神分裂症患者住院风险的重要预测因子,当用奥氮平对精神分裂症患者治疗时,SULT4A1-1(+)患者的住院风险显著减少。

（谢 媛）

参考文献

[1] SUMNER B. The isolation and crystallization of the enzyme urease:preliminary paper. J Biol Chem,1926,69(2):435-441.

[2] NERBERT D W,ADESNIK M,COON M J,et al. The P450 gene superfamily:recommend nomenclature. DNA,1987,6(1):1-11.

[3] HODGSON E,ROSE R L. The importance of cytochrome P450 2B6 in the human metabolism of environmental chemicals. Pharmacol Ther,2007,113(2):420-428.

[4] JI L,PAN S,WU J,et al. Genetic polymorphisms of CYP2D6 in chinese mainland. Chin Med J(Engl),2002,115(12):1780-1784.

[5] BURK A,WOJNOWSKI L. Cytochrome P450 3A and their regulation. Arch. Pharmacol,2004,369:105-124.

[6] WANG P,MASON P S,GUENGERICH F P. Purification of human liver cytochrome P-450 and comparison to the enzyme isolated from rat liver. Arch. Biochem. Biophys,1980,199:206-219.

[7] KITADA M,KAMATAKI T,ITAHASHI K,et al. Purification and properties of cytochrome P-450 from homogenates of human fetal livers. Arch Biochem Biophys,1985,241:275-280.

[8] KUEHL P,ZHANG J,LIN Y,et al. Sequence diversity in CYP3A promoters and characterization of the genetic basis of polymorphic CYP3A5 expression. Nat Genet,2001,27(4):383-391.

[9] PORUBSKY R,MENEELY M,SCOTT E E. Structures of Human Cytochrome P-450 2E1. J Biol Chem,2008,283(48):33698-33707.

[10] HARDWICK J P. Cytochrome P450 omega hydroxylase(CYP4)function in fatty acid metabolism and metabolic diseases. Biochem Pharmacol,2008,75(12):2263-2275.

[11] COFFMAN B L,RIOS G R,KING C D,et al. Human UGT2B7 catalyzes morphine glucuronidation. Drug Metab Dispos,1997,25(1):1-4.

[12] VASILIOU V,BAIROCH A K,NEBERT D. Eukaryotic aldehyde dehydrogenase(ALDH)genes:human polymorphisms,and recommended nomenclature based on divergent evolution and chromosomal mapping. Pharmacogenetics,1999,9(4):421.

[13] ODA S,FUKAMI T,YOKOI T,et al. A comprehensive review of UDP-glucuronosyltransferase and esterases for drug development. Drug Metab Pharmacokinet,2015,30(1):30-51.

[14] WILCE J,PARKER W. Structure and function of glutathione S-transferases. Biochimica Et Biophysica Acta,1994,1205(1):1.

[15] HANSON R,BEST D,WONG C H. Sulfatases:structure,mechanism,biological activity,inhibition,and synthetic utility. Angew Chem Int Ed Engl,2004,43(27):3526.

[16] LU A Y,WANG R W,LIN J H. Cytochrome P450 in vitro reaction phenotyping:a re-evaluation of approaches used for P450 isoform identification. Drug Metab Dispos,2003,31(4):345-350.

[17] ZHOU F,LIU P,CHOWBAY B. Polymorphism of human cytochrome P450 enzymes and its clinical impact. Drug Metabolism Reviews,2009,41(2):89-295.

[18] PREISSNER C,HOFFMANN F,ROBERT P,et al. Polymorphic cytochrome P450 enzymes(CYPs)and their role in personalized therapy. PLoS One,2013,8(12):e82562.

[19] MACKENZIEA P I,BOCK K W,BURCHELL C B,et al. Nomenclature update for the mammalian UDP-glycosyltransferase

（UGT）gene superfamily. Pharmacogenet Genom,2005,15:677- 685.

[20] KNIGHTS K M,ROWLAND A,MINERS J O. Renal drug metabolism in humans:the potential for drug-endobiotic interactions involving cytochrome P450(CYP)and UDP-glucuronosyltransferase(UGT). Br J Clin. Pharmacol,2013,76(4): 587-602.

[21] BOOTH R A,ANSARI M T,LOIT E,et al. Assessment of thiopurine S-methyltransferase activity in patients prescribed thiopurines:a systematic review. Ann Intern Med,2011,154:814-823W-295-818.

第十四章 药物转运体及其研究方法和临床意义

药物转运体(drug transporter)属于跨膜转运蛋白。机体的肠道、肝、肾、脑等重要器官均存在多种与转运药物及内源性物质相关的转运体。药物经转运体转运是耗能的主动转运过程。人类基因组织术语委员会(HUGO Gene Nomenclature Committee, HGNC)根据转运特点将药物转运体分为两大类：一类称为易化扩散型或继发性主动转运型的溶质性载体(solute carrier, SLC)，这类转运体由 300~800 个氨基酸组成，分子量在 40~90kDa 之间；另一类称为原发性主动转运型的 ATP 结合盒式(ATP binding cassette, ABC)转运体，特点为分子量较大，由 1 200~1 500 个氨基酸组成，分子量在 140~180kDa 之间。根据转运机制和方向的不同分类，上述两类转运体还可分为摄取型转运体(uptake transporter)和外排型转运体(efflux transporter)两种(图 14-1)：摄取型转运体的主要功能是促进药物向细胞内转运，增加细胞内底物

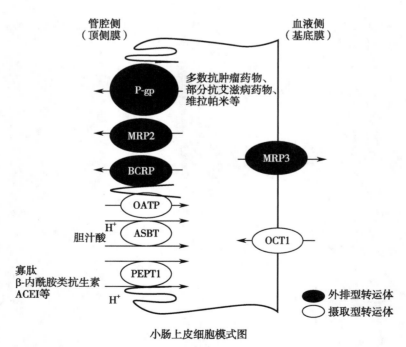

箭头表示转运体转运药物的方向；ASBT, apical sodium-dependent bile acid transporter, 顶端钠依赖性胆盐转运体。

图 14-1 小肠上皮细胞上的部分转运体

浓度。如管腔侧小肠上皮细胞上的寡肽转运体 1(peptide transporter 1,PEPT1)是摄取型转运体,负责摄取寡肽、β- 内酰胺类抗生素和 ACEI 等药物进入小肠上皮细胞;外排型转运体则依赖 ATP 分解释放的能量,将底物泵出细胞,降低底物在细胞内的蓄积,其功能类似外排泵,利于药物的解毒,主要包括 ABC 转运体家族成员。此外,外排型转运体将抗肿瘤药物排出肿瘤细胞是肿瘤细胞产生多药耐药的原因之一。如管腔侧小肠上皮细胞上的 P- 糖蛋白(P-glycoprotein,P-gp),即多药耐药蛋白 1(multidrug resistance protein 1,MDR1),是代表性的外排型转运体,负责将部分抗肿瘤药物、部分抗艾滋病药物等从细胞内排出细胞。值得强调的是,人转运体的英文缩写为大写字母,人以外动物转运体的英文缩写为小写字母。

药物转运体对 ADME 过程的影响与药物疗效、相互作用、不良反应以及药物解毒等密切相关。很多药物联合用药时发生相互作用的靶点就在于药物转运体。目前,药物转运体对 PK 影响的研究越来越多地受到临床重视,是临床安全合理用药的重要内容。

第一节　ABC 转运体

一、P- 糖蛋白

P- 糖蛋白(P-gp)是在 20 世纪 70 年代研究癌症患者化疗耐药时发现的,相对分子质量为 170~180kDa 的完整跨膜糖蛋白,是第一个已知的 ATP 结合盒式转运体,广泛分布于全身各组织器官(图 14-2),如肠道黏膜上皮细胞刷状缘、肝细胞膜胆管面、肾近曲小管上皮细胞、睾丸、卵巢、血液 - 组织屏障、外周的淋巴细胞和人的肿瘤细胞等。目前发现在人类中,有两种 P-gp 基因家族(由 MDR1 和 MDR3 编码),在啮齿类动物中有三种 P-gp 基因家族(由 mdr1a、mdr1b、mdr2 编码),其中 MDR1、mdr1a、mdr1b 基因与 P-gp 的外排作用有关。目前认为 P-gp 转运的大部分底物为碱性或不带电荷的物质(有例外),多数为疏水性,这说明底物首先要在脂质膜中分布才能与 P-gp 的结合位点发生作用。一些研究表明,化合物的亲脂性和氢键数量可能决定着底物与 P-gp 的亲和力。即底物亲脂性越强或氢键数量越多,成为 P-gp 底物的可能性越大。在目前已知的药物或化合物中,与 P-gp 有亲和力的几乎占了一半(表 14-1)。

P-gp 的作用底物非常广泛,包括外来物如药物、毒物和内源性物质。其功能是将药物(包括其他化学物质)从细胞内转运到细胞外,降低细胞内的药物浓度。胃肠道 P-gp 的功能是减少其底物吸收、降低其生物利用度;肠道和肝中的 P-gp 还可增加药物的非肾清除,增加药物随粪排泄量;肾小管上皮细胞上的 P-gp 能增加底物药物的肾清除;血脑屏障的 P-gp 可防止外来物进入脑;而肿瘤细胞上的 P-gp 则可外排抗肿瘤药物,使细胞内抗肿瘤药物浓度减低而产生肿瘤细胞的多药耐药现象。P-gp 转运药物是高耗能过程,且与常见的药物代谢酶一样具有底物饱和性。有些 P-gp 底物超过一定剂量后,清除率降低,生物利用度突然增大。这种底物饱和性是非线性动力学产生的原因。因此在临床上一定要重视由外排型转运体底物饱和而产生的血药浓度突然升高。某些底物联用会对 P-gp 的转运作用产生竞争性抑制,如维拉帕米和地高辛。底物与 P-gp 抑制剂联用时,底物的 AUC 值增大,清除率下降。如 P-gp 的底物地

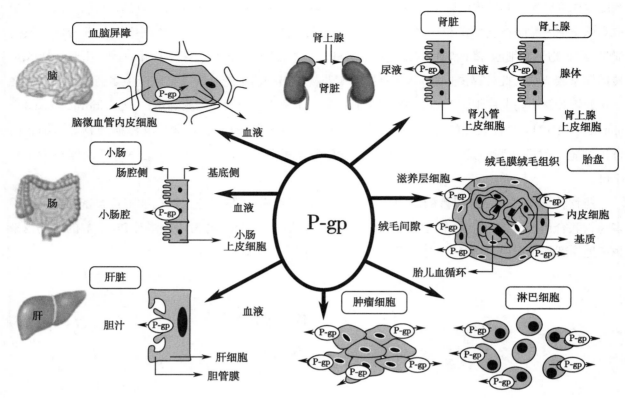

图 14-2　P-gp 在各组织器官的分布及作用

表 14-1　与部分转运体转运有关的药物占总药物的比例

转运体	与转运体有亲和力药物占总药物的比例 /%	转运体	与转运体有亲和力药物占总药物的比例 /%
P-gp	43	OCT	10
OAT	22	PEPT1/PEPT2	7
MRP1-3	15	BCRP	3

注：引自（特斯塔，张礼和 . 药物吸收、分布、代谢、排泄及毒性的研究方法 . 北京：科学出版社，2007.）。

高辛与 P-gp 抑制剂奎尼丁联用时可使地高辛 AUC 值增大；底物与 P-gp 诱导剂联用时情况则相反，如 P-gp 底物地高辛和 P-gp 诱导剂利福平口服联用时可使地高辛血药浓度降低。由于 P-gp 的底物、抑制剂、诱导剂在常用药物中普遍存在，所以由 P-gp 介导的药物相互作用也十分普遍，因此在临床用药时，一定要重视 P-gp 介导的药物相互作用。

二、多药耐药相关蛋白

多药耐药相关蛋白（multidrug resistance related protein，MRP）是 ABC 转运体超家族中成员最多的一类蛋白，其蛋白在一级结构上虽与 P-gp 有 15% 的同源性，但是属于不同的 ABC 亚族，且两者导致肿瘤细胞产生相似但不同的耐药谱。MRP 有 2 个 ATP 结合位点。目前最常见的 9 个成员包括 MRP1~9，统称为 MRP。MRP 广泛分布于机体各个部位，其中 MRP1 在人的胃、十二指肠、结肠都有分布，MRP1 转运体优先结合的底物为有机阴离子药物、谷胱甘肽、葡糖醛酸或者硫酸基团的结合物，包括白三烯

C$_4$(leukotriene C$_4$,LTC$_4$) 和 2,4- 二硝基苯 -*S*- 谷 胱 甘 肽 结 合 物(2,4-dinitrophenyl-*S*-glutathione,DNP-SG)、胆红素葡糖醛酸结合物、雌二醇 -17β- 葡糖醛酸结合物和二价负离子胆酸盐等。MRP1 与 MRP2 只有 50% 的氨基酸序列同源性,但 MRP2 的底物专属性与 MRP1 非常类似,是由于底物结合部位的结构相似所致。MRP2 主要位于肝、肾和肠道中,其底物也包括内源性物质和外源性物质的葡糖醛酸结合物、硫酸结合物和谷胱甘肽结合物等。MRP2 位于胆管侧膜,可以将很多有机阴离子化合物和共轭代谢产物外排入胆汁。值得提出的是,MRP2 仅转运硫酸化的胆酸盐而不转运未硫酸化的胆酸盐和单价阴离子胆酸盐。MRP2 功能缺陷可导致人患 Dubin-Johnson 综合征,临床表现为高胆红素血症。这是由于 MRP2 功能缺陷,不能将胆红素葡糖醛酸排泄入胆汁,使血中胆红素增高所致;MRP3 存在于小肠、肝等细胞的基底侧,将细胞内的底物转运至血液中。尽管其底物有一些与 MRP1 和 MRP2 重叠,但 MRP3 显著的特点是转运 MRP1 和 MRP2 不能转运的单价胆酸盐,如胆酸、牛磺胆酸和甘胆酸等。

MRP 主要转运有机阴离子(包括双亲性有机阴离子)、药物体内 Ⅱ 相代谢产物如谷胱甘肽氧化物、硫酸盐、葡糖醛酸结合物等,与药物代谢关系密切。此外,MRP 还转运某些有机阳离子抗肿瘤药物如多柔比星、长春新碱等。

三、乳腺癌耐药蛋白

乳腺癌耐药蛋白(breast cancer resistance protein,BCRP)属于半转运体。全转运体一般定位于细胞膜,半转运体一般定位于细胞内,而 BCRP 虽然属于半转运体却定位于细胞膜。BCRP 必须首先形成二聚体结构才有转运功能。BCRP 有一个 ATP 结合位点和 6 个跨膜螺旋,可编码 655 个氨基酸,相对分子质量约为 72.6kDa,由于该转运体首先在乳腺癌细胞中获得,因而被命名为乳腺癌耐药蛋白。与 P-gp 和 MRP 一样,BCRP 在人体的正常组织内广泛表达,都定位于细胞膜的顶侧。包括胎盘屏障中的胎盘滋养层细胞、小肠及结肠的上皮细胞、乳房小叶、静脉毛细血管内皮等都有表达,但在动脉内皮细胞没有表达。BCRP 功能与 P-gp 和 MRP 相似,发挥分泌、排泄和避免毒性物质进入机体的重要生理功能。BCRP 的底物专属性与 P-gp 和 MRP 有部分重叠,BCRP 的底物有很多抗肿瘤药物如甲氨蝶呤、多柔比星、米托蒽醌、柔红霉素等。BCRP 的非特异性抑制剂有很多,如依克立达(GF120918)、酪氨酸激酶抑制剂伊马替尼,还有姜黄素等。BCRP 的特异性抑制剂烟曲霉素 C(fumitremorgin C,FTC),其有效抑制浓度为微摩尔级别,是一种高效的 BCRP 抑制剂,但由于其可产生严重的神经毒性而被禁用于临床。新生霉素(novobiocin)也是 BCRP 的特异性抑制剂。Ko143 对 BCRP 的抑制作用比 FTC 高出 10 倍以上,是目前已知最高效的 BCRP 抑制剂。

四、多药及毒物外排转运蛋白

多药及毒物外排转运蛋白(mammal multidrug and toxin extrusion protein,MATE)主要表达于肝和肾,参与介导有机阳离子转运的最终排泄过程。MATE 介导转运的驱动力来自反向的质子梯度,通过 H$^+$ 交换外排有机阳离子,为质子和钠离子梯度依赖型,MATE 属于 SLC,人类 MALE1 由 SLC47A1 编码,含 570 个氨基酸,其功能被认为是继发性主动转运。MATE 可分为 MATE1 和 MATE2、MATE2-K 三个亚型。人类 MATE1 主要表达于肾近曲小管刷状缘膜和肝细胞胆管侧膜,在肌肉、睾丸等其他组织也有分布。MATE2 和 MATE2-K 主要表达于肾。尽管人类 MATE1 与啮齿类 mate1 具有高度的相似性，但人类 MATE2-K 和啮齿类 mate2 仅有 38.1% 的相似性，且其表达部位不同。但人类 MATE2-K 与家兔 mate2-K 有 74% 的相似性。MATE 除了主要转运阳离子化合物外，还能够转运两性离子、阴离子化合物和铂类。MATE1 和 MATE2-K 的底物为典型的有机阳离子，如二甲双胍、西咪替丁、四乙胺（tetraethylammonium，TEA）、1- 甲基 -4- 苯基吡啶（1-methyl-4-phenylpyridinium，MMP）、4′,6- 二脒基 -2- 苯基吲哚（4′,6-diamidino-2-phenylindole，DAPI）等。MATE1 和 MATE2-K 也能够转运少数阴离子化合物，如雌酮、阿昔洛韦和更昔洛韦。MATE 的主要功能是外排以有机阳离子为主的内源性毒物、外源性药物和毒物等，起到了排毒的重要作用。MATE1 转运体抑制剂可减少抗肿瘤药物从肾和胆汁的排泄，从而加大其肝、肾毒性。如 MATE 抑制剂乙胺嘧啶能够增强铂类物质导致的肾毒性，也可以降低小檗碱等天然产物从胆汁和尿液排出。

五、胆盐外排泵

胆盐外排泵（bile salt export pump，BSEP）主要表达在肝细胞毛细胆管膜，为 ABC 转运体超家族 B 亚型成员，分子量为 160kDa，包含 1 321 个氨基酸，12 个跨膜区和 2 个 ATP 结合位点。BSEP 的主要功能是逆浓度梯度将胆汁从肝排到胆管中，是一种胆盐外排泵。BSEP 对人类主要胆汁酸转运能力从弱至强的顺序为：牛磺鹅脱氧胆酸 > 牛磺胆酸 > 牛磺熊去氧胆酸 > 甘氨胆酸。

人类 BSEP 表达水平存在显著的个体差异，其表达水平受转录机制的高度调控。BSEP/bsep 的表达主要受法尼醇 X 受体（FXR）的影响。鹅去氧胆酸盐与 FXR/fxr 结合后，FXR/Fxr 能够联同 RXRα 一起激活人和动物 BSEP/bsep 的近端启动子。fxr 在其中所起的关键作用已通过 fxr 基因敲除小鼠实验得到证实，即连续给予此种小鼠胆酸盐并不能诱导 bsep 表达。除 FXR 外，BSEP 的表达也受肝细胞特异性受体（LRH-1）和转录因子 NF-E2 相关因子（NRF2）的调控。

BSEP 蛋白缺陷致胆盐分泌降低，胆流减少，从而使肝细胞内胆盐蓄积，造成严重肝损伤。BSEP 参与肝细胞毛细胆管侧膜胆酸盐的分泌过程受胆酸和核受体 FXR 的调节。其功能异常可引起肝胆汁分泌代谢异常，如雌激素诱导的胆汁淤积模型及炎症性胆汁淤积症患者，均可见肝细胞胆汁酸转运异常和胆小管侧膜 BSEP 的 mRNA 表达降低。Ⅱ型进行性家族性肝内胆汁郁积症（progressive familial intrahepatic cholestasis 2，PFIC2）患者的 BSEP 在肝表达明显减少，且可见 BSEP 的突变。目前认为 BSEP 减少和突变与 PFIC2 的发病有关。

第二节　SLC 转运体

一、有机阴离子转运体

有机阴离子转运体（organic anion transporter，OAT）位于近端肾小管上皮细胞基底侧膜，其中的 OAT1 和 OAT3 是主要参与肾摄取和分泌有机阴离子。OAT 底物的关键结构是电荷和有机结构部分，底物药物依赖这些结构与 OAT 形成氢键和疏水作用。与临床常用药物关系较密切的主要有 OAT1 和

OAT3。OAT1 的底物药物有很多,如非甾体类抗炎药(水杨酸盐、阿司匹林、吲哚美辛等)、抗生素(青霉素、头孢霉素、四环素等)、抗病毒药物(阿昔洛韦、西多福韦、齐多夫定等)、利尿剂(乙酰唑胺、布美他尼、依他尼酸、呋塞米等)、抗肿瘤药物、ACEI、cAMP、cGMP、叶酸盐、硫酸吲哚酚、PGE_2、甲氨蝶呤、重金属螯合剂 A 等。OAT1 的标准底物是对氨基马尿酸(PAH)和荧光素。OAT3 底物也包括许多药物和内源性物质,如 cAMP、戊二酸盐、甲氨蝶呤、水杨酸盐、牛磺胆酸盐、尿酸盐、齐多夫定、伐昔洛韦,以及 ACEI、β- 内酰胺类抗生素和多种神经递质的代谢产物等,OAT3 的标准底物是硫酸盐类固醇、葡糖醛酸类固醇等。OAT3 与 OAT1 有 49% 的同源性,有广泛的共同底物,如头孢类抗生素、恩替卡韦、西咪替丁、法莫替丁、雷尼替丁等药物,但与有机阴离子型化合物的亲和力高于 OAT1。硫酸雌酮仅为 OAT3 底物。

OAT2 主要分布于肝,在肾中表达较少,主要选择性地分布在肝细胞基底侧膜和肾近曲小管基底膜上。OAT2 底物大多为相对分子质量较小的亲水性阴离子化合物,包括内源性物质前列腺素 E_2 及外源性药物利尿药(呋塞米、氢氯噻嗪);抗生素(红霉素、四环素);抗肿瘤药物(氟尿嘧啶、甲氨蝶呤)等。

二、有机阳离子转运体

有机阳离子转运体(organic cation transporter,OCT)是肾中另一种重要的摄取型转运体,主要负责阳离子和 / 或两性离子化合物的转运。约有 40% 的常用药物在体内会转化成为有机阳离子,因此说 OCT 在临床药物治疗中非常重要。有机阳离子化合物按其分子量和亲脂性可以分为两类:Ⅰ型亲水性阳离子化合物,如四乙胺、三丁基甲基胺和普鲁卡因胺;Ⅱ型疏水性阳离子化合物,如 d- 筒箭毒碱、维库溴铵和罗库溴铵。Ⅰ型和Ⅱ型阳离子分别被有机阳离子转运体 OCT 和有机阴离子转运多肽 OATP 转运。OCT 的主要功能是将细胞外液中水溶性的阳离子化合物转运到细胞内。OCT 家族包括 OCT1、OCT2、OCT3 和其亚族新型有机阳离子转运体(novel organic cation transporter,OCTN)1 和 OCTN2。有机阳离子转运体在人体内的分布各有特点。OCT1 和 OCT2 主要分布于肝,与小分子有机阳离子物质在肝细胞膜两侧的转运和胆汁流的形成中起重要作用。OCT2 还分布在肾小管上皮细胞的外侧基底膜,是肾主动分泌有机阳离子的一个主要转运体。OCT2 的底物药物有二甲双胍、西咪替丁、金刚烷胺、美金刚等。OCT3 较前两者分布更为广泛,在人体的骨骼肌、肝、胎盘、肾的组织均可检测到它的表达。OCTN1 的底物药物有四乙胺、维拉帕米等;OCTN2 的底物药物有奎尼丁、卡尼汀、维拉帕米等。

虽然Ⅱ型疏水性阳离子,如地高辛、喹啉,不能由 OCT 介导转运,但是Ⅱ型阳离子由于能够与 OCT 的调控部位紧密结合,从而能够显著抑制 OCT 介导的Ⅰ型阳离子的转运,但其本身却不被 OCT 转运。

三、有机阴离子转运多肽

有机阴离子转运多肽(organic anion-transporting polypeptide,OATP)是转运内源性和外源性化合物的转运体,氨基酸残基构成数量在 643~724,分子量为 80~90kDa。OATP 分布很广泛,在肝、脑、肾和小肠都有分布。肝中 OATP 转运体包括 OATP1B1(SLCO1B1,也称 OATP2、OATP-C 或 LST-1)、OATP2B1

（SLCO2B1，也称 OATP-B）以及 OATP1B3（SLCO1B3，也称 OATP8 和 LST-2）三种。这三种转运体均表达于肝细胞的血窦面，其底物覆盖范围广泛，介导内源性及外源性物质从血液向肝细胞的转运。内源性底物包括胆汁酸、前列腺素（PGE1、PGE2、LT4、TXA2）、结合型类固醇（脱氧表雄甾酮硫酸盐、雌二醇 -17-β-葡糖醛酸、雌酮 -3- 硫酸盐）等，外源性底物包括强心苷（地高辛）、HMG-CoA 还原酶抑制剂、抗肿瘤药物（甲氨蝶呤）、血管紧张素转换酶抑制剂（依那普利、替莫普利）、血管紧张素 Ⅱ 受体阻滞剂（缬沙坦）、抗生素（苯唑西林）、某些非甾体抗炎药及茶多酚等。

OATP1A2 在全身分布，其在脑、肝、肺、肾及睾丸中 mRNA 的表达程度最高。OATP1A2 在外源性化学物质的吸收、分布和排泄过程中起到重要作用。OATP1A2 在十二指肠中分布在肠上皮细胞的刷状细胞膜侧，它可以介导外源化学物的吸收。在肝中，OATP1A2 只在胆管上皮细胞表达，可能参与外源性化学物质分泌到胆汁的再吸收过程。OATP1A2 也在脑毛细血管内皮细胞膜表达，其被认为是血脑屏障的一部分。

抗组胺药非索非那定（fexofenadine）是人 OATP2B1、大鼠 OATP1 和 OATP2 的底物，通过被动扩散及 OATP 介导的主动转运进入肠上皮细胞。一些果汁（如葡萄柚汁、柑橘汁、苹果汁等）中的某些成分可明显抑制 OATP2B1，从而降低非索非那定的小肠吸收和生物利用度。

四、寡肽转运体

寡肽转运体（oligopeptide transporter，PEPT）包括 PEPT1 和 PEPT2。PEPT1 位于小肠上皮细胞，是介导药物吸收的摄取型转运体。PEPT1 为 708~710 个氨基酸（分子量为 75kDa）组成的药物转运体，表达于小肠上皮细胞顶侧膜上，为低亲和力、高容量药物转运体，根据不同的底物特性，表观亲和力常数 K_m 为 200μmol/L~10mmol/L。质子偶联是 PEPT1 转运的主要特征，即转运底物的能量依赖于胞外较高的 H^+。H^+ 为 PEPT1 转运其底物药物的驱动力，亦即酸性环境有利于 PEPT1 底物药物的吸收。大鼠 PEPT1 的氨基酸序列与兔、人的 PEPT1 有 77% 和 83% 的氨基酸序列同源性。PEPT1 典型的底物为二肽、三肽类药物，如抗肿瘤药物乌苯美司（二肽）。由于 β- 内酰胺类抗生素、ACEI、伐昔洛韦等药物有类似于二肽的化学结构，因此也为 PEPT1 的典型底物。头孢氨苄的化学结构类似苯丙氨酸 - 半胱氨酸 - 缬氨酸组成的三肽，为 PEPT1 的底物。一般来说，低分子水溶性药物不易从小肠吸收。但是低分子水溶性的 β-内酰胺类抗生素不仅口服吸收迅速，而且生物利用度还比较高，这就说明了转运体介导的主动转运在促进药物吸收方面起到了重要作用。

PEPT2 有 729 个氨基酸。与 PEPT1 不同，PEPT2 主要表达于肾，位于近曲小管 S3 段上皮细胞的刷状缘侧，在小肠没有分布。PEPT2 也分布于脑、肺、脾和乳腺等部位。PEPT2 属于高亲和力、低容量转运体，对大多数底物的亲和力都要比 PEPT1 高，K_m 为 5~500μmol/L。PEPT2 也以 H^+ 为驱动力，参与蛋白质消化产物小分子肽类药物（二肽和三肽）以及拟肽类药物（ACEI、某些抗病毒药物如恩替卡韦）等药物的肾小管重吸收。PEPT2 和 PEPT1 大约有 50% 相同的氨基酸序列。

第三节 药物转运体的常用研究方法

药物转运体的研究方法有很多,利用这些方法研究药物转运体的一个中心目的就是明确转运体的转运机制,提高药物的安全性和有效性,正确指导临床安全合理用药。本文主要介绍与转运体研究有直接关系的体外转染细胞模型、体外脏器转运模型、体内模型和计算机模拟等研究方法。

一、体外转染细胞模型

转染细胞模型是通过生化、分子生物学等技术和手段将目的转运体基因整合到转染细胞中,使被转染细胞过度表达目的转运体。用于构建转染细胞的细胞系有很多,如 MDCK、HEK293、LLC-PK1 和 CHO 细胞系等。被转染的转运体基因可根据研究目的单个转染,单个表达,也可以是多个转运体基因一起转染,共同表达。转染细胞模型可用于高通量筛选,也可用于确定转运体的底物药物,以及底物药物的转运功能等。转染细胞模型的缺点是对于目的转运体的表达难以达到标准化。

(一) 转运体单转染细胞模型

将重组转运体基因稳定或瞬时转染于不同细胞系,可用于研究转运体功能及药物相互作用。转染指真核细胞由于外源 DNA 掺入而获得新的遗传标志的过程。常规转染技术可分为瞬时转染和稳定转染(永久转染)两大类。前者外源 DNA/RNA 不整合到宿主染色体中,因此一个宿主细胞中可存在多个拷贝数,产生高水平的表达。由于其不能复制,通常其功能只能持续几天。随着细胞不断变多,平均每个细胞中的质粒数逐渐变少,效果不断降低,直至消失。瞬时转染多用于启动子和其他调控元件的分析;后者也称稳定转染,外源 DNA 既可以整合到宿主染色体中,也可能作为一种游离体(episome)存在。稳定转染在转染之后用相应的药物如 G418、zeocin、puromycin 等处理细胞,获得目的基因稳定表达的细胞。这种方法一般周期比较长,至少需要 6~8 周。用于转运体研究的一般用稳定转染的细胞。

Guo 等采用脂质体 2 000 转染法将含有 hPEPT1/hPEPT2 基因导入 HeLa 细胞中,用于构建 hPEPT1/hPEPT2-HeLa 稳定转染细胞,经过 G418 筛选后,通过 PEPT 特异性底物 Gly-Sar 和 JBP485 的时间、pH、浓度依赖性细胞摄取实验及 western blot 蛋白分析对转染细胞进行功能鉴定。通过研究 Gly-Sar 和 JBP485 在已建立的 hPEPT1-HeLa/hPEPT2-HeLa 稳定转染细胞摄取过程中的相互抑制,推断两者相互作用的靶点为 PEPT1 和 PEPT2。

单转染细胞的优点是简单、方便、直观,但由于通常缺乏内源性摄取型或外排型转运体,无法模拟药物分子跨膜转运的完整机制。

(二) 转运体双(多)转染细胞模型

在生理情况下,细胞不可能仅表达一种转运体,而是表达多种转运体。如果在细胞基底侧膜转染摄取型转运体,在顶侧膜转染外排型转运体,就可追踪被转染摄取型转运体和外排型转运体底物药物的矢量转运。这就是转运体双转染细胞模型的优点。Sugiyama 研究组使用免疫荧光技术,利用 MDCK Ⅱ(狗肾上皮细胞)构建了转运体双转染细胞模型,这个模型在细胞的基底侧表达 OATP1B1 或 OATP1B3,在细胞的管腔侧表达 MRP2。然后利用这个模型观察了 OATP1B1 和 MRP2 的共同底物普伐他汀和西立伐他汀的矢量转运。单转染 OATP1B1、OATP1B3 或 MRP2 观察不到底物药物的矢量转运,只有双转染 OATP1B1/MRP2 或 OATP1B3/MRP2 可观察到底物药物的矢量转运。

König 等构建了 MDCK-OCT1-MATE1、MDCK-OCT2-MATE1 双转染细胞模型,模拟有机阳离子在肝肾的转运,研究发现有机阳离子底物二甲双胍和甲基 - 苯基 - 吡啶阳离子(MPP[+])经 OCT1 和 OCT2 介导摄取,经 MATE1 介导外排。使用双转染细胞模型不但可以考察介导每种底物转运的转运体,还可以同时研究多种转运体的相互作用及药物代谢酶和转运体的共同作用。Deep 等构建了 P-gp 和 CYP3A4 双转染的 MDCK 细胞系,两种基因的表达及功能验证表明 MDCK 细胞适用于同时表达这两种基因,并用该细胞验证 P-gp 及 CYP3A4 协同发挥作用限制共同底物的吸收。然而实际体内某些药物的转运可能是由多种转运体介导,即使双转染细胞也无法全面预测体内转运的真实过程,因此有研究者构建了三重转染细胞,如 Hirouchi 等构建了 OATP1B1/MRP2/MRP3、OATP1B1/MRP2/MRP4 三转染细胞用于研究药物经过转运体的矢量转运。由于双转染细胞系保留了转运体和代谢酶的高度协同作用,对转运体和药物相互作用的研究具有更高的价值。

利用双转染细胞研究转运的优点如下:①比较细胞的分布容积,管腔侧室的容积远大于基底侧,形成初速度的时间长(长时间温孵可能);②只回收缓冲液即可,可省略细胞溶解、提取等过程;③与 Caco-2 细胞相似,在多孔的培养皿上单层培养,可高通量评价肝胆系的转运;④可评价药物相互作用。

利用双转染重组细胞系虽然可大大增强对转运体间相互作用的理解,但由于存在转运体表达水平的差异,特别是 OATP 家族中一些转运体缺乏明确的种属同源性,使这些定量的体外数据外推体内的情况仍得不到证据确凿的效果。

二、体外脏器转运模型

(一)肾切片摄取模型

肾切片摄取模型是将动物麻醉后,取其肾,去掉包膜,将去除髓质的肾固定于切片槽中,用切片机切成厚度约为 $300\mu m$ 的切片,将该切片置于通氧的水浴中 37℃温孵,然后加入待测药物。摄取一定时间后洗净肾切片,做成肾匀浆,测定肾组织摄取的药量。该方法的关键是保持肾切片的活性和功能。操作粗糙和肾切片暴露时间过长,均可导致实验失败。

值得提出的是,肾切片摄取模型并不是与转运体研究有直接关系的专有模型。利用肾切片摄取模型,结合转运体抑制剂的抑制实验,可推测药物是否为肾某转运体的底物,预测转运体底物药物的肾转运特点,但不能直接证实某转运体的底物药物。由于切片的解剖关系,该方法仅能考察药物的摄取,因此仅能考察肾分泌型转运体,如 OAT、OCT 等的功能。因不能测定摄取入细胞后进入血管的药物,故不适合重吸收转运体如 PEPT2 的研究。

(二)膜囊泡转运模型

膜囊泡转运试验(membrane vesicle transport assay)是将膜囊泡混悬于含药缓冲液中以模拟药物吸收。目前常用的有刷状缘膜囊泡(brush border membrane vesicle,BBMV)、基底侧膜囊泡和外翻转膜囊泡模型。BBMV 是通过一系列方法得到囊泡,然后测定囊泡摄取的药物,以此模拟药物吸收。BBMV 和基底侧膜囊泡模型联合应用,可同时研究肠细胞顶侧膜和基底侧膜的转运,该方法制备方便、实验时间短,适合药物发现早期阶段的高通量筛选。Liu 等采用家兔 BBMV 模型证实了抗炎药 JBP485 及其衍生物 JBP923 均能抑制 PEPT1 的典型底物甘氨酰肌氨酸的转运,进而推测这两个化合物在肠道的转运也是经由 PEPT1 所介导。

外翻转膜囊泡模型主要用于外排转运体的研究,尤其是 ABC 家族转运体。根据膜囊泡脂质双分子层的方向性,可将膜囊泡做成两种。膜囊泡脂质双分子层的方向性和细胞相同的情况下,称为原位膜微囊[rightside out（RO）vesicle],相反的情况下称为外翻膜微囊[inside out（IO）vesicle]。RO 时,由于 ABC 转运体的 ATP 水解区域在囊泡内,即使添加 ATP 和基质,也观察不到转运。而 IO 时,ABC 转运体的 ATP 水解区域暴露在外面,因此在缓冲液中添加 ATP 和药物,即可检测到囊泡中摄取的药物(相当于细胞外排)(图 14-3)。

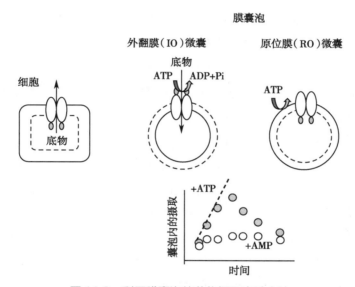

图 14-3　利用膜囊泡的药物摄取实验方法

用于制备膜囊泡的细胞有多种,如转染细胞、杆状病毒感染的昆虫细胞等。与转染细胞模型相比,该模型简化了细胞培养步骤,操作简单,更主要的优点是如果化合物分子质量大,不易透过细胞膜,细胞模型将无法研究转运机制,而外翻转膜囊泡模型则不受化合物渗透性的影响。值得提及的是,该方法不适用于研究疏水性底物的转运,因为该类化合物易与囊泡或细胞内的膜结构域结合,导致背景信号增高。在对疏水性底物进行囊泡转运分析时,需先用不同的排阻技术以减小背景干扰。

三、体内模型

(一) 基因敲除动物模型

基因敲除(knock-out)动物模型是应用分子生物学技术使特定的基因丧失作用,使该基因编码的蛋白在动物体内不能正常表达,从而屏蔽其部分功能。通过比较野生型动物和基因敲除动物体内药物的蓄积、分布等 PK 参数,可有效地考察药物是否经该转运体进行转运,确定药物的转运机制和评价药物转运体对药物的作用。

　　基因敲除动物模型是研究药物转运体转运机制及药物在组织中富集、药效发挥的理想模型,一方面可阐明生理条件下的转运功能,如对主要血液-组织屏障的保护作用;另一方面,无须抑制剂即可研究转运体对药物的作用,如摄取或外排;并且可以研究多种转运体的协同作用。此外,其对于寻找新的转运体抑制剂也十分有用。尽管基因敲除动物模型优点诸多,但其存在的问题也需注意,如种属差异,主要是不同动物基因表达水平、功能以及组织分布不同,使转运结果变得比较复杂。虽然有时在动物中有与人类相同的转运体,但是在药物转运中仍然有可能存在种属差异。选择模型动物时需要考虑 3 个重要因素:①在所选动物模型中,候选药物和目的转运体抑制剂或激活剂都要有相应的体内 PK 数据;②针对体内转运过程相关生理和生化指标,是否有所选模型动物与人的相似度分析结果;③进行动物与人相似性考察或实验。另外,也需注意在应用基因敲除动物模型进行转运体功能研究时,其引起的代偿性功能改变,进而导致的药代动力学变化。

(二)动物活体成像技术

　　动物活体成像技术是应用影像学方法对活体状态下的生物过程进行细胞和分子水平的定性和定量研究。该技术主要分为核素成像、光学成像(optical imaging)、计算机断层摄影(computed tomography,CT)、磁共振成像(magnetic resonance imaging,MRI)和超声(ultrasound)成像,其中光学成像和核素成像的灵敏度和精确性极高,特别适合研究药物代谢和转运等生理过程,因此也称为功能成像。

　　核素成像是用放射性核素示踪的方法显示体内结构,根据所用核物理探测方法不同分为正电子发射断层显像(positron emission tomography,PET)和单光子发射断层显像(single photon emission computed tomography,SPET)。PET 采用湮没辐射和正电子准直技术,可以无损伤地、定量地、动态地测定放射性标记物在生物体内的空间分布、数量及其动态变化。放射性标记物进入体内后,其衰变放出的正电子与体内的负电子相遇湮灭并转化为一对 γ 光子,由 PET 测定信号,经计算机处理可生成清晰的图像。当放射性标记物为转运体底物时,通过 PET 测定出放射性浓度,经转换处理之后可以获得底物的绝对浓度。在转运体功能研究过程中,需要使用另一种未标记的药物分子,该药物具有抑制转运体功能的作用,根据放射性底物浓度的变化可以判断转运体是否参与目标底物的转运,也可以用于揭示转运体介导的药物相互作用。PET 技术主要包括放射性底物的制备、PET 成像和图像分析 3 个步骤。

　　PET 技术常用于研究肿瘤细胞中 BCRP 及 P-gp 的功能。Yamasaki 等将高表达 BCRP 及 P-gp 的 Caco-2 细胞导入小鼠体内,应用 PET 分别扫描在抑制剂存在或缺失的情况下对 BCRP 与 P-gp 的共同底物[11C]GF120918 的摄取。抑制剂存在的情况下,[11C]GF120918 的摄取率显著提高,说明 GF120918 在肿瘤细胞中的转运是经 P-gp 和 BCRP 介导的。Andrea 等采用 RNAi 技术下调肿瘤细胞中 P-gp 的表达,以 P-gp 底物海肾荧光素酶作为成像探针,应用荧光成像技术观察到海肾荧光素酶在肿瘤细胞中的摄取率是对照组的 4 倍。此外,PET 技术也用于摄取型转运体的研究。OATP1B3 在替米沙坦的肝摄取过程中起到了主导作用,PET 实验结果结果发现,[11C]替米沙坦主要分布于肝,部分存在于小肠,这与替米沙坦是由胆汁分泌的现象相一致。另外,当 OATP 抑制剂存在时,[11C]替米沙坦被肝摄取的数量显著降低;当大量未标记的替米沙坦存在时,[11C]替米沙坦的肝摄取量同样降低。说明 OATP1B3 参与了替米沙坦在肝的摄取过程,并可能存在饱和现象。

四、计算机模拟

明确转运体的三维结构,就会阐明转运体与底物药物结合的相关信息,这对于阐明转运体的功能和作用机制来说,无疑起到画龙点睛的作用。但是转运体是一类膜蛋白,其膜环境较复杂,利用现有的实验技术和方法,如光谱、蛋白酶可及性、交联研究及晶体结构测量等方法,很难从原子和分子水平上解析底物的结合位点和转运机制。利用计算机模拟技术,对转运体三维结构预测相关工作的开展,增加了获取转运体结构信息的途径,一定程度上缓解了转运体功能研究中结构信息匮乏的困境。计算机模拟技术可以从原子和分子水平上解析底物-蛋白质之间的相互作用,确定底物的结合位点及蛋白质的构象转换过程。随着预测方法的不断发展与完善,人们完成了多个转运体三维结构的预测工作,如 P-gp、GLUT1 和 GLUT3 等。通过比较,这些预测的结构与近期测定得到的晶体结构具有很高的相似性。

目前常用于研究转运体的分子模拟方法主要有:同源模建、分子对接和分子动力学模拟法。

第四节　常见转运体基因多态性及其临床意义

药物转运体的基因多态性研究最早出现在 20 世纪 90 年代末,目前已经发展成膜转运体药物基因组学(pharmacogenomics of membrane transporter,PMT)工程。它主要包括三部分内容:①在不同人群中发现转运体基因序列上的突变位点;②通过分子生物学手段识别突变位点导致的蛋白功能改变;③探索突变位点对临床药物分布及疗效差异的影响。

转运体的基因多态性可以通过转运体的组织表达及定位来增加或降低底物在体内的分布。虽现阶段发现很多转运体都存在基因多态性,但并不是所有的突变位点都能影响转运体功能。部分基因多态性可以引起基因不正确的重叠或是丧失与分子伴侣之间的作用,从而降低细胞膜转运体的转运功能;还有一些则是通过影响底物的识别或结合而影响其转运功能,如某些氨基酸的改变,特别是在底物的结合区,会影响转运底物的特异性。完全明确转运体基因多态性在体内的贡献是很难实现的,因为转运体可以分布于多种组织中,而且不同的转运体在功能上也有重叠。

目前研究较多的是转运体编码区的基因多态性。通过对转运体编码区的大量单核苷酸多态性(single nucleotide polymorphism,SNP)进行分析发现,与跨膜域(transmembrane-domain,TMD)相比,基因的多态性在环状区明显增多,说明在这个区域氨基酸改变的选择压力更大。基因变异同样也可出现在内含子区,还有启动子或增强子区,从而影响 RNA 的表达。研究还发现 SLC 转运体的启动子区比 ABC 转运体更有可能出现突变位点。同时,转运体基因的多态性似乎还与种族有关。通过对 5 个种族人群的 680 多个 SNP 进行分析,仅有 83 个 SNP 同时存在于这 5 类人群中。因此,转运体基因多态性的出现频率不同也会导致不同种族间药物反应的差异。

一、摄取型转运体的基因多态性及其临床意义

(一)有机阴离子转运多肽

1. OATP1B1 的基因多态性及其种族差异　人 OATP1B1 的编码基因 *slco1b1* 定位于 12 号染

色体短臂 12.2 上,全长 10.86kb,包括 15 个外显子和 14 个内含子,其 cDNA 包含 2 073 个碱基,编码 691 个氨基酸。*slco1b1* 具有广泛的遗传多态性,命名是根据其发现的先后顺序进行的,比如 *slco1b1**1b(388A>G)、*5(521T>C)、*15(388A>G+521T>C)等,*slco1b1**1a 为野生型。

OATP1B1 的基因多态性在不同的地理区域和不同的种族间存在明显的差异,其中以 *slco1b1**5 和 *1b 最为常见。*slco1b1**5 在欧洲人中的突变率为 8%~20%,非洲裔美国人为 1%~8%,东亚人为 8%~16%。而 *slco1b1**1b 在欧洲、东亚以及撒哈拉沙漠以南的非洲人群中的突变率分别为 26%、63% 和 77%。452G>A 仅在亚洲人中有发现,频率为 3.8%;*slco1b1**4(463C>A)和 1929C>A 则仅在高加索人中有报道,频率分别为 8% 和 9%;*slco1b1**9(1463G>C)和 *slco1b1**10(1964A>G)则只在非洲裔美国人中有报道,频率分别为 9% 和 34%。OATP 包含 12 个跨膜区域、5 个胞内环以及 6 个胞外环。而影响蛋白质功能或定位的 OATP1B1 突变位点很多都位于跨膜区域以及 2 和 5 号胞外环,它们似乎可以改变该蛋白所转运的底物范围以及某些底物的转运动力学。

2. OATP1B1 的基因多态性对相关药物的影响

(1) 对他汀类药物的影响:多项研究证实,*slco1b1**5 突变可以限制普伐他汀进入肝细胞,造成普伐他汀在血液中的 AUC_{0-5} 和 C_{max} 明显升高,而达到靶点的浓度降低,从而影响该药降低总胆固醇的效果。这与体外实验中 *slco1b1**5 可以降低转运体活性的结论是一致的。Niemi 等人发现携带 *slco1b1**17 单倍型的高胆固醇血症者,普伐他汀的血药浓度明显增加,而抑制胆固醇合成的能力明显降低。

OATP1B1 的基因多态性与辛伐他汀诱导的肌病具有相关性,与阿托伐他汀的相关性较弱,但与普伐他汀没有相关性。据此,美国 FDA 提出了剂量调整建议,认为对于需要长期服用辛伐他汀 40mg/d 或 80mg/d 的患者,若携带 521C 突变基因,应适当降低剂量或选择其他他汀类药物交替使用,并建议监测肌酸激酶,以确保用药安全。此外还呼吁通过测定患者基因型个体化选择他汀类药物,目的是降低横纹肌溶解不良反应的发生率。

(2) 对抗肿瘤药物的影响:甲氨蝶呤主要通过 OATP1B1 转运体摄取进入肝,因此 OATP1B1 的基因多态性也极有可能干扰甲氨蝶呤的清除,从而影响其疗效和毒性。有人发现 OATP1B1 基因多态性与甲氨蝶呤的清除存在相关性,携带 521C 突变基因的个体,其甲氨蝶呤清除率下降。

(3) 对降血糖药物的影响:非磺酰脲类的促胰岛素分泌药瑞格列奈为 OATP1B1 的底物药物。有人发现 *slco1b1**5 的基因多态性是影响瑞格列奈 PK 的主要因素。521CC 基因型使瑞格列奈的 AUC 分别比 TC 和 TT 型增加了 107% 和 188%,与 *slco1b1**1a 野生型相比,携带 *slco1b1**1b 的人群瑞格列奈的 AUC 下降了约 32%。这些结果都说明 OATP1B1 的基因多态性能影响瑞格列奈的转运,从而影响瑞格列奈的疗效。

除了 OATP1B1 以外,OATP2B1、OATP1B3 和 OATP1A2 等基因多态性都可不同程度地影响某些底物药物的 PK,因此掌握转运体基因多态性对指导临床安全合理用药具有极其重要的意义。

(二)有机阳离子转运体

1. OCT2 的基因多态性及其临床意义

(1) OCT2 的基因多态性及其种族差异:OCT2 的基因多态性具有种族差异。相比之下,非洲裔美国人的 OCT2 较其他种族更具有基因多态性。比如 P54S、M165V、M165I 和 R400C 仅在非洲裔美国人中发现,而 T199I 和 T201M 仅出现在韩国人、日本人和中国人中;K432Q 则出现在非洲裔美国人和墨西哥裔美国人中。A270S 是最常见的一个突变位点,在高加索人、非洲裔美国人以及亚洲人群中均有出现,发生率都在 10%~30%,它也是迄今为止高加索人中唯一一个突变率 >1% 的基因。

(2) OCT2 的基因多态性对常用临床药物的影响

1) 二甲双胍:二甲双胍是 OCT2 的底物,OCT2 在肾高度表达。与野生型相比,A270S 的基因多态性可以明显降低二甲双胍的肾清除率,引起 C_{max} 和 AUC 增加,从而降低糖化血红蛋白水平,最终加强二甲双胍的降糖效果。除此之外,T199I 和 T201M 可以降低二甲双胍的清除率,升高其血药浓度,这与相关体外实验所得到的结论一致。

2) 铂类化合物:目前并没有发现 A270S 的基因多态性影响顺铂的药代动力学参数,但该基因多态性可以降低顺铂所诱发的肾毒性及耳毒性的风险。

(三) 有机阴离子转运体

1. OAT1 和 OAT3 的基因多态性及其种族差异　OAT1 的编码基因是 *slc22a6*。目前报道的该基因多态性主要分布于其编码区,它们均具有种族差异。其中 149G>A(R50H)和 1361G>A(R454Q)主要出现在非洲裔美国人群中,突变率分别为 3.2% 和 0.6%。在蟾蜍卵母细胞系统中发现,149G>A 对氨基马尿酸及赭曲霉素的转运与野生型没有区别,但对抗病毒药物(阿德福韦、替诺福韦、西多福韦)的转运,K_m 明显低于野生型。

slc22a8 是 OAT3 的编码基因,153G>A 和 723A>T 属同义突变,它们在各种族间均有出现,突变率分别为 0.8% 和 18%(高加索)、59% 和 24%(非洲)、4% 和 0.4%(亚洲)。错义突变中仅有 842T>C、913A>T 和 1342G>A 三个位点在不同种族中的突变率超过 1%,其中 842T>C 仅在非洲人出现,而 913A>T 仅在亚洲人中出现。这些常见的变异基因中仅有 913A>T 显示出与野生型不同的转运活性,且具有底物依赖性。

2. OAT1 和 OAT3 的基因多态性对相关药物的影响　OAT1 和 OAT3 的基因多态性与药物相关性的研究资料较少。在对普伐他汀、托拉塞米以及抗病毒药物的考察中均未发现它们与 OAT1 和 OAT3 基因多态性的相关性。研究发现 *slc22a6*(OAT1)和 *slc22a8*(OAT3)基因间的 rs10792367G>C 可以影响氢氯噻嗪降低收缩压的疗效,但这种影响是具有剂量依赖性的。

二、外排型转运体的基因多态性及其临床意义

(一) P- 糖蛋白

1. MDR1 的基因多态性及其种族差异　在众多的突变基因中,有 3 个位点研究最为广泛,即位于 12 号外显子的 1236C>T、21 号外显子的 2677G>T/A 和 26 号外显子的 3435C>T。1236C>T 和 3435C>T 属于同义突变,而 2677G>T/A 属于错义突变,引起了氨基酸替换。3435C>T 所翻译的异亮氨酸(Ile)位于 ATP 结合区,这个基因具有广泛的种族差异。在高加索人群中的突变率为 0.561,在非洲裔美国人群中的突变率为 0.202,在亚洲人群中的突变率为 0.4,在墨西哥人群中的突变率为 0.5。1236C>T 翻译的是甘氨酸(Gly),1236C 等位基因在高加索人、非洲裔美国人及亚洲人群中出现的概率分别为 0.459、0.209 及 0.685。而第 3 个突变基因 2677G>T/A 则是将位于胞内区的丙氨酸(Ala)替换成了丝氨酸(Ser)或苏氨酸(Thr),它在大多数种族中的突变率均较高,为 0.4~0.467,但非裔美国人的突变率仅为 0.1。相

比之下,2677T、2677A 等位基因的出现概率相对较低,均小于 0.1。

2. MDR1 的基因多态性对相关药物的影响

(1) 对免疫抑制剂的影响:研究发现携带 3435TT 基因型的患者其淋巴细胞中的环孢素浓度明显高于野生型患者,这种差别要比血浆中的浓度差异更明显。3435C>T 单核苷酸多态性与环孢素诱导的肾损害风险相关,3435TT 基因型与其存在正相关。此后相关研究又扩展到 2677G>T/A、3435C>T 和 1236C>T 所组成的单倍型,发现 1236T-2677T-3435T 单倍型患者肾移植失败的风险明显升高,同时在携带 3435T 或 2677T 等位基因的肾移植患者中,环孢素引发不良反应(如肾功能恢复延迟、肾小球滤过率降低等)的风险也相应增加。

(2) 对抗肿瘤药物的影响:P-gp 转运体对不同种类的抗肿瘤药物都有一定的亲和力,如紫杉醇、多西他赛、伊立替康、多柔比星、长春新碱以及依托泊苷等。除此之外还有一些靶向药物,如伊马替尼和舒尼替尼。考察 MDR1 的基因多态性对抗肿瘤药物的影响可以有效地预测抗肿瘤治疗的效果及不良反应的发生,有利于治疗方案的优化。

人们发现了一个新的错义突变 571G>A 可能对肿瘤的治疗产生影响,它引起 191 位的氨基酸变化(Gly191Arg)。通过稳定的重组表达细胞模型对多柔比星、柔红霉素、长春碱、长春新碱、紫杉醇以及依托泊苷等抗肿瘤药物进行分析,结果发现,在 571A 的携带者中,MDR1 介导的肿瘤耐药性明显降低,特别是对长春碱、长春新碱、紫杉醇以及依托泊苷的抵抗降低至原来的 1/5,这说明 571G>A 可以使蛋白的转运活性明显降低。因此,携带 571A 基因型的患者可能对抗肿瘤药物更加敏感,但同时出现不良反应的风险也会增加。

(3) 对地高辛 PK 的影响:Hoffmeyer 等发现,未引起氨基酸序列变化的位于 26 号外显子的 3435C>T 突变人群中,其十二指肠内 ABCB1 的蛋白表达量明显下降,导致口服地高辛后,血浆中浓度明显增加。

(二) 多药耐药相关蛋白

1. MRP1 的基因多态性及其临床意义　　MRP1 是一个高度保守的基因。其主要的突变分布于非编码区和内含子区,仅有极少数分布在编码区。编码区的突变更有可能引起蛋白质表达和功能的改变,而非编码区的突变虽然不能影响蛋白质序列,但对基因的标记也是十分重要的。218C>T 和 2168G>A 基因型在亚洲人群中广泛存在,但在高加索人中未被发现;而 1898G>A、2012G>T、4535C>T 等基因型在高加索人中的发生频率较高,在亚洲人中却没有找到。在亚洲人群 MRP1 基因多态性的研究中发现 4 个编码区的错义突变,分别为 128G>C、218C>T、2168G>A 和 3173G>A。128G>C 和 218C>T 位于 2 号外显子,编码第一个跨膜螺旋,2168G>A 位于 NBD1,而 3173G>A 位于 MSD3。其中 2168G>A 是目前发现的亚洲人群编码区出现频率最高的错义突变,最高达 7.3%。我国汉族人群中常见的错义突变有 2 个:218C>T 和 2168G>A,突变率分别为 3.7% 和 5.6%。

突变率较高的 2012G>T 和 2168G>A 不会影响 MRP1 的转运以及 mRNA 的表达水平。而 1299G>T 突变的转运体对底物白三烯 C_4 和硫酸雌酮的转运能力下降了 2 倍,但对 MRP1 的膜定位并无影响。同时在转染的 HeLa 细胞中发现,1299G>T 突变型对多柔比星的耐药程度比野生型提高 2.1 倍,但与依托泊苷(VP-16)和长春新碱的耐药程度没有相关性。这表明 1299G>T 对 MRP1 的影响可能具有底物特异性。此外,还发现 2965G>A 也可以引起 MRP1 对于底物的转运效率大幅下降。

2. MRP2 的基因多态性及其临床意义　　对于 MRP2 基因多态性的研究主要包括两个方面:

①导致体内药物代谢过程改变的多态性；②在 Dubin-Johnson 综合征（DJS）患者中寻找致病的突变基因。

MRP2 位于 10 号染色体 24.2 位点上，基因在基因组中的长度约为 200kb，共有 32 个外显子，其蛋白质含有 1 545 个氨基酸。其与 MRP1 的氨基酸序列有着 49% 的相似性，但 MRP2 对于药物体内过程的影响比 MRP1 更为重要。目前发现超过 200 种基因多态性，它们分布于外显子、内含子以及 5′- 和 3′-非编码区，这些多态性多数都与 DJS 没有相关。在它们当中有 3 个错义突变较为常见：1249G>A（V417I，突变率为 18.5%）、3542G>T（R1181L，突变率为 6%）和 3563T>A（V1188E，突变率为 5.9%）。此外，启动子突变—24C>T 也属常见，平均突变率在 12.5% 左右。

3. MRP2 的基因多态性对相关药物的影响

（1）对抗肿瘤药物的影响：某些基因的变异可以改变 MRP2 的表达，从而影响抗肿瘤治疗的疗效和毒性反应。其中以—24C>T 基因多态性研究最多。—24C>T 可以预测胃癌患者应用铂类 / 氟尿嘧啶新辅助化疗治疗的疗效。携带 TT 和 TC 基因型的患者对奥沙利铂和氟尿嘧啶的反应是 CC 型的 3.8 倍，同时，它还是预测乳腺癌患者接受氟尿嘧啶、多柔比星和环磷酰胺化疗方案失败的高风险因素之一。在—24C>T 与甲氨蝶呤的相关性研究中发现，—24C>T 会对甲氨蝶呤的 PK 造成影响。在急性淋巴细胞白血病患儿中，突变型患者的甲氨蝶呤 AUC 比其他患者高 2 倍左右，但该现象只出现在女性患儿中。此外，—24C>T 还可以增加甲氨蝶呤的毒性反应，如血液毒性、胃肠道毒性及口腔黏膜损害等。

1249G>A 作为另一个常见的突变位点，也被广泛研究。1249G>A 与接受氟尿嘧啶、亚叶酸钙和奥沙利铂（FOLFOX-4）化疗方案治疗的结直肠癌患者的总生存期和无病生存期明显相关，但与 CRC 的患病率以及早期复发的风险率没有相关性。此外，1249G>A 和 3972C>T 对甲氨蝶呤不良反应的发生率具有一定的影响。1249A 基因携带者对甲氨蝶呤的消除率比野生型低 3 倍，从而导致胃肠道毒性和肾毒性。而 3972C>T 则与甲氨蝶呤的肝毒性呈负相关。—24C>T、1249G>A 和 3972C>T 所形成的单倍型与伊马替尼抵抗具有一定的相关性，它们可以明显降低 ABCC2 的蛋白表达及转运活性，从而造成伊马替尼抵抗。

除此之外，MRP2 基因的另一个突变位点 4544G>A 也可以影响铂类的化疗疗效，进而影响非小细胞肺癌晚期患者应用该药治疗后的总生存期。

（2）对其他药物的影响：MRP2 的基因多态性还可以影响免疫抑制剂麦考酚酸的体内过程。Naesens 等人选取了 7 个 SNP（—1549G>A、—1023G>A、—1019A>G、—24C>T、1249G>A、3972C>T 和 4544G>A）进行了研究，结果发现—24C>T 和 3972C>T 对肾移植患者麦考酚酸所致的肝功能异常有保护作用，同时—24C>T 与麦考酚酸的清除率降低有关。这 2 个突变基因还可以影响他克莫司的血药浓度以及肾清除率。MRP2 的基因多态性对降脂药的药动学也有一定的影响，1446G 等位基因携带者的普伐他汀 AUC_{0-12} 和 C_{max} 比野生型分别要低 67% 和 68%，它使 MRP2 的 mRNA 表达量高 95%，上调 MRP2 的转运功能，从而减少普伐他汀的体内浓度，但 MRP2 的基因多态性并不影响辛伐他汀的体内过程。

（三）乳腺癌耐药蛋白

乳腺癌耐药蛋白即 ABCG2。ABCG2 的编码基因位于人 4 号染色体的长臂（4q22）上，基因跨度约为 66kb，是迄今为止在 4 号染色体上发现的唯一的 ABC 转运体。它分子量约为 72.6kDa，由 655 个氨基酸组成,包含 16 个外显子和 15 个内含子。目前已发现至少 180 种基因多态性,其中超过 144 种属于 SNPs。在这些基因多态性中,包括内含子区 99 个、启动子区 47 个、3′-非编码区 5 个,还有 29 个位于外显子区(其中 19 个属于错义突变)。

421C>A、34G>A 以及 376C>T 是 abcg2 多态性中最为常见的 3 个 SNP。421C>A 是由 abcg2 第 5 个外显子的 421 位点碱基改变引起的,这个 SNP 导致其编码的多肽 141 位谷氨酰胺变为赖氨酸(Q141K);34G>A 位于 abcg2 基因第 2 外显子上,引起 12 位的缬氨酸变为甲硫氨酸(V12M),野生型和变异型氨基酸均不带电荷,呈疏水性,位于 abcg2 N 端细胞内区域;abcg2 基因中的另一个 SNP 是 376C>T(Q126stop),造成终止密码子代替 126 位的谷氨酰胺。

421C>A 在 abcg2 所有基因型中最为常见,其在所检测的人群中均可被检测到,其中在亚洲人群中的突变率最高,是高加索人群的 3 倍,A 等位基因的发生频率在中国人群中高达 29.0%~34.2%,日本人群也有 30.4%~35.5%,而高加索人群的等位基因频率仅为 8.7%~11.9%,非洲人群中最为罕见,等位基因的发生频率只有 0.9%~5.3%。34G>A 在瑞典人群中的等位基因频率仅为 1.7%,而在越南人群中高达 36.0%。abcg2 基因的另一个 SNP(376C>T)仅在东亚人群可检测发现,发生频率为 0.4%~1.9%。

abcg2 的基因多态性对临床常用药物 PK 的影响如下:

1. 喜树碱类　二氟替康是喜树碱的一个合成衍生物,研究发现 421C>A 与该药的基因多态性具有一定的相关性。在静脉给药后,421A 等位基因携带者的二氟替康血药浓度比野生型高出 3 倍。突变型患者的托泊替康口服生物利用度明显高于野生型,通过肠组织活检对 mRNA 表达水平最低的患者进行分析,发现该患者存在 421C>A 基因突变。这些结论都说明了 421C>A 的基因多态性与托泊替康的口服吸收具有一定的相关性。

2. 酪氨酸激酶抑制剂　在 abcg2 的基因多态性与吉非替尼药动学、疗效及不良反应的相关性研究中发现,研究较多的 421C>A 可以增加非小细胞肺癌患者服用吉非替尼达稳态后体内的蓄积量,但对其总生存期及间质性肺炎、腹泻、皮疹、肝损伤等相关不良反应影响较小。而 34G>A 可以明显延长非小细胞肺癌患者的总生存期,同时也增加其出现 2 级以上皮疹的风险。此外,abcg2 的启动子区—15622C>T 基因多态性以及它与 1143C>T 所组成的单倍型也与吉非替尼 2、3 级腹泻的发生具有相关性。同时,这两种多态性对厄洛替尼也有影响,它们可以明显增加厄洛替尼的 AUC 和 C_{max} 及出现腹泻的风险,但未发现对相关性皮疹的影响。

abcg2 的基因多态性与舒尼替尼的相关性研究较多,主要集中在 421C>A。421C>A 可以增加舒尼替尼的血药浓度及 AUC_{0-24},导致其在体内的暴露量增加,并增加其相关的 3 或 4 级不良反应风险,如血小板减少症、中性粒细胞减少症、贫血、手足综合征。同时,该基因多态性还与舒尼替尼的疗效相关。携带 AA 型的患者 5 年无进展生存的比率明显高于 CC/CA 型携带者。

3. 他汀类调血脂药　除辛伐他汀外,阿托伐他汀、氟伐他汀、匹伐他汀、普伐他汀以及瑞舒伐他汀等都是 ABCG2 底物。421C>A 对他汀类药物的影响具有种族差异,与高加索人群相比,在中国和日本人群中,他汀类药物的 AUC 明显高。有人发现 421C>A 与多个他汀类药物,如瑞舒伐他汀、阿托伐他汀、氟伐他汀、辛伐他汀等的药代动力学改变关系密切,由于可明显增加这些药物在体内的暴露量,因此认为有可能增加这些药物不良反应的风险。

（刘克辛）

参考文献

［1］刘克辛．临床药物代谢动力学．2 版．北京：人民卫生出版社，2014.

［2］刘克辛．临床药物代谢动力学．3 版．北京：科学出版社，2016.

［3］武新安．药物转运体基础与应用．北京：科学出版社，2017.

［4］ZHANG J,WANG C,LIU Q,et al. The pharmacokinetic interaction between JBP485 and cefalexin in rats. Drug Metab Dispos,2010,38:930-938.

［5］JIA Y,LIU Z,HUO X,et al. Enhancement effect of resveratrol on the intestinal absorption of bestatin by regulating PEPT1, MDR1 and MRP2 in vivo and in vitro. Int J Pharmaceut,2015,495:588-598.

［6］HUO X,LIU K. Renal organic anion transporters in drug-drug interactions and diseases. Eur J Pharm Sci,2018,112:8-19.

第十五章 中药药代动力学及其研究方法

第一节 开展中药药代动力学研究的必要性

在我国,中药是作为药物被监管和使用的。数千年中华民族能在一次次疫情灾害中转危为安,传统中医药发挥了关键作用。1949年中华人民共和国成立后,中共中央、国务院高度重视中医药工作,制定一系列政策措施,推动中医药事业发展取得显著成就。中医药作为我国独特的卫生资源、潜力巨大的经济资源、具有原创优势的科技资源、优秀的文化资源和重要的生态资源,在经济社会发展中发挥着重要作用。现代制药技术的引入,形成了许多按现代药物剂型(如片剂、胶囊剂、颗粒剂、注射剂等)制备生产的中药制剂(中成药),由此扩大和方便了中药使用、提升了中药质量。当前大多数的中药制剂是由中药复方或单味中药提取制备而成,也有一些是由单个中药成分制备而成。在我国除了中医医师,西医医师也使用中药制剂治疗疾病。应时代发展需求,我国政府于1996年开始着力推进中药现代化,经过20年的努力,中药产业取得了长足发展,行业年生产总值从1996年的234亿元人民币增长至2015年的7867亿元人民币。在学习和继承中医药传统理论和临床实践的基础上,通过技术和方法创新,按现代药物标准和要求发展中药制剂是推进中药现代化的一个重要方向,这就需要用人们容易接受的现代科学原理和容易听懂的现代科学语言阐明中药制剂的有效性、安全性和质量一致性。目前国家药品监督管理局(National Medical Products Administration,NMPA)在批准中药制剂新药生产上市前要求申办方证明新药的有效性、安全性和质量可重复性。然而,较早批准的中药制剂品种由于受当时科研水平和技术条件的限制,其药效作用主要根据中医传统认识来确定,缺乏系统深入的研究。随着我国中药产业的快速发展及药物研究水平的不断提升,近年来围绕一些中药制剂开展了大规模严格的循证医学研究,以评价其临床有效性和安全性,其中不少工作的研究结果已发表在国际主流医学杂志。这些按现代药物标准开展的临床研究促进了中医药从经验医学向循证医学的转化,有利于中药产业及相关中药制剂品种的可持续发展。

阐明中药制剂的有效性和安全性不仅需要开展严格的临床研究,还需进一步揭示决定其药效的物质。这是因为对于化学组成复杂的中药制剂,仅用临床研究验证其疗效,而不清楚药效作用的物质归属,那么该疗效的临床可重复性和可靠性就容易被质疑。中药可通过其化学成分进入体循环或通过影响肠道菌等其他方式发挥药效。当中药主要通过前一种方式起效时,构成其药效物质基础的成分应具备较好的类药属性,能够在给药后通过体内生物屏障到达药效作用靶标,其在靶标的暴露形式具有与中药疗效相关的生物活性并能达到和维持产生效应的浓度。经常是多种这样的成分在体内以某种方式共同产生中药的药效作用，这时中药物质间不发生能影响中药治疗有效性或安全性的药代性质相互作用，即：物质间存在"药代和谐"（pharmacokinetic compatibility）的相互关系。阐明中药制剂的药效物质基础，不仅为中药的有效性提供证据，而且为揭示中药制剂的药效作用机制和实现临床精准用药创造条件。

围绕药效作用而开展的中药物质研究，最早是针对中药所含化学成分而开展的提取分离、结构鉴定、定量分析及活性检测等，这些针对中药成分所开展的研究为中药现代化打下了重要基础。药物在体内产生药效作用有两个基本条件，其一是给药后药物分子能被机体有效利用（即：能通过体内的生物屏障到达作用靶标，且能达到和维持起效浓度）；其二是药物分子到达作用靶标时的化学形式（原型化合物和／或代谢物）具有与药效关联的生物活性（药效活性）。近年开展的药代研究表明：在中药成分被机体利用产生体内暴露这一关键环节上存在"两个不一定"。其一：在中药中含量高的成分给药后其体内暴露水平"不一定"也高。如图 15-1 所示，人体口服复方丹参滴丸后，在滴丸所含的丹参多酚类活性成分中，丹参素的系统暴露水平（血浆 AUC）明显高于其他成分的暴露水平，这是因为后者的肠道吸收差（丹酚酸 A、丹酚酸 B、丹酚酸 D、迷迭香酸及紫草酸）或者体内代谢过快（原儿茶醛）。在静脉注射丹红注射液后，丹参素、丹酚酸 D 及紫草酸的系统暴露水平（血浆 AUC）明显高于其他丹参多酚类成分（丹酚酸 A、丹酚酸 B、迷迭香酸丹酚酸及原儿茶醛）的暴露水平。虽然丹酚酸 D 和紫草酸在丹红注射液中的含量明显低于原儿茶醛、丹酚酸 A、丹酚酸 B 及迷迭香酸丹酚酸的含量，但是前面两个成分的消除半衰期比其他成分的长 3~5 倍，血中循环时间的延长提高了前者的系统暴露水平并抵消了其在丹红注射液中含量较低这一因素对暴露的不利影响。其二：给药后体内暴露显著的中药物质"不一定"都是中药所含的成分。如图 15-2 所示，人口服三七提取液后，具有药效活性的三萜皂苷类成分主要以代谢物形式

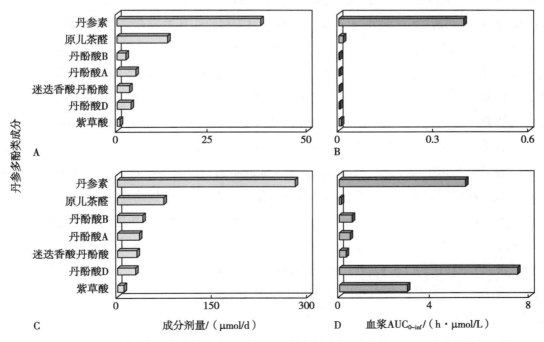

图 15-1　含丹参中成药复方丹参滴丸（A，B）及丹红注射液（C，D）的丹参多酚类成分谱（A，C）与给药后人体血中这些丹参多酚类成分的暴露谱（B，D）比较

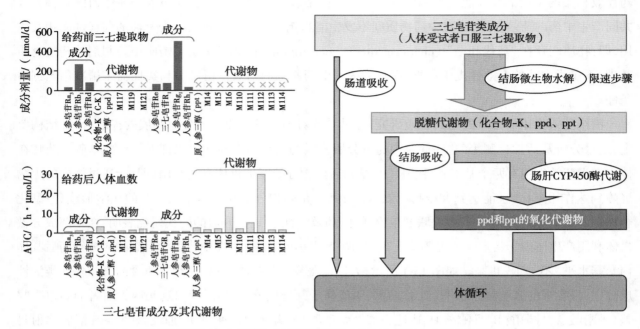

图 15-2　受试者口服三七水提取物后三萜皂苷类成分在体循环中主要以代谢物的形式存在

（脱糖代谢物及脱糖后的氧化代谢物）在血中暴露,这些代谢物的系统暴露水平显著高于原型成分的暴露水平。上述两个"不一定"说明要揭示中药的药效物质基础需要在中药化学研究的基础上,进一步开展中药的药代动力学研究。

对于揭示决定中药药效作用的物质,药代动力学研究不仅能为药效动力学研究发现能被机体利用产生显著体内暴露的中药物质,而且在后续研究中也发挥重要作用。在此,药代动力学研究涉及的问题包括:如何将中药多个物质的药效活性转化成中药的整体疗效、在协同发挥药效作用的同时中药多物质间在体内能否"药代和谐"等。此外,药代动力学研究对于评价中药的安全性、指导临床合理用药、规避中药与化学药物合用时的风险,发现与疾病发生发展相关的"药代标识物"等均发挥重要作用。

虽然基于相同的科学原理,但是自身特点的不同和发展过程的不同使中药药代动力学研究与化学药物的药代动力学研究有所不同。由于要应对机体和中药两个复杂体系,开展中药药代动力学研究需要发展适合中药特点的新方法和新技术,强调将不同的研究手段有效整合以满足研究要求。中药药代动力学研究分为"多成分"药代动力学研究(multi-compound pharmacokinetic research on Chinese herbal medicines)和"多药"药代动力学研究(drug-combination pharmacokinetic research on Chinese herbal medicines)。"多成分"药代动力学研究针对中药化学组成复杂特点,根据给药后中药成分能否被机体利用产生显著体内暴露,选拔用于研究中药药效作用、毒性作用或药物相互作用的中药物质,考察能够影响这些效应的中药物质体内过程的关键环节和因素。"多药"药代动力学研究针对中药的"多物质共同作用"特点(涉及:单味中药含多种活性成分、方剂配伍、中西药合用三个层面),研究给药后不同药物间物质的体内相互关系,包括:药物相互作用、药物体内物质联合暴露和靶标到达等。"多药"药代动力学研究以"多成分"药代动力学研究为基础。

第二节　中药"多成分"药代动力学研究

针对已批准生产上市的中药制剂品种开展"多成分"药代动力学研究,首先中药制剂要有明确的临床适应症,根据循证医学的研究结果确定该中药的临床有效性,同时还应了解相关的临床用药情况及中医药传统理论和实践经验。对于由多味或单味中药材提取制备而成的中药制剂,由于其化学组成复杂且含有众多活性成分,因此"多成分"药代动力学研究需围绕各类成分来开展。中药药代动力学研究在化学研究和效应研究之间搭建桥梁,通过发现给药后能被机体利用产生显著体内暴露的中药物质,为揭示决定中药各类效应的物质迈出关键一步。开展中药"多成分"药代动力学研究,要搞清楚:①针对某种效应的中药"体内暴露"(涉及给药后暴露显著的中药物质及其药代动力学特征、剂量和给药疗程对暴露的影响等);②主要暴露物质的"体内过程"(包括影响暴露的关键环节和因素、针对效应靶标的体内到达等)。这些问题的回答对于决定药效作用的中药物质成分、评价中药安全性、预测和应对联合用药风险、搞清中药作用如何受疾病因素影响等均十分重要。

一、中药"多成分"药代动力学的研究方法

对于中药物质有两点需要说明:其一,虽然中药所含成分众多,但是可根据结构特征对成分进行归类。当一类成分中的某个或多个成分被报道具有生物活性时,该类成分中的其他成分也可能具有相似的活性(但活性强弱不同),因此在药代动力学研究中这类中药成分都应被关注。其二,对于体内暴露显著的中药物质,除了关注其药效活性外,还应关注它们的毒性活性(与中药不良反应关联的生物活性)和药代动力学活性(影响药物代谢酶和/或转运体等的生物活性),这对于阐明中药的有效性、安全性及多药合用风险等十分重要。

围绕已批准生产上市的中药制剂,开展"多成分"药代动力学研究涉及以下内容:

(1)"多成分"药代动力学研究应基于对该中药制剂开展的全成分谱分析。制剂中各成分的剂量(由制剂日服剂量与成分含量相乘而得)是决定给药后这些成分体内暴露水平的一个关键因素,根据成分剂量对成分进行"排序分档"可指导后续的药代动力学研究。同时,还应围绕主要成分(成分剂量:$\geq 1\mu mol/d$)考察中药不同生产批次的质量一致性,以确定从某个生产批次制剂获得的药代动力学研究结果能否推广至制剂的其他批次。

(2)在人体志愿者上开展的研究工作是整个"多成分"药代动力学研究的核心。这部分研究主要用来获取给药后中药物质进入体循环的系统暴露(以原型成分和/或代谢物形式暴露)及肾排泄的信息。人体试验通常采用药品说明书规定的剂量和途径给药,并采集给药后多个时间点的受试者血样和尿样。虽然了解给药剂量与物质暴露的关系(剂量-暴露关系)十分重要,但能否在人体受试者上对此开展研究取决于中药制剂是否有足够的临床耐受性数据和安全性评价数据,这些数据是伦理委员会审核实验方案的重要参考。对于口服中药,若能获得可供人体使用的相关静脉注射制剂,就能获得中药活性成分的口服生物利用度(F)、系统清除率($Cl_{tot,p}$)及表观分布体积(V_d)等关键药代动力学参数。

(3)作为人体药代动力学研究的一项补充,在实验动物上开展药代动力学研究首先要搞清楚动物与

人在哪些中药物质和体内过程的环节上存在种属相似和种属差异。应在种属相似的地方开展动物药代动力学研究以补充人体药代动力学研究难以获取的信息。基于对技术成熟度和研究成本等因素的考虑，大鼠是最常用的实验动物，可用于获得中药成分的剂量-暴露关系、吸收特征和影响因素、组织分布特征、体内清除途径、药代动力学基质效应（pharmacokinetic matrix effect；中药的其他物质对其被测物质体内暴露和药代动力学特征的影响）等方面的补充信息。

（4）利用细胞生物学和分子生物学技术所开展的体外药代动力学研究也是对人体药代动力学研究的一项补充，通常利用中药化合物单体来开展工作。这部分研究工作可用于考察涉及体内暴露、效应靶标到达及体内消除的中药物质药代动力学属性，还可帮助考察实验动物与人在中药物质及其体内过程关键环节上的种属相似与种属差异。常开展的体外药代动力学实验有：由人和动物宿主代谢酶介导的代谢实验、由人和动物肠道菌介导的代谢实验、由人和动物宿主转运体介导的转运实验、被动跨膜实验、血浆蛋白结合实验、全血-血浆分配比实验等。

（5）开展中药"多成分"药代动力学研究还需要三类技术的支撑：其一是实验研究开展前基于文献挖掘的信息获取技术（包括信息检索、信息提取及信息过滤）；其二是主要基于色谱-质谱联用的复杂生物样品微量物质分析技术及主要基于质谱和核磁共振谱的代谢物结构鉴定技术；其三是实验研究所获数据及文献挖掘所获数据的处理技术，其中包括生理药代动力学（physiologically based pharmacokinetic，PBPK）建模与预测技术。

应重视和加深对各类中药成分的理化性质及药代动力学特征和规律的认识。当在一类中药成分之间存在代谢转化关系时，药代动力学研究可在中药整体给药的同时，开展单个中药成分给药的药代动力学研究以完善实验观察。这样做也能考察复杂中药的某个重要物质的"体内暴露"和"体内过程"是否受中药其他物质的影响（药代动力学基质效应），这类研究通常在实验动物上开展，研究时既要确定"影响"的程度，也要明确产生"影响"涉及的机制，并考察是否存在种属差异。疾病可通过影响宿主代谢酶、肠道菌代谢酶、宿主转运体和与药代动力学关联的宿主其他蛋白的合成及活性，影响机体生物屏障的功能、机体组织结构、器官供血等，进而影响中药物质的"体内暴露"和"体内过程"，因此开展中药的患者药代动力学研究十分必要。需要指出的是，患者药代动力学研究应在健康志愿者药代动力学研究的基础上开展，这是因为开展患者药代动力学研究不能干扰患者正在接受的治疗，患者的病理、生理、治疗、依从性等诸多因素能对研究产生影响。此外，根据临床需求和中药自身特点，在某些特殊人群（如肝肾功能不全者、老年人及儿童）上开展中药"多成分"药代动力学研究也很重要。

过去由于技术原因和中药化学组成的复杂性，在中药新药研发中很难开展药代动力学研究。如今围绕中药新药开发进行"多成分"药代动力学研究已基本不存在技术困难。当然，这类研究在技术复杂性、工作体量及研究成本上均超过传统围绕小分子化学药物的新药药代动力学研究。与围绕较早批准的中药制剂品种的药代动力学研究相比，针对中药新药的"多成分"药代动力学研究分"非临床"和"临床"两个阶段来进行。非临床药代动力学研究主要在实验动物上开展，并结合多种体外药代动力学研究手段，揭示中药的体内物质暴露、主要暴露物质的药代特征、体内过程及可能的种属一致性和种属差异，为新药的临床试验设计提供帮助。临床药代动力学研究在志愿者上开展，为耐受爬坡试验、临床有效性和安全性评价试验等的数据解释提供帮助。需要指出的是：在中药新药研发中，药代动力学研究不是孤立的，它必须与新药所涉及的其他学科研究紧密结合，既从后者获得信息和帮助，也为后者提供信息和帮助。

二、用于中药药代动力学研究的质谱分析方法

开展中药"多成分"药代动力学研究首先需要了解中药的化学组成。基于色谱-质谱联用的复杂生物样品微量物质分析技术的发展,实现了多成分同时检测的技术突破,是中药药代动力学研究的一项关键技术。该分析技术以中药药代动力学研究需求为引领,以获取精准丰富的信息为核心,以分析前文献挖掘及信息利用、重要样品的获得和共享、关键被测化合物的确定和化合物单体获取、分析方法的优化和可靠性检验,以及数据处理和信息产生为基本要素,即所谓"一个核心五个基本要素"的技术发展策略。此外,人员培训与实验管理规范化也很重要。在开展中药"多成分"药代动力学研究中,基于色谱-质谱联用的复杂样品分析工作主要有两类,一类是针对样品中含有众多被测化合物的"高载量"物质谱分析,另一类是针对大量样品的"高通量"定量分析。"高载量"物质谱分析有中药成分谱分析及中药体内暴露物质谱分析等,这些物质谱分析工作要完成对化合物的检测、鉴定及定量三个任务,并要求在样品处理、色谱分离、质谱检测三步均要达到"高载量"的技术要求。"高通量"定量分析有针对中药主要体内暴露物质的定量分析及针对研究用工具化合物(包括药物代谢酶和转运体的探针底物或其代谢物)的定量分析。

开展中药成分谱分析,可利用文献挖掘等信息学技术获得各组成中药的成分信息(成分应有明确的化学结构),构建分析的目标化合物目录,并根据分子量(通常采用精确质量数)和离子化规律进行成分检测;也可利用中药某类成分共同的离子化和打碎规律进行化合物检测;还可利用背景扣除技术通过与中药材的成分谱比对来检测中药制剂中来自这些中药的成分。上述被检出的中药成分的结构鉴定首先是通过与对照品进行比对来实现的,其指标主要是色谱保留时间、与质谱离子化关联的分子量和与质谱碎片关联的结构特征。目前许多中药成分的对照品可通过商业途径购买获得,此外还可采用植物化学手段从中药材提取分离来获得,上述制备获得的化合物应通过核磁共振分析等确定了化学结构后用于分析。定量分析依靠中药成分对照品的标准曲线;在缺乏对照品的情况下,可利用结构相近成分的标准曲线进行虚拟定量。经过了上述成分谱分析后的中药材样品和中药制剂样品可作为后续中药体内暴露物质谱分析的对照品。

中药体内暴露物质谱分析以上述中药成分谱分析为基础,但与后者又存在一些差异,这些差异包括:在被测化合物上中药体内暴露物质谱分析既要检测中药成分,也要检测这些成分的代谢物,不仅分析样品种类多而且更为复杂。这些差异使上述两类分析在完成化合物检测、鉴定及定量三个任务上存在一定的不同。在进行中药体内暴露物质谱分析时,通常是把之前由中药制剂成分谱分析确定的全部成分放入目标化合物目录,用于检测给药后在体内有暴露的中药成分原形化合物(原形成分)。同时,重点围绕中药制剂主成分进行代谢物检测,可采用代谢物与其原型成分在精确分子量上的固定差异来检测代谢物,也可采用某类代谢物产生的特征性中性丢失和碎片离子(如硫酸结合物在电喷雾电离/ESI 的正/负离子模式下的 79.956 8Da 中性丢失、葡糖醛酸结合物在 ESI 正/负离子模式下的 176.032 1Da 中性丢失、谷胱甘肽结合物在 ESI 正离子模式下的 129.042 6Da 中性丢失和在 ESI 负离子模式下的 m/z 272.088 3 特征性例子等),还可利用一些代谢软件来预测中药成分的代谢途径以帮助代谢物检测。体内暴露物质的结构鉴定除了可使用相应的化合物对照品外,还可把之前在成分谱分析中完成分析的中药材或中药制剂作为对照品。代谢物的化学结构鉴定,必要时应在制备其化合

物单体后进行核磁共振谱分析;这些代谢物的单体化合物可通过提取分离给药后的尿样来获得,也可通过化学合成或生物合成等手段获得。除了化学结构分析外,中药代谢物的鉴定还应通过体外代谢反应来确定与代谢反应相关的原型化合物、代谢酶、辅酶及代谢物,并确定体内发生代谢反应的组织、种属差异等。定量分析主要采用化合物对照品的标准曲线来进行;若暂时未获得化合物对照品,代谢物的定量分析可利用结构相近的化合物标准曲线进行虚拟定量。为了让中药体内暴露物质谱分析具有"高载量"性,生物样品处理多采用有机溶剂(如甲醇或乙腈)沉淀法(主要用于血浆、组织匀浆、胆汁等样品分析)及采用水稀释后超滤处理(主要用于尿液等样品分析),分析粪便样品必要时可采用石油醚脱脂处理后再提取中药物质。在开展中药体内暴露物质谱分析时,应注意规避或减轻复杂生物样品的基质效应(matrix effect)干扰 ESI 质谱检测(即:生物样品中的基质成分影响被测化合物在 ESI 源上的离子化)。应对这种基质效应的手段包括:在保证检测灵敏度的前提下降低进样体积、优化流动相中的电解质浓度、改变样品处理方法、采用二维色谱分离技术、改变制备血浆样品所用的抗凝剂等。

三、用于中药药代动力学研究的定量分析方法

在开展中药"多成分"药代动力学研究时,定量分析主要围绕中药主要暴露物质开展,用于获得体内和体外药代动力学参数。由于药代动力学研究产生的样品数量大,需要分析方法具备"高通量"性以提高工作效率,对此既要提高分析方法的通量性,也要提高建立分析方法的速率。在"高通量"分析方法中,样品前处理应剔除所有不必要环节,并进行机械化和自动化操作。被测化合物与样品中其他物质的分离应首选质谱分离,只有当质谱分离难实现时才利用色谱分离。将低浓度电解质效应(low-concentration electrolyte effect 或 LC electrolyte effect)技术与脉冲梯度洗脱技术(pulse gradient elution)联合,可快速为不同被测化合物建立定量分析方法。为了保证药代动力学研究数据的可靠性,分析方法应用前应对其检测灵敏度、浓度线性范围、准确性、精密度、基质效应干扰、色谱共流出样品物质的干扰、被测化合物在分析过程中的稳定性、分析残留等进行系统的验证。此外,针对研究用工具化合物的定量分析,应将建好的方法集中起来,制定出相应的标准操作规范(standard operation procedure,SOP),形成一个方法库,并在应用过程中不断优化和完善,以便更好地支持药代动力学研究。

此外,给药前后人体和实验动物的各种生物样品除了用来分析中药物质的"体内暴露"外,还可用于分析一些能反映疾病发生发展、中药药效作用或不良反应的内源性物质,即所谓"药代分析"与"代谢组学分析"的样品共享,以促进开展"药代与药效"及"药代与毒性"相关联的中药研究。

第三节 中药"多药"药代动力学研究

当今世界,化学组成复杂的天然产物与化学药物一同使用既大量存在,又充满争议。一方面,使用非洛地平(felodipine)的高血压患者可因同时饮用葡萄柚汁(grape fruit juice)而引发血压过低(葡萄柚汁通过抑制 CYP3A4 造成非洛地平血药浓度增加)、使用环孢素(cyclosporine)的器官移植患者可因同时服用贯叶连翘(St. John's wort)制剂而引发患者的免疫排斥(贯叶连翘制剂通过诱导 CYP3A4 造成

环孢素血药浓度降低），这些已成为天然产物通过药代动力学性质药物相互作用（pharmacokinetic drug interaction）干扰化学药物临床正常使用的经典例子。天然产物与化学药物合用的风险在国际上持续获得广泛关注，不少西方学者呼吁临床医师和药师应告诫患者在接受化学药物治疗时不要随意使用植物制品等天然产物。然而，在我国中药联合化学药物用于治疗一些多因素疾病较为普遍。越来越多的临床研究和基础研究表明：此类联合用药可通过双方药物各自不同的作用机制，形成药效互补或协同；有的也涉及中药降低化学药物的毒性作用。虽然中药能像葡萄柚汁或贯叶连翘那样严重干扰化学药物治疗的报道很少，但这并不一定意味着中药影响化学药物的药物相互作用风险低，也可能是因为人们对此缺乏认识、缺乏注意、缺乏研究。另外，需要指出的是中药在我国是作为药物被监管和使用，因此对于上述联合用药，除应关注中药影响化学药物的有效性和安全性，还应该关注中药的有效性和安全性是否会被化学药物影响。也就是说，在开展涉及中药的药物相互作用的研究时，既要关注中药影响其他药物，也要关注中药被其他药物影响。面对上述葡萄柚汁和贯叶连翘引起的不良药物相互作用给人们带来的警示及由此产生的戒心，对于中药联合化学药物治疗疾病，仅关注多药合用产生药效互补协同或降低毒性作用是不够的，还必须搞清楚双方药物在体内的药代动力学相互关系，即能否"药代和谐"。所谓"药代和谐"是指：多药合用不发生会干扰药物治疗有效性或安全性的药代性质药物相互作用。面对临床需求，中药与化学药物联合使用是否存在风险是一个亟待研究的问题。若联合用药风险低，则需提供科学证据；若联合用药存在风险，就需要搞清楚风险的性质和如何应对。这对于支持联合用药和规避用药风险十分重要，也有利于减少针对使用中药产生的争议。

　　研究中药制剂与化学药物合用的风险，首先要了解中药制剂在药代性质药物相互作用中扮演的角色。"中药-化学药物相互作用"通常是指中药影响化学药物的药物相互作用，"化学药物-中药相互作用"是指中药被化学药物影响的药物相互作用。在美国等西方国家，绝大多数与健康关联的植物制品类天然产物并未作为药物被监管和使用，一般不需要说明这些制品的临床适应证和疗效，因此在这些国家主要关注"天然产物-化学药物相互作用"风险，很少研究"化学药物-天然产物相互作用"风险。围绕天然产物-化学药物相互作用风险，过去的研究大多数都难下结论或者很难用于指导临床用药。这是因为这些研究往往只观察化学药物的体内暴露及体内过程的变化，缺乏对天然产物进行系统的化学分析和"多成分"药代动力学研究。由于不清楚天然产物的化学组成及其给药后的物质"体内暴露"和主要暴露物质的"体内过程"，因此很难了解天然产物影响药物的物质基础及作用机制。

　　在研究中药影响化学药物的风险时，应注意以下几点：①研究得出的结论要准确客观，且能指导临床用药。为此，研究问题要源自临床用药实践，应搞清楚中药可能引起药物相互作用的物质基础和作用机制。②研究工作应围绕给药后能被机体利用产生显著"体内暴露"且能到达药物相互作用靶标（药物代谢酶或转运体）的中药物质来开展，考察这些中药物质抑制或诱导上述靶蛋白的"活性强弱"及"体内暴露水平"（尤其是在靶标的浓度水平）。同时，还应关注同类不同成分间的"构-效关系"和"作用叠加"。③应选择兼具灵敏、特异及适合的底物表型来反映代谢酶或转运体活性的改变，人体试验所用的探针底物还应足够安全。需要指出的是，近年来中药"多成分"药代动力学方法的成熟为研究中药-化学药物相互作用风险创造条件。本章第四节以注射用血栓通为例，介绍如何开展这类研究。

　　在研究中药被化学药物影响的风险时，应注意以下几点：①研究得出的结论要准确客观，且能指导临床用药。研究所涉及的中药应临床疗效确切，药效物质清楚，药效作用与药效物质体内暴露相关;或者,中药不良反应明确,毒性物质清楚,不良反应与毒性物质体内暴露相关。②中药药效物质或毒性物质的体内暴露水平能被其他药物影响。对此,决定中药活性物质体内暴露水平的代谢酶或转运体被抑制后,其他途径很难对其进行有效补偿;或者,代谢酶或转运体能被显著诱导。在此以"静脉注射的甘草酸易在 OATP1B1/1B3 介导的药物相互作用中被影响"为例,介绍这类药物相互作用的研究。

　　静脉注射的甘草酸具有保肝和抗炎的功效,能降低慢性肝炎患者血中谷丙转氨酶(GPT)水平,长期用药能预防慢性肝炎向肝硬化和肝癌的转化。然而,高剂量长期静脉注射甘草酸可引发一种叫"假醛固酮增多症"的不良反应(患者出现高血压、水肿、低血钾),其机制就是甘草酸通过抑制 11β- 羟基类固醇脱氢酶 2(11β-HSD2)干扰氢化可的松转化为可的松;研究表明:假醛固酮增多症的发生与甘草酸的血浆 AUC 增大相关。静脉注射给药后,甘草酸在人体血中主要以原型成分的形式暴露,其体内的代谢和肾排泄均很弱,主要通过肝胆排泄从体循环中被清除。其肝胆排泄的分子作用机制为:首先膜通透性差的甘草酸在肝摄取转运体人 OATP1B1/OATP1B3 或大鼠 Oatp1b2 介导下从血侧进入肝细胞,再由肝外排转运体人 MRP2/BCRP/BSEP/MDR1 或大鼠 Mrp2/Bcrp/Bsep 介导从肝细胞外排至胆汁。大鼠实验表明:一旦 Oatp1b2 被抑制掉,甘草酸的血浆 AUC 将迅速增大、半衰期($t_{1/2}$)延长(图 15-3)。利用 PBPK 模型可前瞻性预测静脉注射给药后人体内甘草酸的系统暴露水平如何随抑制 OATP1B1/OATP1B3 程度的增加而改变(图 15-3)。临床中许多药物是 OATP1B1 和 OATP1B3 的双重抑制剂,如果这些药物一同使用,那么甘草酸的血浆 AUC 就可能增大且 $t_{1/2}$ 延长,在连续给药时甘草酸会出现蓄积以进一步增大其 AUC,进而使引发患者出现假醛固酮增多症的风险变大。在日本开展的一项临床研究发现:静脉注射甘草酸与抗丙肝病毒药奥比他韦(ombitasvir)、帕利瑞韦(paritaprevir)及利托那韦(ritonavir)一同使用时,甘草酸的血浆 $AUC_{0\sim4h}$ 增大了 49%,而抗病毒药的系统暴露水平未见显著变化。帕利瑞韦和利托那韦对 OATP1B1(IC_{50} 分别为 0.03μmol/L 和 0.5μmol/L)及 OATP1B3(IC_{50} 分别为 0.02μmol/L 和 0.6μmol/L)均具有抑制活性,它们也是这两个转运体的双重底物。需要指出的是:发现联合用药的风险是有效规避该风险的前提,在此基础上可采用监测甘草酸及合用药物的血药浓度,将甘草酸与仅对 OATP1B1 或 OATP1B3 有选择性抑制活性的药物或与那些对转运体抑制活性较弱的药物合用可规避上述联合用药风险。

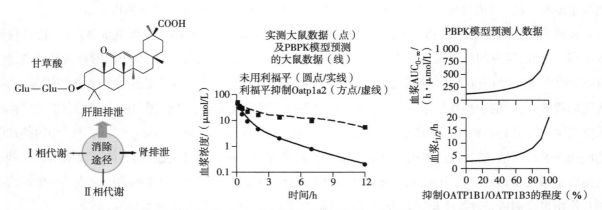

图 15-3　利用利福平抑制大鼠肝转运体 Oatp1b2 活性后静脉注射的甘草酸血药浓度 - 时间曲线的改变(对照大鼠未接受利福平处理)以及利用 PBPK 模型前瞻性预测静脉注射的甘草酸在人体内的系统暴露水平随抑制人肝转运体 OATP1B1/OATP1B3 程度的增加而发生的改变

除了研究中药在药代性质药物相互作用中所扮演角色，还需要进一步按临床用药需求及实际用药情况，研究中药与化学药物合用是否存在较高水平的"药代和谐"关系，发现和规避其中的风险，为临床精准用药提供依据和指导（图15-4）。在临床上与中药制剂合用的化学药物往往不只一种，后者会因患者情况不同而有所差异、不同医院的用药也存在差异。这种"多药"药代动力学研究不仅涉及机体和中药两个复杂体系，还要考虑临床用药的复杂性，研究工作的开展需获得大量相关数据，并建立相应的数据分析方法。

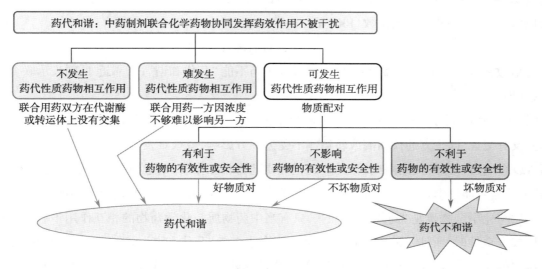

图15-4　药代和谐：多药合用时不发生干扰药物治疗有效性或安全性的药代性质药物相互作用

该类研究所需的信息和数据包括：中药按临床推荐剂量给药后的"体内暴露"、主要暴露物质的"体内过程"及其与药物相互作用关联的药代动力学数据（若有，也包括患者的药代动力学数据）、针对疾病临床中使用的化学药物目录、化学药物按临床推荐剂量给药后的"体内暴露"和"体内过程"及与药物相互作用关联的药代动力学数据（若有，也包括患者的药代动力学数据）、中药药效、不良反应和药学方面的信息，以及化学药物药效、不良反应和药学方面的信息等。上述信息和数据主要通过信息学和实验两类技术手段获取。首先进行的是基于信息学技术的"文献挖掘"，对此需要有好的信息搜索引擎（数据库），通过信息检索、信息提取、信息过滤三步获取所需数据。通常大多数化学药物的药代动力学数据和药物相互作用数据等可通过文献挖掘来获取（在此需指出一点，较早获批的化学药物由于受当时研发要求和技术水平的影响，易出现数据不全等问题），中药制剂在这方面的数据通常较少。文献挖掘存在的不足，可通过开展实验研究来弥补，包括：开展中药"多成分"药代动力学研究，以及体外药物相互作用研究等。若研究提示存在药物相互作用风险，则要进一步开展 PBPK 模型的风险预测，必要时还要开展药物相互作用人体试验来确认。通常体外研究结果为阴性，则无须考虑后续体内研究，因为体外实验结果虽然可能有假阳性，但是极少出现假阴性。

通过多种途径获取数据后，就需要对这些数据进行分析。数据分析的目的是：了解联合用药中的药物间的"药代和谐"程度，并找出其中存在的风险（若有）。数据分析分三步进行：①围绕决定中药和化学药物各自药效物质体内暴露的代谢酶和转运体，在中药与化学药物之间进行物质配对，即："中药 - 化学药物物质对"和"化学药物 - 中药物质对"。配对成功的条件是：围绕与物质配对所涉及的药物代谢酶或转运体,抑制这些代谢酶或转运体的 DDI 参数≥0.1,或者诱导这些代谢酶或转运体的细胞实验结果为阳性。②围绕药物有效性和安全性,将配对成功所涉及的药物相互作用进行"好坏"区分。有利于或不影响药物有效性或安全性的为"好"物质对,不利于药物有效性或安全性的为"坏"物质对。③从中药和化学药物各自影响对方和被对方影响四个角度,算出四个比率,即:在"坏"物质对中能影响化学药物的中药物质占中药全部体内暴露物质的比率(P_1)、在"坏"物质对中能被化学药物影响的中药活性物质占中药制剂全部活性物质的比率(P_2)、在"坏"物质对中能影响中药物质的化学药物占全部化学药物的比率(P_3),以及在"坏"物质对中能被中药物质影响的化学药物占全部化学药物的比率(P_4)。再根据式(15-1)计算联合用药的药代和谐指数(PKC index):

$$\text{PKC index}=1-(P_1+P_2+P_3+P_4) \qquad\qquad 式(15\text{-}1)$$

药代和谐指数在 0~1 之间。若靠近 0,则表示联合用药不能"药代和谐";若靠近 1,则表示联合用药完全"药代和谐"。

　　如图 15-4 所示,对于中药和化学药物的联合用药,若中药物质与化学药物不发生(双方在代谢酶或转运体上没有交集,即一方的代谢酶或转运体不受另一方影响)或很难发生(一方因给药后的体内浓度不够而难以影响另一方的代谢酶或转运体)药代性质药物相互作用,则这些中药物质与化学药物是"药代和谐"的。若可能发生的药代性质药物相互作用有利于或不影响药物治疗的有效性或安全性,那么这些中药物质与化学药物也是"药代和谐"的。只有当中药物质与化学药物的相互作用不利于药物治疗的有效性或安全性时,所涉及的中药物质与化学药物才不能"药代和谐",这就是联合用药中存在的药物相互作用风险。若后续研究进一步确定了联合用药风险的存在,就应尽早让临床医师和临床药师知晓该风险,以便在风险低的条件下联合用药或替换掉有风险的化学药物,可通过优化中药或化学药物的给药剂量及监测双方的体内暴露水平等办法来降低风险。血必净注射液(由红花、赤芍、川芎、当归及丹参五味中药组方制备而成)联合抗生素用于脓毒症治疗十分普遍,两类药物协同发挥药效作用需要"药代和谐"。通过开展"多药"药代动力学研究,获得了基于作用机制的证据,两类药物高水平"药代和谐"有力支持两者联合用药。

　　脓毒症是一种危及生命由感染引起的全身宿主反应所致器官功能障碍综合征,病死率高(20%~50%)、预后不良。目前,脓毒症的常规治疗主要依靠及时有效的抗生素抗感染,并在必要时进行器官功能支持,缺乏针对因异常反应所致器官功能障碍的有效治疗。在我国,脓毒症治疗指南和专家共识均推荐在以抗生素为主的常规治疗基础上加载血必净注射液。血必净注射液治疗脓毒症是通过调节机体反应失调来发挥药效作用,包括抑制炎性介质、调节免疫、纠正凝血功能异常、改善微循环等。临床研究表明:血必净注射液联合脓毒症常规治疗能有效降低患者 28 天病死率,并能改善预后。虽然血必净注射液与抗生素联合对抗脓毒症在药效作用上存在协同互补关系,但只有在"药代和谐"条件下两类药物协同发挥抗脓毒症药效作用才不受干扰。这项"多药"药代动力学研究之所以重要,是因为一方面许多抗生素具有药物相互作用风险(尤其对于危重病患者的大剂量用药),另一方面血必净在脓毒症治疗中被大量使用,其化学组成复杂且含有许多活性成分。开展这项研究所需要的信息和数据可从三个途径来获得。信息数据 1:血必净的化学组成、按临床推荐剂量给药后的"体内暴露"、主要暴露物质的"体内过程"及与药物相互作用关联的药代动力学数据,均来自李川研究团队前期围绕血必净注射液的"多成分"药代动力学研究;信息数据 2:中国临床上用于脓毒症治疗的抗生素目录、这些抗生素按临床推荐剂量给药后在健康志愿者和脓毒症患者上的"体内暴露"、"体内过程"及与药物相互作用关联的药代动力学数据、抗生素涉及的药物相互作用信息、抗生素药效和不良反应信息、血必净注射液及其成分涉及的药物相互作用信息、血必净药效和不良反应信息等,均利用"文献挖掘"手段获得;信息数据 3:血必净物质对决定抗生素体内暴露的代谢酶或转运体的影响以及抗生素对决定血必净物质体内暴露的代谢酶或转运体的影响,利用体外试验获取。上述获取的信息数据再经三步处理(物质配对、好坏区分、药代和谐指数计算),获得如下结果:在临床推荐剂量下,血必净与抗生素合用时的药代和谐程度高,其药代和谐指数为 0.94。其中,血必净物质对决定抗生素"体内暴露"的代谢酶或转运体不产生影响。虽然多个抗生素可通过抑制 UGT2B15、OAT1/2 及 OATP1B3 来分别提高洋川芎内酯 I(X5)、丹参素(X8)及丹酚酸 B(X10)的血药浓度,但这些影响应有利于或不影响血必净发挥药效作用。多个抗生素能通过抑制醛脱氢酶(ALDH)来降低原儿茶酸(X11;原儿茶醛的活性代谢物及其体内主要暴露形式),该影响可能不利于血必净发挥药效作用,但考虑到在血必净临床推荐剂量下原儿茶酸(X11)的血药浓度低于其展现药效活性的浓度,这些抑制作用对血必净药效作用的影响可能有限。

第四节　注射用血栓通药代动力学及药物相互作用风险研究

在我国,来自五加科(Araliaceae)人参属(*Panax*)的中药材有人参(*P. ginseng* C. A. Meyer 的根,主要有直接晒干而成的"生晒参"和经蒸制后干燥而成的"红参")、三七[*P. notoginseng* (Burk.) F. H. Chen 干燥根]及西洋参(*P. quinquefolius* L. 干燥根)。三萜皂苷类成分(苷元主要为达玛烷型)被认为是这些人参属中药材的药效活性成分,根据苷元结构的不同,这些三萜皂苷类成分可分为二醇型人参皂苷成分(ppd-type ginsenosides)、三醇型人参皂苷成分(ppt-type ginsenosides),以及其他类型人参皂苷成分(ginsenosides of other type;包括苷元为齐墩果烷型的 ginsenoside Ro)。然而,上述人参属药材所含的皂苷类成分在种类和含量上存在差异,其中医描述的功效也各不相同(人参:大补元气、补脾益肺、生津、安神益智;三七:化瘀止血、活血定痛;西洋参:补气养阴、清热生津)。在与化学药物合用时,用人参属不同药材制备出的中药制剂引起药物相互作用的风险也会不同。

在国外,由人参属药材制备而成的植物药制剂或食品添加剂也被大量使用。在过去的 20 多年时间里人们总在怀疑同时服用人参制品会对化学药物产生影响,对此有案例报道、临床药物相互作用研究、人参皂苷类成分影响药物代谢酶或转运体的体外研究等。然而,人们又一直没拿出可靠的证据。例如,在服用一种人参提取物胶囊(vitamer)是否会诱导 CYP3A 这一问题上,Malati 等报道能诱导,但 Gurley 等报道不能诱导。这些研究均未对上述人参提取物胶囊的化学组成进行系统的分析,也未开展相关的"多成分"人体药代动力学研究,因此涉及该人参提取物胶囊的上述药物相互作用风险的关键物质、作用机制、产生条件等一直不清楚。

近年开展的"多成分"药代动力学研究揭示了人参皂苷类成分的"体内暴露"和"体内过程"特征。①绝大部分人参皂苷成分的肠道吸收都很差。二醇型人参皂苷成分的口服生物利用度仅为 0.01%~0.03%(人)、0.09%~0.18%(大鼠),三醇型人参皂苷成分的口服生物利用度为 0.18%~0.30%(人)、

0.17%~0.48%（大鼠）。这些皂苷类成分的肠道吸收受制于它们很差的膜通透性。②虽然口服生物利用度不高，但口服给药后二醇型人参皂苷成分原型化合物的系统暴露水平明显高于三醇型人参皂苷类成分原型化合物的暴露水平，这是因为两型成分的消除动力学特征明显不同，二醇型人参皂苷类成分的消除半衰期（$t_{1/2}$：41.9~122.8 小时，人；17.5~31.8 小时，大鼠）显著长于三醇型人参皂苷类成分的半衰期（1.2~1.4 小时，人；0.2~0.4 小时，大鼠）。③造成上述消除动力学特征差异的分子作用机制是两型人参皂苷类成分在肝胆排泄和肾排泄上的差异。虽然膜通透性差，但是三醇型人参皂苷成分可以在人 OATP1B3 和大鼠 Oatp1b2（这些 SLC 肝转运体负责将化合物从血侧摄入肝细胞）以及人 MRP2/BCRP/BSEP/MDR1 和大鼠 Mrp2/Bcrp/Bsep（这些 ABC 肝转运体负责将化合物从肝细胞外排至胆汁侧）的介导下快速随胆汁排泄。由于膜通透性差的二醇型人参皂苷成分不是这些肝转运体的底物，因此其随胆汁排泄很慢。另外，上述成分的肾排泄主要基于肾小球滤过，三醇型人参皂苷成分的血浆蛋白结合率低（血浆游离分数 $f_{u\text{-}p}$，94.8%~98.5%，人；83.4%~93.4%，大鼠），而二醇型人参皂苷类成分的血浆蛋白结合率高（1.2%~1.7%，人；0.59%~0.62%，大鼠），这造成了三醇型人参皂苷成分的肾排泄明显快于二醇型人参皂苷成分的肾排泄。④ 口服三七提取物制剂后，皂苷类成分在人体内的代谢物系统暴露水平（血浆 AUC）显著高于原型成分的系统暴露水平。上述代谢反应在这些成分被吸收进入体循环前发生，主要包括由结肠微生物介导的脱糖代谢及随后再由人体肠肝中 CYP450 酶介导的氧化代谢，其中前一步代谢是整个组合代谢的限速环节。由于在结肠菌群上存在明显的种属差异，上述在人体上发生的皂苷成分代谢，在 SPF 级环境中饲养的 Sprague Dawley 大鼠上较难发生。

　　注射用血栓通（以下简称血栓通）是一种由三七提取制备而成的中药冻干粉针剂，常作为加载药物通过静脉注射给药用于治疗缺血性心脑血管疾病，人参皂苷类成分是其药效活性成分。虽然血栓通在多年前就被国家药品监督管理局批准生产，但始终未开展系统的药代动力学研究，缺少相关数据用于指导临床合理用药。由于：①血栓通作为加载药物（联合化学药物）临床用药量大；②静脉注射给药使血栓通成分直接进入体循环，从而形成较高的系统暴露水平，药代性质药物相互作用的风险大小通常取决于药物体内浓度的高低；③前人对五加科人参属产品及人参皂苷类成分影响药物代谢酶和转运体的报道，因此有必要考察血栓通在联合用药时引起药物相互作用的风险。基于前人报道人参提取物胶囊能诱导 CYP3A，以及人参皂苷类成分被发现能选择性抑制 OATP1B3 转运体，考察血栓通的药物相互作用风险应重点围绕其皂苷类成分能否诱导 CYP3A 及对 OATP1B3 的抑制而开展。

　　通过对血栓通进行全成分谱分析，总共从该中药注射剂中检出 50 种人参皂苷类成分，这些成分在含量上相差达 1 600 倍（按摩尔单位计算）。其中，二醇型人参皂苷成分 14 种、三醇型人参皂苷成分 18 种、其他类型人参皂苷成分 18 种。按临床推荐剂量静脉注射血栓通后，在人体受试者血中共检测出 11 种人参皂苷原型成分（5 种二醇型人参皂苷成分和 6 种三醇型人参皂苷成分），以及 8 种三醇型人参皂苷成分的代谢物。血栓通的主要暴露物质包括：二醇型人参皂苷的 ginsenoside Rb$_1$ 和 ginsenoside Rd 及三醇型人参皂苷的 ginsenoside Rg$_1$ 和 notoginsenoside R$_1$，其他 7 种成分和 8 种代谢物的暴露水平很低。这说明：静脉注射给药不同于口服给药，前者以人参皂苷的原型成分在体循环中暴露为主，后者以人参皂苷的代谢物在体循环中暴露为主，这是后续研究应注意的一点。上述 4 种主要暴露成分的药代动力学特征差异主要表现在消除半衰期和血浆蛋白结合程度上。虽然在人体受试者上观察到的这些成分间差异与在大鼠上观察到的差异在趋势上一致，但是在人体上的 $t_{1/2}$（尤其是二醇型人参皂苷的 $t_{1/2}$）的具体数值要比在大鼠上的数值长很多,因此要注意在人体上连续给药产生的蓄积在程度上会比大鼠上的高许多。另外,二醇型人参皂苷成分在人体血中的 f_{u-p} 一般也比大鼠血中的略高。需要指出的是,血栓通静脉注射给药后二醇型人参皂苷 ginsenoside Rd 的 $t_{1/2}$(58~307 小时)比纯 ginsenoside Rd 静脉注射给药后的(18 小时)长很多,这是血栓通带来的一种"药代基质效应",其原因是共存于血栓通中的二醇型人参皂苷 ginsenoside Rb$_1$ 可被人肝中的葡萄糖苷水解酶降解为 ginsenoside Rd。

选用咪达唑仑作为 CYP3A 的探针底物开展血栓通的人体药物相互作用研究,检测在志愿者血中咪达唑仑及其代谢物 1′-羟化咪达唑仑的浓度。研究结果表明:按临床推荐剂量连续给药血栓通 14 日并未对 CYP3A 有明显的诱导作用,也无抑制作用。利用人肝细胞开展的体外 CYP3A 诱导研究(仍以咪达唑仑为探针底物)确定:用血栓通的 4 种体内主要暴露成分 ginsenosides Rb$_1$、Rd、Rg$_1$ 及 notoginsenoside R$_1$ 处理细胞,所用浓度为按临床推荐剂量给药血栓通后这些成分的游离 C_{max} 以及比此浓度高十倍和百倍的浓度,不论是在 CYP3A 的酶活性还是 CYP3A4/3A5 的 mRNA 水平上均未发现这些中药成分能对 CYP3A 产生诱导作用。上述临床和体外研究结果均表明:连续静脉注射血栓通造成人体 CYP3A 被诱导的风险很低。在此需强调一点:上述围绕注射用血栓通得出的药物相互作用风险结论不宜直接套用于口服三七提取物制剂,这是因为在两种给药途径下皂苷成分的体内暴露存在很大差异。应围绕口服的三七制剂另外开展研究以确定其在这方面的风险大小。

血栓通在抑制 OATP1B3 上引起药物相互作用的风险高低,取决于其给药后的主要体内暴露物质(二醇型人参皂苷的 ginsenoside Rb$_1$ 和 ginsenoside Rd 及三醇型人参皂苷的 ginsenoside Rg$_1$ 和 notoginsenoside R$_1$)对该转运体的抑制活性、给药后的游离血药浓度和半衰期,以及这些成分在体内产生的联合作用。研究发现:当这些人参皂苷类成分在血中同时出现时,它们对 OATP1B3 的抑制作用是一种简单的叠加关系。由于二醇型人参皂苷成分的半衰期长,连续给药 15 日(500mg/d,每次 2.5 小时静脉滴注)后总的药物相互作用指数(DDI index)可由单次给药后的 0.33 增长到 0.75。给药 24 小时后的总 DDI index 可为拔针时的 40%(单次给药)和 70%(连续给药 15 日后)。因此,通过抑制 OATP1B3,在临床推荐剂量下静脉滴注血栓通存在药物相互作用风险。上述 4 种血栓通成分对该风险的贡献度各不相同,单次给药为:ginsenoside Rb$_1$ 贡献 79%、ginsenoside Rd 贡献 4%、ginsenoside Rg$_1$ 贡献 14% 及 notoginsenoside R$_1$ 贡献 3%;连续给药 15 日后为:ginsenoside Rb$_1$ 贡献 82%、ginsenoside Rd 贡献 7%、ginsenoside Rg$_1$ 贡献 10% 及 notoginsenoside R$_1$ 贡献 1%。有鉴于此,后续可通过 PBPK 模型以开展更精准的风险预测,必要时还可开展相关的药物相互作用临床研究以进一步考察风险。

第五节　中药药代动力学研究展望

按现代药物标准发展中药将使人类获得更多的药物治疗选择,这既是时代发展对中药的要求,也是中药产业自身发展的需要。按现代药物标准发展中药不应简单套用化学药物的做法和标准,而应在学习和继承传统中医药理论和实践的基础上,不断应用最新的科技成果,通过探索和创新,用现代科学的原理和语言阐明中药的有效性、安全性和质量波动性,形成既满足临床需求又符合中药特点的技术体系和标准,不断提升现有中药制剂品种的科技内涵,并不断研发源自中药的新型治疗药物。将药代动力学应用于中药发展是中药现代化的一项重要内容和实践,这项工作要着眼于临床用药和产业发展的需求,从中发现问题、开展研究。

中药药代动力学研究以中药化学研究为基础,需进一步加强与中药药效作用研究的结合。应重点围绕临床有效中药,探索出一条揭示中药药效物质基础的可行技术路线,让中药的药效作用机制有明确的物质归属。同时,药代动力学研究可利用中药成分"体内暴露"和"体内过程"(包括体内靶标到达等),为揭示中药真正的药效作用机制提供线索。利用方剂配伍或中药与化学药物合用使中药能够发挥出更好的药效作用,中药物质间或中药物质与化学药物间的"药代和谐"关系将使上述多药合用的药效协同互补不受干扰。同时,中药药代动力学研究还应与中药毒性研究进一步结合,通过研究有毒中药毒性物质的"体内暴露"和"体内过程",以及减毒配伍的药代动力学机制,使中药的临床用药安全更有保证。当前,围绕中药制剂大品种科技提升,已建立了较为完善的"多成分"药代动力学方法和"多药"药代动力学方法,打通了技术路线,并填补一批中药大品种的药代动力学数据的空白。药代动力学研究已开始支持中药新药研发,除了对中药新药的成药性进行评价外,药代动力学研究还应着力于通过选对成分、用好成分、构建良好的联合用药关系等使中药更加有效和安全。

当中药通过其成分进入体循环来发挥药效作用时,其成分应具有怎样的"体内暴露"和"体内过程"特征比较清楚。然而,当中药通过影响肠道菌等其他途径来发挥药效作用时,中药成分应具有怎样的药代动力学特征尚需进一步研究。肠道菌对人类健康和疾病发生发展关系密切,然而肠道菌十分复杂,不仅数量大、种类多,而且个体间及种属间存在明显差异。从功能上讲就如同一个内分泌器官,肠道菌与宿主细胞一起共同维持着肠道的动态平衡,并能代谢药物和外源性物质;肠道菌能影响核受体并改变宿主的药物代谢酶和转运体的表达水平。由于肠道菌能影响患者对药物的反应,以及越来越多的药物被发现能影响肠道菌的组成与功能,因此实现个体化精准用药需要围绕肠道菌与药物的相互作用开展系统研究,并可能由此发现新的药物靶标,为此应不断发展新方法和新技术。研究肠道菌与中药多物质相互作用,对于中药的临床疗效和安全性十分重要,已成为中药药代动力学的一个重要研究方向。

中药药代动力学研究在内容上还要不断拓展,通过基础与临床的紧密结合、多学科的交叉及不同技术的融合,这一学科必将迎来更大的发展空间,并在人类获得新的、更精准的药物治疗手段中发挥重要作用。

(李　川)

参考文献

[1] 张伯礼,陈传红.中药现代化20年(1996—2015).上海:上海科技出版社,2016.

[2] 李川.中药多成分药代动力学研究:思路与方法.中国中药杂志,2017,42:607-617.

[3] 李川,杨军令,程晨,等.中药药代动力学研究.日中医学,2018,33:39-43.

[4] 李川,程晨,贾伟伟,等.中药多成分药代动力学:发现与中药安全性和有效性关联的物质并揭示其药代特征.药学学报,2021,56:2426-2446.

[5] YAN R,YANG Y,CHEN Y J. Pharmacokinetics of Chinese medicines:strategies and perspectives. Chin Med,2018,13:24.

[6] LU T,YANG J L,GAO X M,et al. Plasma and urinary tanshinol from *Salvia miltiorrhiza* (Danshen) can be used as pharmacokinetic markers for Cardiotonic pills,a cardiovascular herbal medicine. Drug Metab Dispos,2008,36:1578-1586.

［7］LIU H F,YANG J L,DU F F,et al. Absorption and disposition of ginsenosides after oral administration of *Panax notoginseng* extract to rats. Drug Metab Dispos,2009,37:2290-2298.

［8］HU Z Y,YANG J L,CHENG C,et al. Combinatorial metabolism notably affects human systemic exposure to ginsenosides from orally administered extract of *Panax notoginseng* roots(Sanqi). Drug Metab Dispos,2013,41:1457-1469.

［9］JIANG R R,DONG J J,LI X X,et al. Molecular mechanisms governing different pharmacokinetics of ginsenosides and potential for ginsenoside-perpetrated herb-drug interactions on OATP1B3. Br J Pharmacol,2015,172:1059-1073.

［10］LI M J,WANG F Q,HUANG Y H,et al. Systemic exposure to and disposition of catechols derived from *Salvia miltiorrhiza* roots(Danshen) after intravenous dosing DanHong injection in human subjects,rats,and dogs. Drug Metab Dispos,2015,43:679-690.

［11］LI L,ZHAO Y S,DU F F,et al. Intestinal absorption and presystemic elimination of various chemical constituents present in GBE50 extract,a standardized extract of *Ginkgo biloba* leaves. Curr Drug Metab,2012,13:494-509.

［12］CHEN F,LI L,XU F,et al. Systemic and cerebral exposure to and pharmacokinetics of flavonols and terpene lactones after dosing standardized *Ginkgo biloba* leaf extracts to rats via different routes of administration. Br J Pharmacol,2013,170:440-457.

［13］LIU X W,YANG J L,NIU W,et al. Human pharmacokinetics of ginkgo terpene lactones and impact of carboxylation in blood on their platelet-activating factor antagonistic activity. Acta Pharmacol Sin,2018,39:1935-1946.

［14］CHENG C,DU F F,YU K,et al. Pharmacokinetics and disposition of circulating iridoids and organic acids in rats intravenously receiving ReDuNing injection. Drug Metab Dispos,2016,44:1853-1858.

［15］CHENG C,LIN J Z,LI L,et al. Pharmacokinetics and disposition of monoterpene glycosides,derived from Paeonia lactiflora roots(Chishao),after intravenous dosing of antiseptic XueBiJing injection in human subjects and rats. Acta Pharmacol Sin,2016,37:530-544.

［16］ZHANG N T,CHENG C,OLALEYE O E,et al. Pharmacokinetics-based identification of potential therapeutic phthalides from XueBiJing,a Chinese herbal injection used in sepsis management. Drug Metab Dispos,2018,46:823-834.

［17］TIAN D D,JIA W W,LIU X W,et al. Methylation and its role in disposition of tanshinol,a cardiovascular carboxylic catechol from *Salvia miltiorrhiza* roots(Danshen). Acta Pharmacol Sin,2015,36:627-643.

［18］OLALEYE O E,NIU W,DU F F,et al. Inhibition of hepatic OATP1Bs by circulating saponins from intravenous ShenMai: potential joint precipitants of drug interactions. Acta Pharmacol Sin,2019,40:833-849.

［19］PINTUSOPHON S,NIU W,DUAN X N,et al. Intravenous formulation of *Panax notoginseng* root extract:human pharmacokinetics of ginsenosides and potential for perpetrating drug interactions. Acta Pharmacol Sin,2019,40:1351-1363.

［20］DONG J J,OLALEYE O E,JIANG R R,et al. Glycyrrhizin has a high likelihood to be a victim of drug-drug interactions mediated by hepatic organic anion-transporting polypeptide 1B1/1B3. Br J Pharmacol,2018,175:3486-3503.

［21］LI J,OLALEYE O E,YU X,et al. High degree of pharmacokinetic compatibility exists between the five-herb medicine XueBiJing and antibiotics comedicated in sepsis care. Acta Pharm Sin B,2019,9:1035-1049.

［22］LAN X F,OLALEYE O E,LU J L,et al. Pharmacokinetics-based identification of pseudolaldostrognic compounds originating from glycyrrhiza uralensis roots(Gancao) after dosing LianhuaQingwen capsule. Acta Pharmacol Sin,2021,http://doi.org/10.1038/s41401-021-00651-2.

第十六章　药物相互作用的药代动力学

第一节　概　　述

药物相互作用(drug-drug interaction,DDI)可以导致严重的不良反应、中止研究、处方限制和拆出市场等。PK 相互作用,可以发生在药物吸收、分布、排泄和代谢等环节。参与药物体内转运体主要包括 ABC 转运体如 P- 糖蛋白(P-glycoprotein,P-gp)、多药耐药蛋白(multidrug resistance-assoicated protein,MRP)、乳腺癌耐药蛋白(breast cancer resistance protein,BCRP)和溶质转运体(solute carrier,SLC)如有机阴离子转运多肽(organic anion transporting polypeptide,OATP)、有机阴离子转运体(organic anion transporter,OAT)、有机阳离子转运体(organic cation transporter,OCT)、肽类转运体(peptide transporter,PEPT)和多药毒物外排蛋白(multidrug and toxin extrusion,MATE)等。其中 P-gp、BCRP、MRP 和 MATE 属于外排转运体,主要介导药物外排,而 OATP、OCT、OAT 和 PEPT 属于摄取转运体,主要介导药物摄取。这些转运体协同介导药物在组织或细胞中转运。药物往往又是某种 / 些转运体的底物或抑制剂,且其底物或抑制剂间存在较大重叠性,因此,合用时会导致在药物转运上相互作用。药物进入体内后在代谢酶作用下发生代谢。参与药物代谢酶主要包括介导I相代谢的 CYP450 酶和介导II相代谢的 UGT、SULT、GST 等。药物相互作用通常发生在代谢或转运环节。已有因 CYP450 酶或转运体活性改变引起临床上严重药物相互作用的报道。如西立伐他汀引起 52 例死亡的案例与横纹肌溶解综合征有关,多数病例合用了吉非贝齐。PK 研究显示合用吉非贝齐和环孢素分别导致血浆西立伐他汀暴露增加 3 倍和 5 倍。此外,合用环孢素也可诱发或加重辛伐他汀横纹肌溶解综合征不良反应。另外,药物代谢酶活性诱导,增加药物代谢,或药物浓度降低导致治疗失败或毒性代谢产物形成加速,不良事件风险增加。如有研究显示每天 450mg 利福平,6 天后尼伐地平的 AUC 降低 97%,尼伐地平降血压作用几乎消失。在本章中重点论述基于药物代谢酶和药物转运体抑制 / 诱导的药物相互作用。

第二节　药物代谢抑制

一、药物代谢酶抑制和抑制剂

根据药物代谢酶的抑制特性将抑制剂分成三类:

1. 快速可逆性抑制剂　该类抑制剂快速可逆性地与酶结合,表现竞争性或非竞争性酶抑制特性。其抑制程度取决于抑制剂的抑制常数(inhibition index,K_i)和抑制剂游离浓度($f_u \times I$)。强效 CYP3A 抑制剂如咪唑类抗真菌药物和第一代 HIV 蛋白酶抑制剂等属于这种类型抑制剂,其 K_i 通常小于 1μmol/L。在体抑制程度,定义为合用抑制剂后受试药物 AUC(或 C_{max})与单用受试药物的 AUC(或 C_{max})比,即 AUCR:

$$\text{AUCR} = 1 + f_u \times I/K_i \qquad\qquad 式(16-1)$$

式中,I 和 f_u 分别为抑制剂的浓度和血浆中游离分数。

2. 机制性抑制剂　红霉素、米贝拉地尔、地尔硫䓬和维拉帕米等 CYP3A 抑制剂经 CYP450 酶代谢形成活性中间产物(MI),后者与 CYP450 酶牢固结合,导致短暂性酶失活;或共价结合,使酶永久性失活(图 16-1)。

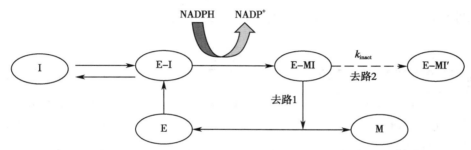

去路 1:抑制剂 I 与酶结合形成复合物(E-I),其代谢成中间产物(MI)与酶形成可逆性复合物(E-MI),随即中间产物与酶解离,释放代谢物(M)和酶,恢复酶的活性。去路 2:中间代谢物 - 酶的结合(E-MI′)是不可逆性的,使酶永久失活。k_{inact} 为抑制剂引起的酶失活速率常数。

图 16-1　抑制剂(I)与酶(E)结合后的两种去路

肝微粒体代谢实验显示其酶活性抑制程度取决于抑制剂浓度和微粒体与 NADPH 共温孵时间的长短,即呈现抑制剂浓度和微粒体 -NADPH 共温孵时间依赖性,这类抑制称之为机制性抑制(mechanism-based inhibition,MBI)或时间依赖性抑制(time-dependent inhibition,TDI)(图 16-2A)。

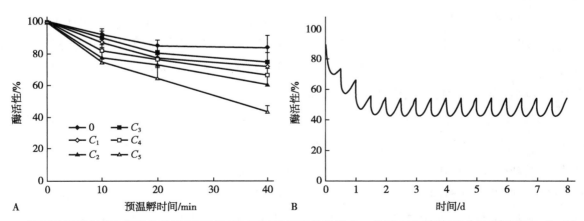

A. 不同浓度抑制剂和肝微粒体预温孵时间对 CYP450 酶活性的影响。在 NADPH 存在下,与不同浓度($0,C_1\sim C_5$)抑制剂预温孵不同时间后,CYP450 酶相对活性。B. 服用抑制剂(每天 2 次)期间,在体肝脏 CYP450 酶活性。

图 16-2　抑制剂对体外(A)和体内(B)CYP450 酶活性的影响

在体酶抑制活性程度取决于抑制剂暴露量、抑制剂与酶的暴露时间和新酶合成的相对速率等。其抑制程度 AUCR 为：

$$AUCR = 1 + \frac{f_u \times I \times k_{inact}}{(f_u \times I + K_i) \times k_{deg}}$$ 式（16-2）

式中，k_{inact}、k_{deg} 和 K_i 分别为抑制剂引起的酶失活最大时的速率常数、酶自然降解速率常数和表观抑制常数。

这类抑制的另一特点是在体内其对酶的抑制作用随用药次数增加而加强（图 16-2B）。这种类型抑制可以解释尽管在体外肝微粒体中红霉素等中等程度的抑制剂，其 K_i 值为 16~194μmol/L，高于血浆中红霉素的峰浓度（5~6μmol/L），但在体多剂量给药后，则能显著抑制他克莫司和环孢素等代谢。也可以解释为何米贝拉地尔尽管体内浓度已经消失，但其药物代谢酶仍然被抑制的事实。

3. 其他　除上述类型外，还存在其他情况。如金属 Co 通过调节 CYP450 蛋白血红素的加入的合成和降解抑制 CYP450 酶。表 16-1 列举了几种其他类型的抑制剂。

表 16-1　其他类型抑制剂

药物 / 化合物	抑制性质	药物 / 化合物	抑制性质
7,8- 二羟黄酮	与 CYP450A 类型成复合物	环磷酰胺	酶活性部位烷基化，酶变性
二硫化碳	CYP450 酶变性和丧失，脂质过氧化	双硫醒	抑制醛基氧化酶，抑制醇氧化
四氯化碳	微粒体蛋白丧失，脂质过氧化	玫瑰树碱	强 CYP450A 竞争性抑制剂
西咪替丁	与 CYP450 酶结合	吲哚美辛	CYP450 酶耗竭
氯霉素	混合型	美替拉酮	与 CYP450 酶紧密结合

二、药物代谢抑制的相互作用

（一）药物代谢相互作用类型

由于 CYP450 酶的特殊性，在酶分子中存在多个相互独立的底物结合点，酶与底物间相互作用呈现下列各种类型。

1. 同向协同作用　同向协同作用（homotropic cooperativity），也称正协同作用（positive cooperativity），是由于第二个药物分子以协同方式结合到活性部位，类似于氧与血红蛋白结合模式，即由于第一个药物分子与酶结合后，增加第二个药物分子与酶亲和力，导致自身激活作用（autoactivation）。这种酶促反应可以用 Hill 方程来表征其酶促反应动力学特征。即：

$$V = V_{max} \times S^\gamma / (S_{50}^\gamma + S^\gamma)$$ 式（16-3）

式中，S、V_{max} 和 S_{50} 分别为底物浓度、最大反应速率和达最大速率 50% 时底物浓度，γ 为陡度系数。当 $\gamma > 1$ 时，表现自动激活作用，即正协同作用。一些固醇类激素羟代谢如黄体酮 6-α 和 6β- 羟化代谢、睾酮 6β- 羟化代谢符合这种特征。其他如 CYP3A4 介导的阿伐他汀的对位羟基代谢，α- 萘黄酮 5,6- 氧化物形成、阿密曲替林 N- 去甲基化代谢和黄曲霉毒素 B₁ 氧化代谢，卡马西平的 10,11- 环氧化代谢、CYP2E1 介导的苯乙烯氧化代谢以及 UGT2B7 介导的羟甲香豆素和 1- 萘酚的葡糖醛酸结合反应等均属于这种类型。相反，如当 $\gamma < 1$ 时，表现负协同作用（negative cooperativity）。如 CYP1A1 介导的 7- 乙氧基

香豆素的 *O*- 去乙基化反应和氨基比林的 *N*- 去甲基化反应以及 CYP2E1 介导的苯胺羟化代谢和对乙酰氨基酚的氧化代谢等符合负协同作用特征（图 16-3）。

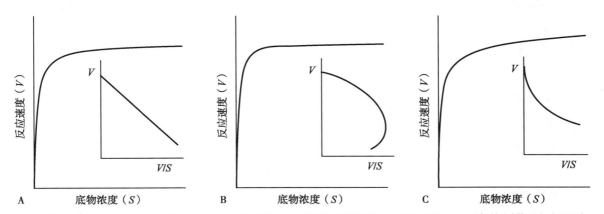

A. 典型 Michaelis-Menten 方程（γ=1）；B. Hill 方程，γ>1（正协同作用）；C. Hill 方程，γ<1（负协同作用），插图为 Eadie-Hofstee 图。

图 16-3　典型三种类型的酶促反应动力学特征

2.　**异向协同作用**　上述协同作用也可以发生在不同药物分子间，称之为异向协同作用（heterotropic cooperativity）。一种底物或药物存在，会增加另一底物或药物代谢，称之为异向活化作用（heteroactivation）。如双氯芬酸的 5- 羟化代谢是 CYP3A4 介导的，在人肝微粒体中奎尼丁（100μmol/L）使双氯芬酸的 5- 羟化代谢增加 6 倍，CYP3A 单克隆抗体可以抵消奎尼丁引起的双氯芬酸的 5- 羟化代谢激活。在体猴实验也证实合用奎尼丁加速双氯芬酸的代谢。类似地，苯丙氨酯促进卡马西平的 10，11- 环氧化代谢，奎尼丁和羟基奎尼丁增加 CYP3A4 介导的美罗昔康 5′- 羟化反应，氟他胺及其代谢物羟基氟他胺增加咪达唑仑的 1- 羟基羟化代谢等。小鼠实验也证实氟他胺与咪达唑仑合用后，血浆中 1- 羟基咪达唑仑的 AUC 是单用咪达唑仑的 2 倍。表 16-2 列举几种代表性异向协同作用的 CYP3A4/5 激活剂。

需要注意的是，这种激活作用存在动物种属差异，如在人肝微粒体中奎尼丁使 *R*- 华法林 10- 羟化代谢增加 5 倍，在兔中肝代谢清除率增加 200 倍，在猴肝微粒体中增加不到 2 倍，相反在大鼠肝微粒体中则呈现抑制作用，其清除率降至对照的 26%。

CYP3A4 的正协同作用似乎与酶 211 位 Leu 和 214 位 Asp 有关。211 位 Leu 用 Phe 替代和 214 位 Asp 用 Glu 替代会增加睾酮 6- 羟化作用和黄体酮的羟化代谢，降低 α- 萘黄酮促进睾酮代谢作用。该双基因突变 CYP3A4 不再显示固醇类的同向协同作用。α- 萘黄酮引起的异向激活作用似乎与 CYP3A 的低聚化有关。在人肝微粒体中 α- 萘黄酮引起 CYP3A4 介导的 7- 苄氧基 -4- 三氟甲基香豆素（7-BFC）的脱苄基代谢增加 2 倍以上，但不影响重组 CYP3A4 蛋白介导的 7-BFC 脱苄基代谢。发光共振能量转移证实这种 sigmoidal 现象依赖于微粒体膜表面的 CYP3A4 密度，α- 萘黄酮可以消除 sigmoidal 特性和增加 CYP3A4 低聚化程度。

3.　**底物抑制和部分抑制**　第二个底物分子与酶结合，有时会导致由酶底物 - 复合物形成产物能力降低，出现抑制现象，称之为底物抑制（substrate inhibition）。三唑仑的代谢主要是 1- 羟化和 4- 羟化代谢。高浓度三唑仑则抑制三唑仑 1- 羟基代谢。同样高浓度的卡马西平（>1mmol/L）也存在明显的底物抑制

表 16-2　几种代表性异向协同作用的 CYP3A4/5 激活剂（人肝微粒体）

激活剂	浓度 /（μmol/L）	活性（对照）	活性指标
苯丙氨酯	10	198%	咪达唑仑 1- 羟化代谢
罗格列酮	10	137%	咪达唑仑 1- 羟化代谢
二甲双胍	10	163%	咪达唑仑 1- 羟化代谢
辅酶 B_{12}	10	156%	咪达唑仑 1- 羟化代谢
尼鲁米特	10	149%	咪达唑仑 1- 羟化代谢
地拉考昔	10	148%	咪达唑仑 1- 羟化代谢
利巴韦林	10	141%	咪达唑仑 1- 羟化代谢
甲苯磺丁脲	10	145%	咪达唑仑 1- 羟化代谢
环苯丙胺	10	143%	咪达唑仑 1- 羟化代谢
他克林	10	140%	咪达唑仑 1- 羟化代谢
塞来昔布	10	139%	咪达唑仑 1- 羟化代谢
奎尼丁	100	~350%	S- 华法林 4- 羟化代谢
奎尼丁	100	~500%	R- 华法林 10- 羟化代谢
奎尼丁	100	~450%	双氯芬酸 5- 羟化代谢
奎尼丁	100	260%	美洛昔康 5- 羟化代谢
羟基奎尼丁	10	1 200%	美洛昔康 5- 羟化代谢
VU0448187	10	~200%	咪达唑仑 1- 羟化代谢
VU0448187	3	114%	咪达唑仑 1- 羟化代谢
厄洛替尼	20	~200%	咪达唑仑 1- 羟化代谢

注：引自文献（Blobaum，et al. Drug Metab Dispos，2015，43：1718-1726.；Blobaum，et al. Drug Metab Dispos，2013，41：2066-2075.；Dong，et al. Acta Pharmacol Sin，2011，32：399-407.；Ludwig，et al. J Pharmacol Exp Ther，1999，290：1-8.；Ngui，et al. Drug Metab Dispos，2001，9：877-886.；Ngui，et al. Drug Metab Dispos，2000，28：1043-1050.）。

现象。卡马西平的底物抑制作用似乎与基因突变有关，相比野生型，突变体 I369F 和 369L 显示更显著的底物抑制，而突变体 S119A、A370V 和 A370L 无明显的底物抑制现象，但正协同作用仍然存在。

部分抑制（partly inhibition）是指不完全抑制。如睾酮抑制咪哒唑仑 1- 羟化代谢和奎尼丁抑制睾酮的 6β- 羟化代谢属于这种类型。与竞争性抑制不同的是，即使在很高的抑制剂浓度情况下，酶仍然具有一定的活性。

4. 底物混杂性抑制　在无抑制剂时，底物与酶结合存在协同作用，或存在底物抑制，然而在有抑制剂存在时，由于两物质分子间的相互作用，这种特性发生改变，表现出底物混杂性抑制（heterotropic inhibition of substrate）。如尼非地平氧化代谢本身呈现底物抑制作用，然而在非洛地平存在下，随着非洛地平浓度增加，这种底物抑制作用逐渐消失。睾酮的羟化代谢存在正协同作用，同样在尼非地平存在下，随着尼非地平浓度增加，这种正协同作用也逐渐消失。同样 α- 萘黄酮可以抵消睾酮 6β- 羟化、17β- 雌二醇的 2- 羟化和阿密曲替林 N- 去甲基化代谢的正协同作用，使其 γ 接近于 1。

5. 途径差异性效应　当底物有几种代谢途径时，抑制剂可能抑制一种途径，而激活另一种代谢途径，表现途径差异性效应（pathway differential effect）。如咪哒唑仑代谢主要是 1′- 羟化代谢和 4′- 羟化代谢。如睾酮抑制咪哒唑仑 1′- 羟化代谢,而激活咪哒唑仑 4′- 羟化代谢。相反 α- 萘黄酮激活咪哒唑仑的 1′- 羟化代谢,而抑制咪哒唑仑 4′- 羟化代谢。

6. 药物代谢抑制相互作用呈现底物 - 抑制剂对依赖性　一些药物代谢相互抑制作用呈现底物 - 抑制剂对依赖性。如睾酮与特非那定:特非拉定抑制睾酮的 6β- 羟化代谢,低浓度的睾酮微促进特非那定代谢,而高浓度睾酮则抑制特非那定的代谢。睾酮与尼非地平:尼非地平抑制剂睾酮 6β- 羟化代谢,睾酮不影响尼非地平的氧化代谢。厄洛替尼对 CYP3A4 活性直接抑制作用存在底物依赖性,激活咪达唑仑 1′- 羟化代谢,而抑制睾酮 6β- 羟化代谢和尼非地平的氧化代谢,但厄洛替尼的时间依赖性抑制则是非底物依赖性的。

(二) 酶与底物间相互作用数学模型

通常用两点模型(two-site model)描述底物与 CYP450 酶的相互作用动力学(图 16-4)。

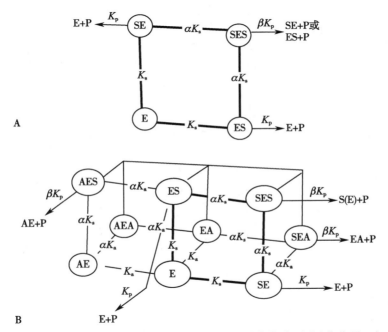

A. 只有底物分子(S)与酶(E)结合;B. 另一种药物分子(调节分子:A)与底物分子竞争 2 个结合点。K_a 和 K_s 分别为 S 和 A 与 E 结合常数;K_p 为催化速率常数,α 和 β 分别为影响底物与酶亲和力、催化反应的因素。P 为产物。

图 16-4　底物与酶相互作用两点模型

只有一种底物分子存在,酶分子中存在两个相同的底物结合活性部位,两个部位是相同的,即:S 和 E 结合无方向性。底物与酶结合常数(K_s)受因素 α 影响。催化速率常数(K_p)也受因素 β 的影响。第二个分子结合力的改变或催化能力的改变表现为正协同作用和底物抑制作用,药物与酶相互作用的速度方程,可以用式(16-4)表示。

$$\frac{V}{V_{max}} = \frac{\dfrac{[S]}{K_s} + \dfrac{\beta[S]^2}{\alpha K_s^2}}{1 + \dfrac{2[S]}{K_s} + \dfrac{[S]^2}{\alpha K_s^2}}$$

式(16-4)

如果第二个分子的亲和力增加（即 $\alpha<1$）或催化活性增加（$\beta>1$），表现出自激活作用，反之 $\alpha>1$ 或 $\beta<1$ 的变化相反，产生负性协同作用。

在有另一种药物分子（调节分子：A）存在时，该调节分子与底物可能竞争两个活性部位，导致底物代谢活化或抑制等。可以用图 16-4B 和式（16-5）进行描述这种类型的动力学过程。

$$\frac{V}{V_{max}}=\frac{\dfrac{[S]}{K_s}+\dfrac{[S]^2}{\alpha K_s^2}+\dfrac{\beta[S][A]}{\alpha K_s K_a}}{1+\dfrac{2[S]}{K_s}+\dfrac{[S]^2}{\alpha K_s^2}+\dfrac{[A]^2}{K_a^2}+\dfrac{2[A]}{K_a}+\dfrac{2[S][A]}{\alpha K_s K_a}} \qquad 式（16-5）$$

但睾酮与 CYP3A 相互作用用三点模型（three-site model）（图 16-5，式 16-6 和式 16-7）描述更合适。

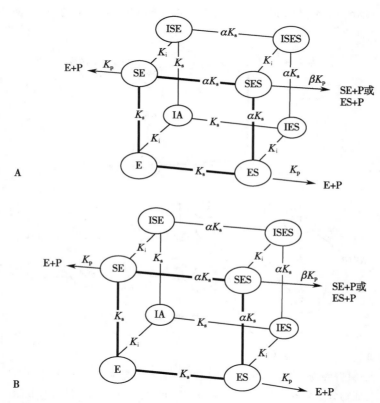

A. 底物分子（S）、调节分子（A）与酶（E）结合；B. 酶抑制剂（I）与底物分子竞争结合点。K_a、K_i 和 K_s 分别为 A、I 和 S 与 E 结合常数；K_p 为催化速率常数，α 和 β 分别为影响底物与酶亲和力、催化反应的因素。P 为产物。

图 16-5　底物与酶相互作用三点模型

对于图 16-5A：

$$\frac{V}{V_{max}}=\frac{\dfrac{[S]}{K_s}+\dfrac{[S]^2}{\alpha K_s^2}+\dfrac{[S][A]}{\alpha K_s K_a}+\dfrac{[S]^2[A]}{\alpha K_s^2 K_a}}{1+\dfrac{2[S]}{K_s}+\dfrac{[S]^2}{\alpha K_s^2}+\dfrac{[A]}{K_a}+\dfrac{[S]^2[A]}{\alpha^2 K_s^2 K_a}+\dfrac{2[S][A]}{\alpha K_s K_a}} \qquad 式（16-6）$$

对于图 16-5B：

$$\frac{V}{V_{\max}}=\frac{\dfrac{[\text{S}]}{K_{\text{s}}}+\dfrac{[\text{S}]^2}{\alpha K_{\text{s}}^2}}{1+\dfrac{2[\text{S}]}{K_{\text{s}}}+\dfrac{[\text{S}]^2}{\alpha K_{\text{s}}^2}+\dfrac{[\text{I}]}{K_{\text{i}}}+\dfrac{[\text{S}]^2[\text{I}]}{\alpha^2 K_{\text{s}}^2 K_{\text{i}}}+\dfrac{2[\text{S}][\text{I}]}{K_{\text{s}}K_{\text{i}}}} \qquad \text{式(16-7)}$$

三、药物代谢抑制临床案例

案例 1. 一些药物增加他汀类药物浓度

他汀类药物有很好的耐受性,但其横纹肌溶解不良反应仍然是一个严重的问题。这种不良反应是剂量依赖性的。当洛伐他汀和辛伐他汀等他汀类药物与一些 CYP3A 抑制剂合用后,由于代谢抑制作用,使得他汀类药物的不良反应发生率显著增加。临床上有环孢素、克拉霉素或伊曲康唑与辛伐他汀合用引起严重横纹肌溶解综合征临床的案例报道。表 16-3 列举了几种 CYP3A 抑制剂对人血浆他汀类药物 PK 参数(中位数)影响。

表 16-3　几种 CYP3A 抑制剂对人血浆他汀类药物 PK 参数(中位数)影响

抑制剂 /(剂量 /d)	他汀类药物 / 剂量	标记物	参数	AUCR 或 $C_{\max}$ R[a]
维拉帕米 /120mg	辛伐他汀 /40mg	辛伐他汀	$C_{\max}$	5.2
			AUC	4.2
		辛伐他汀酸	$C_{\max}$	2.5
			AUC	4.3
维拉帕米 /240mg	辛伐他汀 /40mg	辛伐他汀	$C_{\max}$	2.6
			AUC	4.6
		辛伐他汀酸	$C_{\max}$	3.4
			AUC	2.8
米贝拉地尔 /100mg	阿伐他汀 /80mg	阿伐他汀	$C_{\max}$	4.6
			AUC	4.4
伊曲康唑 /200mg	阿伐他汀 /80mg	阿伐他汀	$C_{\max}$	2.4
			AUC	1.5
克拉霉素 /80mg	辛伐他汀 /40mg	辛伐他汀	$C_{\max}$	7.1
			AUC	10.0
		辛伐他汀酸	$C_{\max}$	10.0
			AUC	12.2
	阿伐他汀 /80mg	阿伐他汀	$C_{\max}$	5.4
			AUC	4.5
红霉素 /1.5g	辛伐他汀 /40mg	辛伐他汀	$C_{\max}$	3.4
			AUC	6.2
		辛伐他汀酸	$C_{\max}$	5.0
			AUC	4.6

注:引自文献(Jacobson. Am J Cardiol,2004,94:1140-1146.; Kantola,et al. Clin Pharmacol Ther,1998,64:177-178.)。

[a]: $C_{\max}$ R=$C_{\max,\text{T}}$/$C_{\max,\text{R}}$。 $C_{\max,\text{T}}$ 和 $C_{\max,\text{R}}$ 分别为在有抑制剂和无抑制剂存在下药物的 $C_{\max}$。

案例 2. 葡萄柚汁等果汁饮料显著增加口服他汀类药物的血浆暴露水平

临床报道显示连续 3 天高强度饮用葡萄柚汁(200ml,每天 3 次)使辛伐他汀的 C_{max} 和 AUC 分别增加 9~12 倍和 13.5~16 倍,辛伐他汀酸的 AUC 和 C_{max} 增加 7 倍,洛伐他汀的 C_{max} 和 AUC 分别增加 12 倍和 5 倍,洛伐他汀酸的 C_{max} 和 AUC 分别增加 4 倍和 5 倍。临床案例显示阿托伐他汀或辛伐他汀与葡萄柚合用会引起严重的横纹肌溶解综合征。因此,服用他汀类药物应避免与葡萄柚等合用。类似报道显示饮用葡萄柚汁会显著增加卤泛群、非洛地平和尼非地平等血浆暴露水平,导致血压降低和 Q-T 间期延长等不良反应。表 16-4 列举了几种葡萄柚汁引起严重相互作用的药物及其可能的不良事件。对于这些药物临床上应避免合用。

表 16-4　几种与葡萄柚汁发生严重相互作用的药物及其可能的不良事件

药物	血浆暴露水平	与药物有关不良事件
心血管系统药物		
胺碘酮	↑	尖端扭转型室性心动过速
非洛地平	↑	低血压
尼非地平	↑	低血压
美尼地平	↑	低血压
尼群地平	↑	低血压
普拉地平	↑	低血压
尼索地平	↑	低血压
维拉帕米	↑	低血压、缓慢性心律失常
奎尼丁	↑	低血压、尖端扭转型室性心动过速
替卡格雷	↑	胃肠道、肾出血
中枢神经系统药物		
丁螺环酮	↑	眩晕、镇静
哌莫齐特	↑	尖端扭转型室性心动过速
咪达唑仑	↑	眩晕、镇静
三唑仑	↑	眩晕、镇静
阿普唑仑	↑	眩晕、镇静
地西泮	↑	眩晕、镇静
免疫调节剂		
环孢素	↑	肾毒性
依维莫司	↑	骨髓中毒性、肾毒性
西罗莫司	↑	骨髓中毒性、肾毒性
他克莫司	↑	肾毒性
降血脂药		
阿托伐他汀	↑	横纹肌溶解综合征
洛伐他汀	↑	横纹肌溶解综合征
辛伐他汀	↑	横纹肌溶解综合征
抗感染药		
红霉素	↑	尖端扭转型室性心动过速
卤泛群	↑	尖端扭转型室性心动过速
奎宁	↑	尖端扭转型室性心动过速
其他		
秋水仙碱	↑	骨髓毒性
西沙必利	↑	尖端扭转型室性心动过速

案例 3. 氟伏沙明显著增加血浆中替扎尼定的浓度和效应

替扎尼定在体内主要是由 CYP1A2 介导代谢的，而氟伏沙明是强效的 CYP1A2 和 CYP2C19 抑制剂。一项研究显示与安慰剂比较，口服氟伏沙明（100mg）连续 4 天导致口服替扎尼定的 $AUC_{0\sim24}$ 和 C_{max} 分别增加 33 倍和 12 倍，伴随血压显著降低，其中收缩血压最大下降 35mmHg，舒张压下降 20mmHg，尤其是收缩压低于 80mmHg，达到警戒水平。

第三节　药物代谢诱导

一、药物代谢酶诱导

许多药物可诱导代谢酶活性，加速自身或其他药物代谢。表 16-5 列举几种药物代谢酶诱导剂。

表 16-5　几种药物代谢酶诱导剂

例子	来源
苯巴比妥类	镇静 / 催眠药物
苯妥英，卡马西平	抗癫痫药物
孕烯醇酮 -16α- 腈，地塞米松	类固醇
利福平	抗菌药
醋竹桃霉素，克霉唑	抗菌药
奥美拉唑	质子泵抑制剂
乙醇	饮料，消毒剂
5,6- 苯磺酮	合成品，柑橘果实
叔丁基 4- 羟基茴香醚	食物添加剂
6- 二叔丁基对甲酚	食物抗氧化剂
乙氧基喹啉	食物抗氧化剂
异黄樟素	檫木，肉豆蔻和桂皮油
2,3,7,8- 四氯乙烷 -p- 二氧芑	除草剂污染
3,3′,4,4′- 四氯联苯	绝缘材料
3,3′,4,4′,5,5′- 六溴联苯	滞燃剂
二氯联苯三氯乙烷	杀虫剂
十氯酮	杀虫剂
胡椒基丁醚	杀虫剂
3- 甲基胆蒽，菲，1,2- 苯并蒽，苯并［a］芘，TCDD	环境污染物质
甲苯，二甲苯，丙酮	溶媒

（一）药物代谢酶诱导的多样性

不同诱导剂对不同亚型代谢酶的作用不同。表 16-6 列举了几种诱导剂对几种模型药物的代谢影响。

表 16-6　不同诱导剂对几种 7- 烷氧基吩噁嗪酮去烷基化代谢酶诱导作用

药物	PB	3-MC	BNF	ARO	SKF	ISO	PCN
EROD	6	51	74	61	9	16	3
BROD	95	6	17	30	51	43	2
PROD	283	9	8	22	324	13	5

注：PB，苯巴比妥；3-MC，3- 甲基胆蒽；BNF，β- 萘黄酮；ARO，Aroclor 1254；ISO，异黄樟素；SKF，SKF-525A；PCN，孕烯醇酮 -16α- 腈。EROD、BROD 和 PROD 分别为乙氧基吩噁嗪酮、苄氧基吩噁嗪酮和戊氧基吩噁嗪酮。

一般认为乙氧基吩噁嗪酮的去烷基化代谢主要是 CYP1A1 和 CYP2B1 介导的。CYP2B1 介导戊氧基吩噁嗪酮的代谢。CYP1A1、CYP2B1 和 CYP3A 介导苄氧基吩噁嗪酮去烷基化代谢。可见苯巴比妥和 SKF-525A 主要诱导戊氧基吩噁嗪酮去烷基化代谢酶，对苄氧基吩噁嗪酮去烷基化代谢酶也有强的诱导作用，异黄樟素主要诱导苄氧基吩噁嗪酮去烷基化代谢酶。3- 甲基胆蒽、Aroclor 1254 和 β- 萘黄酮主要诱导乙氧基吩噁嗪酮去烷基化酶。

（二）药物代谢酶诱导剂的分类及其特点

根据诱导剂的诱导机制，将诱导剂分为以下 5 类。

1. **苯巴比妥类诱导剂**　这类诱导剂包括苯巴比妥类、苯妥英、多氯化联二苯和 2- 乙酰氨基芴等。苯巴比妥类诱导剂主要通过 CAR 增加相应 CYP450 酶的 mRNA 转录及相应酶蛋白水平和活性，主要的靶酶是 CYP2B（如 CYP2B1、CYP2B2 和 CYP2B6），也能诱导 CYP3A、CYP2C、P-gp 和 BCRP 等。

2. **利福平 / 地塞米松类**　这类诱导剂包括利福平、地塞米松、克霉唑和利托那韦等。这类诱导剂主要通过激活孕烷受体（PXR），诱导多种酶和载体的转录。与苯巴比妥类不同的是诱导 CYP3A4 的作用强于 CYP2C 和 CYP2B。此外，这类诱导剂也诱导 P-gp、MRP2 和 OATP 等药物转运体表达。

3. **多环芳香烃类诱导剂**　这类诱导剂包括多环芳香烃类 3- 甲基胆蒽、苯并 [α] 芘、苯并 [α] 蒽、吩噻嗪类、β- 萘黄酮、植物吲哚类（吲哚 -3- 乙腈、吲哚 -3 甲醇和玫瑰树碱）、碳烤牛肉、烟草、原油和多氯联苯类以及质子泵抑制剂奥美拉唑等。主要诱导的酶是 CYP1A 和 CYP1B 家族，包括 CYP1A1、CYP1A2 和 CYP1B1。

这类诱导剂与细胞质中芳香烷烃受体（aryl hydrocarbon receptor，AhR）结合，受体 - 诱导剂复合物转移到细胞核，诱导相应 CYP450 酶的 mRNA 转录和蛋白表达。

4. **乙醇类诱导剂**　这类诱导剂包括咪唑、异烟肼、丙酮和吡唑等。这类诱导剂通过不同机制，诱导 CYP450 酶，主要的靶酶是 CYP2E1。

5. **氯贝丁酯类诱导剂**　氯贝丁酯为降血脂药物，特异性诱导 CYP4A 表达。该酶的最适合底物是脂类，特别是脂肪酸。氯贝丁酯主要是通过作用于过氧化物酶体增生激活受体（peroxisome proliferator activated receptor，PPAR）诱导 CYP4A 表达。

6. 非 CYP450 酶诱导　除诱导 CYP450 酶外,诱导剂也可能诱导其他的药物代谢酶。表 16-7 列举了一些药物诱导剂对其他非 CYP450 酶的诱导作用。

表 16-7　几种非 CYP450 酶诱导及其诱导剂

酶	诱导剂
环氧化物水合酶	2- 乙酰氨基芴、艾氏剂、氯化三联、狄氏剂、乙氧基喹、黄樟素、3- 甲基胆蒽、苯巴比妥、反式 -1,2- 二苯乙烯氧化物
UGT	狄氏剂、黄樟素、3- 甲基胆蒽、苯巴比妥、多卤联苯、2,3,7,8- 四氯二苯 -*p*- 二氧芑、利福平
NADPH-CYP450	2- 乙酰氨基芴、狄氏剂、黄樟素、苯巴比妥、多卤联苯、反式 -1,2- 二苯乙烯氧化物
GST	2- 乙酰氨基芴、3- 甲基胆蒽、苯巴比妥、2,3,7,8- 四氯二苯 -*p*- 二氧芑、反式 -1,2- 二苯乙烯氧化物
细胞色素 b5	2- 乙酰氨基芴、丁基羟基甲苯、灰黄霉素

二、化学异物受体与药物代谢酶诱导

药物包括化学异物通过作用相应的受体,即化学异物受体(xenobiotic receptor,XR)诱导药物 I 相代谢酶、II 相代谢酶和转运体基因表达。广泛研究的 XR 主要包括 PXR、CAR 和 AhR。激活的 CAR、PXR 与伴侣受体 RXR(retinoid X receptor)形成异型二聚体,与启动子中相应应答元件结合,启动靶基因转录。AhR 不属于核受体家族,它属于 Per-ARNT-Sim(PAS)家族,激活的 AhR 与芳烃受体核转换子(aryl hydrocarbon receptor nuclear translocator,ARNT)结合形成二聚体,与靶基因启动子中相应应答元件结合,启动靶基因转录。这三种 XR 主要表达在肝和肠,在靶基因上存在重叠,协同完成肝和肠中相应代谢酶和转运体的表达(图 16-6)。

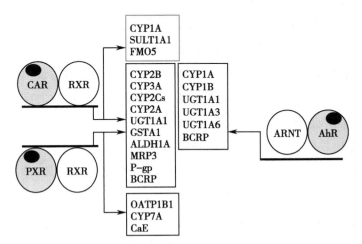

CAR 和 PXR 共享 CYP2B、CYP3A、CYP2C、CYP2A、UGT1A1、GSTA1、ALDH1A、MRP3、P-gp 和 BCRP 等靶基因。CAR 和 AhR 共享 CYP1A 靶基因。羧酸酯酶(CaE)、OATP1B1 和 CYP7A 是 PXR 特异性靶基因。CYP1B、UGT1A3 和 UGT1A6 是 AhR 特异性基因。CAR、PXR 和 AhR 共享 UGT1A1 和 BCRP 靶基因。

图 16-6　CRA、PXR 和 AhR 靶基因的差异及其重叠性

(一)(孤)核受体

多数药物是通过激活(孤)核受体而诱导相应药物代谢酶和转运体表达的。通常这些核受体主要以复合物的形式存在于胞质中。与激活剂或配体结合后,复合物解离,进入细胞核与 RXR 结合形成复合物,随后激活相应靶基因,启动靶基因转录。核受体在核-质间的穿梭需要有核定位信号(nuclear localization signal,NLS)和核输出信号(nuclear export signal,NES)参与。核受体在细胞中定位取决于 NLS 与 NES 的功能平衡。

核受体具有几个独立相互作用的功能调节器。在氨基端有高度保守的 DNA 结合域(DNA-binding domain,DBD)和在羧基端有保守程度较低的配体结合域(ligand binding domain,LBD)。在 DBD 和 LBD 间存在连接域,一旦配基与受体结合,该区域的螺旋状构象发生改变,允许与共激活因子结合,最终导致核受体定位和激活。在 N-端和 C-端各有一个激活域(transactivation domain),分别定义为 AF-1 和 AF-2。AF-1 主要介导非配体依赖性受体激活,而 AF-2 介导配体依赖性受体激活和非配体依赖性受体激活。活化的受体通过 DBD 与靶基因特异性应答元件(response elements)结合,而 LBD 调节受体定位、二聚体和共激活子的募集。DNA 结合区域有两个 C4-类型锌指(C4-type zinc finger),连接受体与靶基因的启动子,该区域称之化学异物应答响应元件(xenobiotic response element,XRE)。DNA 结合域能识别响应元件。XRE 含有 2 个相同的六碱基聚体(即 ACAACA 或 AGGTCA)。六碱基聚体间被 3~6 个碱基分开,通过反向重复序列(inverted repeat,IR)、外翻重复序列(everted repeat,ER)或同向重复序列(direct repeat,DR)方式进行识别(图 16-7)。LBD 变化较大,位于受体的 C-端,为配体的结合点。如 PXR 受体的 LBD 为类似的三层螺旋折叠结构。配体与其结合后诱导 LBD 折叠的构象变化,招募蛋白辅助激活因子和辅助调节子如类固醇受体辅助激活子(steroid receptor co-activator,SRC)等,启动基因转录。

1. **CAR**　CAR 主要在肝脏中表达,主要的靶基因是 CYP2B。在没有配体存在下,CAR 主要滞留细胞质中,与热休克蛋白 90(heat-shock protein 90,HSP90)、CAR 细胞质滞留蛋白(CAR cytoplasmic retention protein,CCAR)和蛋白磷酸酯酶 1β 膜结合亚基(membrane-associated subunit of protein phosphatase 1β,PPP1R16A)等形成复合物。CAR 激活的第一步是细胞内 CAR 核迁移,与 PXR 形成异型二聚体,并招募相关转录因子,随后与靶基因应答元件结合,启动基因转录。

CAR 靶基因的启动子中应答元件常常含直接重复序列六聚物(AGGTCA),被 3~5 个碱基分开,CAR-RXR 二聚体直接作用与应答元件结合,启动基因转录。如在 CYP2B 基因编码上游 –2 318~–2 155 有 163bp,该序列为苯巴比妥应答元件(phenobarbital-response element)。苯巴比妥响应元件有两个核受体结合点(NR1 和 NR2)和一个核因子 1(nuclear factor 1,NF1)结合点。其 NR1 高度保守,人与动物只有一个碱基的差别。

体外实验显示雄甾烯醇和雄甾烷醇可能是 CAR 内源性配体,但它们属于反向 CAR 激动剂,可以抑制小鼠 CAR 激活,干扰 CAR 与共调节因子如 SRC-1 结合。小鼠 CAR 选择性激动剂 TCPOBOP 可以逆转雄烷类抑制 CAR 活性,促进 CAR 与 SRC-1 相互作用。但这种体外实验雄甾烯醇和雄甾烷醇浓度是体内浓度数倍,因此这两种化合物似乎不是真正的内源性 CAR 配体。

CAR 与其他核受体不同的独有特性是原代肝细胞和永生细胞 CAR 激活机制不同。在原代肝细胞和在体肝细胞中,CAR 主要滞留在细胞质,与伴侣蛋白形成复合物,与配体结合后,迁移到细胞核后,才

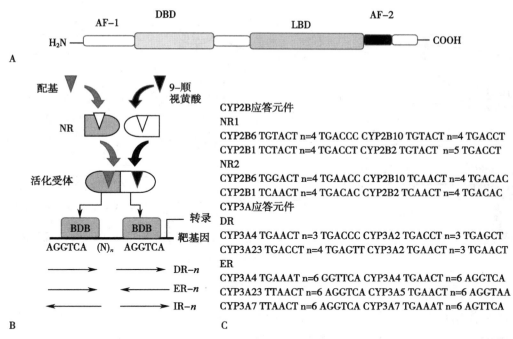

A. 核受体的基本结构，AF-1 和 DBD 在 N- 端，而 AF-2 和 LBD 在 C- 端；B. 核受体识别靶基因启动元件，核受体以 *n* 间隔碱基对同向重复序列（DR-*n*），反向重复序列（IR-*n*）或外翻重复序列（ER-*n*）识别并与 AGGTCA 结合；C. PXR 和 CAR 识别靶基因（CYP3A 和 CYP2B）启动元件。

图 16-7　核受体的基本结构与核受体识别靶基因启动元件

能激活 CAR 介导的靶基因转录。而在永生化细胞（如 HepG2 细胞）中 CAR 主要滞留在细胞核，在无 CAR 或 CYP2B 诱导剂存在下，也能启动相应靶基因转录。苯巴比妥类药物引起的 CAR 激活分两步：首先 CAR 从细胞质迁移至细胞核，与 PXR 形成异型二聚体，并招募相关蛋白因子如 SCR1 和糖皮质激素受体相互作用蛋白 1（glucocorticoid receptor interacting protein 1，GRIP1）形成复合物，随后与相应靶基因的启动子中应答元件结合，启动靶基因转录。CAR 的核迁移是十分重要的，也是苯巴比妥类诱导剂激活的第一步。这一过程涉及 CAR 蛋白去磷酸化。磷酸酯酶 2A（protein phosphatase 2A，PP2A）抑制剂冈田酸（okadaic acid）可以抑制依赖于苯巴比妥的 CAR 激活和 CYP2B10 的诱导，但不能抑制 HepG2 中 CAR 介导的报告基因激活。一般认为 CAR 激活剂通过直接（配体依赖性）激活和间接（非配体依赖性）激活两种机制激活 CAR 介导的靶基因转录（图 16-8）。

CAR 直接激活作用：通常 CAR 在细胞质中与 HSP90 和 CCRP 等伴侣蛋白形成复合物。一旦与配体结合，这些伴侣蛋白解离，CAR 迁移到细胞核。在细胞核活化的 CAR 与 PXR 形成异型二聚体，招募共激活剂（GRIP1 和 SRC1）形成复合物，随即结合到相应的靶基因中应答元件结合，启动靶基因转录。这类药物包括小鼠 CAR 激动剂 TCPOBOP 和人 CAR 激动剂 CITCO 以及雄甾烯醇、雄甾烷醇、青蒿素、克霉唑和 PK11195 等 CAR 反向激动剂。

CAR 间接活化作用：在细胞质中，CAR 中 Thr38 残基被 PKC 磷酸化，而 EGFR-ERK1/2 通路激活抑制 Thr38 去磷酸化。苯巴比妥类化合物与 EGFR 结合，抑制 EGF 介导的信号通路，活化 C 激酶受体 1（receptor for activated C kinase 1，RACK1）使其 Tyr52 残基去磷酸化，招募 PP2A 与 CAR 蛋白复合物结合，促使 CAR 的 Thr38 残基去磷化，诱导 CAR 核迁移。

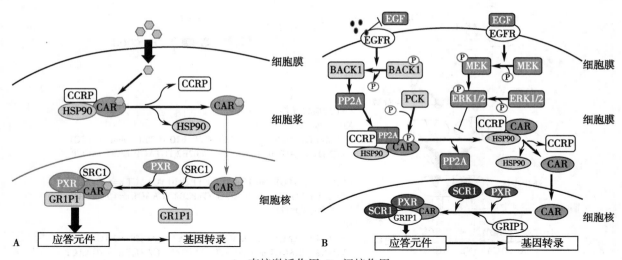

A. 直接激活作用；B. 间接作用。

图 16-8　CAR 激活的可能机制

CAR 激活作用存在的种属差异。如 TCPOBOP 认为是强的小鼠 CAR 激动剂，但不能激活大鼠和人 CAR。CITCO 是人 CAR 激动剂。雄甾烷醇抑制小鼠 CAR，但不能抑制人 CAR，而克霉唑抑制人 CAR，而不能抑制小鼠 CAR。此外，睾酮和黄体酮抑制小鼠 CAR 激活，雌二醇激活小鼠 CAR，但这种现象在人 CAR 未发现。这种 CAR 激活种属差异性可能是用动物结果预测人诱导作用失败的重要原因之一。

CAR 与 PXR 存在交叉作用现象。苯巴比妥同时诱导 CYP2B 和 CYP3A，利福平也是 CYP2B 和 CYP3A 典型诱导剂。这种 CAR 与 PXR 交叉作用存在种属差异。如在 PXR- 缺陷的小鼠中，苯巴比妥和克霉素均能有效地诱导 CYP3A 表达，且苯巴比妥的诱导作用比野生鼠的作用更强，但在 CAR 缺陷的小鼠中，苯巴比妥和 TCPOBOP 不能诱导 CYP2B10 表达。同样在肥胖 Zucker 大鼠中，CAR 低表达，而PXR 水平正常。在肥胖 Zucker 大鼠中，苯巴比妥诱导 CYP2B 和 CYP3A 表达作用弱，但 PCN 表达很强的诱导 CYP3A 表达作用。结果说明在大鼠中苯巴比妥主要通过 CAR 激活诱导 CYP3A 和 CYP2B 表达，而与 PXR 无关。相反，PXR 激活剂，如利福平、克霉素和苯巴比妥均有效地诱导人 CYP2B6 和人 PXR介导的苯巴比妥响应元件报道基因的表达。此外，一些 PXR 激动剂如青蒿素也是 CAR 激动剂。CAR反向激动剂克霉唑和 PK11195 也是强效的 PXR 激活剂。

2. PXR　PXR 又称类固醇 X 受体（steroid X receptor，SXR）和激活孕烷 X 受体（pregnane-activated receptor，PAR）。PXR 主要表达在动物和人肝和肠中，在其他组织如肾和肺中也有表达。PXR 主要靶基因是 CYP3A4。石胆酸可能是 PXR 内源性配体。PXR 主要存在于细胞质，常与 HSP90 和 CCRP 等伴侣蛋白形成复合物，一旦与配体结合，复合物解离，诱导 PXR 核迁移。尽管人 PXR 也存在于永生细胞核中，但不同于 CAR，在没有激动剂存在下，PXR 蓄积并不表现自激活作用。PXR 激活作用包括直接激活作用和间接激活作用（图 16-9）。

直接激活作用：在没有配体存在下，滞留在核中的 PXR 往往被阻遏物如维 A 酸 / 甲状腺受体沉默调节剂（silencing mediator of retinoid and thyroid receptor，SMRT）和核受体阻遏子 1（nuclear receptor corepressor 1，NcoR1）沉默，这可以解释尽管 PXR 也出现在 HepG2 细胞核中，并不出现自激活作用。配

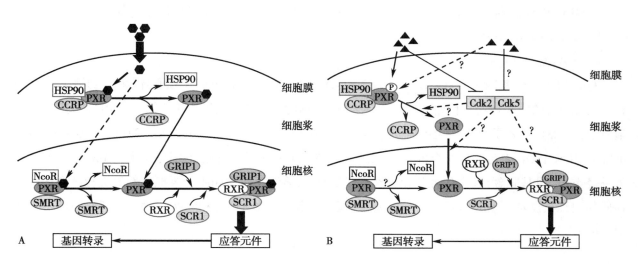

A. 直接激活作用;B. 间接激活作用。

图 16-9　PXR 激活的可能机制

体与 PXR 结合导致这些阻遏物如 SMRT 和 NcoR1 解离,PXR 与 RXR 形成异型二聚体,招募激活因子如 SRC-1 和 GRIP1 形成复合物,并结合到启动子中应答元件。其应答元件含有 DR3-5 或 ER6 特性的两个六聚物(AGGTCA)。PXR 激活启动转录的靶基因包括 CYP450 酶、UGT、SULT、GST,一些药物转运体,醛脱氢酶和氨基酮戊酸盐合成酶等。PXR 的配体化学结构没有共性,这可能与 PXR 的 LBD 独特结构有关。PXR 的 LBD 有一个大的(1 280~1 600Å)和易弯曲的球体配体结合包,能结合不同大小和结构的配体,包括药物和环境化学物。

间接激活作用:PXR 激活也受到一些信号通路的影响。如福斯高林引起的 PKA 激活能加强 PXR 介导的 CYP3A 诱导。相反,PKC 激活显著抑制 PXR 介导的报告基因和靶基因的表达,这可能与其影响 PXR 蛋白磷酸化水平有关。PXR 分子中 Thr290 的去磷酸化是认为化学异物诱导 PXR 核迁移所必需的。用蛋白磷酸酶促使 Thr290 去磷酸化,促进 PXR 核迁移,相反用 Ca^{2+}/ 钙调素依赖的蛋白激酶Ⅱ促使 Thr290 磷酸化则抑制 PXR 核迁移,冈田酸能够完全抵消 PXR 活性。Cdk2 抑制剂肯帕罗酮和 roscovitine 诱导 PXR 介导的报告基因表达,而激活 Cdk2 则抑制 PXR 介导的 CYP3A4 表达。同样 Cdk5 信号通过激活也能抑制 PXR 介导的 CYP3A 基因的表达,且这种作用可以被 Cdk5 基因沉默或 Cdk6 抑制剂逆转。

PXR 激活剂介导的诱导存在动物种属差异性。如利福平在人和兔中为有效诱导剂,但在大鼠和小鼠中,无诱导作用。相反,PCN 是大鼠和小鼠 PXR 强诱导剂,而对人和兔的 PXR 几乎无活性。SR12813 激活人 PXR,但不能激活大鼠和小鼠 PXR。动物种属间 PXR 的 DNA 结合域序列 95% 是相同的,而配体结合域只有 75%~80% 的氨基酸序列相同,这可能是引起种属差异性的分子基础。

PXR 也参与 CYP2B6 和 P-gp 的诱导。核受体的应答元件可能被多个核受体激活,即存在"交叉作用"。如 PXR 可以与苯巴比妥响应的元件结合,该元件含有两个核受体结合点(NR1 和 NR2)。在 CYP2B6 基因启动子的远端存在异物响应增强调节器(xenobitic responsive enhancer module),异物响应增强调节器可以与人 PXR 和人 CAR 结合和激活。在原代人肝细胞中,人 PXR 诱导剂利福平、苯巴比妥、苯妥英和克霉唑在诱导 CYP3A 的同时,也能诱导 CYP2B6。由于 CYP3A4 和 P-gp 往往共表达和共诱导,因此 PXR 配体如利福平和尼非地平等也能显著诱导 P-gp 表达。PXR 也可诱导其他载体和酶表达如 OATP1B1、MRP2 和 CYP7A 等。

（二）AhR

AhR 的主要靶基因是 CYP1A1、CYP1A2 和 CYP1B。尽管 AhR 不属于核受体,但在功能上与 CAR 和 PXR 相似,诱导多种药物代谢酶和转运体表达,影响药物在体内处置。未激活的 AhR 主要滞留在细胞质中,与 HSP90、乙肝病毒相关蛋白 2(hepatitis B virus X-associated protein 2,XAP2)和 P23 形成复合物。不像 CAR 和 PXR,未与配体结合的 AhR 几乎完全滞留在所有永生细胞的细胞质中。AhR 可以被多环芳香烃类(3-甲基胆蒽)和卤代烃类化合物如 TCDD、化学治疗药物如质子泵抑制剂奥美拉唑和内源性物质如胆红素激活。AhR 激活方式包括直接(配体依赖性)激活作用和间接(非配体依赖性)激活作用(图 16-10)。

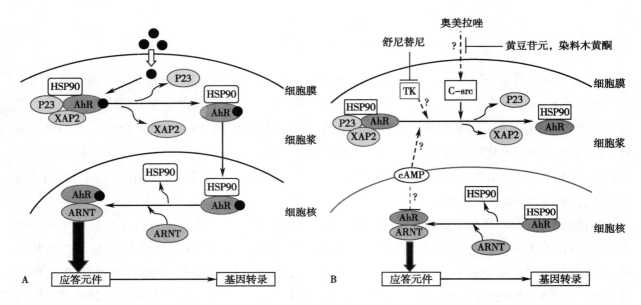

A. 直接激活作用;B. 间接激活作用。

图 16-10　AhR 激活的可能机制

直接激活作用:TCDD 被认为是目前发现最强的 AhR 激动剂。与配体结合后,XAP2 和 P23 与 AhR 复合物解离,以 AhR-HSP90 复合物形式进行核迁移。一旦进入细胞核,AhR 与 HSP90 解离,与 ARNT 形成二聚体。AhR-ARNT 复合物结合到靶基因的应答元件,激活靶基因。AhR 蛋白由两个多功能的结构域:碱性螺旋-环-螺旋(bHLH)域和 PAS 域,后者进一步分为 PAS-A 域和 PAS-B 域。bHLH 域在 N-端含有 NLS 和 NES。这种结构是 AhR 核迁移、ARNT-AhR 二聚体形成、DNA 结合以及与 HSP90 相互作用所必需的。AhR 的 PAS-A 域有助于 ARNT-AhR 二聚体形成,而 PAS-B 域调节配体结合以及与 HSP90 相互作用。PAS 缺失导致 AhR 完全滞留在细胞核,无须配体激活,提示 PAS 含有保证 AhR 停留在细胞质中的功能调节器。

间接激活作用:尽管奥美拉唑能够促进 AhR 核迁移和诱导 AhR 介导的 CYP1A1 表达,但不能与 AhR 直接结合。一些酪氨酸激酶抑制剂染料木黄酮或酪蛋白激酶抑制剂大豆苷元可以抑制奥美拉唑介导的 AhR 激活和 CYP1A1 诱导,但不影响 TCDD 引起的 AhR 激活。胰岛素处理也可抵消奥美拉唑引起的 AhR 激活,仅轻微影响 TCDD 激活 AhR。cAMP 调节 AhR 在细胞定位,增加 AhR 核迁移。C-src 信号通路抑制可以减弱 TCDD 介导 AhR 直接激活作用和奥美拉唑引起的 AhR 间接激活作用,证实 C-srcs 也是保持 AhR 功能所必需的。此外,酪氨酸激酶抑制剂舒尼替尼也可间接激活 AhR。

AhR 与 CAR 和 PXR 在靶基因上存在交互作用。如 UGT1A1 和 BCRP 靶基因也可以被 CAR 和 PXR 激活。又如奥美拉唑硫化物是 AhR 拮抗剂,在 CYP3A4 作用下,可以转化为 AhR 激活剂奥美拉唑。如在小鼠肝 H-1c1c7 和 HepG2 细胞中,奥美拉唑硫化物呈现 AhR 拮抗剂作用。但人肝细胞经利福平处理后,奥美拉唑硫化物则呈现 AhR 激活作用,这种作用可以被酮康唑逆转。代谢分析显示有足够量奥美拉唑硫化物转化为奥美拉唑,证实 PXR/CYP3A4 与 AhR 交互作用。在 HepaRG 和人原代肝细胞中,AhR 激活可降低利福平介导的 CYP3A4 mRNA 表达。相反,敲除人原代肝细胞中 AhR 基因则增加基础的利福平诱导的 CYP3A4 mRNA 表达。

（三）药物代谢酶及核受体在内源性物质代谢中的作用

CYP450 酶也参与许多内源性物质如类固醇、胆固醇、脂类和胆酸的代谢。一些内源性物质也影响 CAR 和 PXR 的活性与表达。如牛磺酸增加利福平诱导的 CYP3A,但不影响苯巴比妥、生育酚诱导 CYP3A4 和 CYP3A5 表达。类固醇激素包括合成的糖皮质激素、孕烷衍生物、黄体酮羟化代谢物、可的松、氢化可的松、雌二醇、羟基睾酮和去氢表雄酮以及其他类固醇类,其可不同程度地激活 PXR。黄体酮和 17β-雌二醇激活 CAR,而 17α-乙炔基-3,17β-雌二醇、雄激素和雄甾醇抑制 CAR 活性。3-酮石胆酸、石胆酸和熊去氧胆酸可以激活 PXR,胆酸、鹅去氧胆酸和去氧胆酸对 PXR 也有一定程度的激活作用,提示 PXR 可以作为胆汁郁积症的靶点。实际上利福平、苯巴比妥和熊去氧胆酸已用于缓解胆汁郁积症状。除促进胆酸代谢外,PXR 也能抑制 CYP7A1 的表达,该酶是胆固醇代谢为胆酸的限速酶,可防止形成更多胆酸。药物代谢相关的核受体也可能参与胆固醇与氧化固醇的平衡调节。与野生型比较,胆酸和一些药物在 CAR 和 PXR 缺陷小鼠显示严重的毒性作用。药物代谢相关的核受体参与胆红素的代谢,如在 CAR 或 PXR 缺陷的小鼠血浆中胆红素显著升高。炎症引起的细胞因子水平升高可以引起肝 CYP450、CAR 和 RXR 水平降低。近年来研究显示 CAR 和 PXR 不但参与药物代谢,也参与糖和脂质代谢平衡过程,如他汀类药物引起血糖紊乱与肝 PXR 激活有关。此外,AhR 与肥胖和能力代谢紊乱有关。AhR 激活可以缓解高脂饮食引起肥胖和胰岛素抵抗等。

三、典型药物代谢诱导剂

（一）利福平

利福平为广谱的抗结核药物,在临床应用时发现利福平可显著降低与其合用的药物疗效或血药浓度。这种现象与诱导多种药物代谢酶和药物转运体表达有关。

1. **利福平诱导 CYP450 酶活性** 利福平为典型的 PXR 激动剂,通过 PXR 诱导 CYP3A4 表达。利福平也可以类似的机制诱导其他酶,如 CYP1A1、CYP2C8、CYP2C9、UGT、SULT 和羧酸酯酶等的表达。

根据清除率改变或 AUC 以及血药浓度改变程度,将药物分为 4 类。

I 类:改变程度大于 80%。这类药物大多是 CYP3A4 底物,如咪哒唑仑、环己烯巴比妥、阿普唑仑、三唑仑、司伐他汀、维拉帕米、尼非地平、尼索地平等。对于这类药物,利福平的使用往往会抵消药物疗效,使治疗失败,应禁止两者合用。

Ⅱ类:改变程度在80%~50%之间。如环孢素、他克莫司、华法林、苯妥英、地西泮、丙吡胺和沙奎那韦属于此种类型。这类药物与利福平合用,也会降低治疗效果,原则上不宜合用。如必须合用,应考虑增加药物的剂量。

Ⅲ类:改变程度在50%~30%之间。这类药物与利福平合用后,有可能会降低疗效,注意调整剂量。如口服避孕药、地高辛、拉莫三嗪、丙戊酸钠和普罗帕酮属于这种类型。合用利福平时,由于代谢诱导作用,应考虑增加剂量。

需要注意的是对于Ⅱ类和Ⅲ类药物,在停用利福平后,应注意降低剂量。

Ⅳ类:改变程度小于30%,可能不会改变药物的治疗效果。如吗啡、对乙酰氨基酚和西咪替丁等属于这种类型。

2. 利福平诱导药物转运体表达　利福平除了诱导CYP450酶等药物代谢酶外,也诱导一些药物转运体的表达,如P-gp、MRP和OTAP1B1等表达。由于P-gp底物往往也是CYP3A4的底物,因此,利福平对药物处置的影响往往是诱导CYP3A4和P-gp表达的综合结果。

3. 诱导的时间依赖性和停药后的可恢复性　有研究分析利福平对维拉帕米血药浓度的影响。即受试者每天口服120mg维拉帕米,4天后血药浓度达稳态,第5~16天同时服用600mg利福平,分析在服用利福平过程中和停用利福平后血浆中 S- 维拉帕米和 R- 维拉帕米的谷浓度(图16-11A)以及第4天、第16天和第24天的AUC(图16-11B)。

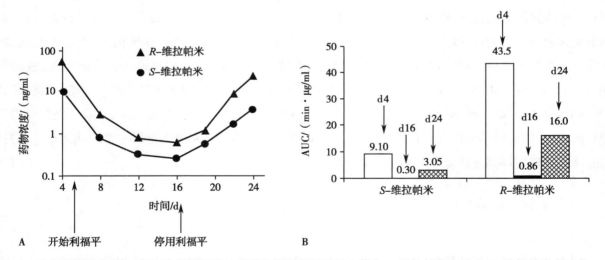

A. 给药利福平前(第4天),给药利福平过程中和停用利福平后血浆中 S- 维拉帕米(●)和 R- 维拉帕米(▲)的平均谷浓度。给药方案:维拉帕米每天2次120mg消旋体,连续24天;第5~16天同服利福平,剂量600mg/d。B. 第4、16和24天的AUC。引自文献(Fromm,et al. Hepatology,1996,24:796-801.)。

图16-11　服用利福平过程中和停用利福平后血浆中 S- 维拉帕米和 R- 维拉帕米的谷浓度及AUC

图16-11显示随利福平使用,血浆中 R- 维拉帕米和 S- 维拉帕米谷浓度逐渐下降。维拉帕米的代谢主要是CYP3A介导的,维拉帕米血药浓度降低,反映肠和肝CYP3A活性增加,肝和肠首过代谢加强。用 R- 维拉帕米和 S- 维拉帕米为指标估算的酶活性诱导半衰期分别为0.9天和1.0天。停用利福平后,

酶的活性逐渐降低恢复到正常水平,其恢复半衰期分别为 1.5 天和 2.1 天。由于维拉帕米也是 P-gp 的底物,因此,肠中 P-gp 表达加强也是维拉帕米浓度降低的原因之一。

利福平的诱导作用时间与底物药物有关。如用可的松为模型药物,利用尿中 6β- 羟基可的松 / 可的松比值为指标,发现在服用利福平 6 天后,诱导作用达到稳态。而用泼的松龙为指标发现,2 周诱导达到稳态,给药 5 天内,诱导效应只达到最大效应的 50%。但对尼非地平而言,单次服用 1 200mg 利福平 8 小时后,就观察到显著的诱导效应,尼非地平的清除率增加 2 倍。

停用利福平后,其代谢酶的诱导效应逐渐消失,诱导效应的消除半衰期约 2 天。以咪哒唑仑为指标研究发现,在用利福平期间,咪哒唑仑的 AUC 仅为对照的 2%,停用利福平 4 天后,咪哒唑仑 AUC 恢复到对照的 13%。用阿普唑仑为模型药物研究显示,在给利福平前、每天给予 450mg 利福平连续 6 天后以及停用 2 周后,3 个时间段服用 1mg 阿普唑仑 10 小时后的血药浓度中值浓度分别为 8.4μg/L、1.8μg/L 和 7.8μg/L,也就是说,停用 2 周后,酶的活性恢复正水平。

4. 利福平诱导存在用药途径依赖性 尽管利福平能增加静脉给药的消除,但对广泛首过代谢的药物,对口服给药的诱导作用更大。如口服利福平显著降低血浆中维拉帕米浓度,但对口服维拉帕米的诱导程度强于静脉注射,使静脉注射的 S- 维拉帕米和 R- 维拉帕米的 AUC 降低 22% 和 50%,而使口服给药 S- 维拉帕米和 R- 维拉帕米的 AUC 下降 97%~98%。类似利福平降低口服非洛地平的 AUC,而不影响静脉注射非洛地平的 AUC。利福平使静脉给药的羟考酮 AUC 降低 55%,而口服给药羟考酮的 AUC 下降 86%。口服给药,药物必须通过肠壁和肝脏两个代谢组织以及肠上皮外排转运体的外排。肠上皮细胞也表达 CYP2C8、CYP2C9 和 CYP3A4 及 UGT 等药物代谢酶,以及 P-gp 和 BCRP 等药物外排转运体。这些代谢酶和外排转运体均可被利福平诱导。此外,口服利福平后,肠上皮细胞中利福平的浓度高于肝脏,因此肠上皮中药物代谢酶和转运体的诱导程度强于肝脏。这些均可能是对于口服给药作用强的原因之一。

5. 诱导剂量 图 16-12A 显示利福平(0mg、5mg、10mg、25mg、75mg 和 600mg)对口服阿芬太尼和咪达唑仑代谢诱导作用。用 AUCR 表征诱导效应强弱。可见,对阿芬太尼和咪达唑仑而言,似乎 75mg 利福平接近达到最大诱导效应,分别达到最大诱导效应的 87% 和 77%。用达比加群(P-gp)、普伐他汀(OATP)、瑞舒伐他汀(OATP/BCRP)、咪达唑仑(CYP3A)和甲苯磺丁脲(CYP2C9)为相应转运体或代谢酶探针,测得口服利福平对这几种探针诱导效应的 ED_{50} 在 40~87mg 之间。对普萘洛尔而言,600mg 利福平基本达到最大诱导效应(图 16-12B)。

6. 诱导作用的性别和年龄差异性 利福平诱导酶的活性是否存在年龄和性别差异,可能与底物有关。以环己烯巴比妥为模型药物研究 6 名男性年轻人(平均 29 岁)和 6 名男性老人(平均 71 岁)口服 600mg 利福平,连续 14 天后,环戊巴比妥口服清除率变化。结果显示单用环戊巴比妥,S- 环戊巴比妥和 R- 环戊巴比妥的清除率在年轻人和老年人中相近,利福平显著增加环戊巴比妥口服清除率。对 R- 对映体的诱导效应大于 S- 对映体。利福平对 S- 对映体代谢的诱导效应在两人群中相当,增加约 5 倍左右,但 R- 对映体在年轻人增加程度高于老年人,分别增加约 73 倍和 18 倍。另一项以咪达唑仑为模型药物研究时发现,利福平诱导咪达唑仑代谢效应在老年人(男性平均 70 岁和女性平均 72 岁)和年轻人(男性平均 27 岁和女性平均 26 岁)间无差异,但存在性别差异。利福平在男性受试者中对咪达唑仑口服清除率的诱导效应大于女性,相反,利福平在女性中对咪达唑仑系统清除率的诱导作用强于男性。用非索

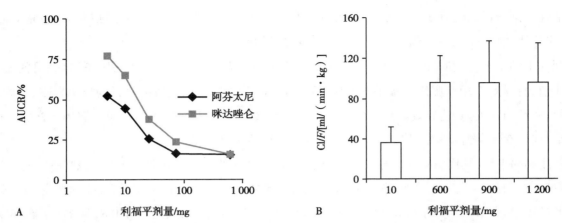

AUCR,合用利福平后阿芬太尼/咪达唑仑的 AUC 与合用利福平前的 AUC 比。

作图数据引自文献（Qian,et al. Eur J Pharm Sci,2019,134:194-204.；Herman,et al. Br J Clin Pharmacol,1983,16:565-569.）。

图 16-12　利福平对阿芬太尼/咪达唑仑（A）和普萘洛尔（B）的代谢诱导作用

非那定（fexofenadine）为模型药物研究显示年轻人（6 男,6 女）和老年人（6 男,6 女）,每天服用 600mg 利福平,连续 6 天,显著降低非索非那定的 AUC,但对其口服清除率的诱导作用无性别和年龄差异。非索非那定较少代谢,引起口服清除率增加可能诱导肠 P-gp 所致。

7. 时程依赖性　需要注意的是,利福平同时也是 OATP 抑制剂,对于他汀类等 OATP 底物药物而言,单次或短期合用利福平,因抑制肝 OATP 活性而抑制肝脏对他汀类药物的摄取,导致血药浓度增加。但长期合用则因药物代谢酶和转运体诱导,加速药物消除,导致血浆药物浓度降低。例如,单剂量口服 600mg 利福平引起阿托伐他汀的 AUC 和 C_{max} 分别增加 6.1 倍和 14 倍。相反每天口服 600mg 利福平,连续 5 天,使阿托伐他汀 AUC 和 C_{max} 显著降低到对照的 20% 和 60%（图 16-13A）。利福平对波生坦的 PK 的影响存在类似现象（图 16-13B）。

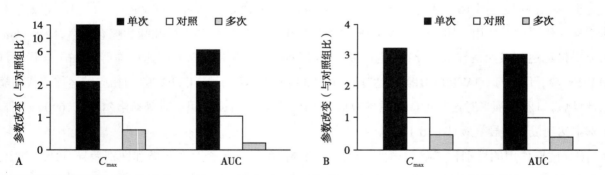

数据引自文献（Takehara,et al. Pharm Res,2018,35:138.；Yoshikado,et al. Pharm Res,2017,34:1570-1583.；Backman,et al. Clin Pharmacol Ther,2005,78:154-167.；van Giersbergen,et al. Clin Pharmacol Ther,2007,81:414-419.）。

图 16-13　单剂量口服利福平和多剂量口服利福平对阿托伐他汀（A）和波生坦（B）的血浆暴露（C_{max} 和 AUC）

（二）圣约翰草

圣约翰草（St John's wort）在欧洲和美国,为非处方草药,治疗各种疾病,如外伤或烧伤,或作为药茶治疗发热或改善中枢神经系统症状等。一些药物尤其口服药物与 St John's wort 合用可能出现药物相互作用。表 16-8 列举了几种与 St John's wort 合用可能出现相互作用的药物及其可能机制。

表 16-8　几种与 St John's wort 相互作用的药物及其可能机制

药　　物	效　　果	可能机制
HIV 蛋白酶抑制剂(茚地那韦、奈非那韦、利托那韦、沙奎那韦)	血药浓度降低,可能丧失对 HIV 病毒抑制	诱导 CYP3A4 和 P-gp
HIV 非核苷类逆转录酶抑制剂(依法韦仑、奈韦拉平)	血药浓度降低,可能丧失对 HIV 病毒抑制	诱导 CYP3A4 和 P-gp
免疫调节剂(环孢素、他克莫司)	血药浓度降低,器官排异风险增加	诱导 CYP3A4 和 P-gp
口服避孕药	血药浓度降低,非期望出血风险增加	诱导 CYP1A2 和 CYP3A4
地高辛	血药浓度降低,可能丧失对心律或心衰控制	诱导 P-gp
抗癫痫药(卡马西平、苯巴比妥、苯妥英)	血药浓度降低,癫痫发作风险增加	诱导 CYP3A4
茶碱	血药浓度降低,可能丧失对哮喘或慢性气道狭窄控制	诱导 CYP1A2
美沙酮	血药浓度降低,可能出现戒断症状	诱导 CYP3A4
阿普唑仑	血药浓度降低	诱导 CYP3A4
华法林	血药浓度降低,降低抗凝血活性,需要增加剂量	诱导 CYP2C9
维拉帕米	血药浓度降低,可能丧失对血压控制	诱导 CYP3A4 和 P-gp
咪达唑仑	口服清除率增加	诱导 CYP3A4
奥美拉唑	奥美拉唑浓度降低,代谢物奥美拉唑砜水平增加	诱导 CYP3A4
红霉素	去甲基代谢能力增加	诱导 CYP3A4
曲坦类(舒马曲坦、那拉曲坦、利扎曲坦、佐米曲普坦)	5- 羟色胺能效应和不良反应风险增加	增加脑内 5-HT
SSRI(西酞普兰、氟西汀、氟伏沙明、帕罗西汀、舍曲林)	5- 羟色胺能效应和不良反应风险增加	增加脑内 5-HT

1. **St John's wort 诱导药物代谢酶**　St John's wort 也可能是通过 PXR 机制诱导酶的表达,主要诱导的酶也是 CYP3A4,加速药物代谢,导致药物清除率增加,尤其是口服药物的清除率,对肠的诱导作用似乎强于肝脏。临床研究显示合用 St John's wort 显著降低血浆中环孢素、辛伐他汀、他克莫司、印地那韦、阿米替林、羟考酮、奈韦拉平、阿普唑仑、咪达唑仑等 CYP3A4 底物药物浓度。环孢素是器官移植抗排异反应的主要药物,是 CYP3A4 和 P-gp 的底物。有合用 St John's wort 后,因药物代谢酶诱导,导致血浆中环孢素浓度显著降低,出现器官移植免疫排斥反应的临床案例报道。有些患者停用 St John's wort 后,环孢素的浓度恢复,而另一些患者需要用其他免疫抑制剂。其他如 St John's wort 与口服避孕药物合用后,少数妇女出现意外怀孕或不期望的突然出血。美沙酮与 St John's wort 合用,因药酶诱导,血药浓度降低,导致戒断症状出现。

类似利福平,除了诱导 CYP3A4 外,St John's wort 也诱导其他 CYP450 酶如 CYP2C9、CYP1A2 和 CYP2C19 等酶活性。St John's wort 通过诱导 CYP2C19 和 CYP3A4 显著降低奥美拉唑浓度。香豆素类口服抗凝血药华法林的活性对映体在体内的代谢主要是 CYP2C9 催化的。St John's wort 也可降低华法林或苯并香豆素浓度,导致其抗凝血作用下降。茶碱的代谢是 CYP1A2 介导的,用 St John's wort 后,导致茶碱维持剂量增加。

2. 诱导 P-gp 的表达 除诱导 CYP3A4 等 CYP450 酶外,St John's wort 也诱导肠 P-gp。如受试者口服 St John's wort 不但诱导外周淋巴细胞 P-gp 的表达,也显著增加肠 P-gp 和 CYP3A 表达,增加地高辛和非索非那定的口服清除率。这也可能是阿米替林和环孢素等药物口服生物利用度降低,导致治疗失败风险增加重要原因之一。

四、药物代谢诱导的临床意义

除了利福平和 St John's wort 等外,还存在其他的诱导剂如苯巴比妥、卡马西平和地塞米松等。通常药物诱导剂对药物代谢影响程度取决于底物性质和给药途径,大多数情况下,诱导剂使药物浓度降低,导致药效学下降。在某些情况下,如代谢物有活性或前药,可能增加药物活性。然而,由于代谢物进一步代谢或原型药物经其他途径的代谢加强,因此总的结果是药效仍然下降。如利福平增加可的因形成吗啡,但吗啡和可的因的浓度均显著下降,使可的因无效。

第四节 体内药物代谢的相互抑制的预测

药物相互作用的预测愈来愈受到制药企业重视。一些药物如米贝地尔、特非那定、阿司咪唑、西沙必利和西立伐他汀等因药物相互作用引起安全性问题,现已撤市。因此药物相互作用的风险评估已经成为药物发现和研发的关键问题之一。对于新的化学实体,通常先用特异性探针药物在体外评价其对药物代谢酶的影响,然后拓展到其他类似代谢途径的药物。一些数学模型成功地预测体内药物相互作用。本节主要介绍几种模型。

一、竞争性抑制的静态模型

1. 基础理论 如药物仅在肝脏中代谢,且抑制剂属于竞争性的,则在抑制剂存在情况下,药物内在清除率(Cl'_{int})变化为:

$$Cl'_{int} = Cl_{int} / (1 + I_{u,h} / K_i) \qquad \text{式(16-8)}$$

式中,Cl_{int} 为在无抑制剂时药物内在清除率,$I_{u,h}$ 为肝脏中抑制剂游离浓度,常用肝药物浓度(I_h)乘以其血浆中药物游离分数 f_u,即:$I_{u,h} = f_u \times I_h$。K_i 为抑制常数。在实际工作中,I_h 常用坪浓度(I_{sys})、稳态峰浓度(I_{max})或进入肝脏药物浓度(I_{inlet})表示,即:

$$I_{sys} = \frac{F \times D}{\tau \times Cl} \qquad \text{式(16-9)}$$

$$I_{max} = \frac{I_{sys} \times k\tau}{1 - e^{-k\tau}} \qquad \text{式(16-10)}$$

$$I_{inlet} = I_{sys} + \frac{k_a \times f_{abs} \times F_g \times D}{Q_h} \qquad \text{式(16-11)}$$

或

$$I_{\mathrm{in,max}} = C_{\max} + \frac{f_{\mathrm{abs}} \times k_{\mathrm{a}} \times F_{\mathrm{g}} \times D}{Q_{\mathrm{h}}}$$　　　　式(16-12)

式中，F 为抑制剂的口服生物利用度，τ 为抑制剂的给药间隔，Cl 为抑制剂的系统清除率，k 和 k_{a} 分别为抑制剂的消除速率常数和口服吸收速率常数（在无信息情况下，可假定 k_{a}=0.1/min）。f_{abs} 和 F_{g} 分别为肠吸收分数和肠利用度。Q_{h} 为肝血流速率［假定 Q_{h}=97L/(h·70kg)］，D 为抑制剂的剂量。$C_{\max}$ 为血浆中抑制剂的峰浓度。

药物相互作用程度常用在有/无抑制剂存在下相应药物 AUC 比（AUCR）表示，即：

$$\mathrm{AUCR} = \frac{\mathrm{AUC_i}}{\mathrm{AUC}} = 1 + I_{\mathrm{u,h}} / K_{\mathrm{i}}$$　　　　式(16-13)

式中，$\mathrm{AUC_i}$ 和 AUC 分别为有和无抑制剂存在下相应药物的 AUC。

对于口服给药，因此，应考虑肠壁上的药物代谢相互作用的贡献。此外，抑制剂有可能同时影响多个代谢途径或存在多个抑制剂（如原型药物和代谢产物）。这样可以用式(16-14)综合表征抑制剂的贡献。

$$\mathrm{AUCR} = \left(\frac{1}{\dfrac{1-F_{\mathrm{g}}}{1+\sum I_{\mathrm{g}}/K_{\mathrm{i}}} + F_{\mathrm{g}}} \right) \times \left(\frac{1}{\dfrac{\sum f_{\mathrm{m}} \times f_{\mathrm{m,j}}}{1+\sum f_{\mathrm{u}} I_{\mathrm{h}}/K_{\mathrm{i}}} + (1-\sum f_{\mathrm{m}} \times f_{\mathrm{m,j}})} \right)$$　　　　式(16-14)

式中，f_{m} 为肝代谢清除率占总清除率分数，$f_{\mathrm{m,j}}$ 为抑制的药物代谢途径占总代谢分数。I_{g} 为肠壁中抑制剂浓度，可用式(16-15)估算。

$$I_{\mathrm{g}} = f_{\mathrm{abs}} \times k_{\mathrm{a}} \times D / Q_{\mathrm{en}}$$　　　　式(16-15)

式中，Q_{en} 肠壁血流速率，通常取 Q_{en}=18L/(h·70kg)。

2. 药物相关作用预测案例

案例 1. 甲苯磺丁脲与磺胺苯吡唑相互作用。80% 甲苯磺丁脲在体内主要是羟化代谢，代谢酶为 CYP2C9。磺胺苯吡唑为 CYP2C9 特异性抑制剂。体外肝微粒体实验测得磺胺苯吡唑的 K_{i} 为 0.16μmol/L。临床报道口服 500mg 磺胺苯吡唑后，其 $C_{\max}$ 约为 70μmol/L，f_{u}=0.01，k_{a}=0.031/min，F_{g}=0.85。利用式(16-12)，算得 I_{h} 为 1.04μmol/L。如果 80% 甲苯磺丁脲以羟化方式消除，即取 f_{m}=0.8，利用式(16-13)算得 AUCR 约 4.48。临床报道合用磺胺苯吡唑后，甲苯磺丁脲的 AUC 增加 5 倍。

案例 2. 酮康唑与咪达唑仑相互作用。咪达唑仑口服几乎完全吸收，在体内主要代谢成 1-羟基咪达唑仑，占总代谢的 95%，该反应主要是 CYP3A 介导的。酮康唑为强效的 CYP3A 抑制剂，抑制 1-羟基咪达唑仑形成的 K_{i} 为 0.038μmol/L。临床报道口服酮康唑 200mg×2/d 的 $C_{\max}$=6.6μmol/L。取 k_{a}=0.018/min，F_{g}=0.59，用式(16-12)算得 I_{h}=9.1μmol/L。取 I_{h}=9.1μmol/L，f_{u}=0.03，$f_{\mathrm{u}} \times I_{\mathrm{h}}$=0.27μmol/L。

对于静脉注射给药咪达唑仑，假定 f_{m}=0.95。利用式(16-13)算得 AUCR=6.0，与在体静脉给药后观察的 AUC 倍数 5~6 相吻合。

对于口服给药。需要考虑肠 CYP3A4 抑制的贡献。利用式(16-15)算得 I_{g}=11.1μmol/L。假定咪达唑仑的肠利用度（F_{g}）为 42%，假定酮康唑对肝和肠的酶抑制特性一致，利用式(16-14)算得 AUCR 约为 14.2，接近临床观测 AUCR 值 15~16。

案例 3. 酮康唑与特非那定相互作用。特非那定口服几乎完全吸收，在体内主要羟化代谢和 *N*-去烷基化代谢,主要也是 CYP3A4 介导的。尿中代谢物 13% 为羟化产物和 45% 为 N- 去烷基化代谢物。酮康唑均能抑制上述两种代谢物形成,测得其 K_i 分别为 0.24μmol/L 和 0.024μmol/L。参照案例 2,估算口服酮康唑 200mg × 2/d 的后 $f_u × I_h$=0.27μmol/L 和 I_g=11.1μmol/L。假定羟化和 N- 去烷基化代谢分数分别占总清除率的 13% 和 45%。特非那定的肠利用度(F_g)设定为 11%。算得特非那定与酮康唑合用后的 AUCR 为 19.6,接近观测值 13。如仅考虑肝脏,估算 AUCR 仅为 2.2。

由案例 2 和案例 3 可见,对于口服给药,口服酮康唑对肠上皮 CYP3A 的抑制作用大于肝脏。

二、机制性抑制的静态模型

1. 理论基础　机制性抑制剂(I)与酶(E)的结合的模式如图 16-1 所示。抑制剂与酶结合形成酶 - 抑制剂复合物(EI)后有两种去路。去路 1:抑制剂本身被代谢,其中间代谢物 - 酶复合物是可逆性的,中间代谢物 - 酶复合物解离,释放代谢酶,恢复酶代谢活性,解离常数为 K_I。去路 2:抑制剂本身被代谢,中间代谢物与酶形成不可逆的酶复合物,使酶永久失活,酶失活速率常数为 k_{inact}。

在抑制剂存在下酶失活速率方程为:

$$dE/dt = -k_{inact} × \frac{I × E}{I + K_I} \qquad 式(16-16)$$

式中,E 为酶浓度或活性,I 为抑制剂的游离浓度,k_{inact} 为抑制剂引起的酶失活最大速率常数,K_I 为酶与抑制剂复合物表观解离常数。

由式(16-16)得到酶活性方程:

$$E = E_0 × \exp\left(\frac{-t × I × k_{inact}}{I + K_I}\right) \qquad 式(16-17)$$

式中,E_0 为初始酶浓度,即无抑制剂存在下的酶活性。

定义抑制剂引起酶表观失活速率常数(apparent inactivation rate constant, k_{obs})为:

$$k_{obs} = \frac{I × k_{inact}}{I + K_I} \qquad 式(16-18)$$

在无抑制剂时,体内酶维持在稳态水平,酶量(E)与合成速率常数(k_{sys})/ 自然降解速率常数(k_{deg})比有关,即:

$$E ∝ \frac{k_{sys}}{k_{deg}} \qquad 式(16-19)$$

有抑制剂存在时,假定合成与自然降解速率不变,则酶量(E)减少速率等于自然降解速率(k_{deg})+ 失活速率(k_{obs}),即:

$$E' ∝ \frac{k_{sys}}{k_{deg} + k_{obs}} \qquad 式(16-20)$$

式(16-19)与式(16-20)的比值,得到抑制剂引起酶活性比值为:

$$\frac{E'}{E} = \frac{k_{deg}}{k_{deg} + \dfrac{I_u × k_{inact}}{I_u + K_I}} \qquad 式(16-21)$$

通常药物的清除率（Cl）与酶活性成正比，而 AUC 与酶活性成反比，即 AUCR：

$$AUCR = 1 + \frac{\dfrac{I_u \times k_{inact}}{I_u + K_I}}{k_{deg}} \qquad 式（16-22）$$

一般来说，多数药物属于口服给药，肠壁上药物代谢相互作用的贡献不可忽视。可以用式（16-23）综合表征抑制剂的贡献。

$$AUCR = \left(\frac{1}{\left(\dfrac{k_{deg,g}}{k_{deg,g} + \sum I_{u,g} \times k_{inact} / (K_I + I_{u,g})} \right) \times (1 - F_g) + F_g} \right) \times \left(\frac{1}{\dfrac{k_{deg,h} \times \sum f_m \times f_{m,j}}{k_{deg,h} + \sum I_{u,h} \times k_{inact} / (K_I + I_{u,h})} \times (1 - \sum f_m \times f_{m,j})} \right)$$

$$式（16-23）$$

静态模型法的关键是要获得参数 K_I、k_{inact} 和 k_{deg}。k_{deg} 可以引用文献资料，而 K_I 和 k_{inact} 需用体外实验方法求得。

2. K_I 和 k_{inact} 测定方法　通常用肝微粒体或重组酶进行实验，求得 K_I 和 k_{inact} 值，即肝微粒体或重组酶与不同浓度的抑制剂在 NADPH 存在下，温孵不同时间，再用 FDA 推荐的探针底物测定酶的活性（表 16-9）。利用预温孵时间与酶的活性的对数作图，由斜率，求算相应抑制剂浓度存在下的 k_{obs}。再用求算的 k_{obs} 与抑制剂浓度 I 按式（16-24）作图，求得相应的参数（K_I 和 k_{inact}）。

$$\frac{1}{k_{obs}} = \frac{1}{k_{inact}} + \frac{K_I}{k_{inact}} \times \frac{1}{I} \qquad 式（16-24）$$

表 16-9　FDA 推荐的 CYP450 探针底物及其特征反应

CYP450	底物	底物反应类型	K_m/(μmol/L)
1A2	非那西丁	O- 去乙基化反应	1.7~152
	乙氧基吩噁嗪酮	O- 去乙基化反应	0.18~0.21
2A6	香豆素	7- 羟化反应	0.30~2.3
	尼可丁	C- 氧化反应	13~162
2B6	依法韦仑	羟化反应	17~23
	安非他酮	羟化反应	67~168
2C9	双氯芬酸	4′- 羟化反应	4.4[a], 3.2[b]
	S- 华法林	7- 羟化反应	1.5~4.5
2C8	紫杉醇	6α- 羟化反应	5.4~19
	阿莫地喹	N- 去甲基反应	2.4
2D6	丁呋洛尔	1′- 羟化反应	9~15
	右美沙芬	O- 去甲基化反应	0.44~8.5
2E1	氯唑沙宗	6- 羟化反应	39~157
2C19	S- 美芬妥因	4′- 羟化反应	25~288[a], 9~630[b]
3A	咪哒唑仑	1′- 羟化反应	1~14
	睾酮	6β- 羟化反应	52~94

注：引自（http://www.fda.gov/Drugs/DevelopmentApprovalProcess/DevelopmentResources/DrugInteractionsLabeling/ucm080499.htm；http://www.fda.gov/cder/biologics/qa.htm.）。

a：中国人，b：高加索人；引自文献（Yang, et al. Br J Clin Pharmacol, 2012, 73: 268-284.）。

3. 药物相互作用预测案例

案例 1. 安妥沙星与茶碱相互作用。茶碱在体内代谢主要是 CYP1A2 介导的。其主要代谢物是 1,3-二乙基尿酸(1,3-DMU)、3-甲基黄嘌呤(3-MX)和 1-甲基黄嘌呤(1-MX)。约 86% 茶碱以代谢物形式消除。临床研究显示多剂量安妥沙星与茶碱合用显著增加茶碱的血药浓度,而单剂量未观察到这种增加,因此,安妥沙星对茶碱的代谢呈现机制性抑制特性。用人肝微粒体研究安妥沙星对茶碱代谢的机制性抑制作用。人肝微粒体(1mg/ml)ANDPH 再生系统与不同浓度的安妥沙星(0μmol/L、240μmol/L、480μmol/L、960μmol/L 和 1 920μmol/L)预温孵不同时间(0 分钟、20 分钟、30 分钟、40 分钟和 60 分钟),加茶碱(5mmol/L),继续温孵反应 30 分钟终止反应,测定三种代谢物的量。以预温孵时间 0 为对照(100%),计算不同温孵时间后相对酶活性。利用相对酶活性对数对预温孵时间作图,求得不同浓度安妥沙星的 k_{obs}。利用式(16-24),即用 k_{obs} 的倒数对安妥沙星浓度 I 的倒数作图,求得 k_{inact} 和 K_I(图 16-14 和表 16-10)。同时测定了安妥沙星对茶碱代谢的可逆性抑制参数(K_i)(表 16-10)。

安妥沙星对茶碱代谢可逆性抑制常数 K_i 大于 1 000μmol/L 以上,说明提示安妥沙星增加茶碱暴露主要来自其机制性抑制作用。测得受试者口服剂量为 200mg/d 安妥沙星后,稳态血浆药物的峰浓度(C_{max})为 5.73μmol/L,血浆游离分数 f_u=0.825。k_a=0.019/min,F=100%,估算的 I_h=11.98。尿中 1,3-DMU、3-MX 和 1-MX

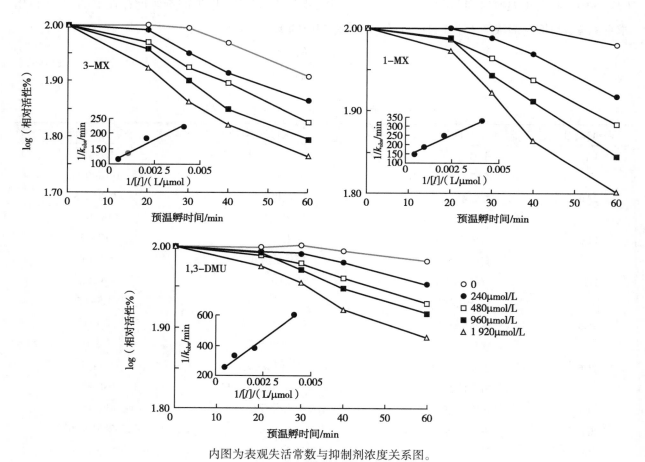

内图为表观失活常数与抑制剂浓度关系图。

引自文献(Liu,et al. Acta Pharmacol Sin,2011,32:1285-1293.)。

图 16-14　对人肝微粒体中安妥沙星对茶碱代谢物 1,3-二乙基尿酸(1,3-DMU)、
3-甲基黄嘌呤(3-MX)和 1-甲基黄嘌呤(1-MX)形成的影响

表 16-10　在人肝微粒体中安妥沙星对茶碱代谢可逆性和机制性抑制作用

代谢产物	$K_i/$ $(\mu mol/L)$	$K_I/$ $(\mu mol/L)$	k_{inact}/min^{-1}	$k_{inact}/K_I\,(\times 10^{-5})/$ $[\,L/(\mu mol \cdot min)\,]$
3-MX	$1\,209.2 \pm 66.3$	265.88	0.009 7	3.65
1-MX	$1\,033.2 \pm 78.9$	353.3	0.007 3	3.06
1,3-DMU	$1\,519.4 \pm 56.6$	430.21	0.004 7	1.09

注:引自文献(Liu,et al. Acta Pharmacol Sin,2011,32:1285-1293.)。

的排泄占总代谢物分数分别为 32%、36% 和 32%。茶碱的代谢分数 $f_m=0.86$。取 $k_{deg}=0.000\,5/min$,利用峰浓度(5.73μmol/L)和式(16-23)算得茶碱与安妥沙星合用后 AUCR 分别为 1.52,与实测值 1.3 相近。

　　案例 2. 维拉帕米与咪达唑仑相互作用。临床上使用的维拉帕米消旋体含有 R- 维拉帕米和 S- 维拉帕米。在体内被代谢成相应的去甲代谢产物 R- 去甲维拉帕米和 S- 去甲维拉帕米。R- 维拉帕米、S-维拉帕米及其代谢物 R- 去甲维拉帕米和 S- 去甲维拉帕米均为机制性 CYP3A4 抑制剂。因此,维拉帕米增加咪达唑仑等 CYP3A4 血浆药物浓度暴露应该是这四种成分对 CYP3A4 抑制的共同效应,即:

$$\mathrm{AUCR} = \left(\frac{1}{(A_{g,com} \times (1-F_g)+F_g)} \right) \times \left(\frac{1}{(A_{h,com} \times f_m + (1-F_m))} \right) \qquad 式(16\text{-}25)$$

式中,

$$A_{h\,or\,g,com} = \frac{k_{deg,h\,or\,g}}{k_{deg,h\,or\,g} + \sum \dfrac{I_{u,h\,or\,g} \times k_{inact,j}}{K_{I,j} + I_{u,h\,or\,g}}} \qquad 式(16\text{-}26)$$

　　用人肝微粒体测定维拉帕米及其代谢对咪达唑仑 1- 羟化代谢的影响。研究维拉帕米时,微粒体蛋白浓度定为 0.1mg/ml,研究去甲维拉帕米时微粒体蛋白浓度定为 0.5mg/ml。不同浓度的维拉帕米及其代谢物在肝微粒体和 NADPH 再生体系预温孵不同时间后,取一定量的温孵液到另一试管中,按预温孵的含新鲜 NADPH 再生体系的 1∶12.5(维拉帕米)或 1∶20(去甲维拉帕米)进行稀释。加咪达唑仑开始反应,反应 3 分钟,终止反应,测定 1- 羟基咪达唑仑生成量。参照案例 1 方法,估算 S- 维拉帕米、R- 维拉帕米、S- 去甲维拉帕米和 R- 维拉帕米的 K_I 分别为 4.94μmol/L、32.5μmol/L、4.92μmol/L 和 10.7μmol/L。其 k_{inact} 为 0.034/min、0.038/min、0.080/min 和 0.048/min。

　　临床 PK 研究显示单剂量口服 240mg 后,测定的血浆中 S- 维拉帕米、R- 维拉帕米、S- 去甲维拉帕米和 R- 去甲维拉帕米的峰浓度分别为 126.8nmol/L、550.7nmol/L、132.2nmol/L 和 381.82nmol/L,AUC 分别为 0.58μmol·h/L、2.84μmol·h/L、1.48μmol·h/L 和 4.11μmol·h/L。R- 维拉帕米和 S- 维拉帕米的肠利用度分别为 0.6 和 0.45,$k_a=0.032/min$。假定在这个剂量范围内是线性的,估算按每天 3 次,每次 80mg 多剂量给药达稳态后,S- 维拉帕米、R- 维拉帕米、S- 去甲维拉帕米和 R- 去甲维拉帕米的峰浓度分别为 24.40nmol/L、118.39nmol/L、61.55nmol/L 和 171.31nmol/L。用估算的坪浓度预测维拉帕米及其代谢物对肝咪达唑仑代谢的抑制作用。假定肠中 R- 去甲维拉帕米和 S- 去甲维拉帕米浓度等于血浆中药物坪浓度,口服 80mg 维拉帕米后,用式(16-16)估算肠中 R- 维拉帕米和 S- 维拉帕米浓度的 $I_g=9.40μmol/L$。血浆中 S- 维拉帕米、R- 维拉帕米、S- 去甲维拉帕米和 R- 去甲维拉帕米的游离分数分别为 0.094、0.051、0.94 和 0.051。用式(16-25)和式(16-26)估算的与维拉帕米合用后咪达唑仑的 AUCR 为 2.6,与临床观察的 2.9 相吻合。

三、药酶诱导的静态模型

1. 理论基础 在药物代谢酶诱导剂存在下,酶(E)活性可用式(16-27)表示。

$$E = E_0 \times \left(1 + \frac{d \times E_{\max} \times I_{u,h}}{EC_{50} + I_{u,h}}\right) \qquad 式(16-27)$$

式中,$E_{\max}$和EC_{50}分别为最大诱导效应和达到最大效应的50%时诱导剂的浓度。I_h为诱导剂的游离浓度,d为从体外到体内比放的经验校正系数。通常假定$d=1$。

在诱导剂存在下,底物药物AUC变化AUCR为:

$$AUCR = \frac{1}{1 + \dfrac{d \times E_{\max} \times I_{u,h}}{EC_{50} + I_{u,h}}} \qquad 式(16-28)$$

由于肝脏中药物代谢可能被其他酶介导或存在其他消除途径,此时,式(16-28)可改写为:

$$AUCR = \frac{1}{\left(1 + \dfrac{d \times E_{\max} \times I_{u,h}}{EC_{50} + I_{u,h}}\right) \times f_m + (1 - f_m)} \qquad 式(16-29)$$

对于口服给药而言,肠壁中药物代谢酶也可能被诱导。式(16-29)可以拓展到式(16-30),即:

$$AUCR = \left(\frac{1}{\left(1 + \dfrac{d \times E_{\max} \times I_{u,h}}{EC_{50} + I_{u,h}}\right) \times f_m + (1 - f_m)}\right) \times \left(\frac{1}{\left(1 + \dfrac{d \times E_{\max} \times I_{u,g}}{EC_{50} + I_{u,g}}\right) \times (1 - F_g) + F_g}\right) \qquad 式(16-30)$$

2. EC_{50}和$E_{\max}$参数估算 药物代谢诱导试验通常采用冻人肝细胞培养与不同浓度的待测药物共培养3天后,用相应的探针测定酶活性或测定蛋白表达或mRNA水平作为诱导效应指标,与(溶媒)阴性对照,计算诱导倍数R。常用利福平作为CYP3A的阳性对照,奥美拉唑作为CYP1A2的阳性对照,苯巴比妥为CYP2B6阳性对照。用M-M方程进行曲线拟合,求算EC_{50}和$E_{\max}$,即:

$$E = \frac{E_{\max} \times I}{EC_{50} + I} \qquad 式(16-31)$$

式中,E和I分别为诱导倍数(与溶媒比较)和诱导剂浓度。

3. 案例

案例 利福平与咪哒唑仑、辛伐他汀、尼非地平和三唑仑的相互作用。假定咪哒唑仑、辛伐他汀、尼非地平和三唑仑的肠利用度0.43、0.34、0.25和0.22。药物在体内90%药物被CYP3A代谢。利福平诱导CYP3A作用:$EC_{50}=0.6\mu mol/L$,$E_{\max}=9.95$。临床报道结核患者每天口服600mg,6周后,$C_{\max}=6.44\mu mol/L$。假定利福平的$k_a=0.03/min$,$Q_{en}=300ml/min$,药物肠吸收分数$f_{abs}=1$,肠利用度$F_g=1$,代入式(16-11)求得$I_g=72.9\mu mol/L$。如取$I_h=19.97\mu mol/L$,$f_u=0.25$,$d=1.0$和$I_g=72.9\mu mol/L$,代入式(16-29),求得利福平与咪哒唑仑、辛伐他汀、尼非地平或三唑仑合用后,其AUCR分别为0.015、0.013、0.012和0.016,与观察值0.06、0.09、0.081和0.05接近。

四、混合效应的静态模型

1. 基本理论 一些药物如三乙酰竹桃霉素、沙奎那韦和氟西汀等药物往往同时伴有可逆性抑制、机制性抑制或诱导作用。在此情况下，需要同时考察这些因素的综合作用。通常用式(16-32)综合表述药物代谢酶的可逆性抑制、机制性抑制和药物代谢酶的诱导作用。

$$AUCR = \left(\frac{1}{A \times B \times C \times f_m + (1 - f_m)}\right) \times \left(\frac{1}{X \times Y \times Z \times (1 - F_G) + F_G}\right) \qquad \text{式(16-32)}$$

式中，

$$A = \frac{k_{deg,h}}{k_{deg,h} + \sum \dfrac{I_{u,h} \times k_{inact}}{I_{u,h} + K_I}} \qquad \text{式(16-33)}$$

$$B = 1 + \frac{d \times E_{max} \times I_{u,h}}{I_{u,h} + EC_{50}} \qquad \text{式(16-34)}$$

$$C = \frac{1}{1 + \sum \dfrac{I_{u,h}}{K_i}} \qquad \text{式(16-35)}$$

$$X = \frac{k_{deg,g}}{k_{deg,g} + \sum \dfrac{I_{u,g} \times k_{inact}}{I_{u,g} + K_I}} \qquad \text{式(16-36)}$$

$$Y = 1 + \frac{d \times E_{max} \times I_{u,g}}{I_{u,g} + EC_{50}} \qquad \text{式(16-37)}$$

$$Z = \frac{1}{1 + \sum \dfrac{I_{u,g}}{K_i}} \qquad \text{式(16-38)}$$

2. 案例

案例1. 红霉素与咪达唑仑相互作用。红霉素对CYP3A4活性抑制作用涉及可逆性抑制和机制性抑制，其可逆转性抑制K_i和机制性抑制K_I分别为9μmol/L和13.5μmol/L，$k_{inact}=0.07$/min。口服红霉素500mg后，$I_{sys}=0.950$μmol/L，$f_u=0.16$。假定$F_{abs}=1$，$k_a=0.03$/min，算得$I_g=68.1$μmol/L。假定肝和肠的$k_{deg}=0.000\,5$/min，算得红霉素与咪达唑仑引起的AUC变化AUCR为4.1，与观察值4.32相近。

案例2. 米贝拉地尔与咪达唑仑相互作用。米贝拉地尔对CYP3A4活性的影响涉及可逆性抑制、机制性抑制，同时对酶活性存在一定的诱导作用。相应参数：米贝拉地尔可逆性抑制的$K_i=0.1$μmol/L，机制性抑制的$K_I=2.3$μmol/L，$k_{inact}=0.40$/min，诱导效应$EC_{50}=4.1$μmol/L和$E_{max}=6.5$。假定肝和肠的$k_{deg}=0.000\,5$/min。口服100mg米贝拉地尔$I_{sys}=1.24$μmol/L，$f_u=0.005$，$I_g=58.62$μmol/L。算得米贝拉地尔与咪达唑仑引起的AUC变化AUCR为合用引起的AUCR值为7.0，与观察值8.9接近。

五、药物转运体和代谢酶联盟的静态模型

1. 药物转运和代谢联盟　药物代谢酶主要表达在肝细胞内，药物摄取进入肝细胞是肝药物代谢的关键环节。此外，在细胞膜中也存在药物外排转运体，介导药物或代谢物外排。且药物摄取转运体、代谢酶和外排转运体的底物存在较大重叠。因此药物在肝细胞中处置是药物摄取转运体、代谢酶和外排转运体协同作用的结果，定义为药物转运-代谢联盟（interplay of drug transport and metabolism）。例如，在肝脏中，阿伐他汀被摄取转运体OATP摄取进入肝细胞，在肝细胞内被CYP3A4和UGT1A1介导代谢，

原药及其代谢物被外排转运体 MRP2、P-gp 和 BCRP 的底物外排至胆汁或被其他转运体转运至血液循环。药物相互作用可以发生在转运体或代谢酶。需要注意的是,多数转运体和代谢酶抑制剂也存在较大的重叠性。如环孢素既是 OATP 抑制剂,也是 CYP3A4、BCRP 和 P-gp 抑制剂。因此,阿伐他汀与环孢素合用,增加阿伐他汀血药浓度应该是环孢素抑制阿伐他汀的肝摄取、肝代谢和胆汁外排的共同效果。

2. **理论基础**　假定药物主要在肝脏消除。药物在肝脏的处置涉及转运体介导的摄取、被动转运、药物代谢、胆汁排泄以及药物从肝脏外排至血液等过程(图 16-15)。药物在肝细胞中综合清除率($Cl_{int,all}$)应该是这些过程的整合效应,见式(16-39)。

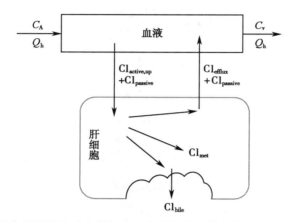

药物从血液经窦侧膜摄取进入肝细胞。在肝细胞中药物被代谢,经胆汁排泄或返回到血液循环中。符号:$Cl_{active,up}$,载体介导的摄取清除率;$Cl_{passive}$,被动扩散清除率;Cl_{efflux},外排清除率;Cl_{met},代谢清除率;Cl_{bile},胆汁排泄清除率;Q_h,肝血流速率;C_A 和 C_V,肝动脉血和静脉血中药物浓度。

图 16-15　药物在肝消除模型

$$Cl_{int,all} = (Cl_{active,up} + Cl_{passive}) \times \frac{Cl_{bile} + Cl_{met}}{Cl_{bile} + Cl_{met} + Cl_{efflux} + Cl_{passive}} \qquad 式(16\text{-}39)$$

式中,$Cl_{int,all}$ 为药物在肝细胞中综合清除率。$Cl_{active,up}$、$Cl_{passive}$、Cl_{efflux}、Cl_{met} 和 Cl_{bile} 分别为载体介导的摄取清除率、被动扩散清除率、外排清除率、代谢清除率和胆汁排泄清除率。

如果 $Cl_{bile} + Cl_{met}$ 大于 $Cl_{efflux} + Cl_{passive}$,这种情况下,$Cl_{int,all} \approx Cl_{active} + Cl_{passive}$,药物的肝清除率主要受摄取转运体介导的肝摄取控制。如他汀类药物,尽管这些药物在肝脏可能被广泛代谢,但体外微粒体代谢往往难以预测肝清除率,但用肝摄取清除率可以准确预测肝清除率。相反,药物不是肝药物转运体的底物,且容易透过肝窦膜,即:$Cl_{up} = Cl_{efflux}$ 和 $Cl_{efflux} + Cl_{passive} \gg Cl_{met} + Cl_{bile}$。此时,$Cl_{int,all} \approx Cl_{met} + Cl_{bile}$。如药物在肝脏消除以代谢为主,胆汁排泄忽略不计,则肝内在清除率可传统的肝微粒体结果进行预测。

一般情况下,药物肝清除率是这些过程的整合结果。如不考虑药物从细胞外排至血液,假定药物主要被 CYP450 代谢,上式可简化为:

$$Cl_{int,all} = (Cl_{active,up} + Cl_{passive}) \times \frac{Cl_{bile} + \sum Cl_{met,CYP450}}{Cl_{bile} + \sum Cl_{met,CYP450} + Cl_{passive}} \qquad 式(16\text{-}40)$$

式中,$\sum Cl_{met,CYP450}$ 为 CYP450 酶介导的总代谢清除率。$Cl_{met,met}$ 为内在代谢清除率。通常这些参数在体外细胞或微粒体中获得,在进行在体预测时,需要进行比放。假定人的比放系数:116×10^6 个肝细胞 /g

肝,39.8mg 微粒体蛋白 /g 肝,24.5g 肝 /kg 体重。

在有抑制剂或诱导剂存在下,肝内在清除率（$Cl'_{int,all}$）为：

$$Cl'_{int,all} = \left(\sum \frac{Cl_{active,up}}{R_{OATP}} + Cl_{passive} \right) \times \frac{\dfrac{Cl_{bile}}{R_{efflux}} + \sum A \times B \times C \times Cl_{CYP450}}{Cl_{passive} + \dfrac{Cl_{bile}}{R_{efflux}} + \sum A \times B \times C \times Cl_{CYP450}} \qquad 式（16-41）$$

式中,R_{OATP} 和 R_{efflux} 反映其他药物引起摄取转运体 OATP 介导的摄取转运和 ABC 外排转运体介导的胆汁排泄的改变。

$$R_{OATP,i} = 1 + \sum I_{u,h} / K_{i,OATP} \qquad 式（16-42）$$

$$R_{efflux} = 1 + \sum I_{u,h} / K_{i,efflux,i} \qquad 式（16-43）$$

如考虑肾清除,则：

$$AUCR = \frac{(Cl_h + Cl_r)}{(Cl'_h + Cl'_r)} \qquad 式（16-44）$$

如肾小管中吸收忽略不计,则清除率 Cl_r 为：

$$Cl_r = f_{u,b} \times GFR + Cl_{r,sec} \qquad 式（16-45）$$

式中,GFR 为肾小球滤过率,通常假定 1.78ml/（min·kg）体重。$Cl_{r,sec}$ 为肾小管分泌清除率。$f_{u,b}$ 为血液中药物游离分数。在有抑制剂存在下,则肾小管分泌清除率（$Cl'_{r,sec}$）为：

$$Cl'_{r,sec} = \frac{Cl_{r,sec}}{1 + (I_{u,max,b} / K_i)} \qquad 式（16-46）$$

式中,$I_{max,u}$ 为血浆中药物峰浓度。

肝清除率（Cl_h）可以用式（16-47）估算。

$$Cl_h = \frac{Q_h \times f_{u,b} \times Cl_{int,all}}{Q_h \times f_{u,b} \times Cl_{int,all}} \qquad 式（16-47）$$

或

$$Cl_h = (Cl_p - Cl_r) / R_B \qquad 式（16-48）$$

式中,Cl_P 为总血浆清除率,R_B 为血 / 血浆药物浓度比。

如口服给药,则 AUCR：

$$AUCR = \frac{AUC'_{Po}}{AUC_{po}} \times \frac{f'_a}{f_a} \times \frac{F'_g}{F_g} \times \frac{F'_h}{F_h} \times \frac{(Cl_h + Cl_r)}{(Cl'_h + Cl'_r)} \qquad 式（16-49）$$

式中,F_h 为肝药物利用度。其中：

$$\frac{F'_g}{F_g} = \frac{1}{X \times Y \times Z \times (1 - F_g) + F_g} \qquad 式（16-50）$$

3. 案例

案例 利福平与西立伐他汀、瑞格列奈和波生坦相互作用。利福平是 OATP1B1 抑制剂,同时也是 CYP3A4 诱导剂,对 CYP2C 也存在一定的诱导作用。前述单剂量口服 600mg 利福平 $C_{max}=6.44\mu mol/L$。多剂量口服 600mg 利福平后,估算的 $I_h=19.97\mu mol/L$,$I_g=79.2\mu mol/L$,$f_u=0.25$,$EC_{50}=0.6\mu mol/L$,$E_{max}=10.6$ 倍。对 OATP1B1 抑制作用的 $K_i=0.5\mu mol/L$。表 16-11 给出有关西立伐他汀、瑞格列奈和波生坦的代谢

参数。估算西立伐他汀、瑞格列奈和波生坦与多剂量利福平(600mg/d)后,西立伐他汀、瑞格列奈和波生坦的 AUC 变化 AUCR 分别为 0.75、1.18 和 0.53。如不考虑 CYP3A 诱导,利福平主要呈现对 OATP1B1 的抑制作用,预测单剂量利福平后,AUCR 为 4.22。

表 16-11　西立伐他汀、瑞格列奈和波生坦的代谢参数

	F_g	f_u	$Cl_{active,up}$/ [ml/(min·kg)]	$Cl_{passive}$/ [ml/(min·kg)]	$Cl_{met,h}$/ [ml/(min·kg)]	$f_{m,CYP3A4}$	Cl_{bile}ml/ (min·kg)	R_B
西立伐他汀	0.74	0.014	48.72	50.75	40.01	0.45	0.58	0.76
瑞格列奈	0.94	0.015	102.95	63.80	164.29	0.29	0.29	0.62
波生坦	0.98	0.037	102.95	29.00	25.08	1.00	5.8	0.66

六、生理药代动力学模型

前述的静态模型,没有考虑抑制剂或诱导浓度以及酶活性动态变化,也只能预测 AUC 改变,不能解决药物浓度的变化过程问题。用 PBPK 模型能够克服静态模型的不足。常用简化 - 生理模型(semi-PBPK)。

1. 理论基础　酶(E_{act})活性动力学方程,在机制性抑制剂存在下:

$$dE_{act}/dt = -\frac{k_{inact} E_{act} I_{t,u}/K_{t:p}}{K_I + I_{t,u}/K_{t:p}} + k_{deg}(E_0 - E_{act}) \qquad \text{式(16-51)}$$

在诱导剂存在下:

$$dE_{act}/dt = \frac{R_{syn}(1 + d \times E_{max} I_{t,u}/K_{t:p})}{EC_{50} + I_{t,u}/K_{t:p}} - k_{deg} \times E_{act} \qquad \text{式(16-52)}$$

式中,$I_{t,u}$ 为靶部位诱导剂或抑制剂游离浓度。$K_{t:p}$ 和 E_0 分别为酶靶组织(肝或肠)/血抑制剂(或诱导剂)浓度比和起始酶活性。$t=0$ 时,$E_{act}=E_0$。在无抑制剂或诱导存在下,肝脏酶合成与自然降解速率($k_{deg} \times E_0$)相等,假定 k_{deg} 不受抑制剂的影响。

2. 案例

案例 1. 依诺沙星与咖啡因相互作用。咖啡因一级代谢物主要是次黄嘌呤以及少量的茶碱、可可碱和 1,3,7- 三甲基尿酸。咖啡因的代谢主要是 CYP1A2 介导的。沙星类药物如依诺沙星和环丙沙星是强效的 CYP1A2 的机制性抑制剂。一项研究,非那西丁生成对乙酰氨基酚为指标,在人肝微粒体中测定了依诺沙星对 CYP1A2 的机制性抑制作用,以半生理模型(图 16-16)预测依诺沙星与咖啡因的相互作用,并与临床报道结果进行比较。

假定咖啡因和依诺沙星的系统室符合一房室模型特征。

咖啡因(S):

$$V_{pv} \times dS_{pv}/dt = Q_{pv} \times S_S + V_{abs} - Q_{pv} \times S_{pv} \qquad \text{式(16-53)}$$

$$V_{abs} = k_{a,S} \times f_a \times D_S \times \exp(-k_{a,S} \times t) \qquad \text{式(16-54)}$$

$$V_h \times dS_h/dt = Q_{pv} \times S_{pv} + Q_{hA} \times S_S - Q_h \times S_h/K_{h:p} - f_u \times \sum \frac{V_{max,i} \times S_h/K_{h:p}}{K_{m,i} + S_h/K_{h:ph}} \times \frac{E_{act}(t)}{E(0)} \qquad \text{式(16-55)}$$

$$V_S \times dS_S/dt = Q_h \times S_h/K_{h:p} - Q_h \times S_S - Cl_{r,S} \times S_S \qquad \text{式(16-56)}$$

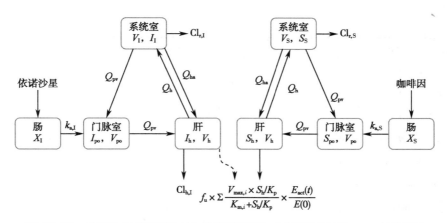

图 16-16 依诺沙星(抑制剂,I)与咖啡因(底物,S)相互作用的 semi-PBPK

依诺沙星(I):

$$V_h \times dI_h / dt = Q_h \times I_{pv} + Q_{ha} \times I_I - Q_h \times I_h / K_{h:p} - f_u \cdot Cl_h I_h / K_{h:p} \qquad 式(16-57)$$

$$V_{pv} \times dI_{pv} / dt = Q_h \times I_I + V_{abs} - Q_h \times I_{pv} \qquad 式(16-58)$$

$$V_{abs} = k_{a,I} \times f_a \times D_I \times \exp(-k_{a,I} \times t) \qquad 式(16-59)$$

$$V_I \times dI_I / dt = Q_h \times I_h / K_{h:p} - Q_h \times I_I - Cl_{r,I} \times I_I \qquad 式(16-60)$$

式中,V_h 和 V_{pv} 分别为肝和门静脉体积。V_I 和 V_S 分别为抑制剂和底物在系统室表观分布容积。Cl_r 和 Cl_h 分别为肾和肝清除率。S_S 和 I_I 分别为在相应房室中咖啡因和依诺沙星浓度。Q_{pv} 和 Q_h 分别为门静脉和肝动脉血流速率。Q_{ha} 为总血流速率($Q_{ha} = Q_h + Q_{pv}$)。$K_{m,i}$ 和 $V_{max,i}$ 为酶反应参数;$E_{act}(t)$ 和 $E(0)$ 分别代表在有抑制剂和无抑制剂时酶活性。$K_{h:p}$ 为肝、血浆药物浓度比。k_a 为吸收速率常数,f_a 为吸收分数。Cl_r 和 Cl_h 分别为肾清除率和肝清除率。

利用表 16-12 中参数,求解上述微分方程,获得血浆中依诺沙星和咖啡因浓度以及酶活性 - 时间曲线(图 16-17)。预测依诺沙星与咖啡因合用后咖啡因 AUC 增加值为 5.17,与观测的 5.72 接近。与静态模型比较,生理模型不但可以预测 AUC 的改变,同时也可以预测血药浓度和酶的动态变化。

表 16-12 用于依诺沙星与咖啡因相互作用预测的参数

参数	咖啡因	依诺沙星
Q_h/(ml/min)	1 450	1 450
Q_{ha}/(ml/min)	300	300
Q_{pv}/(ml/min)	1 150	1 150
V_h/ml	1 690	1 690
V_{pv}/ml	70	70
V/L	43.4	199.5
f_u	0.59	0.33
$K_{h:p}$	1	1
k_a/min^{-1}	1	0.006 7
f_a	1	1
$K_{m,1}$/(mmol/L)	0.46	0.82

续表

参数	咖啡因	依诺沙星
$K_{m,2}/(mmol/L)$	0.31	—
$K_{m,3}/(mmol/L)$	0.28	—
$K_{m,4}/(mmol/L)$	0.41	—
$V_{max,1}/[pmol/(min \cdot mg)蛋白]$	570	—
$V_{max,2}/[pmol/(min \cdot mg)蛋白]$	27	—
$V_{max,3}/[pmol/(min \cdot mg)蛋白]$	53	—
$V_{max,3}/[pmol/(min \cdot mg)蛋白]$	41	—
肝微粒体蛋白 /(mg/ 人)	87 791	—
$Cl_h/(ml/min)$	—	264.6
$Cl_r/(ml/min)$	0.71	236
$K_I/(\mu mol/L)$	—	52.89
$k_{inact}/(min^{-1})$	—	0.028
$k_{deg}/(min^{-1})$	0.000 5	

注:引自文献(贺小贝,刘晓东.中国药科大学报,2013,44:77-84.)。

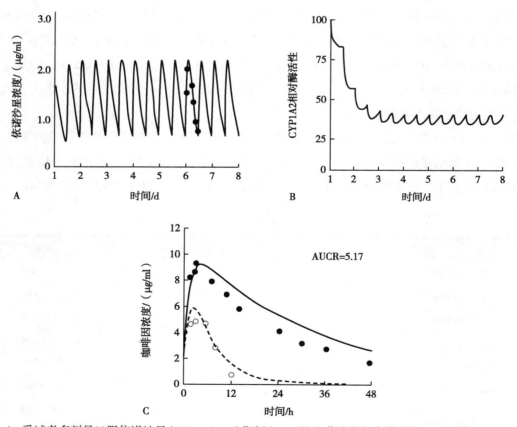

A. 受试者多剂量口服依诺沙星(400mg,b.i.d.)期间(1~8 天)血药浓度拟合值(线)和观察值(●)比较;B. 多剂量服用依诺沙星过程肝 CYP1A2 活性;C. 咖啡因(183mg/d)与依诺沙星(400mg,b.i.d.)联合用药(实心点)或单用(空心点)后,血浆中咖啡因浓度预测值与观察值。

引自文献(贺小贝,刘晓东.中国药科大学学报,2013,44:77-84.)。

图 16-17 血浆中依诺沙星和咖啡因浓度以及酶活性 - 时间曲线

案例2. 利福平与 CYP3A 底物咪哒唑仑、阿芬太尼、尼非地平和羟考酮等 CYP3A 底物的相互作用。已知利福平是典型的 CYP3A 诱导剂，而咪哒唑仑、阿芬太尼、尼非地平和羟考酮在体内代谢主要是 CYP3A 介导的，肠壁也存在丰富的 CYP3A，肠段的代谢酶也存在差异，根据酶的分布可将肠进行适当的分段，同时考察肠腔和肠壁的作用。图 16-18 给出利福平与 CYP3A 底物的相互作用的 semi-PBPK。

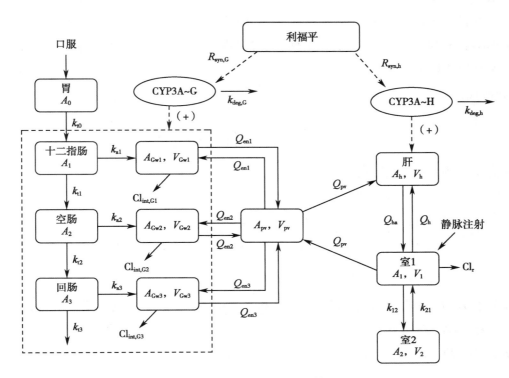

图 16-18　基于肠和肝 CYP3A 诱导的 semi-PBPK

胃：假定药物在胃部吸收和代谢，胃中药物速率方程见式（16-61）。

$$\frac{\mathrm{d}A_0}{\mathrm{d}t} = -k_{t0} \times A_0 \qquad \text{式（16-61）}$$

式中，A_0 和 k_{t0} 分别为胃中药量和胃排空速率常数。

肠腔室：肠腔根据解剖学特性分成十二指肠、空肠、回肠和结肠。药物吸收只发生在十二指肠面空肠和回肠。药物在十二指肠、空肠和回肠速率方程为：

$$\frac{\mathrm{d}A_0}{\mathrm{d}t} = k_{t,i-1} \times A_{i-1} - k_{a,i} \times A_i - k_{t,i} \times A_i \qquad \text{式（16-62）}$$

式中，$i=1$、2 和 3 分别表示十二指肠、空肠和回肠；A_i 和 $k_{t,i}$ 分别为相应肠腔中药量和传递速率常数；$k_{a,i}$ 为药物的吸收速率，试验测得或用式（16-63）估算，得：

$$k_{a,i} = \frac{2 \times P_{\text{eff,man}}}{r_i} \qquad \text{式（16-63）}$$

式中，$P_{\text{eff,man}}$ 表示药物在肠段中有效通透性系数，r_i 为相应肠道的半径。

肠壁室（GW）：

$$\frac{\mathrm{d}A_{\mathrm{GW}i}}{\mathrm{d}t} = k_{\mathrm{a},i} \times A_i + Q_{\mathrm{en},i} \times \frac{A_{\mathrm{pv}}}{V_{\mathrm{pv}}} - Q_{\mathrm{en},i} \times \frac{A_{\mathrm{GW}i}}{V_{\mathrm{GW}i} \times K_{\mathrm{g:p}}} - fu_{\mathrm{gut}} \times \mathrm{Cl}_{\mathrm{uint},\mathrm{Gi}(t)} \times \frac{A_{\mathrm{GW}i}}{V_{\mathrm{GW}i} \times K_{\mathrm{g:p}}} \qquad \text{式(16-64)}$$

$$\mathrm{Cl}_{\mathrm{int},\mathrm{Gi}(t)} = \mathrm{Cl}_{\mathrm{int},\mathrm{Gi}}(0) \times E_{\mathrm{act},\mathrm{Gi}(t)} \qquad \text{式(16-65)}$$

式中，$A_{\mathrm{GW}i}$ 为肠壁室中药量，$Q_{\mathrm{en},i}$ 和 $V_{\mathrm{GW}i}$ 分别表示肠壁血流速率和肠壁室大小，$\mathrm{Cl}_{\mathrm{uint},\mathrm{Gi}(t)}$ 为游离药物的内在清除率。$E_{\mathrm{act},\mathrm{Gi}(t)}$ 为药物代谢酶的活性。A_{pv} 和 V_{pv} 分别代表门静脉体血中药量和门静脉体积。$K_{\mathrm{g:p}}$ 表示肠壁/血液中药物浓度比。肠段的酶活性存在区域差异。十二指肠、空肠和回肠中 CYP3A4 量分别为 9.7nmol、38.4nmol 和 22.4nmol。其肠中活性等于肝微粒体中酶活性与肝微粒体蛋白中 CYP3A4 的量比乘以肠 CYP450 蛋白量。

门静脉室（pv）：

$$\frac{\mathrm{d}A_{\mathrm{pv}}}{\mathrm{d}t} = Q_{\mathrm{pv}} \times \frac{A_1}{V_1} - Q_{\mathrm{pv}} \times \frac{A_{\mathrm{pv}}}{V_{\mathrm{pv}}} + \sum Q_{\mathrm{en},i} \times \frac{A_{\mathrm{GW}i}}{V_{\mathrm{GW}i} \times K_{\mathrm{g:p}}} - \sum Q_{\mathrm{en},i} \times \frac{A_{\mathrm{po}}}{V_{\mathrm{po}}} \qquad \text{式(16-66)}$$

式中，A_1 和 V_1 分别为系统室中药量和体积。

肝脏（h）：

$$\frac{\mathrm{d}A_{\mathrm{h}}}{\mathrm{d}t} = Q_{\mathrm{pv}} \times \frac{A_{\mathrm{pv}}}{V_{\mathrm{pv}}} + Q_{\mathrm{ha}} \times \frac{A_1}{V_1} - Q_{\mathrm{h}} \times \frac{A_{\mathrm{h}}}{V_{\mathrm{h}} \times K_{\mathrm{h:p}}} - f_{\mathrm{u}} \times \mathrm{Cl}_{\mathrm{int},\mathrm{h}(t)} \times \frac{A_{\mathrm{h}}}{V_{\mathrm{h}} \times K_{\mathrm{h:p}}} \qquad \text{式(16-67)}$$

$$\mathrm{Cl}_{\mathrm{int},\mathrm{h}(t)} = \mathrm{Cl}_{\mathrm{int},\mathrm{h}} \times E_{\mathrm{act},\mathrm{h}(t)} \times f_{\mathrm{m},\mathrm{CYP3A}} + (1 - f_{\mathrm{m},\mathrm{CYP3A}}) \times \mathrm{Cl}_{\mathrm{int},\mathrm{h}} \qquad \text{式(16-68)}$$

式中，A_{h} 和 V_{h} 分别为肝中药物浓度和肝体积，Q_{ha} 和 Q_{h} 分别为肝动脉和肝血流速率，f_{u} 为血中药物游离分数，$f_{\mathrm{m},\mathrm{CYP3A}}$ 为经 CYP3A 介导清除分数。$\mathrm{Cl}_{\mathrm{int},\mathrm{h}(t)}$ 和 $E_{\mathrm{act},\mathrm{h}(t)}$ 分别为肝游离药物内在清除率和肝酶活性。$\mathrm{Cl}_{\mathrm{uint},\mathrm{h}}$ 为基础内在清除率。$K_{\mathrm{h:p}}$ 为肝/血药物浓度比。

室 1：

$$\frac{\mathrm{d}A_1}{\mathrm{d}t} = Q_{\mathrm{h}} \times \frac{A_{\mathrm{h}}}{V_{\mathrm{h}} \times K_{\mathrm{h:p}}} + k_{21} \times \frac{A_2}{V_2} - (Q_{\mathrm{h}} + \mathrm{Cl}_{\mathrm{r}} + k_{12}) \times \frac{A_1}{V_1} \qquad \text{式(16-69)}$$

式中，Cl_{r} 为肾清除率，k_{12} 和 k_{21} 为室 1 和 2 间转运体速率常数。

室 2：

$$\frac{\mathrm{d}A_2}{\mathrm{d}t} = k_{12} \times \frac{A_1}{V_1} - k_{21} \times \frac{A_2}{V_2} \qquad \text{式(16-70)}$$

假定利福平对肝 CYP3A 诱导参数 $E_{\max}=10.6$ 和 $EC_{50}=0.6\mathrm{mol/L}$，利用表 16-13 和表 16-14 提供相应的参数，预测合用利福平前后静脉注射和口服阿咪达唑仑和尼非地平血浆药物浓度 - 时间曲线（图 16-19）。估算相应的 PK 参数列于表 16-15，并与临床观察结果比较，预测结果与观察相吻合。可见，口服利福平与口服药物的相互作用程度强于静脉注射给药。

七、体内药物相互作用预测的复杂性

尽管有许多成功的例子，但也有不能用体外结果直接应用于体内相互作用的例子。目前预测主要是定性预测，准确定量预测比较困难，甚至失败。其原因是多方面的，主要有：

表 16-13　用于利福平与 CYP3A 底物相互作用的人生理模型参数

参数	值	单位
传递速率常数		
胃排空（k_{t0}）	2.11	/h
十二指肠（k_{t1}）	4.07	/h
空肠（k_{t2}）	1.62	/h
回肠（k_{t3}）	2.19	/h
肠腔半径		
十二指肠（r_1）	2	cm
空肠（r_2）	1.63	cm
回肠（r_3）	1.45	cm
组织大小		
十二指肠壁（V_{GW1}）	21	ml
空肠壁（V_{GW2}）	63	ml
回肠壁（V_{GW3}）	42	ml
门静脉（V_{pv}）	70	ml
肝（V_h）	1 690	ml
血流速率		
十二指肠壁（$Q_{en,1}$）	45	ml/min
空肠血壁（$Q_{en,2}$）	173	ml/min
回肠壁（$Q_{en,3}$）	102	ml/min
肝血流（Q_h）	1 450	ml/min
肝动脉（Q_{ha}）	300	ml/min
门静脉（Q_{pv}）	1 150	ml/min
CYP3A 量		
肝 CYP3A 相对量	155	pmol450/mg 微粒体蛋白
微粒体蛋白	45	mg/g 肝
十二指肠 CYP3A	9.7	nmol
空肠 CYP3A	38.4	nmol
回肠 CYP3A	22.4	nmol
肝 CYP3A	12 555	nmol
酶降解速率常数		
肠（$k_{deg,g}$）	0.000 5	/min
肝（$k_{deg,h}$）	0.000 5	/min

注：引自文献（Qian，et al. Eur J Pharm Sci，2019，134：194-204.）。

表 16-14 用于模型预测的利福平和几种 CYP3A 药物在人体 PK 参数

参数	单位	利福平	阿芬太尼	咪达唑仑	羟考酮	尼非地平
P_{eff}	10^{-4}cm/s	0.4	3.9	15.7	2.12	9.3
k_{12}	/min	—	—	0.033	0.001	0.057
k_{21}	/min	—	—	0.017	0.002 7	0.044
f_u		0.1	0.137	0.053	0.423	0.053
R_B		0.9	0.63	0.6	1.3	0.74
$Cl_{int,h}$	μl/(min·mg 蛋白)	13.4	135	389	16.12	229.9
$K_{h:p}$		7.1	2.86	3.06	3.22	1.88
$K_{g:p}$		5.8	4	3.07	2.1	2.54
Cl_r	ml/min	15.4	0.04	1.42	135	0
$V_{d,ss}$	L/kg	0.33	0.17	0.53	2.40	0.067

注：引自文献（Qian, et al. Eur J Pharm Sci, 2019, 134:194-204.）。

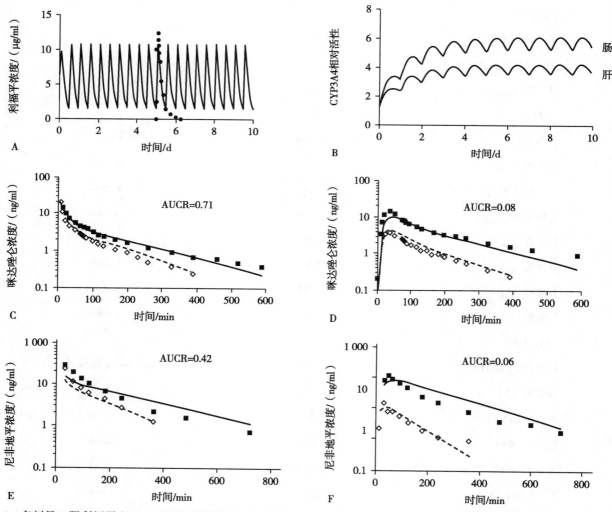

A. 多剂量口服利福平（600mg/d）后预测（线）和观测（点）的稳态血浆中利福平浓度；B. 多剂量给予口服利福平过程中肠和肝 CYP3A4 活性变化；C 和 D. 多剂量口服利福平（600mg/d）后，单剂量静脉注射（2mg）和口服（2mg）咪达唑仑后血浆中咪达唑仑浓度；E 和 F. 多剂量口服利福平（600mg/d）后，单剂量静脉注射（1.4mg）和口服（20mg）尼非地平后，血浆中尼非地平浓度。实心点（实线）和空心点（虚线）分别为单用和与利福平合用后药物浓度。

图 16-19 合用利福平前后静脉注射和口服阿咪达唑仑和尼非地平血浆药物浓度 - 时间曲线

表 16-15　受试者多剂量口服利福平（600mg/d）（5~15 天）后，单剂量静脉注射和
口服试验药物预测血浆暴露参数、临床观察均值及其 AUCR（括号内）

药物	剂量/mg	C_{max}/(ng/ml)		AUC/(h·ng/ml)	
		预测值	观察值	预测值	观察值
阿芬太尼（p.o.）	4	24.2	48	56.9	108
＋利福平	—	6.7（0.28）	6（0.13）	7.25（0.13）	6.4（0.06）
阿芬太尼（i.v.）	1			96.4	59
＋利福平	—			18.5（0.19）	21（0.36）
咪达唑仑（p.o.）	2	6.5	7.1	21.6	13.6
＋利福平	—	1.0（0.15）	1.4（0.20）	1.8（0.08）	2.12（0.16）
咪达唑仑（i.v.）	2	—	—	43	43.7
＋利福平	—	—	—	23.4（0.54）	33.74（0.77）
氢考酮（p.o.）	15	25.6	26.1	242	178.3
＋利福平	—	8.7（0.34）	8.3（0.32）	34.3（0.14）	25（0.14）
氢考酮（i.v.）	7	—	—	190	121.7
＋利福平	—	—	—	99.3（0.52）	55（0.45）
尼非地平（p.o.）	20	76.2	113.04	319	229
＋利福平	—	9.4（0.12）	14.1（0.12）	20.2（0.06）	18.8（0.08）
尼非地平（i.v.）	1.4			34.7	38.1.7
＋利福平	—			14.5（0.42）	26.7（0.70）

注：引自文献（Qian，et al. Eur J Pharm Sci，2019，134：194-204.）。

1. **药物与酶相互作用机制的复杂性**　许多研究表明在酶中存在多个相互独立的结合点，药物与 CYP450 酶间的动力学不符合典型的 M-M 方程，而多数预测模型仍然是基于 M-M 方程模式。有些底物本身是抑制剂，产生底物抑制作用。此外，有些抑制剂对底物代谢作用呈双向性，低剂量激动，高剂量抑制。有的抑制剂对酶的抑制机制属于机制性抑制，有些抑制剂的抑制机制属于混合型。

2. **难以准确预测酶周围体内抑制剂的游离浓度**　多数预测是基于酶周围的游离分数与血中游离分数相同，实际上却可能存在差异。影响抑制程度的时间性因素是难以预测的。例如，尽管给 CYP3A 底物前 10 小时停用酮康唑，但仍然对肠和肝产生显著性抑制作用。在 Caco-2 细胞中研究显示，除去介质中酮康唑后，酶抑制作用仍然存在相当长的时间。

3. **不同来源的酶活性动力学性质不同**　尤其是重组酶，酶的这些动力学特征改变反映相关的辅助蛋白、酶的构型或实验条件的差异。导致不同的实验室结果差别大。

4. **存在肝外代谢**　尤其是肠壁药物代谢在口服药物的首过代谢方面起十分重要的作用。代谢抑制剂在抑制肝脏代谢同时，抑制肠代谢，由于口服抑制剂往往肠中浓度高于肝脏，导致代谢的抑制程度大于肝脏，特别是一些生物利用度低的药物。

5. **相关参数差异性大**　如对于机制性抑制和诱导，有关酶的降解速率常数，难以准确测定，文献报道差异也大。如 CYP1A2 报道的半衰期范围为 36~51 小时，其 k_{deg}=0.000 32~0.000 23/min。CYP3A4 的半衰期范围为 26~79 小时，其 k_{deg}=0.000 44~0.000 15/min。选取不同的 k_{deg}，往往得到不同的相互作用预测结果。如某抑制剂 k_{inact}=0.034/min，K_I=4.94μmol/L，I_u=0.1μmol/L。如取 $k_{deg,h}$=0.000 15，算得 AUCR=5.50，而取 $k_{deg,h}$=0.000 44/min，算得 AUCR=2.53。此外，代谢酶的多态性以及微粒体的产率差异不同均会影响预测的结果。

6. 有些药物,尤其是口服药物,可能涉及载体方面,如 P-gp、CYP3A 与 P-gp 的底物和抑制剂之间存在较大的重叠性,有些 CYP3A 抑制剂如酮康唑在抑制 CYP3A 的同时,也抑制 P-gp,增加底物的吸收可能是共同结果。此外一些药物摄取转运体如 OATP 参与药物在肝和肠中药物转运,某些酶抑制剂同时也是这些转运体的抑制剂等。

第五节　转运体介导的药物相互作用

一、概述

药物转运体在体内药物处置中发挥着重要的作用,药物相互作用也可以发生在药物转运上。参与药物体内转运主要转运体包括 ABC 转运体(包括 P-gp、MRP 和 BCRP)和 SLC 转运体(如 OATP、OAT、OCT、PEPT 和 MATE)。肠上皮高度表达 P-gp 和 BCRP 是多数底物药物生物利用度低的原因之一。肝细胞表达窦侧膜上表达 OATP1B1、OATP1B3、OATP2B1 和 OCT1,介导药物从血液侧摄取进入肝细胞,随即被肝药物代谢酶代谢。在胆管侧膜表达有 P-gp、BCRP、MRP2、MATE1 和胆盐外排泵(bile salt export pump,BSEP)介导药物和代谢物的胆汁排泄。在肾脏,阳离子药物被基底膜上的 OCT2 介导摄取进入小管上皮细胞,随即被腔侧膜上的 MATE1 和 MATE2-K 外排进入小管液。尽管每种转运体都有其特异的组织分布特征和特异性底物或抑制剂,但他们在组织分布、底物或抑制剂上往往存在较大的重叠性。

二、P-gp 介导的药物相互作用

多数药物(如地高辛、环孢素和一些抗肿瘤药等)是 P-gp 的底物。而 P-gp 底物往往也是 CYP3A4 的底物或其他药物代谢酶的底物。一些在体内较少被代谢的底物,如地高辛、达比加群、非索非那定、泊沙康唑、雷诺嗪、西他列汀、沙格列汀、他林洛尔和托伐普坦等用作在体 P-gp 探针,而一些 P-gp 抑制剂,如胺碘酮、阿伐他汀、阿奇霉素、卡托普利、卡维地洛、红霉素、考尼伐坦、环孢素、地高辛、屈奈达隆、非洛地平、伊曲康唑、洛匹那韦、利托那韦、槲皮素、奎尼丁、雷诺嗪、替格瑞洛和维拉帕米等常用来评价人体中 P-gp 介导的药物相互作用。

案例 1. P-gp 介导的药物与地高辛的相互作用。地高辛是典型的 P-gp 底物,口服生物利用度约 70%,主要以原型从胆汁和肾排泄。P-gp 抑制剂可以通过影响地高辛肠吸收、胆汁排泄和肾排泄等环节,增加血浆药物暴露水平。临床报道奎尼丁与地高辛合用使其口服地高辛的谷浓度和 C_{max} 分别增加 70% 和 75%。地高辛的治疗窗很窄,安全浓度一般认为 <1.0ng/ml。一项临床研究显示在 141 接受地高辛治疗的患者中研究显示单用地高辛,与胺碘酮和/或维拉帕米合用或与奎尼丁合用出现洋地黄中毒的发生率分别为 4.9%(5/101)、5.0%(1/20) 和 50%(10/20)。其他 P-gp 抑制剂,如利托那韦、他林洛尔、槲皮素、维拉帕米、屈奈达隆、克拉霉素和环丙沙星等也能显著增加地高辛浓度和地高辛毒性。在 618 例使用地高辛联合治疗的研究中,发现 47% 患者与一种或多种 P-gp 抑制剂联合使用,说明地高辛与 P-gp 抑制剂合用在临床上是常见的,因此,在临床合并用药过程中,应注意其他药物合用会增加地高辛暴露和毒性的风险并做相应剂量调整。

案例 2. P-gp 抑制剂与秋水仙碱相互作用。秋水仙碱也是一个治疗窗窄的药物,它是 P-gp 和 CYP3A4 底物。大多数 P-gp 抑制剂也是 CYP3A 的抑制剂。因此,与这些抑制剂合用也可以引起严重的不良反应。如临床报道合用 100mg 环孢素使秋水仙碱的 C_{max} 和 AUC 增加 224% 和 215%。类似,与克拉霉素和维拉帕米等药物合用增加秋水仙碱的血药浓度。有环孢素、克拉霉素与秋水仙碱合用引起横纹肌溶解综合征、多器官衰竭或死亡的临床案例报道。

案例 3. P-gp 抑制剂与依度沙班等抗凝血药相互作用。依度沙班、达比加群、利伐沙班和阿派沙班等口服抗凝血药的治疗窗比较窄,也是 P-gp 的底物。临床报道依度沙班与奎尼丁、维拉帕米、胺碘酮和屈奈达隆等药物合用后,依度沙班的 AUC 分别增加 76.7%、52.7%、39.8% 和 84.5%,暗示出血风险增加。

案例 4. 奎尼丁等 P-gp 抑制剂增加 BBB 上药物通透性和中枢活性。PET 结果显示合用奎尼丁和环孢素引起人脑内 $[^{11}C]$- 维拉帕米的水平增加 60% 和 88%。

案例 5. 利福平、St John's wort 和卡马西平等 P-gp 诱导剂通过诱导肠 P-gp 表达而降低地高辛、非索非那定和他林洛尔等血浆暴露水平。有文献报道健康受试者口服利福平(600mg/d),连续 10 天后,口服地高辛 AUC 和 C_{max} 分别降低 30% 和 58%,肠上皮中 P-gp 表达显著增加(约 3.5 倍),但不影响静脉注射地高辛的血浆暴露。

三、OATP 介导的药物相互作用

许多药物如他汀类、沙坦类等是 OATP1A2、OATP1B1、OATP1B3 和 OATP2B1 的底物。OATP 介导这类药物摄取进入肝细胞,且这类药物的肝清除往往受其摄取清除率控制,导致基于 OATP 介导的药物作用(表 16-16)。因此 EMA 和 FDA 指南中已明确要求进行基于这类转运体介导的药物相互作用研究。

案例 1. 吉非贝齐与西立伐他汀等他汀类药物相互作用。临床报道口服吉非贝齐 3 天(600mg,b.i.d.)后,西立伐他 AUC 和 C_{max} 分别增加 4.6 倍和 3.1 倍。吉非贝齐也会增加其他他汀类药物的血浆暴露水平。在肝脏中,西立伐他汀首先被 OATP1B1 从血液摄取进入肝脏,随后被 CYP2C8 和 CYP3A4 介导代谢。在体内有 10%~15% 吉非贝齐转化为吉非贝齐葡糖醛酸苷,而吉非贝齐及代谢物吉非贝齐葡糖醛酸苷均是强的 OATP1B1 和 CYP2C8 抑制剂。口服吉非贝齐引起西立伐他汀血浆暴露增加,应该归功于吉非贝齐及其代谢物吉非贝齐葡糖醛酸苷对 OATP1B1 和 CYP2C8 等活性抑制的协同作用。

案例 2. 环孢素与他汀类药物相互作用。合用环孢素可使他汀类药物的 AUC 和 C_{max} 分别增加 3.6~12 倍和 4.0~10.7 倍。心血管疾病是肾移植患者常见的致命性疾病,高脂血症是心血管疾病的主要危险因子。肾移植患者 16%~78% 出现高脂血症。他汀类药物具有很好的降血脂作用,因此,他汀类药物与环孢素合用的可能性很大。有临床报道他汀类药物与环孢素会增加横纹肌溶解综合征或急性肌红蛋白尿的出现,这种作用可能与他汀类药物血浆暴露增加有关。

环孢素是强效的 OATP1B1 抑制剂,对 OATP1B1 介导的西立伐他汀和阿伐他汀摄取抑制的 K_i 分别为 0.24μmol/L 和 0.31μmol/L,对 CYP3A4 也具有一定的抑制作用,其 K_i 为 0.98μmol/L。临床报道显示患者平均服用 163mg 环孢素后,平均峰浓度为 1.56μmol/L。假定血浆中药物游离分数为 0.038,按 AUCR=1+$[I_u]$/K_i,估算合用环孢素后,阿伐他汀的 AUC 变化 AUCR 为 1.19,低于口服阿伐他汀后临床观察值(7.4)。引起这种差异的原因可能是:①阿伐他汀是 CYP3A4、P-gp 和 BCRP 底物,环孢素也是 P-gp 和 BCRP 的抑制剂。②口服环孢素可能是通过抑制肠 P-gp、BCRP、CYP3A4,肝 OATP1B1、CYP3A4 共同作用的结果。环孢素对 OATP1B1 的抑制作用呈现持续效应。如预温孵后,对 OATP1B1 的抑制作用显著增加,其 K_i 由共温孵的 0.31μmol/L 降低到预温孵后的 0.014μmol/L,抑制强度增加 22 倍。

表 16-16　几种 OATP 抑制剂对 OATP1B1 底物血浆暴露参数影响（AUCR 值）

OATP 抑制剂	药物	AUCR	C_{max}
环孢素	阿伐他汀	7.4~8.8	6.6~10.7
	西立伐他汀	3.8	5.0
	氟伐他汀	3.6	4.0
	普伐他汀	9.9~12.0	7~8
	瑞舒伐他汀	7.1	10.6
	瑞格列奈	2.4	1.7
	波生坦	2.0	1.7
	利托那韦	2.0	2.2
	丹诺普韦	13.6	7.2
利福平	阿伐他汀	6.1	14.0
	氟伐他汀	2.9	2.5
	匹伐他汀	2.8~8.2	3.4~5.7
	普伐他汀	2.3	2.7
	瑞舒伐他汀	2.4~5.2	6.7~9.3
吉非贝齐	西立伐他汀	5.6	3.1
	阿伐他汀	2.8	2.8
	瑞舒伐他汀	1.9	2.2
	阿伐他汀	1.4	1.0
	辛伐他汀	2.8	2.2

　　案例 3. 利福平与他汀类药物相互作用。利福平是 OATP1B1 和 OATP1B3 抑制剂，也是 OATP1B1、P-gp 和 CYP3A4 诱导剂。因此，利福平对药物体内处置的影响往往存在给药时间依赖性。如单剂量注射给药，可显著增加阿伐他汀的血浆暴露，使阿伐他汀的 AUC 增加 6.8 倍。相反多剂量给药利福平（600mg/d，5 天）可致阿伐他汀 AUC 下降 80%。前者是由于 OATP1B1 和 OATP1B3 被抑制，后者则归功于 CYP3A4 的诱导。体内匹伐他汀不被代谢，合用利福平后，匹伐他汀的 C_{max} 和 AUC 仍然分别增加 819.2% 和 573.5%。

　　案例 4. 大环内酯类抗生素与他汀类药物相互作用。大环内酯类抗生素如克拉霉素和罗红霉素也是 OATP1B1 和 CYP3A4 的抑制剂。合用克拉霉素，使辛伐他汀和阿伐他汀的 C_{max} 分别增加 609% 和 446%。合用克拉霉素也能使普伐他汀 C_{max} 和 AUC 增加 2 倍。一项研究调查了克拉霉素或阿奇霉素与 3 个不被 CYP3A4 介导代谢的他汀类药物（氟伐他汀、瑞舒伐他汀和普伐他汀）合用的不良后果的风险。结果显示合用克拉霉素（n=51 523）引起急性肾损伤入院风险、高血钾而入院风险和总死亡率均高于合用阿奇霉素（n=52 518），其调整相对风险分别为 1.65（95%CI：1.31~2.09）、2.17（95%CI：1.22~3.86）和 1.43（95%CI：1.15~1.76）。

四、OAT 介导的药物相互作用

　　OAT 介导的药物相互作用主要集中在肾脏。OAT1 和 OAT3 主要表达在肾小管基底侧膜，而 OAT4 主要表达在肾小管的腔侧膜。OAT2 主要表达在肝细胞的窦侧膜。OAT1 和 OAT2 的底物和抑制剂相似，包括血管紧张素转换酶抑制剂（如卡托普利）、利尿药（布美他尼和呋塞米）、β- 内酰胺类抗生素（如青霉素和头孢布烯)和抗病毒药物(如更昔洛韦)。一些他汀类药物(阿伐他汀、氟伐他汀、普伐他汀、瑞舒伐他汀和辛伐他汀)也是 OAT3 底物。

案例 1. 丙磺舒与 β- 内酰胺类抗生素相互作用。丙磺舒是强的 OAT 抑制剂,对人 OAT1 和 OAT3 的 K_i 分别为 4.3~12.1μmol/L 和 1.3~9.0μmol/L。治疗剂量的丙磺舒(0.5~2g),血浆中游离药物浓度为 3~50μmol/L,可见抑制 OAT1 和 OAT3 可能是丙磺舒在体内引起药物相互作用的靶点。

大多数青霉素类和头孢类抗生素主要以原型从肾脏排泄,这一过程往往是肾 OAT 介导的。通常情况下,基底侧膜上的 OAT1 和 OAT3 介导药物从血液中进入肾小管上皮细胞,随后通过腔侧膜上的 OAT4 等转运体,将药物从肾小管细胞内外排至管腔。OAT4 介导头孢噻吩等头孢类抗生素转运能力大于或与 OAT1 相当。这样,药物被 OAT1 摄取进入肾小管上皮细胞后,随即快速被 OAT4 外排至管腔,使细胞内保持低浓度,因此,这类药物的肾毒性较弱。而另一些头孢类抗生素(如头孢噻啶、头孢曲松、头孢孟多、头孢哌酮和头孢唑啉等),OAT4 对其转运能力小于 OAT1。在这种情况下,药物从肾小管细胞外排受阻,导致细胞内药物蓄积,而呈现较强的肾毒性。合用丙磺舒,一方面抑制肾 OAT1 和 OAT2,抑制药物肾排泄,增加血浆中药物浓度,延长疗效。另一方面,抑制肾 OAT1 和 OAT3 对头孢类抗生素摄取,降低肾小管细胞内药物浓度,缓解这类药物对肾的损伤。如合用丙磺舒(500mg、750mg 和 1 500mg)后,青霉素的 AUC 分别增加 39%、82% 和 227%。类似,合用丙磺舒、头孢甲肟的 C_{max} 和 AUC 分别增加 127% 和 178%,肾清除率下降 62%。

案例 2. 丙磺舒与西多福韦等核苷类抗病毒药物相互作用。一些抗病毒药物如西多福韦、阿得福韦、替诺福韦和阿昔洛韦等由于有严重的肾毒性,在临床上的应用受到限制。这类抗病毒药物大多是 OAT 的底物,主要以原型从肾脏排泄。对肾细胞的损伤与 OAT 功能有关。在原代肾细胞中,合用丙磺舒降低阿得福韦和替诺福韦的细胞毒性。同样,在中国仓鼠卵巢细胞中,表达 OAT1 后,细胞对阿得福韦和替诺福韦的毒性增加 470 倍和 387 倍,伴随细胞内药物浓度增加。合用丙磺舒降低这两个抗病毒药物的细胞摄取和细胞毒性。临床和动物实验均证实合用丙磺舒可以改善西多福韦对肾的损伤。临床上已推荐丙磺舒与西多福韦合用以降低西多福韦肾损害的不良反应。

案例 3. 吉非贝齐与 OAT 介导的药物相互作用。吉非贝齐也是 OAT 抑制剂。一些他汀类药物如瑞舒伐他汀、匹伐他汀和普伐他汀也是人 OAT3 底物,肾 OAT3 也参与了这些他汀类药物的肾排泄。尽管吉非贝齐增加他汀类药物血浆暴露,认为是抑制 OATP1B1 介导的肝摄取,但对肾排泄的抑制作用有时也不可忽视。DDPIV 抑制剂西他列汀是 OAT3 的底物,主要以原型从肾脏排泄。吉非贝齐增加西他列汀血浆暴露也可能是与肾 OAT3 抑制有关。

五、OCT 或 MATE 介导的药物相互作用

多数碱性药物是 OCT 和 MATE 的抑制剂或底物。在肝中,OCT1 和 OCT3 主要表达在肝细胞的基底侧膜上,调节药物从窦血中摄取进入肝细胞,而 MATE1 主要表达在肝细胞的胆管侧膜上,调节药物胆汁排泄。在肾中,OCT2 表达在肾小管的基底侧膜,而 MATE1 和 MATE2-K 表达腔侧膜上,协同调节碱性药物肾小管分泌。二甲双胍的跨膜转运主要是 OCT 和 MATE 介导的。二甲双胍主要以原型从肾中排泄,其肾清除率是肌酐清除率的 4 倍。

案例 1. 西咪替丁引起的药物相互作用。西咪替丁是第一个被鉴定的 OCT 抑制剂,其抑制 OCT1

和 OCT2 的 K_i 分别为 101~275μmol/L 和 95~207μmol/L。同时，西咪替丁也是强 MATE 抑制剂，抑制 MATE1 和 MATE2-K 的 K_i 分别为 1.1~3.8μmol/L 和 2.7~6.9μmol/L。口服正常剂量西咪替丁(1 000mg)后，稳态血浆中游离西咪替丁浓度为 2.03~5.20μmol/L，接近或高于抑制 MATE 的 K_i，而低于抑制 OCT 的 K_i。说明在正常剂量下，西咪替丁介导药物相互作用主要来自对 MATE 的抑制。

最早报道的是西咪替丁与普鲁卡因胺的相互作用。普鲁卡因胺约有 50% 以原型从尿中排泄，部分转化为 N-乙酰氨基普鲁卡因胺。临床报道合用西咪替丁后，普鲁卡因胺的 AUC 增加 35%，肾普鲁卡因胺清除率下降 56%，这种改变可能与抑制普鲁卡因胺的肾主动分泌有关。血浆中普鲁卡因胺浓度增加，伴随活性和心脏毒性增加。如临床报道，在 66 个接受普鲁卡因胺心律失常住院患者中，3 天服用西咪替丁(300mg,q.i.d.)后，普鲁卡因胺和 N-乙酰氨基普鲁卡因胺的稳态血药浓度分别增加 55% 和 36%。12 个患者显示轻微到严重的普鲁卡因胺毒性。

合用西咪替丁(400mg,b.i.d.)后，二甲双胍的 C_{max} 和 $AUC_{0~24h}$ 分别增加 73% 和 46%，肾清除率 Cl_{renal} 下降 28%，这些增加往往与严重乳酸血症有关。

案例 2. 乙胺嘧啶引起的药物相互作用。乙胺嘧啶是强效的 MATE 抑制剂，对 MATE1 和 MATE2-K 抑制作用的 K_i 分别为 0.083~0.131μmol/L 和 0.056μmol/L。对 OCT1 和 OCT2 也有一定的抑制作用，其 K_i 分别为 4.46μmol/L 和 4.55μmol/L。口服治疗剂量的乙胺嘧啶后，血浆中游离峰浓度约为 0.298μmol/L，高于抑制 MATE 的 K_i 而低于抑制 OCT 的 K_I。临床报道合用乙胺嘧啶(50mg)后，二甲双胍的 C_{max} 和 AUC 分别增加 42% 和 39%，肾清除率下降 35%。值得注意的是，尽管血浆中二甲双胍浓度的增加，但其降血糖作用反而减低。这可能与抑制肝 OCT1 介导的二甲双胍摄取有关。类似，合用维拉帕米或 OCT1 基因突变也能损伤二甲双胍的降血糖效应。相反，OCT1 诱导剂利福平，增加二甲双胍的降血糖效应。

案例 3. 甲氧苄啶引起的药物相互作用。甲氧苄啶也是强效的 MATE 抑制剂，抑制 MATE1 和 MATE2-K 的 K_i 分别为 2.64μmol/L 和 0.35μmol/L。口服甲氧苄啶(200mg)后游离峰浓度为 4.26~7.84μmol/L，高于抑制 MATE 的 K_i 值。有文献证实与 200mg 甲氧苄啶合用后，普鲁卡因胺和 N-乙酰氨基普鲁卡因胺的 AUC 增加 39%，肾清除率下降 45%。类似，合用甲氧苄啶也会引起血浆中二甲双胍的暴露增加，肾清除率降低，也能抵消二甲双胍的降血糖效应。

案例 4. 顺铂引起的药物相互作用。抗肿瘤药顺铂主要毒性是肾毒性。顺铂是 OCT2 底物，也是弱的 MATE 是底物。高剂量的维拉帕米和西咪替丁等通过抑制 OCT2 介导的肾摄取，降低顺铂的肾毒性。应该注意 OCT2 和 MATE 的联盟在顺铂肾毒性中的作用。抑制 MATE 介导的顺铂外排，反而增加细胞内顺铂浓度和肾毒性。需要注意的是，西咪替丁等药物是 MATE 和 OCT 的双重抑制剂，正常治疗剂量的西咪替丁主要抑制 MATE，有可能增加顺铂的肾毒性。只有高剂量的西咪替丁才有可能降低顺铂肾毒性。此外，有报道显示昂丹司琼会加重顺铂的肾毒性。因此，在合用这些药物作为顺铂的肾保护剂时，应该考虑有增加肾毒性的风险。

六、多转运体联盟与药物相互作用

一个药物往往是多种转运体的底物或抑制剂。而这些转运体分布在不同的组织器官，因此药物相互作用应该是这些转运体和组织器官同作用的结果。

案例 1. 与瑞舒伐他汀相关的药物相互作用。瑞舒伐他汀是 BCRP、OATP 和 OAT 的底物。脾酪氨酸激酶抑制剂 fostamatinib 是一种前药。口服后，快速代谢成活性代谢物 R406。fostamatinib 和 R406 是强的 BCRP 抑制剂，IC_{50} 分别为 51nmol/L 和 31nmol/L，同时，R406 也是一个弱的 OATP1B1（$IC_{50}>10\mu mol/L$）。文献报道口服合用 fostamatinib 后，瑞舒伐他汀的 AUC 和 C_{max} 分别增加 96% 和 88%。口服 fostamatinib（100mg，b.i.d.）后，血浆中 R406 稳态峰浓度为 1.86$\mu mol/L$，游离分数为 0.018。假定口服 fostamatinib 完全转化为 R406。算得 $f_u \times I_{in,max}$ 为 0.241$\mu mol/L$，对于 OATP1B1 抑制作用：$R=1+f_u \times I_{in,max}/IC_{50}=1.024<1.1$，即 R406 对 OATP1B1 的抑制作用忽略不计。对肝 BCRP 抑制：$R=1+f_u \times I_{in,max}/IC_{50}=8.8$。口服 100mg fostamatinib 后，估算的肠上皮细胞中 R406 的 $I_{gut,max}$ 为 57.6$\mu mol/L$，肠腔中 fostamatinib 浓度（I_2）为 691$\mu mol/L$。算得 R406 和 fostamatinib 的 R 分别为 1 858 和 13 820>11，说明 fostamatinib 与瑞舒伐他汀相互作用，应归功于肠和肝 BCRP 共同抑制的结果。

案例 2. 与艾曲波帕相关的药物相互作用。艾曲波帕是一种 OATP1B1 和 BCRP 双重抑制剂，其 IC_{50} 为 2.7$\mu mol/L$。临床报道口服艾曲波帕（7mg/d）5 天后，口服瑞舒伐他汀的 AUC 和 C_{max} 增加 55% 和 103%。多剂量口服艾曲波帕（75mg/d），稳态峰浓度为 8.08$\mu mol/L$。假定 F_a 和 f_u 分别为 0.52 和 0.01。算得 $f_u \times I_{in,max}$、$I_{gut\,max}$ 和 I_2 分别为 0.24$\mu mol/L$、29.4$\mu mol/L$ 和 678$\mu mol/L$。对肝 OATP1B1 和 BCRP 的抑制作用：$R=1+f_u \times I_{inlet,max}/IC_{50}<1.1$。对肠上皮 BCRP 抑制作用：$R=1+I_{gut,max}/IC_{50}=11.9$ 和 $R=1+I_2/IC_{50}=252$，均大于 11。说明口服艾曲波帕增加血浆瑞舒伐他汀暴露主要归功于对肠 BCRP 的抑制，而对肝 BCRP 和 OATP1B1 的抑制忽略不计，这也可以解释口服该药不影响静脉注射后头孢曲松的血浆暴露。

案例 3. 与甲氨蝶呤相关的药物相互作用。细胞毒性药物甲氨蝶呤的治疗窗窄，在人体中，甲氨蝶呤以原型从尿中排泄，总清除率与肾清除率相当。甲氨蝶呤也是 OAT 的底物，在肾脏排泄主要是 OAT1 和 OAT3 介导的。合用丙磺舒后，甲氨蝶呤的肾清除率下降 50% 以上，增加血药浓度和甲氨蝶呤的毒性。然而，抑制 BBB 上的 OAT3 转运体，则增加脑脊液中甲氨蝶呤浓度和中枢毒性。

甲氨蝶呤也是其他转运体如 BCRP、MRP2 和 MRP4 的底物。高剂量甲氨蝶呤用于治疗恶性淋巴瘤、骨肉瘤和急性白血病，而低剂量用于治疗类风湿性关节炎。甲氨蝶呤与非甾体抗炎药（NSAID）、青霉素类、质子泵抑制剂（PPI）或环丙沙星等合用会引起有害的药物相互作用。文献报道合用 NSAID 增加甲氨蝶呤血浆暴露和降低甲氨蝶呤系统清除率，这与抑制 OAT 介导的肾分泌有关。如水杨酸、保泰松、吲哚美辛和丙磺舒对 OAT3 抑制的 K_I 与血浆游离药物浓度相当。此外，NSAID 与甲氨蝶呤相互作用也可能与抑制 MRP2 和 MRP4 有关。NSAID 代谢物 NSAID- 葡糖醛酸苷也是强的 OAT1 和 OAT3 抑制剂。在体内也有较高的浓度。如口服双氯芬酸后，双氯酚酸葡糖醛酸苷浓度与双氯酚酸的峰浓度和 AUC 比高达 0.62 和 0.84。说明 NSAID 和其代谢物 NSAID- 葡糖醛酸苷的共同作用导致血浆中甲氨蝶呤暴露。

第六节　新药药物相互作用研究

一、体外药物代谢研究

（一）候选药物是否是某药物代谢酶的底物

对常用人肝微粒体（至少 10 人混合）、重组酶、新鲜肝细胞或冷冻肝细胞进行药物代谢研究，考察哪些酶介导候选药物代谢。如当某一代谢途径超过总清除的 25%，则该代谢途径有临床意义，需要确定介导该药物代谢途径酶的亚型及其贡献率。常用两种方法。方法 1：在特异性酶化学抑制剂（表 16-17）或抗体存在下，测定候选药物在人肝微粒体中代谢。方法 2：利用重组酶进行代谢研究。用方法 1 时，应注意多数化学抑制剂的特异性是相对的，因此，需设立相应的底物为对照。用酶抗体进行实验时，要有足够抗体浓度，确保达到最大抑制效应（至少抑制 80%）。用方法 2 时，应该注意重组酶与人肝微粒体中酶量的差异。建议两种方法互补。

表 16-17　FDA 推荐体外特异性 CYP450 抑制剂和诱导剂

酶亚型	抑制剂	诱导剂
CYP1A2	α- 萘黄酮、呋拉茶碱	奥美拉唑、兰索拉唑
CYP2B6[**]	舍曲林、苯环利定、噻替哌、噻氯匹定[*]	苯巴比妥
CYP2C8	孟鲁司特、槲皮素、苯乙肼	利福平
CYP2C9	磺胺苯吡唑、替恩尼酸	利福平
CYP2C19[**]	S-(+)-N-3β 苄基 - 尼凡诺、诺卡酮、噻氯匹定	利福平
CYP2D6	奎尼丁、帕罗西汀[*]	
CYP3A4/5	伊曲康唑、酮康唑、阿扎莫林、三乙酰竹桃霉素、维拉帕米	利福平

注：[*]，机制性抑制剂；[**]，缺乏特异性抑制剂。

在确定介导药物的代谢酶亚型后，用静态模型或生理模型等模型预测药物相互作用或在体研究与相应的酶抑制剂或诱导剂合用后，候选药物的 PK 行为改变。在体试验研究的顺序通常是首先用强效诱导剂或抑制剂，以充分暴露药物相互作用。如果强抑制剂 / 诱导剂呈现阳性结果，再考察与较弱的抑制剂 / 诱导剂合用后相互作用。如候选药物与弱抑制剂 / 诱导剂合用，可考虑结合临床研究，先用静态模型和生理模型等模型进行药物相互作用的预测。对于微小的代谢途径，只有在特定人群如肾功能受损和弱代谢者才考虑药物相互作用。基于代谢药物相互作用（DDI）研究基本框架见图 16-20。

1. Ⅰ相代谢酶　通常要考虑发生药物相互作用的 CYP450 酶包括 CYP1A2、CYP2B6、CYP2C8、CYP2C9、CYP2C19、CYP2D6 和 CYP3A4/5 等。如果候选药物是某一亚型 CYP450 酶的底物后，在模型预测的基础上，需要在体研究与强效的药酶诱导剂或抑制剂合用前后，候选药物的 PK 行为改变及其程度。其他的 CYP450 酶（如 CYP2A6、CYP2J2、CYP4F2 和 CYP2E1 等）或非 CYP450 酶（如 MAO、FMO、XO 和醇 / 醛脱氢酶）等也可能参与药物Ⅰ相代谢。

2. Ⅱ相代谢酶　Ⅱ相代谢酶涉及葡糖醛酸、硫酸、谷胱甘肽或氨基酸等结合反应。葡糖醛酸结合反应是药物主要消除途径，参与药物葡糖醛酸结合代谢的主要 UGT 包括 UGT1A1、UGT1A3、UGT1A4、UGT1A6、UGT1A9、UGT2B7 和 UGT2B15 等。由于缺乏 UGT 特异性分布的数据、特异性抑制剂和底物，确定 UGT 亚型的贡献是比较困难的，体外实验常用重组酶。尽管如此，一些相对特异性探针和抑制剂已用于体外 UGT 介导的葡糖醛酸结合反应中。常用的 UGT 探针包括 UGT1A1（β- 雌二醇、SN-38 和依托泊苷）、UGT1A3（鹅去氧胆酸）、UGT1A4（三氟啦嗪）、UGT1A6（4- 羟吲哚和 5- 羟色胺）、UGT1A9（霉酚酸和异丙酚）、UGT2B7（齐多夫定、萘普生和吉非贝齐）、UGT2B4（吉非贝齐）、UGT2B10（阿密曲替林）、UGT2B15（奥沙西泮）和 UGT2B17（睾酮）等。羟甲香豆素为 UGT1A1、UGT1A3、UGT1A6、UGT1A7、UGT1A8、UGT1A9、UGT1A10、UGT2B7 和 UGT2B15 的共同底物。海柯皂苷元为 UGT1A4 的特异性抑制剂。尼氟酸对

UGT1A9 介导的霉酚酸葡糖醛酸结合反应,霉酚酸对 UGT2B7 介导的萘普生以及阿扎那韦对 UGT1A1 介导的 SN-38 葡糖醛酸结合反应呈现强的抑制作用。

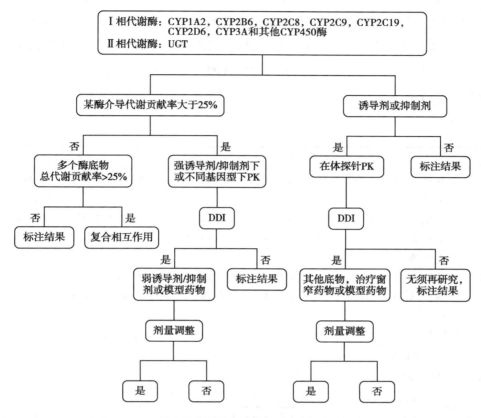

图 16-20　基于代谢药物相互作用(DDI)研究基本框架

(二)候选药物是否是药物代谢酶抑制剂

常用肝微粒体或重组酶和选择性底物(表 16-18)分析候选药物是否是代谢酶抑制剂及其抑制特性(可逆性抑制或机制性抑制)。可先用高浓度进行实验,高浓度可设定为游离峰浓度的 50 倍(或 0.1 × 剂量 /250ml)。在确认候选药物是酶的抑制剂后,再选 4~6 个浓度待测药物进行实验,以计算 K_i、IC_{50}、K_I 和 k_{inact} 等参数。

(三)候选药物是否是药物代谢酶诱导剂

尽管新鲜人肝细胞是药物体外诱导的金标准,但冷冻人肝细胞仍然是一种可用的常规方法。在人肝细胞诱导试验中,应该考虑:①个体间的变异,因此至少需要来自 3 个不同供体的肝细胞。如果至少一个供体值超过阈值(mRNA 的增加值大于溶媒对照的 100% 或阳性对照的 20%),提示候选药物可能是诱导剂。②肝细胞对阳性诱导剂,推荐的阳性对照药及其浓度(表 16-19)应呈现诱导作用。③通常用 mRNA 水平改变作为效应终点。④应设立溶媒对照、阴性对照(已知不是酶的诱导剂)和阳性对照。⑤候选药物浓度至少设 3 个浓度,其浓度应该涵盖治疗浓度。肝药酶诱导参照在体稳态峰浓度(C_{max}),最高浓度设定为游离峰浓度的 50 倍,以反映最坏的情况。对于肠药酶诱导,最大浓度定为口服剂量 /250ml。⑥如确认候选药物是某酶的诱导剂,应追加不同浓度待测药物的诱导效应,以测定 EC_{50} 和 E_{max}。⑦通常培养时间为 48~72 小时,以确保充分药酶诱导,但应保证不引起细胞毒性。培养过程中,应每天更换含药培养基。⑧在培养期间,尤其最后一天,应测定不同时间点培养基中药物浓度,以分析在培养过程中药物是否损失。如果有损失,应考虑追加药物或改变更换培养基时间间隔。

CYP450 酶是由不同的核受体诱导的,PXR 激活共同诱导 CYP3A 和 CYP2C,而 CYP1A2 和 CYP2B6 分别是 AhR 和 CAR 介导的,因此,需要分别考察候选药物是否为 CYP3A 诱导剂、CYP1A2 诱导剂或 CYP2B6 诱导剂。如果这种诱导效应是浓度依赖性的,且高于阈值,提示候选药物可能是药酶诱导剂。需要追加试验,估算 EC_{50} 和 E_{max}。如果待测药物是 CYP3A 诱导剂,提示候选药物对 CYP2C8、CYP2C9 和 CYP2C19 也可能有诱导作用。

表 16-18　FDA 推荐体外转运体特异性底物和抑制剂

转运体	底物	抑制剂
P-gp	地高辛、非索非那定、洛哌丁胺、奎尼丁、他林洛尔、长春碱	环孢素、维拉帕米、奎尼丁、酮康唑、利血平、利托那韦、他克莫司、elacridar、valspodar、zosuquidar
BCRP	2- 氨基 -1- 甲基 -6- 苯基咪唑并［4,5-b］吡啶、香豆雌酚、黄豆苷元、丹曲林、雌酮 -3- 硫酸、染料木素、哌唑嗪、磺胺柳吡啶	新生霉素、磺胺柳吡啶、elacridar、fumitremorgin C、Ko134、Ko143
OATP1B1/1B3	缩胆囊素八肽、雌二醇 -17β- 葡糖醛酸苷、雌酮 -3- 硫酸、匹伐他汀、普伐他汀、替米沙坦、瑞舒伐他汀	环孢素、雌二醇 -17β- 葡糖醛酸苷、雌酮 3- 硫酸钠、利福平、利福霉素 SV
OAT1	阿德福韦、对氨基马尿酸、西多福韦	苄甲青霉素、丙磺舒
OAT3	苄甲青霉素、雌酮 -3- 硫酸、甲氨蝶呤、普伐他汀	苄甲青霉素、丙磺舒
MATE1/-2K	二甲双胍、1- 甲基 -4- 苯基吡啶、四乙胺	西咪替丁、乙胺嘧啶
OCT2	二甲双胍、1- 甲基 -4- 苯基吡啶、四乙胺	西咪替丁

注:来源于(http://www.fda.gov/Drugs/DevelopmentApprovalProcess/DevelopmentResources/DrugInteractionsLabeling/ucm080499.htm.)。

表 16-19　体外诱导剂及推荐浓度

受体	CYP450	诱导剂	推荐浓度 [a]/(μmol/L)	推荐浓度 [b]/(μmol/L)
AhR	CYP1A2	奥美拉唑	50	25~100
		兰索拉唑	—	10
CAR	CYP2B6	苯巴比妥	—	500~100
		CITCO	0.1	—
PXR	CYP3A4	利福平	20	10~50

注:[a]EMA 推荐浓度;[b] FDA 推荐浓度。

(四) 基于药物代谢酶诱导或抑制的相互作用预测

在获得待测药物对酶的抑制参数(K_i、IC_{50}、K_I 和 k_{inact})或酶诱导参数(E_{max} 和 EC_{50})后,根据待测药物的 PK 参数、对酶的抑制参数或诱导参数,计算相互作用程度 R 值,即:

$$R_1 = 1 + I_{max,u}/K_i \tag{16-71}$$

$$R_{1,gut} = 1 + I_{gut}/K_i \tag{16-72}$$

$$R_2 = 1 + \cfrac{\cfrac{k_{inact} \times 50 \times I_{max,u}}{K_I + 50 \times I_{max,u}}}{k_{deg}} \tag{16-73}$$

$$R_3 = \cfrac{1}{1+\cfrac{d \times E_{max} \times 10 \times I_{max,u}}{EC_{50} + 10 \times I_{max,u}}}$$

式（16-74）

式中，$I_{max,u}$ 和 I_{gut} 分别为血浆中待测药物游离峰浓度和肠中浓度，分别按 $I_{max,u} = I_{max} \times f_u$（可假定 $f_u = 0.01$）和剂量 /250ml 计算。其中 I_{max} 为血浆中候选药物的峰浓度。

如果 $R_1 \geq 1.02$，$R_2 \geq 1.25$，$R_{1,gut} \geq 11$ 或 $R_3 \leq 0.8$，认为可能存在相互作用，需要进一步用静态模型或 PBPK 模型预测与敏感性底物间的相互作用。如果预测的 ABCR ≥ 1.25 或 AUCR ≤ 0.8，应用敏感性底物药物进行药物相互作用的临床研究。图 16-21 显示判断候选药物是否存在基于药物代谢的相互作用的基本框架。

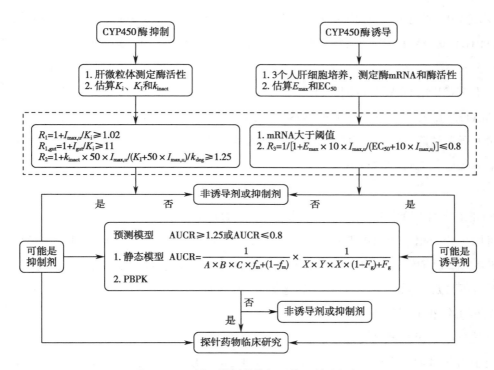

图 16-21　基于模型药物相互作用基本框架

二、药物转运体的体外研究

主要考察转运体包括 P-gp、BCRP、OATP1B1/OATP1B3、OAT1/OAT3、MATE1/MATE2-k 和 OCT2。

（一）候选药物是否是药物转运体底物

1. P-gp 和 BCRP　P-gp 和 BCRP 主要表达在肠、肝和肾中，在体内药物处置中发挥重要作用，因此必须考察候选药物是否是 P-gp 和 BCRP 的底物。通常测定候选药物在 Caco-2 细胞或转染 P-gp 或 BCRP 的细胞中双向转运（基底侧 - 腔面侧 BA 和腔面侧 - 基底侧 AB），计算通透系数（permeability coefficient，$P_{app,AB}$ 和 $P_{app,BA}$）和外排转运比（efflux ratio，ER = $P_{app,BA}/P_{app,AB}$）。Caco-2 细胞是常用研究药物肠转运及其转运体的体外模型。需要严格控制条件，如渗漏率要求小于 10%。候选药物浓度至少有 4 种浓度，浓度跨度 100 倍，而治疗浓度设定为中间浓度。通常浓度要涵盖 0.01~1.0 剂量 /250ml，除非是溶解度限制。应设立已知转运体底物为阳性对照，确认转运体活性存在。同时设立高通透（如美托洛尔）和低通透（如甘露醇)物质为参照。通常 pH 设定为 7.4。

如果:①净转运或 ER≥2;②这种转运可以被一种以上已知转运体抑制剂逆转,且在抑制剂浓度大于 $10 \times K_i$ 时,药物转运降低 50% 以上,可以认为该药物是 P-gp 或 BCRP 的底物。由于 Caco-2 细胞中存在多种药物转运体,要用多种已知的转运体抑制剂验证转运体的作用。在确认候选药物是 P-gp 或 BCRP 的底物后,应考虑是否在体研究与已知转运体抑制剂合用后候选药物的 PK 变化。

2. OATP1B1 和 OATP1B3　如果肝脏是主要的消除途径,且其清除率(代谢或胆汁排泄)大于 25% 总清除率或肝脏药物摄取有重要临床意义时,应考察候选药物是否是肝 OATP1B1 或 OATP1B3 的底物。可以用原代肝细胞或转染 OATP1B1 或 OATP1B3 细胞,测定候选药物在其细胞中摄取。如:①候选药物在转染 OATP1B1 或 OATP1B3 中摄取与在空转细胞中摄取比≥2;②已知转运体抑制剂(如利福平)抑制候选药物的细胞摄取,且抑制剂浓度在 $10 \times K_i$(或 IC_{50})时,其摄取降低大于 50%,可以认为候选药物是 OATP1B1 或 OATP1B3 的底物。此时,应考虑是否在体研究与已知转运体抑制剂合用后候选药物的 PK 改变。

3. OAT、OCT 和 MATE1/MATE2-k　OAT1、OAT3 和 OCT2 主要表达肾近曲小管基底侧膜。MATE1 和 MATE2-K 表达在肾小管的刷状缘膜。这些转运体参与药物肾主动分泌。如果候选药物的肾分泌清除大于总清除 25% 时,也应考察候选药物是否是 OAT1/3、OCT2 或 MATE1/MATE2-k 的底物。肾分泌清除率(Cl_{sec})按式(16-75)估算:

$$Cl_{sec} = Cl_r - f_u \times GFR \qquad\qquad 式(16-75)$$

式中,Cl_r 和 GFR 分别为肾清除率和肾小球滤过率,通常取 GFR=125ml/min。

测定药物在转染相应转运体细胞中摄取。如果:①候选药物在转染转运体细胞中摄取与在空转细胞中摄取比≥2;②已知转运体抑制剂抑制候选药物的摄取,且抑制剂浓度在 $10 \times K_i$(或 IC_{50})时,其摄取降低大于 50%,可以认为候选药物是相应转运体底物,此时,应考虑是否在体研究与已知转运体抑制剂合用后候选药物的 PK 改变。

(二)候选药物是否是药物转运体抑制剂

1. P-gp 和 BCRP　采用 Caco-2 细胞或转染 P-gp 或 BCRP 细胞研究候选药物是否能抑制已知转运体底物的净转运及其程度(IC_{50} 或 K_i)。先用高浓度的候选药物进行实验,该浓度相当于口服剂量/250ml。如果确认候选药物是 P-gp 或 BCRP 的抑制剂,则需要追加试验,测定不同浓度候选药物(4~6 个浓度)对相应探针转运的抑制作用,以计算 IC_{50} 或 K_i。对于口服给药,如果 $I_{gut}/IC_{50} \geq 10$,或对于非口服给药,$I_1/IC_{50} \geq 0.1$,说明该候选药物在体显示强的 P-gp 或 BCRP 的抑制作用,式中 I_1 为药物的 C_{max}。如候选药物是 P-gp 或 BCRP 抑制剂,应考虑是否在体研究与底物药物合用后底物药物的 PK 改变。

2. OATP1B1 和 OATP1B3　先在转染 OATP1B1 或 OATP1B3 细胞中研究高浓度的候选药物是否能抑制已知 OATP1B1 或 OATP1B3 探针摄取。该浓度应高于 $10 \times$ 进入肝脏游离药物峰浓度($I_{in,max,u}$)。如果确认候选药物是 OATP1B1 或 OATP1B3 的抑制剂,需要追加实验,测定不同浓度候选药物(4~6 个浓度)对底物转运的抑制作用,计算 IC_{50} 或 K_i。由于某些药物对 OATP1B1 和 OATP1B3 的抑制可能存在时间依赖性,需要进一步研究细胞与候选药物预温孵至少 30 分钟后,再测定其 IC_{50} 或 K_i。如果 $R = 1 + I_{in,max,u}/IC_{50} > 1.1$,说明该药物在体对 OATP1B1 或 OATP1B3 显示强的抑制作用,应考虑是否在体研究与底物药物合用后底物药物的 PK 改变。

3. OAT1/3、OCT2 和 MATE1/2-K　先在转染转运体细胞中研究高浓度的候选药物是否能抑制已知转运体底物的摄取。该浓度高于 $10\times$ 血浆游离药物峰浓度（$I_{max,u}$）。如果确认候选药物是 OAT1/3、OCT2 或 MATE1/2-K 抑制剂，需要追加实验，测定不同浓度候选药物（4~6 个浓度）对相应转运体底物转运的抑制作用，计算 IC_{50} 或 K_i。如果 OAT1/OAT3/OCT2 $I_{max,u}/IC_{50}>0.1$，说明该候选药物在体对相应转运体有强的抑制作用，应考虑是否在体研究与底物药物合用后底物药物的 PK 改变。

（三）候选药物是否是药物转运体诱导剂

一些药物转运体的诱导与 CYP450 酶相似，如利福平和 St John's wort 同时诱导 CYP3A、P-gp、MRP2、MRP3、MRP4 和 OATP1A2。然而，目前体外诱导模型还不成熟。人结肠腺癌 LS180/WT、阿霉素耐药株 LS180/AD50 或长春碱耐药株 LS180/V 等细胞株广泛用于 P-gp 的体外诱导研究。通常用对应核受体（如 PXR）的作为药物转运体诱导重要评价指标，但最终确定是否是药物转运体诱导剂需要在体研究。

三、药物代谢物相互作用问题

如果某一代谢物的形成量大于原型药的 25%，并显示一定的毒性或活性，则需要考察该代谢物对药物代谢酶和转运体的影响。在分析代谢物对酶和转运体活性影响时，应考虑代谢物的活性 / 毒性以及代谢物的处置动力学特性等。如果原型药的半衰期长，其代谢物的重要性可能会被掩盖。然而，当药物清除器官功能受损时，因代谢物的高暴露可能会影响原型药代谢。因此需要建立能够同时考察代谢物和原型药 PK 模型以评价其代谢相互作用及其程度。

四、在体药物相互作用研究

如果体外试验显示药物可能在体发生药物相互作用，最终结论需要在体试验结果验证。

（一）在体相互作用的实验设计

在体药物相互作用研究通常是比较底物药物（S）在与候选药物（I）合用前后的血药浓度和暴露参数（AUC 和 C_{max}），常用交叉试验设计或平行试验设计。根据临床需求考虑：单剂量 / 单剂量、单剂量 / 多剂量、多剂量 / 单剂量和多剂量 / 多剂量等方案。对于交叉试验设计，要考虑药物的清洗期是否足够长，以保证酶的活性恢复至正常水平。

在试验设计应考虑：①底物和候选药物是单次还是多次给药；②药物安全性考虑包括底物是治疗窗窄（narrow therapeutic range，NTR）的药物还是非 NTR 药物；③底物和待研究药物的 PK 和 PD 特性；④设计目的是研究抑制还是诱导；⑤抑制作用是否存在延迟；⑥停药后，其诱导作用或抑制效应是否存在永久效应。剂量应参考临床剂量，剂量选择应保证获得最大相互作用的可能性，因此，尽可能选用最大剂量和最小的给药间隔。给药途径也应采用拟定临床用药途径。

建议先进行模拟，同时也要考虑：

1. 是否要求稳态血药浓度　如底物或候选药物的半衰期较长，是否需要负荷剂量。由于候选药物效应的延迟如诱导和机制性抑制，应考虑在血药浓度达稳态状态下研究药物相互作用，要求底物药物和候选药物的用药时间足够长，以充分暴露其药物作用。同时应考虑停药后，药物代谢酶恢复到正常水平的时间。

2. 研究是开放性的,除非用药效作为评判终点。

3. 对于快速可逆性抑制剂,候选药物与底物同时或在给底物前用药通过评价得到暴露以增加敏感性。对于机制性抑制,应在服用底物前给予候选药物,以达到最大抑制效应。如候选药物口服受到其他因素如胃 pH 影响,应控制这些因素。

4. 服药时间也是评价诱导和抑制的关键,如候选药物是 CYP3A 和 OATP 的底物,在用利福平作为诱导剂时,应注意利福平本身又是 OATP 抑制剂和 CYP3A 诱导剂,候选药物与利福平同时服用,酶的诱导作用可能会低估,候选底物建议推迟使用。

5. 要避免一些食物和饮料对试验结果的影响,因此在试验前 1 周和整个试验过程中,应停用能够影响药物处置的药物、烟草、食物和饮料如葡萄柚汁 / 橘子汁、芥末、绿茶、烤肉和蔬菜等。

6. 在可能的情况下,应考察基因型对药物相互作用的影响。

(二) 底物和相关药物的选择

1. CYP450 酶介导的药物相互作用

(1) 候选药物是 CYP450 酶的底物:根据体外介导药物代谢的酶及其代谢途径研究和模型预测结果,选择合适的抑制剂和诱导剂。美国 FDA 推荐了一些在体研究的 CYP450 酶抑制剂和诱导剂。CYP450 酶抑制剂:CYP1A2(氟伏沙明)、CYP2C8(氯吡格雷和吉非罗齐)、CYP2C9(氟康唑)、CYP2C19(氟伏沙明)、CYP2D6(氟西汀和帕罗西汀)、CYP3A(克拉霉素和伊曲康唑)。CYP450 酶诱导剂:CYP2B6(利福平)、CYP2C8(利福平)、CYP2C9(利福平)、CYP2C19(利福平)和 CYP3A(苯妥英和利福平)。

应首选强效的抑制剂和诱导剂,以充分暴露其药物相互作用。如 CYP3A 介导的候选药物代谢途径贡献大于 25%,原则上应分别用伊曲康唑和利福平作为抑制剂和诱导剂,尽管其他的抑制剂和诱导剂也可以接受。如结果是阴性,说明药物相互作用无临床意义。如果是阳性结果,再通过在体试验或相应的数学模型来评价与较弱的药物代谢酶抑制剂和诱导剂相互作用,并标注建议剂量调整。

如果药物是 CYP3A 介导代谢的,合用强效 CYP3 抑制剂导致 AUC 增加 5 倍或 5 倍以上,提示该药物是 CYP3A 敏感性底物,应标注"CYP3A 敏感性底物"。并根据药物的暴露 - 安全关系警示在与强效或中等 CYP3A 抑制剂合用时的注意事项。如果增加倍数大于 2,且效应 / 毒性 - 暴露关系显示出可能引起安全性问题,认为该药物是治疗窗窄的 CYP3A 底物。例如,他汀类药物尽管耐受性好,但与强效 CYP3A 抑制剂合用后,可以导致致命性的横纹肌溶解综合征。

如果候选药物是口服,且是 CYP3A 底物,这类药物往往因存在广泛的首过代谢,生物利用度低,但葡萄柚汁等可以显著增加药物的暴露。如果候选药物是 CYP3A 或 P-gp 底物,与 St John's wort 合用因药物代谢酶或转运体诱导,降低药物的暴露。

如果介导候选药物的代谢酶具有基因多态性,如 CYP2D6、CYP2C9、CYP2C19 或 UGT1A1 等时,应比较在强代谢和弱代谢人群中药物相互作用。如果在弱代谢者中候选药物与强抑制剂间存在显著的相互作用,应进一步评价与较弱抑制剂合用或中等代谢人群中的药物相互作用。

(2) 候选药物是诱导剂或抑制剂:根据体外结果选择合适的底物药物进行在体相互作用研究。如果考察候选药物是否对相应代谢酶的抑制作用,底物应选择已知相应酶抑制剂能显著改变 PK 行为的底物药物进行试验,以最大限度地反映候选药物对酶的抑制作用。美国 FDA 推荐的一些在体敏感底物药物包括 CYP1A2(咖啡因和替扎尼定)、CYP2C8(瑞格列奈)、CYP2C9(甲苯磺丁脲和 S- 华法林)、CYP2C19

（奥美拉唑和兰索拉唑）、CYP2D6（地昔帕明、右美沙芬和奈比洛尔）和 CYP3A（咪达唑仑和三唑仑）等。美国 FDA 没有提供 CYP2B6 的敏感性底物，可考虑用安非他酮作为底物药物。

通常采用底物药物单用和与候选药物合用后的 PK 主要参数如 AUC、C_{max} 和 t_{max} 等进行评估。其他 PK 参数如清除率和谷浓度等有时也作为评估指标。PK 相互作用的统计方法通常参照生物等效性评价中的置信区间法，即考察（C_{max} 或 AUC）合用 / 单用比值的几何均数比值（GMR）的 90%CI，如在 80%~125%，则认为药物相互作用无临床意义，否则认为存在药物相互作用。根据与候选药物合用前后的底物药物的 AUC 或 C_{max} 变化，可以判断候选药物是 CYP450 酶诱导剂还是抑制剂及其程度（表 16-20）。

表 16-20　基于底物 AUC 变化判断候选药物是 CYP450 酶诱导剂或抑制剂及其程度

CYP450 酶抑制剂		CYP450 酶诱导剂	
AUCR=AUC$_{合}$/AUC$_{单}$	程度	合用后 AUC 降低	程度
AUCR≥5	强抑制剂	>80%	强诱导剂
2≤AUCR<5	中等抑制剂	>50%~80%	中等诱导剂
1.25≤AUCR<2	弱抑制剂	>20%~50%	弱诱导剂

在体诱导相互作用实验中，需要注意的是，某些药物既是诱导剂又是抑制剂，如利托那韦。在这种情况下，其净效应取决于时间。此外，也有些底物不是单一酶介导代谢的。如奥美拉唑和瑞格列奈常分别作为 CYP2C19 和 CYP2C8 底物，但他们也被 CYP3A 介导代谢。因此在用奥美拉唑作为底物研究 CYP2C19 诱导时，应同时测定代谢物羟基奥美拉唑（CYP2C19）和奥美拉唑砜（CYP3A）。

2. 转运体介导的药物相互作用

（1）候选药物是转运体的底物：类似 CYP450 酶，基于体外结果，首选强效的转运体抑制剂进行试验。美国 FDA 推荐了一些转运体抑制剂 P-gp（克拉霉素、伊曲康唑、维拉帕米和奎尼丁）、BCRP（环孢素也是其他转运体如 P-gp、MRP 和 OATP 抑制剂）、OATP（环孢素和利福平）、OCT2/MATE1/2-K（西咪替丁和乙胺嘧啶）和 OAT1/3（丙磺舒）。

由于底物和抑制剂在转运体间存在较大的重叠性，如果用广谱抑制剂获得阴性结果可以排除多通路介导相互作用。如环孢素是 P-gp、OATP 和 BCRP 等转运体的抑制剂，用它研究候选药物是否是转运体的底物是合适的。如阴性结果可以排除这些转运体对候选药物处置的影响。但如果是阳性，难以区分相应转运体的贡献作用，需要选择特异性抑制剂进行试验。对于一些特殊转运体如 OATP1B1 应比较不同基因型人群中的药物相互作用。

（2）候选药物是转运体的抑制剂或诱导剂：先用已认可的典型底物药物进行药物相互研究。美国 FDA 推荐了一些转运体底物包括 P-gp（地高辛、达比加群酯和非索非那定）、BCRP（瑞舒伐他汀）、OATP1B1/OATP1B3（匹伐他汀、普伐他汀和瑞舒伐他汀）、OCT2/MATE（二甲双胍）、OAT1（阿德福韦和更昔洛韦）和 OAT3（苄甲青霉素）。

需要注意的是，有些底物往往是多种转运体的底物，也是一些酶的底物。如瑞舒伐他汀是 BCRP、OATP1B1 和 OATP1B3 底物。如果候选药物也是这些转运体的抑制剂，临床观察结果可能是这些转运体的共同贡献。

3. 鸡尾酒法　采用鸡尾酒法,即同时服用多种转运体/酶的底物药物进行实验,也是另一种评价药物相互作用的方法。它基于:①底物是酶/转运体特异性的;②转运体/酶底物间无相互作用;③有足够的受试者样本数。阴性结果可以排除需要进一步研究特异性酶的需求。鸡尾酒结果可以补充体外和其他在体数据。

4. 多种类型的相互作用

(1) 多酶抑制剂:一些药物是多种 CYP450 酶抑制剂。如果:①药物浓度增加会引起安全性问题;②多种酶介导药物代谢;③预测的非抑制剂抑制的酶介导的清除率很低,应该考虑与一种或多种抑制剂的相互作用。在此种情况下,多酶抑制剂对候选药物浓度的影响往往大于单一抑制剂,其程度取决于非抑制剂抑制的酶介导的清除率分数。如果单用抑制剂已经提供了相关信息,多抑制剂研究的意义不大。

(2) 转运体/酶的重叠问题:一些底物或抑制剂在酶和转运体间有很大的重叠性。伊曲康唑抑制 P-gp 和 CYP3A 活性,利福平诱导 P-gp 和 CYP3A 表达。然而也有例外,伏立康唑是强效 CYP3A 抑制剂,但不抑制 P-gp 功能。胺碘酮和奎尼丁是强效 P-gp 抑制剂,但对 CYP3A 抑制作用弱。因此在研究药物相互作用时,应考虑对转运体和代谢酶抑制作用的差异性。如评价候选药物是否同时是 P-gp 和 CYP3A 底物,应选用同时抑制 P-gp 和 CYP3A 活性的抑制剂如伊曲康唑进行研究。如仅考察 P-gp 或 CYP3A 的贡献,应选用 P-gp 或 CYP3A 特异性抑制剂进行研究。某些药物是一种酶/转运体抑制剂,也可能是另一种酶或转运体诱导剂。如利托那韦是 CYP3A 抑制剂,却是 UGT 诱导剂。替拉那韦是 CYP3A 抑制剂和 P-gp 诱导剂。利福平是多种酶/转运体的诱导剂,但是 OATP1B1 的抑制剂。如果候选药物同时是 CYP450 酶和 OATP1B1 底物,用利福平进行药物相互研究结果的解释应慎重。其净效应取决于转运体和酶的作用相对强弱以及用药时间长短。如利福平单次用药,显著增加阿伐他汀的血药浓度,而多次服用利福平则显著降低其血药浓度。因此,这种重叠活性导致复合相互作用预测困难。

案例　一项临床研究用 8 种探针构成鸡尾酒同时探索三种抗丙肝病毒药组合(达卡他韦 30mg/阿舒瑞韦 200mg/eclabuvir 75mg)对 CYP450 酶和转运体的影响。鸡尾酒探针:咖啡因(CYP1A2)200mg,美托洛尔(CYP2D6)50mg,孟鲁司特(CYP2C8)10mg,氟比洛芬(CYP2C9)50mg,奥美拉唑(CYP2C19)40mg,咪达唑仑(CYP3A4)5mg,地高辛(P-gp)0.25mg 和普伐他汀(OATP)40mg。实验方案:20 名健康受试者,第 1 天服用鸡尾酒探针,第 6~15 天服用 3 种抗丙肝病毒药组合(2 次/d),第 16 天 3 种抗丙肝病毒药组合和鸡尾酒探针同时服用。第 1 天和第 16 天服用鸡尾酒探针后 0.25 小时、0.5 小时、1 小时、1.5 小时、2 小时、3 小时、4 小时、6 小时、8 小时、12 小时、16 小时、24 小时、48 小时、72 小时、96 小时和 120 小时取血,测定血浆中药物浓度,估算 C_{max} 和 AUC 的 GRM 及其 90%CI,结果显示 3 种抗丙肝病毒药的组合对 CYP1A2、CYP2C8 和 CYP2C9 活性无明显影响,其 C_{max} 和 AUC 的 GMR(及其 90%CI)在 0.80~1.25 范围内。相反,对 CYP2C19(奥美拉唑)和 CYP3A4(咪达唑仑)有弱到中等的诱导作用,其 GRM(及其 90%CI)分别为奥美拉唑 C_{max}(0.57,90%CI 0.42~0.78)和 AUC(0.48,90%CI 0.39~0.59);咪达唑仑 C_{max}(0.57,90%CI 0.50~0.65)和 AUC(0.53,90%CI 0.47~0.60)。对 CYP2D6、P-gp 和 OATP 有弱到中等抑制作用,其 GRM(及其 90%CI)分别为美托洛尔 C_{max}(1.42,90%CI 1.20~1.64)和 AUC(1.71,90%CI 1.49~1.97),地高辛 C_{max}(1.23,90%CI 1.12~1.35)和 AUC(1.23,90%CI 1.17~1.29),普伐他汀 C_{max}(2.01,90%CI 1.63~2.47)和 AUC(1.68,90%CI 1.43~1.97)。

(刘晓东)

参考文献

［1］ BLOBAUM A L,BYERS F W,BRIDGES T M,et al. A screen of approved drugs identifies the androgen receptor antagonist flutamide and its pharmacologically active metabolite 2-hydroxy-flutamide as heterotropic activators of cytochrome p450 3a in vitro and in vivo. Drug Metab Dispos,2015,43:1718-1726.

［2］ BLOBAUM A L,BRIDGES T M,BYERS F W,et al. Heterotropic activation of the midazolam hydroxylase activity of CYP3A by a positive allosteric modulator of mglu5:in vitro to in vivo translation and potential impact on clinically relevant drug-drug interactions. Drug Metab Dispos,2013,41:2066-2075.

［3］ DONG P P,FANG Z Z,ZHANG Y Y,et al. Substrate-dependent modulation of the catalytic activity of CYP3A by erlotinib. Acta Pharmacol Sin,2011,32:399-407.

［4］ European Medicines Agency. Guideline on the investigation of drug interactions. London,UK:EMA,2013. Available at:http://www.ema.europa.eu/docs/en_GB/document_library/Scientific_guideline/2012/07/WC500129606.pdf.

［5］ FROMM M F,BUSSE D,KROEMER H K,et al. Differential induction of prehepatic and hepatic metabolism of verapamil by rifampin. Hepatology,1996,24:796-801.

［6］ GRANFORS M T,BACKMAN J T,NEUVONEN M,et al. Fluvoxamine drastically increases concentrations and effects of tizanidine:a potentially hazardous interaction. Clin Pharmacol Ther,2004,75:331-341.

［7］ GARIMELLA T,TAO X,SIMS K,et al. Effects of a fixed-dose co-formulation of daclatasvir,asunaprevir,and beclabuvir on the pharmacokinetics of a cocktail of cytochrome P450 and drug transporter substrates in healthy subjects. Drugs R D,2018,18:55-65.

［8］ KENWORTHY K E,CLARKE S E,ANDREWS J,et al. Multisite kinetic models for CYP3A4:simultaneous activation and inhibition of diazepam and testosterone metabolism. Drug Metab Dispos,2001,29:1644-1651.

［9］ LIU L,PAN X,LIU H Y,et al. Modulation of pharmacokinetics of theophylline by antofloxacin,a novel 8-amino-fluoroquinolone,in humans. Acta Pharmacol Sin,2011,32:1285-1293.

［10］ QIAN C Q,ZHAO K J,YANG C Y,et al. Simultaneously predict pharmacokinetic interaction of rifampicin with oral versus intravenous substrates of cytochrome P450 3A/P-glycoprotein to healthy human using a semi-physiologically based pharmacokinetic model involving both enzyme and transporter turnover. Eur J Pharm Sci,2019,134:194-204.

［11］ U.S. Department of Health and Human Services,Food and Drug Administration,Center for Drug Evaluation and Research (CDER). Clinical drug interaction studies-study design,data analysis,and clinical implications guidance for industry. Silver Spring,MD:FDA,2017. Available at:http://www.fda.gov/Drugs/GuidanceComplianceRegulatoryInformation/Guidances/default.htm.

［12］ U.S. Department of Health and Human Services,Food and Drug Administration,Center for Drug Evaluation and Research (CDER). In vitro metabolism-and transporter-mediated drug-drug interaction studies guidance for industry. Silver Spring,MD:FDA,2017. Available at http://www.fda.gov/Drugs/GuidanceComplianceRegulatoryInformation/Guidances/default.htm.

［13］ U.S. Department of Health and Human Services,Food and Drug Administration,Center for Drug Evaluation and Research(CDER). Drug development and drug interactions:table of substrates,inhibitors and inducers. Silver Spring,MD:FDA,2017. Available at http://www.fda.gov/Drugs/DevelopmentApprovalProcess/DevelopmentResources/DrugInteractionsLabeling/ucm080499.htm.

［14］ 贺小贝,刘晓东. 生理药动学模型定量预测依诺沙星/环丙沙星对茶碱/咖啡因代谢的影响. 中国药科大学学报,2013,44:77-84.

［15］ 刘晓东,柳晓泉. 药代动力学教程. 南京:江苏凤凰科学技术出版社,2015.

［16］ 刘晓东,刘李. 药代动力学的药物相互作用. 北京:科学出版社,2022.

第十七章　毒代动力学

毒代动力学(toxicokinetics,TK)是 PK 和毒理学(toxicology)的交叉学科,是运用 PK 的原理和方法,定量研究毒性剂量下药物在动物体内的吸收、分布、代谢、排泄的过程和特点,阐明药物毒性的发生和用药剂量、潜在毒性代谢物、分布组织之间的关系,了解药物或其代谢物在体内的分布及其靶器官,评估和预测药物体内潜在毒性,并为临床用药、临床药物毒副作用或不良反应事件以及药物过量的诊断、治疗提供依据。

按照毒理学研究的前后顺序,TK 可以分为前瞻 TK、伴随 TK 和回顾 TK。前瞻 TK 是指毒理学研究开始前,选择试验动物种属、给药处方、剂量和给药方案等,从而确定治疗方案。伴随 TK 是指在毒理学研究过程中同时开展的 TK 研究,也是和新药研发最密切的毒物代谢研究。伴随 TK 可在所有动物或有代表性的亚组或卫星组动物中进行试验,其结果用于解释剂量 - 暴露和暴露 - 毒性反应关系。作为药物安全性评价的一部分,伴随 TK 研究必须遵守《药品非临床实验管理规范》(GLP)原则。回顾 TK 是在毒理学研究结束后开展的试验,用于解决 TK 数据不充足药物的暴露问题。这一阶段工作内容较少,一般适用于研发过程延长的药物和某些早期开发、缺乏 TK 数据的药物回顾性毒理学研究,如 20 世纪 80 年代前研发的药物。

TK 已成为药物安全性评价的一个重要组成部分。ICH 在发布的 TK 指导原则中提出,TK 的主要目的是:描述化合物在动物造成的全身暴露以及其与毒性研究剂量和时间的关系。次要目的是:了解毒性研究中造成的暴露量与毒理学结果之间的关系,以评价这些结果与临床安全性之间的关系。支持非临床毒性研究的动物种属选择和给药方案。结合毒性研究结果,提供有助于后续非临床毒性研究的信息。

第一节　毒代动力学和药代动力学的异同点

TK 是 PK 的分支,其研究理论和分析方法都是以 PK 为基础。两者均需要研究药物(毒物)在体内吸收、分布、代谢、排泄随时间而产生的动态变化、随剂量而产生的系列平变化。已获得的 PK 实验参数可以为 TK 实验设计提供参考。例如,药物组织分布研究结果可为评价药物毒性靶器官提供依据。药物与血浆蛋白结合试验的结果是估算血药浓度与毒性反应关系的依据,生物转化研究所提供的代谢产物资料,有助于判断可能引起毒性反应的成分和 TK 研究应检测的成分。

一、毒代动力学和药代动力学差异的理论基础

TK 和 PK 在研究对象、给药剂量、研究重点、动力学特征等诸多方面存在显著差异(表 17-1),其根本来源在于所研究对象的剂量。PK 是在药理学或者是治疗剂量下的研究,目的是得到在治疗剂量下实验动物和人的 PK 参数。而 TK 则在毒性剂量下,研究药物在动物体内的处置特征,以解释相关毒理学现象并预测药物在人体内的毒性和耐受性,为临床安全用药提供参考。

一般情况下,PK 通常可以采用房室模型,药物在研究剂量范围内通常符合一级线性动力学。而 TK 的参数计算通常采用非房室模型(NCA),在研究剂量范围内通常为非线性动力学。但是 TK 的理论基础仍然是 PK 中的房室模型。在毒性剂量下,药物的吸收、分布、代谢和排泄过程都产生了新的特征,常规的 PK 假设往往不再适用。例如,药物的代谢过程往往不再是一级动力学,而是遵从零级动力学;肠道的吸收位置对药物的暴露量产生重大影响等。下面用两组计算机拟合数据的对比,显示药物 PK 特征和 TK 特征的差异(图 17-1)。

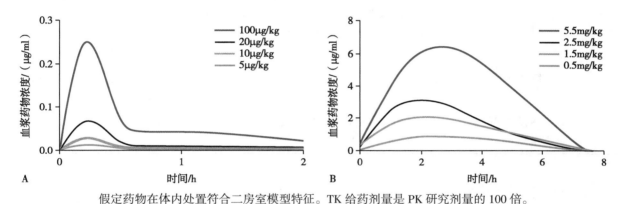

假定药物在体内处置符合二房室模型特征。TK 给药剂量是 PK 研究剂量的 100 倍。

图 17-1　经典的一级清除药物的 PK 血药浓度 - 时间曲线(A)和 TK 的血药浓度 - 时间曲线(B)

由图 17-1 可见,在药效剂量和毒效剂量下,药物在体内处置存在较大差异,这些差异可能是由于毒性剂量下,肠道吸收、肝脏代谢酶体系和转运体系饱和,造成药物吸收延迟和清除减慢,从而改变了药物的暴露量和清除特征。具体而言,肠道吸收和肝脏代谢酶体系饱和可造成药物吸收延迟和清除减慢,从而改变药物的暴露量和清除特征。此外,长期给药对于机体生理功能的影响也会不同程度地改变药物的体内过程。

一般来说,毒性剂量下药物往往呈现非线性动力学特征,其原因可能有:

1. 转运体系饱和,导致药物吸收、肾小管分泌和重吸收以及胆汁排泄的差异。

2. 药物的生物转化和排泄过程存在饱和现象。

3. 肝药酶诱导和抑制引起的代谢差异。

4. 长期给药引起的毒性效应改变了药物的 PK 特征。

由于临床对于药效和毒效(毒性反映)的关注点不同,TK 和 PK 在种属间换算和统计分析上也需要采用不同的方法。表 17-1 对 TK 和 PK 的异同作出简单对比。

表 17-1　TK 与 PK 的主要区别

项目		PK	TK
相同点	研究内容	均研究药物在体内吸收、分布、代谢、排泄随时间的动态变化	
	实验原理和分析技术	TK 所采用的实验原理、分析方法以 PK 为基础	
不同点	研究对象	动物、人	动物
	研究剂量	药效剂量	大于临床剂量到产生毒性反应的毒效剂量
	研究重点	通过 PK 参数,建立 PK 和 PD 的相关性,预测临床用药剂量	理解毒性剂量和毒性暴露量的关系,从暴露量预测毒性反应,为临床安全性提供依据
	动力学特征	一般为线性动力学	高剂量时往往产生非线性动力学
	母体药物和代谢物在体内的处置	通常体内代谢体系处于不饱和状态;随着体内药物浓度升高,药物清除速率也成比例增加;单位时间内机体消除的药物量与血浆药物浓度成正比,半衰期、总体清除率恒定	在毒性剂量下,药物及其代谢物的处置体系往往是过饱和的,出现药物的零级清除现象。单位时间内机体消除的药物量恒定,半衰期、总体清除率不恒定。AUC 往往与剂量不成比例
	统计分析	强调整体	强调个体。个体暴露量的变化和毒性关系往往比整体统计学数据更有意义
	种属之间的换算模型	成熟;PBPK 模型和异速生长模型(allometric model)等	不成熟;往往套用 PK 换算方式,偏差较大

二、毒代动力学中的药物吸收

(一) 给药剂量对于药物吸收的影响

大多数药物在体内主要通过被动扩散而吸收,所以给药剂量一般不影响药物的吸收速率和吸收效率。但是,毒性剂量下的药物吸收与药效剂量下的药物吸收有所不同。高剂量下,药物溶解度、稳定性、胃肠道主动转运等因素都可能和药物毒性有关。

例如,在极高剂量下,药物可能在给药过程中析出。高剂量药物在胃肠道的溶解度下降,导致药物吸收受阻。此外药物还可能在体液及靶器官中蓄积,导致毒性反应增强。而这种毒性反应可能与药物本身的药效或者毒效机制并不相关。

以灰黄霉素为例:灰黄霉素是一种低水溶性的药物(溶解度:10mg/L),随着剂量升高,在体内的溶解达到饱和,将影响其体内暴露量。对于灰黄霉素片剂,当剂量从 250mg 升高至 500mg,其 AUC 进行剂量标准化之后出现明显下降,即药物的暴露量增加比例低于剂量增加,呈现非线性关系。例如,对 1、2、3 号品牌的灰黄霉素片剂进行 AUC 剂量标准化,发现高剂量组(500mg)相比低剂量组(250mg)的 AUC/ 剂量值平均下降 25%(表 17-2),这直接导致其生物利用度在高剂量组较低。为了提高其溶解度,可将其制备成超微粒化产品。发现相同剂量(250mg)下,超微粒化产品的 AUC(编号 4、5)较微粒化产品(编号 1、2、3)升高,并且 AUC 剂量标准化之后,剂量和暴露量的关系呈现线性关系(表 17-3、表 17-4)。

表 17-2　口服不同剂量微粒化灰黄霉素片后的 AUC

编号	产品信息	AUC 均值(0~73 小时)/(h·μg/ml)		标准化 AUC 比值 $\left(\dfrac{\text{AUC 高剂量 /500mg}}{\text{AUC 低剂量 /250mg}}\right)$
		高剂量(500mg)	低剂量(250mg)	
1	Fulvicin-U/F 厂商：Schering	26.03	15.85	82.1%
2	Grifulvin V 厂商：McNeil	20.25	13.67	74.1%
3	Grisactin 厂商：Ayerst	21.01	15.08	69.7%
均值		22.43	14.87	75.4%

注：引自文献(Straughn, et al. J Pharmacokinet Biopharm,1980,8:347-362.)。

表 17-3　口服不同剂型灰黄霉素后的 PK 参数

	平均值(变异系数%)		
	AUC/(h·μg/ml)	C_{max}/(μg/ml)	t_{max}/h
一粒 500mg 微粒化灰黄霉素片（A）	16.79(23.0)	0.71(23.3)	5.44(52.0)
一粒 330mg 超微粒化灰黄霉素片（B）	15.00(24.1)	0.75(31.0)	5.06(41.1)
两粒 165mg 超微粒化灰黄霉素片（C）	15.54(24.7)	0.84(29.0)	4.56(38.4)

注：引自文献(Lin, et al. J Int Med Res,1982,10:274-274.)。

表 17-4　口服超微粒化灰黄霉素片后的 AUC

编号	产品信息	AUC 均值(0~73 小时)/(h·μg/ml)		标准化 AUC 比值 $\left(\dfrac{\text{AUC 高剂量 /250mg}}{\text{AUC 低剂量 /125mg}}\right)$
		高剂量(250mg)	低剂量(125mg)	
4	Fulvicin-P/G 厂商：Schering	17.06	8.17	104.4%
5	Gris-Peg 厂商：Dorsey	17.51	8.38	104.5%
均值		17.29	8.28	104.4%

注：引自文献(Straughn, et al. J Pharmacokinet Biopharm,1980,8:347-362.)。

（二）主动转运对于药物吸收的影响

　　某些药物的吸收受胃肠道主动转运的影响。例如，β- 内酰胺类抗生素经小肠寡肽转运体 PEPT1 吸收，当剂量升高时，主动转运达到饱和，生物利用度下降。如氨基青霉素（如氨苄西林、巴氨西林、阿莫西林）被证明在人体内经非线性吸收（表 17-5）。动物实验表明，阿莫西林经大鼠肠道的吸收百分比随给药剂量的升高而降低，这提示胃肠壁饱和性转运可能是阿莫西林吸收的限速步骤，也是导致其生物利用度随剂量下降的直接原因。

（三）不同吸收位点对于药物吸收的影响

　　由于高剂量药物在十二指肠等部位不能完全吸收，随着肠道蠕动可能有大剂量药物进入小肠下端或者大肠，产生多个吸收峰值，还可能对肠道产生毒性反应，从而抑制肠道的吸收功能，导致药物的血浆浓度产生不规则的后期吸收和药物浓度 - 时间曲线的"翘尾"现象（图 17-2）。

表 17-5　阿莫西林和巴氨西林的 PK 参数

剂量/mg	C_{max}/(mg/L)	AUC/(h·mg/L)	t_{max}/h	MRT/h	尿回收率/%	$t_{1/2}$/h	Cl_R/[ml/(min·1.73m²)]
			阿莫西林				
375	8.1(1.8)	19.5(3.1)	1(0.75~2)	2.3(0.3)	71.3(6.4)	1.7(0.8)	221(33)
750	13(2.3)	33(4.8)	1.5(0.75~1.5)	2.4(0.3)	67(7.2)	1.5(0.3)	245(39)
1 500	17.9(4.7)	53.9(12.2)	1.75(1~2)	2.6(0.4)	51.6(10.1)	1.6(0.2)	232(38)
3 000	28.7(7)	83.5(21.5)	2(1~2.5)	2.6(0.4)	40.1(8.8)	1.7(0.4)	232(38)
			巴氨西林				
394	7.1(1.8)	10.9(2.3)	0.5(0.5~1.5)	1.6(0.2)	60(7.1)	1.1(0.2)	240(43)
787	11.3(2.6)	20.9(3.8)	0.88(0.5~1.5)	1.8(0.3)	55.5(6.7)	1.1(0.2)	228(35)
1 575	17.7(5.2)	38.8(8.1)	1.5(0.5~2)	2(0.1)	54.2(7.6)	1.3(0.2)	243(48)
3 150	26.2(5.4)	65.7(9.8)	1.5(0.75~2)	2.2(0.2)	45.3(5.8)	1.4(0.3)	236(33)

注:引自文献(Sjovall. Clin Pharmacol Ther,1985,38:241-250.;De Velde,et al. J Antimicrob Chemother,2016,71:2909-2017.)。

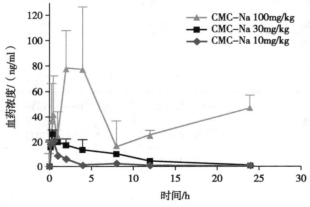

随着剂量的增加,原本吸收、清除都十分迅速的药物 X043 混悬液吸收变得不规则,出现明显的多吸收峰和血药浓度"翘尾"现象。

图 17-2　口服 X043 混悬液后血浆中药物浓度 - 时间曲线

三、毒代动力学中的药物分布

小分子药物的分布受到血浆蛋白结合、组织非特异性结合以及转运体转运的作用。一般认为,当药物在体内达到稳态平衡时,血浆中游离药物浓度与靶器官中药物浓度一致,药物的游离浓度与其药效和毒性直接相关,因此深受临床药师及药物研究人员的关注。

药物与血浆蛋白或其他组织蛋白的结合一般是可逆并具有饱和性的。因此,在毒性剂量下,药物的蛋白结合也会受到影响,甚至会影响药物在中枢神经系统的分布和渗透性。蛋白结合的改变会导致血浆药物浓度 - 效应关系在 TK 和 PK 中有所不同。

例如,当萘普生的口服剂量超过最大推荐剂量(500mg)时,单剂量萘普生的 AUC 不再随剂量呈线性升高,其原因是高剂量下萘普生与血浆白蛋白的结合达到饱和,从而增加了其清除率,同时降低了生物利用度。

四、毒代动力学中的药物代谢

与高剂量下吸收限速导致药物吸收/生物利用度降低、药物体内暴露水平相对下降的趋势相反,TK中代谢限速造成的结果是药物消除速度减慢、体内清除率下降、体内暴露程度增加更多。由于胃肠道和肝脏对于药物的处置是酶依赖的,所以在毒性剂量下,首过效应存在饱和。高剂量药物及其代谢物在肝脏的蓄积往往是肝毒性的直接诱因。此外,高剂量药物(≥100mg/d)在肝脏中对于肝药酶的诱导和抑制,会进一步改变药物的代谢及其毒性(表17-6)。

表17-6　254种口服药物诱发肝毒性与剂量和CYP450酶活性关系

类别	DILI-阳性	DILI-阴性	比值比(95%CI)	P值
高剂量(≥100mg)				
CYP450酶底物				
是	101	5	4.83(1.59~14.7)	0.002 9
否	46	11		
CYP450酶抑制剂				
是	68	2	6.03(1.32~27.5)	0.009 8
否	79	14		
CYP450酶诱导剂				
是	31	3	1.16(0.31~4.32)	0.827 5
否	116	13		
合计	147	16	4.98(2.55~9.76)	0.000 1
低剂量(<100mg)				
CYP450酶底物				
是	48	14	5.61(2.15~14.6)	0.000 3
否	11	18		
CYP450酶抑制剂				
是	25	14	0.95(0.40~2.25)	0.899 7
否	34	18		
CYP450酶诱导剂				
是	12	4	1.79(0.53~6.08)	0.350 9
否	47	28		
合计	59	32		

注:DILI,drug-induced liver injury,药物诱导性肝损伤。引自文献(Yu,et al. Drug Metab Dispos,2014,42:744-750.)。

由表17-6可见,大剂量的CYP450酶底物、CYP450酶抑制剂具有更大风险诱发肝毒性,而CYP450酶诱导剂在这方面风险较低。

五、毒代动力学中的药物清除和排泄

对于遵循线性动力学清除特性的药物,清除率(clearance,Cl)和生物半衰期(half-life,$t_{1/2}$)是反映药物清除的重要参数。但是在 TK 研究中,这些参数的意义大大降低。首先,随着剂量升高,药物的动力学特征往往呈现非线性特征,此时 $t_{1/2}$ 增大,AUC 也不成比例地增大。其次,高剂量、多次给药之后,药物毒性可能会导致器官病理改变,影响器官对于药物的清除能力,从而影响总清除率,改变体内暴露量。

小分子药物及其代谢物在体内往往最终通过肾脏排泄。肾脏排泄过程主要包括肾小球滤过、主动分泌和肾小管重吸收。其中主动分泌和肾小管重吸收需要转运体的协助,因而存在饱和性。分为饱和、不饱和两种机制,并与循环系统中药物的浓度密切相关。毒性剂量的药物会影响肾脏的清除,使得药物的排泄出现非线性特征。

导致肾清除呈现非线性的因素:

1. 药物肾脏排泄过程存在肾小管的饱和重吸收。例如,头孢菌素类药物存在饱和重吸收过程,随着药物剂量的升高,它们在体内的排泄速率加快,导致体内血药浓度与剂量不成比例增加。

2. 药物引起 pH 改变,并且该药物的肾小管重吸收是 pH 依赖性的,如水杨酸。研究表明,受试者口服低剂量水杨酸(30mg 和 100mg)后,水杨酸呈现线性消除的动力学特征,而当口服剂量升高到剂量 400mg 时,水杨酸的代谢清除率显著下降,其原因是高剂量水杨酸导致尿液呈酸性,水杨酸的重吸收增加。对于强碱性药物也有类似的现象。

3. 药物是利尿剂且其肾脏被动清除率(肾滤过与重吸收)是流量依赖的,如茶碱。

4. 药物有肾毒性或者肾功能障碍,如氨基糖苷类药物。氨基糖苷类药物水溶性强,口服生物利用度低,主要采用肌内注射。该类药物在体内几乎不被代谢,90% 以上经肾脏迅速排泄。因此肾功能改变会显著影响该类药物的清除。对于新生儿,由于肾功能尚未健全,氨基糖苷类药物在体内的半衰期显著延长,需要严格控制给药剂量和延长给药间隔时间。此外,很多氨基糖苷类药物,如庆大霉素存在肾毒性风险,该类药物与肾小管上皮细胞刷状缘的结合属于饱和动力学,一天内多次给药后,容易在肾皮质中蓄积,而将相同剂量的药物一次性给药,肾毒性的发生率下降。

除了肾脏排泄,药物还有胆汁排泄、肺脏排泄等途径。和肾脏排泄途径类似,胆汁清除等其他药物排泄途径除了单纯的被动扩散排泄,主动排泄途径往往都存在饱和性问题。非线性胆汁排泄的常见药物主要有四环素、核黄素等。

六、毒代动力学中的种属间换算和外推

不同种属之间的血浆暴露量换算和外推,尤其是从动物到人的外推是 PK 研究的重要内容。同样,TK 的种属之间换算对于预测药物毒性反应也具有重要意义。

已有大量报道表明同一药物在不同种属间的 TK 存在显著差异。毒理学家一般使用病理背景研究透彻的动物进行毒理学或者 TK 研究,主要是小鼠、大鼠、家兔、猴和犬等。为了外推获得药物在不同动物种属之间的 TK 参数,可以采用 PBPK 模型和异速生长模型(allometric model)。但是这两种模型在 TK 的应用中都存在一定的局限性。例如,PBPK 模型可以用于靶器官暴露量及相应的毒性,但是该模型构建复杂,耗时耗力(需要大量动物资源)且成功率低,从而限制了其应用。不过,该模型对于认识靶器官

药物暴露量,尤其是在癌症药物治疗中意义重大。异速生长模型是一种基于经验的换算,对于某些特定的药物预测效果很好,但对大多数药物需要试验验证。例如,利用异速生长模型能够准确地将多种 β-内酰胺类抗生素在小鼠体内的半衰期转换成人体内的半衰期。在考虑动物的多种生理因素(脑重、生存期等)矫正之后,该模型是新药研发中常常采用的经验模型。

　　为了进一步将毒理学数据进行种属之间的换算,曾由多位毒理学家提出了许多理论性的换算模型,如 One-hit model、Multi-stage model、Weibull model、Gompertz function、Modified Hill equation。遗憾的是,这些模型往往仅具有理论意义。在真实世界中使用,计算毒性反应曲线需要消耗大量动物,而且这些模型仅在低剂量时拟合效果较好,一旦外推到较高剂量就会产生巨大差异,其原因可能是使用给药剂量而不是血浆暴露量来进行拟合。这一点并不令人惊讶。因为根据体重产生的给药剂量数据,最多和动物实验中药物的最大血药浓度(C_{max})有一定相关性,而且是在药物呈现线性 PK 特征的情况下。

　　如果药物的 PK 特征有非线性动力学特征(这一点在毒理学研究中非常常见),采用剂量进行拟合比采用血浆暴露量进行拟合所预测得到的毒性反应往往严重偏离实际。以 One-hit model 为例,将其所拟合的毒性反应与实测值进行比较,发现当原型药有毒时,以原型药的血浆暴露量进行拟合更接近真实值,而以剂量所拟合的数值明显偏高;当代谢物有毒时,代谢物的血浆暴露量进行拟合更加准确,而以剂量所拟合的数值明显偏低。

　　从现有经验来看,血浆暴露量(AUC)是比给药剂量更加准确的参数,可以用于推算药物毒性反应强度。为此,可以采用改良 Hill 方程(式 17-1)推算出在任意暴露量(AUC)之下药物毒性占最大毒性的比例。但是,这一方法也需要使用大量动物进行毒代和毒效研究。

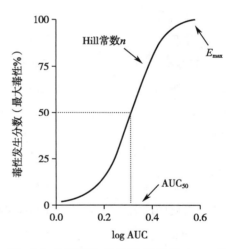

用 AUC 表示药物的体内暴露量。E_{max} 表示最大毒性反应。AUC_{50} 表示达到最大毒性效应 50% 处的 AUC。n 表示 Hill 常数,对应曲线的斜率。

$$毒性百分数 = \frac{(最大毒性)(AUC)^n}{(AUC_{50})^n + (AUC)^n} \qquad 式(17\text{-}1)$$

图 17-3　毒性反应 - 暴露量(AUC)
曲线示意图

　　其中 AUC_{50} 指的是达到最大毒性 50% 处的 AUC,n 表示 Hill 常数。毒性与 AUC 关系见图 17-3。

七、毒代动力学中的统计分析

　　由于 TK 参数主要来自小样本动物,且个体间差异较大,所以通常不需要高精度的统计学处理,如求算平均值、中位数或变异系数。某些情况下,个体动物的数据可能比经整理、统计分析过的整体参数更为重要。这时可选择具有代表性的数据进行暴露量与毒效关系的评价。

　　以表 17-7 和表 17-8 的 TK 数据为例。候选药物 Axx35 连续给药 4 周后,动物 1427 出现明显毒副反应。经检测,其药物血浆暴露量明显高于其他动物。和血浆暴露量较低的动物 1425 的病理报告对比,可以看出动物 1427 在多个脏器都出现了明显的病理变化。

表 17-7 候选药物 Axx35 连续给予 4 周后,动物 1425 和 1427 的解剖病理学描述

	动物 1425	动物 1427
胃	无病变	内容物;液状
	矿物化;多灶性,黏膜;轻度	矿物化;多灶性,黏膜;轻度
胸腺	体积小	体积小
	淋巴细胞数量减少;皮质;轻度	淋巴细胞数量减少;皮质;中度
肺脏含支气管	无病变	变色;红色;右中叶
		炎症;急性;局部大面积;右中叶;中度
		实变;右中叶
		炎症;急性;局部大面积;右中叶;中度
十二指肠	腺体变性;黏膜;轻度	腺体变性;黏膜;轻度
空肠	腺体变性;黏膜;轻度	腺体变性;黏膜;轻度
回肠	无病变	腺体变性;黏膜;轻度
盲肠	无病变	充血;黏膜;轻微
		腺体变性;黏膜;轻度
结肠	无病变	充血;黏膜;轻度
		腺体变性;黏膜;中度
直肠	无病变	腺体变性;黏膜;轻微
骨髓(胸骨)	造血细胞数量减少;中度	造血细胞数量减少;中度
胸腺	淋巴细胞数量减少;皮质;轻度	淋巴细胞数量减少;皮质;中度
脾脏	淋巴细胞数量减少;白髓;轻度	淋巴细胞数量减少;白髓;轻度
颌下淋巴结	无病变	淋巴细胞数量减少;皮质;轻微
肠系膜淋巴结	淋巴细胞数量减少;皮质;轻度	淋巴细胞数量减少;皮质;中度
Peyer 氏结	淋巴细胞数量减少;轻度	淋巴细胞数量减少;轻度
肝脏	无病变	增生;胆管;轻度
肾脏	无病变	扩张;肾小管;皮质;轻微

表 17-8 候选药物 Axx35 在比格犬连续给药 4 周后的 TK 参数

参数	$C_{max}/(ng/ml)$	t_{max}/h	$AUC_{0\sim24h}/(h \cdot ng/ml)$
1425/♂	257	2.00	2 905
1426/♂	286	4.00	3 503
1427/♂	316	8.00	5 179
1428/♂	388	4.00	5 826
2429/♀	298	4.00	3 792

参数	C_{max}/(ng/ml)	t_{max}/h	$AUC_{0\sim24h}$/(h·ng/ml)
2430/♀	313	4.00	3 953
2431/♀	337	2.00	4 294
2432/♀	265	4.00	3 497
均值	307	4.00	4 118
标准差	42.0	1.85	959
相对标准偏差（%）	13.7	46.3	23.3

以上解剖病理学发现与动物 1427 出现明显的药物血浆暴露量提高、达峰时间延迟（动物 1427 是唯一一个 t_{max} 延迟到 8 小时的动物）、血药峰浓度增高改变相吻合。

第二节　毒代动力学试验设计

一、暴露量评估

TK 实验的基本目的是评估受试物和/或代谢物的全身暴露量，使用"受试物体内暴露"在"给药剂量"与"受试物毒性"之间搭建桥梁。进行暴露评估应考虑：蛋白质结合、组织摄取、受体性质和代谢特征的种属差异；代谢物的药理活性、毒理学作用和生物制品的抗原性。

对于血浆蛋白结合率高的化合物，用游离（未结合）浓度来表示暴露更为合适。如果受试物在靶部位是高渗透性的，可以采用测定血浆中的受试物浓度来反映靶部位的受试物暴露量。如果受试物的毒性反应与特定毒性靶器官或组织的受试物浓度相关性较好而与血浆浓度无明显相关，考虑测定组织暴露量。

暴露评估中需关注血浆或体液中代谢物浓度的情况有：①受试物为"前体化合物"且其转化生成的代谢物为主要活性成分；②受试物可被代谢为一种或多种具有药理或毒理活性的代谢物，且代谢物可导致明显的组织/器官反应；③受试物在体内被广泛代谢，毒性试验仅可通过测定血浆或组织中的代谢物浓度来进行暴露评估。例如，经典的抗风湿药物甲氨蝶呤，临床上的主要毒性是长期使用后的肝毒性风险。事实上，甲氨蝶呤自身肝毒性有限。但是，甲氨蝶呤在体内经肝脏醛氧化酶代谢为 7- 羟基甲氨蝶呤，该代谢物是一种强毒性物质，其对大鼠的半数致死量仅为甲氨蝶呤的十分之一，其血浆暴露量是临床上甲氨蝶呤治疗中需要监测的指标。

尤其需要指出的是，在疾病状况下，除了需要检测受试物的血浆浓度，还应该关注该受试物在靶器官中的暴露水平。以非酒精性脂肪肝病（NAFLD）对于环境毒物四氯乙烯（perchlorethylene，PERC）的 TK 的影响为例。研究发现，四氯乙烯(300mg/kg)灌胃给药之后，高脂饮食（HFD 组）和胆碱缺乏饮食（MCD组）导致的非酒精性脂肪肝炎（NASH）小鼠相比低脂饮食（LFD 组）的 PERC 血药浓度升高 2.11 倍和 1.63 倍，而 PERC 在肝脏中的蓄积量则分别升高 6.04 倍和 7.61 倍。这表明，脂肪变性或 NASH 对于 PERC 的血浆暴露量影响有限，但是对于组织分布有显著影响。因此，脂肪肝患者和正常人相比，更加容易受到四氯乙烯影响，产生肝脏毒性（表 17-9）。

表 17-9　NAFLD 对于四氯乙烯的组织暴露量（AUC）的影响

	LFD	HFD	MCD
血液	198×10^3	$418 \times 10^3 (211\%)$	$324 \times 10^3 (163\%)$
肝脏	$1\ 094 \times 10^3$	$6\ 604 \times 10^3 (604\%)$	$8\ 329 \times 10^3 (761\%)$
脂肪	$16\ 075 \times 10^3$	$19\ 364 \times 10^3 (120\%)$	$17\ 252 \times 10^3 (107\%)$

注：引自文献（Cichocki，et al. J Pharmacol Exp Ther，2017，361：17-28.）。

二、给药方案

TK 试验的给药方案设计应完全参照毒性试验研究方案，包括给药剂量、途径、动物种属选择和给药频率、周期等。为达到毒性反应的最大暴露，应评估高剂量水平下受试物和／或其代谢物的暴露程度。

当 TK 数据表明化合物的吸收特性限制了母体化合物和／或代谢物暴露，且无其他剂量限制因素存在时，该化合物能达到最大暴露的最低剂量将被认为是可采用的最高剂量。此外，高剂量设计需考虑剂量限制性的受试物效应、吸收饱和、最大的可行性给药剂量。当吸收过程限制了化合物或其代谢物的暴露水平时，达到最大暴露的最小剂量可认为是高剂量。当增加剂量导致非线性动力学时，应特别注意其与毒性研究中毒性反应的关联性，非线性动力学并不意味着剂量不可以递增，也不意味着不会有新毒性反应出现。

改变给药途径 TK 的研究，应根据受试物在拟给药途径下的 PK 性质，需要根据临床给药途径采取合适的非临床给药途径。

三、样品采集

伴随 TK 研究中，样品采集的时间点应尽量达到暴露评价所需的频度，但不可过于频繁，避免干扰毒性试验的正常进行并引起动物的过度生理应激反应。每项研究中的时间点数量应满足暴露评价的要求，时间点的确定应以早期毒性试验、预试验或剂量探索毒性试验以及在相同动物模型或可以合理外推的其他动物模型上获得的动力学数据为基础。

应该考虑样品是从所有的实验动物采集，还是从具有一定代表性的亚组或卫星组实验动物采集。通常情况下，在大动物的毒性试验中 TK 数据从主研究实验动物收集，而啮齿类动物的毒性试验中 TK 数据可从卫星组实验动物收集。

事实上，通过合理的试验方案设计，可以通过在正式实验组进行离散性生物样本收集达到和采用卫星组实验动物同样的效果，既节约了动物，又不会影响正式实验结果。

采集血样的前提是受试物在血浆中的暴露量与作用靶点或毒性靶点的受试物浓度存在动态平衡关系，并且受试物容易进入动物和人的全身系统。若血液中的受试物暴露量无法反映靶组织或器官的毒性反应时，则可能需要考虑采用尿液、其他体液、靶组织或器官测定受试物浓度。

四、分析方法

TK 研究的分析方法应基于早期建立的分析物和生物基质（生物体液或组织）的分析方法，且要根据代谢和种属差异而定。分析方法应具有特异性，并且有足够的精确度和精密度，检测限应满足 TK 研究时预期的浓度范围。分析物和生物基质分析方法的选择应排除样本中内源性物质可能引起的干扰。通常选择血浆、血清或全血作为 TK 研究的基质。

和 PK 建立的生物分析方法相比,TK 的分析方法由于药物浓度高,往往需要重新进行方法学开发。除了要提升测定标准曲线的浓度范围等常规验证内容,还需要考虑高浓度药物导致生物样品出现溶血现象等问题对于分析方法的影响。此外,生物样品中药物浓度过高,其蛋白结合、基质效应等影响均可能和 PK 研究有差异,有可能需要独立考察。

五、毒代动力学参数

TK 研究是通过测定合适时间点的样品浓度来计算动力学参数的。暴露程度可用原型化合物和 / 或其代谢物的血浆(血清或全血)浓度或 AUC 来表示。某些情况下(如长半衰期、药物消除不完全、出现非预期的毒性靶器官等),可选择测定组织中的受试物浓度。

用于评估的 TK 参数通常有:$AUC_{0\sim t}$、$C_{\max}$ 和 $t_{\max}$ 等。由于取样和化合物性质原因,某些试验可考虑仅开展 TK 的监测或特征的研究。

目前 TK 研究数据分析以非房室模型(NCA)为主。需要指出的是,虽然是"非房室"模型,但是 NCA 的理论基础仍然和房室模型相通。因此有必要正确理解 NCA 中各个参数的应用范围,理解 TK 中药物清除的特殊性。例如,正常状态下,NCA 默认药物剂量和暴露量存在线性关系。但是,当毒性试验增高剂量或者重复给药时会导致药物消除呈非线性改变,$t_{1/2}$ 随着给药剂量的增加而增大,AUC 不再成比例地增加。找到这种药物清除从一级速率向零级速率转变的拐点,对于预测药物毒性反应规律是非常重要的。

在 TK 研究中,很多研究者习惯于使用"血浆药物蓄积比(长期给药前后的 AUC 比值)"这一概念。通常这一比值被用来反映药物长期给药后产生蓄积的可能性,用于预测潜在的药物安全性风险。但是,药物蓄积与否并不仅由 AUC 比值决定。药物的半衰期、给药频率和动物健康程度都对于血浆暴露量的改变有着直接或者间接的影响,更不用说很多化合物对于药物代谢酶的诱导或者抑制作用。单独从多次给药前后药物血浆暴露量的比值考虑药物安全性是不全面的,有时候会误导研究者。

六、数据统计与评价

暴露评价的数据需要有代表性。由于动力学参数多存在个体差异,且 TK 资料多来源于小样本的动物,因此通常难以进行高精度的统计学处理。统计分析时应注意求算平均值或中位数并评估变异情况。某些情况下,个体动物的数据比经整理、统计分析过的成组数据更为重要。

第三节　毒代动力学研究内容

一、单次给药毒性试验

单次给药毒性试验的 TK 研究结果有助于评价和预测剂型选择和给药后暴露速率和持续时间,也有助于后续研究中选择合适剂量水平。

考察所选药物剂型是否能够充分吸收,预测全身暴露程度。为毒性研究选择合适的剂型、剂量和给药频度提供参考。

二、重复给药毒性试验

TK 研究内容一般应纳入重复给药毒性试验设计中,它包括首次给药到给药结束全过程的定期暴露监测和特征研究。后续毒性试验所采用的方案可依据前期试验的 TK 研究结果修订或调整。当早期毒性试验出现难以解释的毒性问题时,可能需要延长或缩短对该受试物毒性监测和特征研究的时间,或修订研究内容。

三、遗传毒性试验

遗传毒性试验一般需要先后进行体外和体内试验。对于体外遗传毒性试验为阳性的化合物,通常应使用不同方法测定体内全身暴露水平,一般通过测定血浆或全血药物浓度和相关物质的浓度水平来评价药物暴露情况。对于体外试验为阴性的药物,体内暴露试验有助于说明药物靶组织的暴露水平,应在实验动物身上进行 TK 测定,以便较好地描述所用动物种属的药物全身暴露水平和特定组织药物暴露情况。当体内遗传毒性出现阴性结果,需要说明所用动物种属的全身暴露情况或标志性组织中的暴露情况,结合暴露量数据来评估遗传毒性风险。

四、生殖毒性试验

开始正式的生殖毒性试验之前,可以使用正常动物(非妊娠期或哺乳期动物),获取药物基本的 PK 参数,并据此决定是否需要调整动物种属选择、试验设计和给药时间表。

生殖毒性的正式试验包括生育力试验、妊娠期和哺乳期试验。此时,我们可用雌性动物卫星组收集 TK 数据。

生育力试验的一般原则同重复给药毒性试验一致,是否需要进行 TK 监测取决于给药方案和以往动物实验资料。

在妊娠期和哺乳期进行的 TK 试验,试验方案应根据毒理学发现、PK 和 TK 原则来选择。同时要重点考察妊娠期动物与非妊娠期动物动力学可能的不同点。需要对特定时间的原形、胚胎、胎仔或幼仔的暴露量进行评估。在实践中,胎仔暴露量是最常评估的参数,通常在单独研究试验中检测,并以"胎盘转运"表示。化合物在乳汁中的排泄可用于评价确定其在幼仔暴露的情况。对于化合物胎盘转运不明确的动物种属,解释其生殖毒性试验结果时应予以考虑。

五、致癌性试验

在进行致癌性试验的主实验之前,需要进行预实验或剂量探索实验。预实验是为了获得药物初步的 TK 数据,为主实验设计提供参考。该过程中,应特别关注之前的毒性研究中未曾使用过的动物种属和品系,以及首次采用的给药途径和给药方法,例如,在有条件时应当比较掺食法、饮水法、灌胃法或其他不同于临床给药途径的方式染毒后所能达到的全身暴露。为了使研究结果能用于动物模型和人体暴露量的比较,有必要在合适的剂量下和致癌性试验的不同阶段评估原型化合物和 / 或代谢物的全身暴露量。基于受试动物种属和人体可能达到的全身暴露量而确定的最高剂量可以作为致癌性试验可接受的终点。在以往研究中,经常用毒性终点选择最高剂量。

在主实验中,根据已有的 PK 和 TK 信息,可以确定动物种属、品系以及给药方案。

第四节　生物技术药物的毒代动力学研究

一、生物技术药物的定义

根据 ICH 定义,生物技术药物是指来源于细菌、酵母、昆虫、植物和哺乳动物细胞等各种表达体系的特征细胞产物。目前生物技术药物主要分为三大类:

1. **重组蛋白质药物或重组多肽药物**　如蛋白质多肽类激素、细胞因子、干扰素、凝血因子和纤溶酶原激活剂及其他凝血相关药物、造血生长因子等。

2. **重组 DNA 药物**　如反义寡核苷酸或核酸等、基因药物、细胞治疗制剂、重组 DNA 疫苗等。

3. **细胞药物**　如 CAR-T 药物、干细胞治疗药物等(细胞药物内容在下一节单独阐述)。

二、生物技术药物分析技术

生物技术药物由于分子类型多样、结构与体内生物大分子相似、结构不确定性、表观分子不均一性等原因,一般药物的 TK 研究中生物分析方法不再适用。对于生物技术药物的 TK 研究,需要引入新的分析技术。例如,可以采用自动化在线固相萃取 - 液质联用系统定量分析复杂生物机制中的小肽;或者利用酶联免疫检测法(ELISA)、第三代免疫分析技术电化学发光免疫分析技术(electroluminescence, ECL)对单克隆抗体药物进行分析;对于核酸类药物,则可以基于 real-time PCR 技术以及 ELISA 进行检测;对于细胞类药物,往往采用包括流式细胞仪、QPCR、活体成像技术等在体示踪技术。

当使用放射性元素标记蛋白时,要保证放射标记的受试物仍保持与非标记物质相当的活性和生物学性质。因为体内代谢迅速或者放射性标记连接不稳定,可能难以解释使用放射性标记蛋白得到的组织放射活性浓度和 / 或放射自显影数据。在解释特定的放射性示踪氨基酸研究时应谨慎,因为氨基酸可进入与药物无关的蛋白 / 肽再循环。

三、动物种属和模型的选择

由于许多生物技术药物的生物学活性与种属和 / 或组织特异性相关,通常无法在常用种属(如大鼠和犬)中进行标准的毒性试验,而应使用相关种属动物。所谓相关种属,是指受试物在此类动物体内,由于受体或抗原决定簇(对单克隆抗体而言)的表达能产生药理学活性。可以使用多种技术(如免疫化学或者功能试验)确定相关种属,通常不同水平的亲和力试验和组织交叉试验可提供很好的数据支持。具体来说,在生物技术药物的安全性评价中,灵长类动物(如食蟹猴)的使用非常普遍,但是具体模型选择还需要参考相关实验结果。

用于单克隆抗体试验的相关动物种属应能表达所预期的抗原决定簇,并能证明其与人体组织具有类似的组织交叉反应。这将使评价结合抗原决定簇所致毒性和任何非预期组织交叉反应的能力显著提高。如果能证明非预期的组织交叉反应与人体相似,即使是一种不表达预期抗原决定簇的动物种属,对毒性评价仍有一定意义。

应避免不相关种属动物的毒性研究可能产生的误导。当无相关种属时,应该考虑使用表达人源受体的相关转基因动物。如果表达人源受体的相关转基因动物产品与人源受体的相互作用和人体的预期生理结果相似,可以完善使用此类产品而获取的信息。

四、给药途径／剂量的选择

应该尽可能接近拟用于临床的给药途径。蛋白、多肽等大分子药物由于非常差的肠道吸收和／或胃内降解,口服的生物利用度一般小于 1%~2%,通常采用皮下给药、肌内注射、静脉注射的给药方式。单克隆抗体药物或融合蛋白等半衰期长的药物可以每周 1 次给药。另外,需要根据药物在动物体内的PK 特征调整给药剂量及给药途径。例如,如果活性成分在动物体内清除较快或者溶解度低,可以适当增加实验动物的给药次数(与临床研究拟用的给药方案相比)。此时,应确定实验动物的暴露水平,并与临床暴露量相比较。当产品与所选动物细胞的亲和力或效价低于人体细胞时,也应该使用更高剂量进行试验。总的来说,剂量方面,应该高于临床剂量并和重复毒性试验中剂量相同或类似,一般伴随在重复毒性试验中。

五、免疫原性对于生物技术药物毒代动力学研究的影响

目前来说,很难制定统一的生物技术药物的 PK 及 TK 研究指导原则。该类药物的 TK 研究参考一般小分子药物的 TK 研究,同样需要进行单剂量毒性试验、多剂量毒性试验、生殖毒性研究、致癌性研究。所不同的是,生物技术药物还需要进行免疫毒性研究,尤其需要考虑生物制品的免疫原性对于药物体内动力学行为的影响。

很多拟用于人体的生物技术药物对动物有更强的免疫原性。通常情况下,结合抗体就可以影响 PK 行为,中和抗体更可以直接影响药效。大量报道显示,结合抗体包括中和或者非中和抗体的产生极大地干扰了生物制品的 PK 和 TK 实验。因此这类产品进行重复给药毒性研究时,应在给药期间检测抗药抗体以帮助解释研究结果。如有需要,应明确抗体反应特点、出现抗体的动物数量等,并将抗药抗体的出现与所有药理和／或毒理变化进行综合考虑。在临床前研究中,主要考虑结合抗体影响。临床试验中更加关注中和抗体的作用。特别是在解释数据时应考虑抗药抗体形成对 PK/PD 参数、不良反应发生率和／或严重程度、补体活化或出现新毒性作用的影响。

第五节　细胞药物的药代动力学和毒代动力学

细胞药物是生物技术药物中较为新颖的研究领域,富有发展前景。近年来最有代表性的细胞药物是嵌合抗原受体 T 细胞(chimeric antigen receptor T-cell,CAR-T)和间充质干细胞(mesenchymal stem cell,MSC)等干细胞制剂。该类药物在体内的作用机制复杂,靶点较多,不可避免地存在一些潜在毒性

风险,如免疫抑制副作用、细胞因子风暴和致癌性等。因此,建立细胞药物的体内动力学和药效/毒效的关系,有利于提高临床药效和降低毒性风险。由于细胞药物具有增殖和自主趋化的能力,其体内 PK 和 TK 特征与传统的小分子和大分子药物均存在显著差异。目前为止,国际上尚未建立细胞药物在动物或者人体内的 PK 研究标准。已经有很多科研人员开始使用传统小分子及大分子的 PK 和 TK 理论对细胞药物的体内暴露量/药效/毒效关系进行了研究。目前美国 FDA 和中国药品监督管理部门,对于细胞药物的 PK 的要求主要是根据细胞不同药物具体特点,提供治疗用细胞体内分布的数据。

一、细胞药物的检测手段

对于细胞药物,往往采用包括流式细胞仪、活体成像技术等在体示踪技术进行体内检测。也可以简单分为非侵入式和侵入式检测,非侵入式检测手段包括活体成像和体内流式细胞技术等,这些方法能够实现对细胞药物的动态追踪,但是只能够定性反映体内细胞药物随时间的变化。为了定量检测体内细胞制品的含量,需要采用侵入式检测手段,获得血液、组织样品,用 QPCR 等技术测定细胞药物的含量。

二、细胞药物的动物种属的选择

目前认为,细胞药物的清除主要是通过免疫系统来识别并清除的,因此,使用免疫缺陷动物(裸鼠、NOID/SCID 等)来研究细胞药物的体内命运似乎并不合适。但是,正常动物往往存在种属差异,对异源性细胞动物会产生较强的免疫清除作用。对于免疫原性较低的细胞药物,如 MSC,直接使用正常动物进行 PD 和 PK 研究似乎是一种可行的方法。

三、细胞药物的给药剂量和给药途径

细胞药物给药剂量与药效、毒效之间的关系,是目前亟待解决的问题。目前临床及临床前的细胞药物大都是通过静脉注射进行给药。在动物体内进行 PK 和 TK 研究时也应该选择与临床相同的给药方式。不同的细胞药物,存在不同的给药剂量区间,例如,实验者在研究 MSC 时,一般默认给予量在 $10^5 \sim 10^7$/kg 之间。但是,对于给药剂量、细胞体内暴露量和毒性反应之间的关系目前缺乏系统研究。

第六节　毒性药物/毒物的毒代动力学研究实例

从广义定义来说,TK 应该包括药物的毒性剂量动力学研究和外源性毒物的体内动力学研究。如下例证解释了如何运用 PK/TK 理论解释化合物毒性和暴露量的关系。

一、地高辛

地高辛属于洋地黄毒苷类药物,用于治疗充血性心力衰竭及心律失常效果很好,但是很容易产生中毒现象。因为地高辛治疗窗窄、药效强、中毒剂量和剂量不足的临床表现极其相似。地高辛的消除符合一级动力学,其体内代谢动力学一般符合二房室模型,成人消除半衰期约 36 小时,长期口服给药后,5~7 天达到稳态血药浓度。地高辛的血药浓度-药效/毒效关系受多种因素影响。一般患者的治疗有效血药

浓度范围在 0.8~2.0ng/ml，儿童和老年人体内的血药浓度容易偏高。地高辛和抗心律失常药（如奎尼丁、胺碘酮）、保钾利尿药（如螺内酯）、钙通道阻滞剂（如维拉帕米）、肝药酶抑制剂（如保泰松、西咪替丁）等药物同时使用，可能会使地高辛血药浓度显著升高，此时必须减量使用。

二、苯妥英

苯妥英是一种治疗癫痫大发作的药物，主要经肝脏代谢，是一种经典的肝药酶诱导剂，长期服用会加速自身的代谢转化。苯妥英的动力学特征和剂量相关，给药剂量与血药浓度之间呈现非线性动力学特征：在低剂量下，为一级动力学消除；随着剂量增大，则以零级动力学进行清除。稍微增大苯妥英剂量，其血药浓度可能会剧增，增加临床风险。

苯妥英与血浆蛋白结合率高（88%~92%），对于特殊人群，如老人、妊娠晚期妇女、肝硬化和尿毒症患者等，由于机体血浆蛋白减少，若同时服用可与苯妥英竞争性结合白蛋白位点的药物，可使苯妥英的血浆蛋白结合率下降，游离药物浓度升高。

三、茶碱

茶碱在临床主要用于预防和治疗支气管哮喘以及早产儿呼吸暂停症。茶碱一般被制备成氨茶碱等水溶性盐供药用，但是在体内都会解离成茶碱发挥药效。茶碱的治疗窗狭窄，在稍高剂量下便可能激动 β 肾上腺素受体，使得患者产生中枢神经兴奋、心律失常、呕吐等毒性反应。成人及儿童的茶碱血清治疗浓度均为 10~20mg/L，而最小中毒浓度的参考值为 20mg/L。

体内茶碱血药浓度治疗最大安全值在 20mg/L 以下。茶碱的血药浓度个体差异很大，当发现血药浓度明显高于测算值时，应警惕非线性动力学消除的可能。如儿童治疗浓度范围内可能出现非线性动力学消除。在某儿童茶碱中毒案例中，茶碱在该儿童体内的清除呈现双相一级动力学代谢。在代谢初期，茶碱的血药浓度远高于安全治疗剂量（20mg/L），此时该患者依次出现昏迷、呕吐、呕血、癫痫等不良反应。在高剂量下，茶碱的半衰期显著延长，为 12.6 小时；约 30 小时之后，体内茶碱血药浓度降至治疗范围以内，不良反应消失，开始发挥治疗作用，茶碱的半衰期也降至 5.4 小时。

四、马兜铃酸

马兜铃酸是广泛存在的原生药材毒性成分，普遍存在于马兜铃属和细辛属的植物体内，而这些植物又广泛地被中医炮制成原生药材入药。目前，已有很多报道表明马兜铃酸具有肾毒性、肝毒性甚至致癌性。马兜铃酸及其代谢物马兜内酰胺是其产生肝、肾毒性的主要原因。

研究表明，灌胃给药大鼠，马兜铃酸 A（马兜铃酸为硝基菲羧酸，主要有马兜铃酸 A、B、C、D 四种）的代谢呈现非线性动力学特征。随着给药剂量的升高，半衰期明显延长，自体清除缓慢。有研究显示单剂量灌胃给药大鼠，马兜铃酸的血药浓度 2 小时达峰，直到给药后第 15 天依然可以检测到。经计算，马兜铃酸的消除半衰期长达 26.99 小时，清除率仅 0.12ml/h。所以给药间隔过短或者长期连续用药都可能导致药物在体内的蓄积。随着观察时间的延长，马兜铃酸在肝、肾中的分布比值不断升高，肝脏在第 4 天达峰，之后逐渐降低。肾脏中的含量则一直升高，直至观察周期结束（40 天后）时，仍处于最高值，且明显高于其他脏器。这在一定程度上能够解释马兜铃酸的肝肾毒性。

五、苯并芘

苯并芘（benzopyrene）是目前研究最多的稠环芳烃类环境毒物，也是一个重要的环境毒物。主要存在于煤焦油、各类炭黑和煤、焦化、炼油、沥青、塑料中，极易在水体、土壤和作物中残留。此外，熏烤食物和高温油炸食物中也会产生苯并芘。苯并芘是一种强致癌物质，已被国际癌症研究机构列为一类致癌物。

在临床前动物模型中，发现苯并芘具有心血管、免疫系统方面的毒性以及致癌性。苯并芘进入机体后，可以很快地从血中清除。其机制为激活核芳香烃受体（aryl hydrocarbon receptor，AhR），诱导下游CYP450 酶如 CYP1A1、CYP1A2、CYP1B1 等表达和功能增强，这些 CYP450 酶的激活可以促使苯并芘代谢为一系列毒性物质，继而和 DNA 形成加合物（adducts），产生致癌性。

最近，随着加速质谱法等新技术的迅速发展，已经可以实现在人体内进行苯并芘 TK 的实验。除需要检测苯并芘及其代谢物的血药浓度 - 时间变化，还需要检测 DNA 加合物的生成随时间的变化，以衡量苯并芘的致癌性。方法是通过分离血液中的外周血淋巴细胞（PBMC），对苯并芘 -DNA 加合物的含量进行测定。不过，该研究只能检测 $[^{14}C]$- 苯并芘及其代谢物的总量，还无法对苯并芘的各个代谢物分别定量。

（潘国宇）

参考文献

［1］DUBOVSKÁ D，PIOTROVSKIJ V K，GAJDOS M，et al. Pharmacokinetics of acetylsalicylic acid and its metabolites at low doses：a compartmental modeling. Methods Find Exp Clin Pharmacol，1995，17：67-77.

［2］KADLEC G J，JARBOE C H，POLLARD S J，et al. Acute theophylline intoxication. Biphasic first order elimination kinetics in a child. Ann Allergy，1978，41：337-339.

［3］王冠 . 马兜铃酸 I 大鼠体内药物动力学研究 . 沈阳药科大学，2012.

［4］苏涛，屈磊，张春丽，等 . 马兜铃酸 I 在大鼠体内的代谢特征研究 . 中国中药杂志，2004，29：70-75.

［5］CROWELL S R，AMIN S G，ANDERSON K A，et al. Preliminary physiologically based pharmacokinetic models for benzo［α］pyrene and dibenzo［def，p］chrysene in rodents. Toxicol Appl Pharmacol，2011，257：365-376.

［6］MATSUNAWA M，AKAGI D，UNO S，et al. Vitamin D receptor activation enhances benzo［α］pyrene metabolism via CYP1A1 expression in macrophages. Drug Metab Dispos，2012，40：2059-2066.

［7］MADEEN E，SIDDENS L K，UESUGI S，et al. Toxicokinetics of benzo［α］pyrene in humans：Extensive metabolism as determined by UPLC-accelerator mass spectrometry following oral micro-dosing. Toxicol Appl Pharmacol，2019，364：97-105.

第十八章 细胞药代动力学

第一节 概 述

经典 PK 理论建立在血浆药物浓度测定的基础上,认为血浆药物浓度与药效呈现良好正相关。借助经典的房室模型求算相应的 PK 参数,可以定量描述药物在体内动力学过程、预测药物体内药效。然而,越来越多的研究发现血浆浓度并不能完全解释药物在一些特定组织(如肿瘤、脑组织等)中药理学作用或药效学改变,基于血浆药物浓度的经典 PK 研究常常难以真实、有效地预测药物在体内的药效,导致 PK 和 PD 不相关的问题。例如,现代药理学研究证实人参皂苷 Rg1 和 Rb1 具有中枢神经保护作用,然而其透过血脑屏障的能力很弱,在脑中极低,几乎无法检测。大鼠静脉注射 10mg/kg 人参皂苷 Rg1,在脑中仅检测到 90ng/g,远低于其发挥中枢神经保护作用的有效浓度。23- 羟基白桦酸(23-HBA)在不影响荷瘤鼠血浆阿霉素浓度的前提下显著增加了阿霉素的抗肿瘤活性,进一步研究发现 23-HBA 促进了阿霉素在肿瘤细胞内的蓄积及其在靶点所在的细胞核内的分布。另外,体内外实验均证实小檗碱可以有效保护利托那韦诱导的动脉粥样硬化炎性损伤,但是两药联用与单药使用的血药浓度未见明显差异,难以解释增效作用。深入的细胞水平研究发现,利托那韦可以促进小檗碱在巨噬细胞内的累积,进而增强其抑制 ERK 磷酸化介导的抗炎作用。因此,在某些情况下细胞 / 亚细胞水平的药物浓度比血浆药物浓度更能真实地反映药效。

2013 年诺贝尔生理学或医学奖颁发给了研究"细胞内分子运输调节机制"的学者。细胞内物质运输调控是重大科学问题,而细胞内药物转运调控同样重要,亟待突破。针对 PK/PD 不相关的重大问题,迫切需要将传统的 PK 研究从"宏观"的血浆药物浓度深入到"微观"的细胞 / 亚细胞层面。据 2000 年 *Science* 报道目前有至少超过 1/3 的药物靶点位于细胞内,包括 DNA、核受体、各种激酶、代谢酶等,代表药物主要包括抗生素(阿奇霉素、莫西沙星)、抗疟药(氯喹)、抗肿瘤药(阿霉素、紫杉醇、拓扑替康、顺铂)以及抗糖尿病药(小檗碱)等。对于这些靶点位于细胞内的药物而言,用药后必须穿透多重生物屏障,与细胞内的靶点结合才能发挥药效。细胞内药物的处置过程以及药物与靶点的结合是药物治疗效果的决定因素。针对靶点位于细胞内的药物,研究细胞 / 亚细胞器内的药物浓度经时过程比研究血浆药物浓度更具有重要意义。而对于靶点位于细胞膜上的药物而言,同样可以采用细胞模型考察药物的药效。

进入 21 世纪,创新药物研发极大地促进了早期 PK 成药性评价研究。中国药科大学 PK 研究团队在基于体外培养细胞进行细胞摄取 / 转运、药物肠道吸收 / 外排、生物利用度评价、血脑屏障透过等方面开展了大量研究,基于上述研究成果,系统地提出了细胞 PK 研究方法和体系:将细胞看作一个微观的有机整体,定量研究药物在细胞和亚细胞内的吸收、转运、分布、代谢和排泄的动力学过程,通过建立数学模型进而阐明药物在细胞内的处置规律,科学地评价药物的药效。经典 PK 基于药物在血浆和组织的浓度研究药物的吸收、分布、代谢和排泄,而细胞 PK 着眼于药物在靶细胞中的摄取、转运、分布、降解和外排。"宏观"和"微观"两个层面的 PK 特性是紧密相关、相互影响的。药物在细胞内的处置往往决定了其在整个机体内的 PK 命运。

第二节　细胞药代动力学的研究内容及其影响因素

一、细胞药代动力学的研究内容

药物在细胞内的 PK 过程可能是影响药物分子结合到其胞内靶点的重要因素之一,从而进一步影响其治疗效果。然而,药物在靶细胞中的处置是一个复杂的过程,包括吸收、细胞内分布、代谢、靶标结合和外排。每个环节及复杂的细胞内环境都影响了药物在细胞内处置的过程。

如图 18-1 所示,药物在靶细胞内的 PK 过程主要包括以下几个环节。①药物进入细胞的过程:包括被动扩散、细胞膜上药物转运体介导的主动转运、胞吞、受体介导的内化等;②药物结合的过程:如果药物靶点在细胞质内,如一些信号分子、微管蛋白等,大部分药物将直接与靶点结合;但如果药物靶点在亚细胞器,那么药物还要经历一个再分布过程;③药物细胞内代谢的过程:药物会被细胞内的代谢酶代谢,这取决于不同组织来源细胞中代谢酶表达的种类及其对药物的亲和力;④药物外排的过程:一些药物可被细胞膜上的外排转运体泵出胞外。该过程可以定义为药物在细胞内处置过程中的排泄过程。以上几个过程均为细胞 PK 研究的内容。通过建立数学模型,整合以上细胞内药物处置的过程,描述 PK 的特征。在细胞 PK 数学模型中,诸多参数被定义用来描述细胞内代谢酶、转运体以及药物与靶点结合的特性。

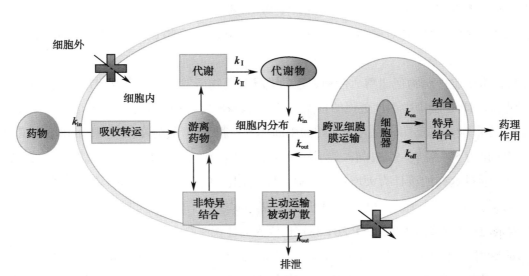

k_{in}、k_{out},药物的摄取及外排速率常数;k_{on}、k_{off},药物胞内结合和解离速率常数;k_I、k_{II},药物 I 相及 II 相代谢速率常数。

图 18-1　细胞 PK 的研究示意图

二、影响药物在细胞内代谢处置的因素

细胞 PK 的影响因素已有广泛研究,包括主动转运体、代谢酶、pH 梯度、电化学梯度、靶标结合等。这些因素共同决定了药物靶点所在的亚细胞器中的药量,从而影响药效。

1. **主动转运体** 大量蛋白分子参与了药物的跨膜转运。ABC 类转运体被认为参与了药物的细胞内转运。摄取转运体,如有机阳离子转运体和有机阴离子转运体负责参与将一些药物分子摄取进入细胞内,而外排转运体如 P- 糖蛋白(P-gp)和 MRP 则主要与细胞内药物的泵出密切相关。这些转运体的底物非常广泛,包括很多化疗药物、强心苷、抗病毒药、免疫抑制剂等。这些转运体的表达量、活性高低可显著影响底物药物在细胞内的浓度。因此,ABC 类转运体在药效相关的细胞内药物浓度研究中得到了广泛的关注。

由于一些 ABC 类转运体在多药耐药的肿瘤细胞上高表达,与肿瘤耐药密切相关,因此其对耐药肿瘤细胞内的药物分布影响发挥了重要的作用。除了在细胞膜上表达外,一些 ABC 类转运体也在细胞内的亚细胞器膜上有表达,如细胞核、线粒体、高尔基体等。通过激光共聚焦显微镜可以观察到外排转运体抑制剂增强了多柔比星在靶部位胞核中的聚积,其机制与细胞膜、细胞核膜上外排转运体的双重抑制有关。尽管 ABC 类转运体的研究最多,但是一些其他转运体也在肿瘤多药耐药中发挥了重要作用。一些癌细胞耐药性的增加与肺耐药相关蛋白(LRP)的表达正相关。A549 非小细胞肺癌中亚细胞器膜上的 LRP 表达与多柔比星的细胞质分布相关。

2. **代谢酶** 药物代谢酶能够对外源性物质进行生物转化,改变其活性或产生解毒作用。肝是人体主要的代谢器官,有着丰富的代谢酶表达。除了肝,其他脏器也有代谢酶表达,而且表达的亚型和丰度各不相同。因此,药物代谢酶能够影响组织及细胞对药物疗效及毒性作用的敏感性。例如,胸腺嘧啶核苷磷酸酶(TP)和二氢嘧啶脱氢酶(DPD)与肿瘤细胞对 5- 氟尿嘧啶(5-FU)的敏感性相关。未经治疗的肿瘤组织活检中,发现 DPD、TP 和胸苷合酶(TS)基因表达量低的肿瘤患者对 5- 氟尿嘧啶的治疗反应率达 92%,而且其治疗存活期也较长。如果 TS 和 TP 的基因表达量过高,则表明该肿瘤可能对 5-FU 的治疗不敏感。多西紫杉醇是一种紫杉烷类衍生物,主要经 CYP3A4 代谢失活。肿瘤组织中 CYP3A4 基因表达水平低的肿瘤患者对多西紫杉醇的反应率明显高于那些 CYP3A4 基因表达水平高的肿瘤患者。

肿瘤与正常细胞中药物代谢酶活性和表达的差异为药物研发及优化药物治疗提供了机会。例如,研发人员利用了 TP 在肿瘤中活性更强的特点,研发了氟尿嘧啶前药卡培他滨。卡培他滨口服后经肠黏膜迅速吸收,在肝被羧基酯酶转化为无活性的中间体 5′- 脱氧 -5′氟胞苷,后经肝和肿瘤组织的胞苷脱氨酶的作用转化为 5′- 脱氧 -5′氟尿苷,最后在肿瘤组织内经 TP 催化为具有抗肿瘤活性的 5-FU 而发挥细胞毒作用。通过这样的设计大大增加了 5-FU 在肿瘤组织的靶向分布:5-FU 在癌组织与血浆中的含量比为 21.4,而正常组织与血浆中的含量比仅为 8.89。与之类似,非特异的烷基化药物环磷酰胺以及异环磷酰胺也是通过肿瘤细胞中的 CYP 2B1 酶转化成为活性代谢物。

3. **pH 梯度** pH 梯度对于弱酸或弱碱性药物在细胞器中的选择性蓄积影响很大。pH 梯度的重要性以及药物的解离常数(pK_a)是两个决定药物在细胞内不同部位蓄积的关键因素。由于 pH 梯度的不同从而影响化合物分布差异的例子不胜枚举。弱酸类化合物可能更倾向蓄积于线粒体,而非细胞质

中,因为与细胞质相较而言,线粒体中的 pH 更高。癌细胞的 pH 变化可能也与多药耐药相关,影响化疗药物在肿瘤细胞内的蓄积及亚细胞分布。药物敏感的癌细胞株具有溶酶体酸损伤的特点。溶酶体 - 细胞质间的 pH 差异在药物敏感的细胞株中被破坏,使得有碱性氨基和酸性酚羟基的化疗药物多柔比星更易进入细胞核与 DNA 结合,而不进入溶酶体。然而,获得性的多药耐药细胞株能够恢复正常的溶酶体 pH,这就为药物进入溶酶体远离细胞核提供了驱动力。目前,敏感株与多药耐药细胞株间 pH 梯度差异的机制仍未研究透彻。有研究报道了空泡的 H^+-ATP 酶是一种能产生 pH 梯度的质子泵,其存在于一些特殊细胞中,如肝细胞、胃细胞、肾细胞和肿瘤细胞,而且该质子泵在一些多药耐药细胞中过表达。抑制空泡的 H^+-ATP 酶能够改善柔红霉素在溶酶体中的蓄积,此外还能逆转蒽环类抗生素引起的肿瘤细胞耐药现象。

4. 电化学梯度　各细胞器之间电化学梯度的差异也会影响药物在细胞内的分布。线粒体内膜带有 150~180mV 的负电荷,使得亲阳离子药物更易在线粒体聚集。在 37℃时,膜电位每变化 61.5mV,亲脂性阳离子药物在线粒体的聚集量将呈 10 倍的增长,可致细胞内药物量增加 100~500 倍。细胞摄取药物也受细胞膜电位(30~60mV,外正内负)的影响。甲基 - 苯基吡啶离子和罗丹明 123 为可透过膜的亲脂性阳离子药物,在线粒体中的浓度可达到细胞质中的 1 000 倍。肿瘤细胞的线粒体膜电位比正常上皮细胞高,导致亲脂性阳离子药物在线粒体内的分布量大大增加,从而对癌细胞产生选择性的细胞毒作用。

三、不同细胞内的药物代谢处置特征

不同组织来源的细胞生理功能和特性各不相同。肝细胞是机体主要的代谢场所,肠上皮细胞是药物吸收的主要部位,肾小管上皮细胞是药物在肾脏排泄和重吸收的重要部位。这些细胞内表达的代谢酶和转运体差异很大,因此药物在这些细胞内的代谢处置差异很大。

1. 肝细胞　肝是药物发生生物转化过程的重要器官,肝细胞是药物研究中的重要靶细胞。在肝细胞中,人体的药物、毒素和内源物质可生物转化为水溶性形式,便于胆管系统和肾脏的排泄。高亲脂性药物通过被动的简单扩散过程穿过阴性膜,极性或可电离的有机药物通常被转运蛋白摄取。在膜上表达的摄取转运体可以促进外源性物质或内源性物质转运到肝细胞内,而主要在外侧和小管膜上表达的外排转运蛋白可将外源性物质及其代谢物泵出到胆小管。

在体外研究药物代谢及相互作用的模型中,原代肝细胞具有较好的体外实验重现性,基本维持了肝的代谢功能。分化良好的原代肝细胞具有多种肝特有的功能,如糖原、尿素、白蛋白的合成、脂质代谢、胆汁酸合成和转运,特别是较好地保留了与体内一致的 I 相和 II 相代谢能力及多种药物转运体的表达。因为人类和大鼠肝中表达不同的酶亚型,所以人肝细胞被认为是在药物代谢研究中预测人体 PK 的"金标准"。原代肝细胞已广泛用于研究酶的诱导、抑制、酶动力学及胆汁排泄等。

目前美国 FDA 和我国 NMPA 已在指导原则中要求需要用原代肝细胞体外实验来证实药物对 CYP450 酶的诱导作用。药物若能诱导代谢酶,则可使经相同途径代谢的合用药物的代谢清除率增加。这种相互作用有可能导致血药浓度低于治疗浓度。同时,也可能使前药的活性代谢物增加,从而引起不良反应。利福平、苯巴比妥等是公认的诱导 CYP3A4 的药物,提示这些药物与其他药物联合使用存在相互作用的可能性。此外,核受体 PXR 和 CAR 也参与了多种 I 相和 II 相代谢酶及转运体的表达调控,从

而影响药物的代谢处置,产生药物相互作用。

　　尽管肝细胞中的酶已经被广泛研究,但是肝细胞内药物转运的研究目前仍有限。如图 18-2 所示,肝细胞上表达多种药物转运体,且在血管侧和胆管侧的细胞膜上呈现不同的分布。普通单层培养的原代肝细胞的转运体没有极化表达,即无法区分基底侧和胆管侧的外排,且体外培养 24 小时后肝细胞活性及其特有的功能会迅速下降。而三明治培养的原代肝细胞可在较长的培养时间内维持细胞活性及肝特有的代谢和转运功能、恢复细胞极性、细胞之间形成完整的具有胆汁分泌功能的胆小管网络。因此,三明治培养的原代肝细胞模型常用于预测药物的胆汁清除率、研究药物的肝胆处置和肝转运体。

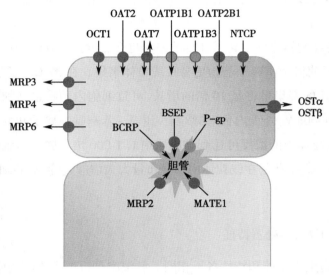

图 18-2　肝细胞上的转运体分布

　　2. 肠上皮细胞　对于口服药物,穿过单层肠上皮细胞的过程是药物分子从肠吸收进入循环系统的主要决定因素。正常小肠上皮细胞中存在各种转运系统、代谢酶,如 CYPP450 酶、谷氨酰胺转肽酶、碱性磷酸酶、蔗糖酶、葡糖醛酸酶及糖、氨基酸、二肽、维生素 B_{12} 等多种主动转运系统。这些酶和转运系统参与药物在肠道的代谢和转运吸收。

　　Caco-2 细胞模型是几十年来国外广泛采用的一种研究药物小肠吸收的体外模型,具有相对简单、重复性较好、应用范围较广的特点,已经成为一种预测药物在人体小肠吸收以及研究药物转运机制的标准筛选模型。其结构和功能类似于分化的小肠上皮细胞,具有微绒毛等结构,并含有与小肠刷状缘上皮相关的酶系。这些性质可以恒定维持约 20 天,可以用来进行模拟体内肠转运的实验。在细胞培养条件下,生长在多孔的可渗透聚碳酸酯膜上的细胞可融合并分化为肠上皮细胞,形成连续的单层,且具有与人小肠上皮细胞类似的细胞极性和紧密连接、胞饮功能、各种转运系统、代谢酶等。

　　当药物经细胞转运途径被吸收时,P-gp 成为药物吸收的一个重要生化屏障,它把进入细胞内的药物泵出,减少药物的吸收,因此成为口服药物生物利用度低、波动大的一个重要影响因素。小肠上皮细胞及单层培养的 Caco-2 细胞上,P-gp 均呈极性表达,主要表达于绒毛侧的顶端(图 18-3)。通过计算药物在 Caco-2 单层细胞中的表观渗透系数(apparent permeability coefficient,P_{app})可以初步评价药物在肠道的吸收情况。一般药物的表观通透系数值的大小在 $5 \times 10^{-8} \sim 5 \times 10^{-5}$ cm/s 之间,吸收良好的药物的表观通透系数 $P_{app} > 10^{-6}$ cm/s(吸收在 1%~100%),吸收差的药物(吸收 <1%)的 $P_{app} < 10^{-7}$ cm/s。当一些药物由

于长期给药引起肠道上皮细胞上代谢酶、P-gp 等表达的改变，就会使得同时服用的口服药物透过肠道上皮细胞膜吸收的程度发生改变。这种相互作用也可以通过 Caco-2 细胞模型进行研究并预测。

人体小肠中存在着丰富的 CYP450 酶，其中 CYP3A4 约占到该组织中所有 CYP450 酶的 50%。Caco-2 细胞中也有 CYP3A4 表达。与人体小肠微粒体相比，Caco-2 细胞中的 CYP450 酶低表达，这是限制其作为口服给药化合物的小肠 I 相代谢研究模型的一个因素。为了克服这一局限，可利用 1α,25- 二羟基维生素 D₃ 处理过的 Caco-2 细胞单层作为研究小肠代谢首

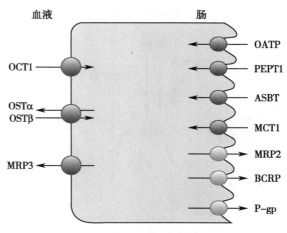

图 18-3　肠上皮细胞上转运体的分布

过作用的体外模型。当将该系统应用于研究 CYP3A4 底物咪达唑仑的 PK 时，显示出与体内研究相似的结果。

尽管 CYP450 酶在 Caco-2 细胞中的表达水平较低，但其他许多药物代谢酶的表达水平不经诱导就可以用于药物小肠代谢的研究。如羧酸酯酶、葡糖醛酸转移酶、谷胱甘肽 -S- 转移酶、磺基转移酶和儿茶酚 -O- 甲基转移酶等在 Caco-2 细胞中仍保持其功能特点。在这些酶中，II 相代谢中的磺基转移酶和葡糖醛酸转移酶对于口服药物的生物利用度尤其重要，因为具有药理活性的化合物与它们发生结合反应后通常会导致活性降低或消失。

3. **肿瘤细胞**　药物可通过被动扩散或主动转运进入肿瘤细胞，通过外排转运体排出肿瘤细胞。外排转运蛋白的表达增加导致药物不能富集在肿瘤细胞，这也是肿瘤细胞耐药，导致化疗失败的一个重要原因。多药耐药性（MDR）意味着癌细胞同时对没有明显的结构相似性或作用机制相似性的不同药物具有抗性。MDR 导致癌细胞 PK 性质改变，如药物蓄积减少、解毒能力增加、亚细胞分布、外排增加。研究表明 MDR 与肿瘤细胞上转运蛋白如 P-gp、多药耐药相关蛋白（MRP）和乳腺癌耐药蛋白（BCRP）表达的增加密切相关，此类转运体可以改变细胞内药物转运和分布，从而影响药效。

在药物敏感和耐药肿瘤细胞中，由于外排转运体表达的差异，化疗药物在细胞内的累积量及亚细胞分布也存在差异（图 18-4）。多柔比星（DOX）在药物敏感细胞中主要在细胞核内积累，而在耐药细胞中，DOX 很难进入细胞核，主要分布在细胞质中。细胞核内分布的量与这些细胞对 DOX 细胞毒性的敏感性直接相关。在耐药细胞中，DOX 分布到细胞质的比例增加，与细胞核膜上 P-gp 外排转运体表达的增加有关。与之类似，米托蒽醌在野生型细胞的积累量比在耐药细胞中的积累量高 3 倍。在耐药细胞中，细胞核和细胞质中的米托蒽醌累积量仅为野生型细胞中的 58% 和 67%。药剂学家针对敏感和耐药细胞中化疗药物的摄取和亚细胞分布行为的差异，设计了特殊的聚合物纳米载体改变 DOX 的 PK 行为，增加药效。在聚合物胶束表面修饰了靶向 αvβ3 整合素的配体 RGD4C，显著增加了敏感和耐药 MDA 435 细胞的 DOX 摄取。RGD4C-PEO-b-P（CL-Hyd-DOX）聚合物胶束在敏感细胞上主要使 DOX 在细胞核积累，而 RGD4C-PEO-b-P（CL-Ami-DOX）胶束使 DOX 在耐药细胞中靶向线粒体。

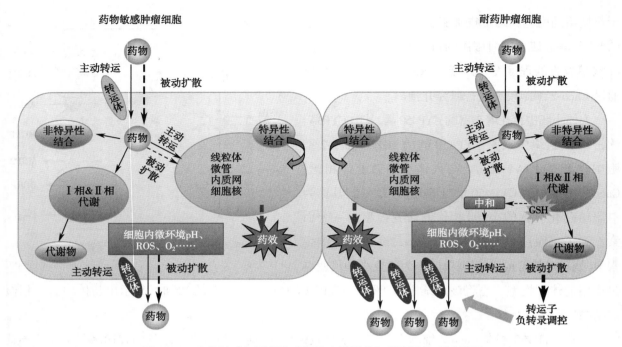

图 18-4　药物敏感和耐药肿瘤细胞中转运体和代谢酶的表达差异

第三节　细胞药代动力学研究的技术方法

一、单细胞药代动力学研究技术

随着细胞分子生物学技术和成像技术的迅速发展,包括质谱成像和光学成像在内的许多高分辨率亚细胞成像技术的出现让单细胞 PK 的研究成为可能。一种结合了飞行时间 - 二次离子质谱(time of flight-secondary ion mass spectrometry,TOF-SIMS)成像和共聚焦成像的技术被应用于抗肿瘤药物钌复合物的细胞膜、细胞核双重靶向性的研究。虽然质谱成像可同时检测药物及其多种代谢物的含量,但无法进行实时在体研究。在光学成像方面,与放射自显影技术相比,荧光技术无论是在空间还是时间分辨率上都具有极大的优越性。通过向小分子药物上加入荧光基团,可以直观地观察到药物进入细胞以及发挥药效的过程。这对于指导化合物的设计优化以及制定临床用药方案意义非凡。

Weissleder 等人开发了一种单细胞 PK 成像技术(single-cell pharmacokinetic imaging,SCPKI),并将其应用于 PARP-1 抑制剂的研究。PARP(poly ADP-ribose polymerase)是一种 DNA 修复酶,主要定位在细胞核内,与应激条件下 DNA 修复密切相关。Weissleder 等人使用高分辨率的共聚焦显微镜,在小鼠移植瘤模型中获得了单个细胞的药物含量,并建立了数学模型分析了目前 PARP-1 抑制剂临床成功率低的原因。实验的主要步骤如下:首先,在 PARP-1 抑制剂奥拉帕尼上加入荧光基团,并在体内外实验中均验证了该化合物的细胞毒性和 PK 行为与原药类似;接着,肿瘤细胞内转染了组蛋白 2B- 红色荧光蛋白(histone 2B-red fluorescent protein,H2B-apple),用于定位细胞核;然后,于移植瘤小鼠尾静脉注射带荧光的药物,即可追踪药物的行踪。发现 PARP-1 抑制剂在几秒内即灌注了肿瘤的功能血管,几分钟后即可渗入到细胞间隙。当药物进入肿瘤细胞内,最初是非特异性地分布在细胞的内质网中,1 小时后药物就开始靶向性地结合在细胞核的 PARP 蛋白上。3 小时后,超过 99% 的细胞中药物浓度能够达到治疗浓度,并持续数小时之久。由于肿瘤细胞中 PARP-1 的表达量较高,因此肿瘤细胞内 PARP-1 抑制剂的蓄积会高于正常细胞。此外细胞距离血管的距离也会显著地影响药物单细胞水平的 PK 特征,距离血管较近的细胞在早期药物蓄积明显,但一段时间后肿瘤中各细胞内的药物浓度趋于一致。最后,基于荧光数据可进行药物浓度转换,Weissleder 等人建立一种二房室(细胞核和细胞质)亚细胞模型来描述小鼠瘤内的药物分布。利用这一模型,仅需要知道药物的血液清除率,即可模拟出药物在不同种属、不同种类肿瘤中的分布,有望大大提高药物开发的成功率。

单细胞 PK 成像(SCPKI)通过活体显微成像技术,使用荧光标记的药物从而跟踪药物在单个细胞内的处置行为,并结合细胞的信号转导建立预测模型。与现有的 PBPK 模型、基于经验的 PK/PD 模型或基于机制的 PK/PD 模型相比,单细胞 PK 模型充分考量了细胞间的表型差异造成的药物递送过程中的异质性。这一模型还可以助力许多新型药物开发,如抗体药物、纳米药物等。而越来越多的荧光探针的出现也将丰富单细胞 PK 的研究手段,将肿瘤细胞的信号转导与细胞内的药物分布联系起来,弥补现有PK/PD 模型的不足。

二、基于三维肿瘤细胞模型的药代动力学研究技术

基于体外培养的单细胞 PK 研究是近年来 PK 研究发展的延伸。这种研究将细胞看作一个微观有机整体,定量研究药物在细胞内吸收、转运、分布、代谢和外排的动力学过程,并通过建立数学模型阐明药物在细胞内的处置规律,预测、评价药物在细胞内的靶向性及药效。细胞 PK 的产生完善了 PK 评价系统,可以合理解释作用于细胞内靶点药物的 PK、PD 行为。然而,基于单层细胞的 PK 研究仍无法与在体结果完全匹配。主要原因包括以下两点:①基于体外培养的单层细胞研究模式是直接将细胞暴露于含药体系中,忽视了药物经血管逐渐向组织深处扩散的过程,这一点在抗肿瘤药物的评价中尤为明显,肿瘤组织内部血管分布稀疏,远离血管处的细胞药物累积量及动力学特征与血管近端细胞相差甚远;②单层细胞在培养过程中直接与营养物质接触,无法模拟组织的生理结构,与在体组织真实情况相差甚远,例如,单层培养的原代肝细胞无法模拟肝的胆管结构,单层培养的肿瘤细胞无法模拟肿瘤微环境以及瘤内细胞异质性。因此,仅采用体外培养的单层细胞模型对药物进行评价,可能会忽略组织的生理结构和微环境,造成治疗效果评价的不准确性,无法与在体药效相匹配。三维细胞模型不仅可以有效模拟组织的生理结构及状态,还可以阐明药物在细胞及亚细胞水平的摄取、分布、代谢、排泄等动力学过程,现已成为药物药效、毒性、PK 评价中的重要模型之一。

以抗肿瘤药物为例,要发挥药效,药物必须经过穿过血瘤屏障、瘤内药物转运 / 穿透、细胞摄取及亚细胞分布四个过程,任何一个过程的 PK 行为不佳都将导致药物治疗效果不理想。在四个过程中,瘤内药物转运 / 穿透往往是被忽略的环节。无论是在体动物研究还是体外单层细胞研究体系,均无法对其进行科学合理的评价。三维多层细胞模型的建立则较好地弥补了这一缺陷。三维多层细胞模型是通过微孔膜上细胞的叠加组合而形成的多层细胞结构,结构简单、细胞层数可控,细胞三维结构直接或间接地增强了转运体、代谢酶及肿瘤微环境异常引起的细胞耐药现象,与在体肿瘤组织相似。三维多层细胞模型常与插入式培养皿联用,能够不依赖于荧光标记定量化测定药物在多层细胞结构内的扩散速率常

数,现已应用于多种小分子抗肿瘤药物的扩散系数的测定,包括替拉扎明、长春碱、各类蒽环类药物(如多柔比星)以及紫杉醇和甲氨蝶呤等。测定所得的多柔比星和替拉扎明的扩散速率进一步用于计算机模拟,预测其在肿瘤组织内的转运行为。除此之外,通过荧光标记及共聚焦成像技术可以直接观测到抗肿瘤药物或纳米制剂在三维多层细胞模型内穿透能力的优劣。但由于多层细胞模型依附于微孔膜生长,而微孔膜会干扰荧光通透性,因此多层细胞模型仅能通过细胞切片的方式成像,操作相对复杂。

肿瘤 50%~60% 的区域因氧及营养供应不足而处于缺氧及酸性环境。在这种异常状态下,细胞的生理状态也会发生极大改变,导致其对化疗药物及放射治疗敏感性降低,肿瘤治疗复发率增加。体外三维多细胞球体培养能够模拟体内细胞三维形态结构及功能,在模拟细胞与细胞间、细胞与基质微环境间相互作用方面具有独特的优势。三维多细胞球体模型由于其具备立体的空间结构使得药物需经过细胞间穿透才可到达细胞球体深处,这一过程与药物在肿瘤组织中由近血管端向远血管端逐渐扩散的过程高度相似。此外,当细胞球体半径大于 $200\mu m$ 时,还可有效模拟肿瘤组织中缺氧、偏酸性的微环境以及因营养供应不足导致的细胞生理状态的不均一性。这种微环境及生理状态的变化是影响药物在肿瘤内穿透的重要因素。目前三维多细胞球体模型已广泛应用于脂质体、聚合物胶束、siRNA 传递系统纳米药物的转运评价。与三维多层细胞模型一样,三维多细胞球体模型也可通过荧光标记及共聚焦成像技术直观反映药物穿透能力的优劣,但三维多细胞球体模型在成像时不受培养基质的干扰,可以直接采用共聚焦逐层扫描法对细胞球体中不同横截面的药物分布进行成像,而后通过三维重构直观反映药物的分布及穿透,是进行在体实验前筛选潜在化合物或纳米制剂候选物的有效方法。基于三维多细胞球体模型的 PK 模型能更准确地反映药物在实体瘤内的真实情况,相比于在体动物研究,干扰因素更少、成本更低,更适用于基于 PK 行为、药效的早期药物筛选。

三、细胞药代动力学 / 药效动力学数学模型

药物的药理效应取决于效应部位的药物浓度,而当体内药物分布达到平衡时,效应部位的药物浓度与血药浓度存在一定的联系,PK/PD 结合模型通过数学处理方法将 PK 和 PD 中的血药浓度、作用时间、药物效应进行有机连接,拟合出血药浓度与其效应经时过程的曲线,用以预测一定给药剂量下药物效应的时间过程,为临床制定合理的剂量方案、药物安全性和有效性评价提供依据。

药物的体外毒性评价中,常以 LC_{50}(50% 致死浓度)指示药物的细胞毒性,但与药物在机体血浆中的浓度会随时间发生变化一样,细胞外药物浓度也会由于降解、细胞代谢等原因发生变化,导致 LC_{50} 不能准确反映药物的毒性。另外,由于细胞来源的限制,如原代细胞存活期有限,而传代培养的细胞又失去部分原代细胞的功能特性,使其不适用于长期毒性试验。细胞 PK/PD 的发展可以一定程度上克服上述问题,对药物的体外细胞毒性进行描述和预测。细胞的 PK 模型可以基于药物的转运特性及相关的实验参数进行构建;而 PD 模型中的效应参数取决于药物的作用性质和在细胞中的作用机制,其浓度参数则通常为细胞内药物浓度或细胞外的药物浓度,或为两者的结合。研究者建立了一种青光眼治疗药物依他尼酸(ethacrynic acid,ECA)在角膜上皮细胞中的 PK/PD 模型,细胞 PK 部分指向细胞内的 ECA 浓度,细胞 PD 部分指向 ECA 的细胞毒作用,并假设 ECA 诱导的细胞毒作用取决于药物暴露时间和细胞内药物的峰浓度。实验数据显示细胞内 ECA 的浓度与 ECA 的剂量线性相关,并且在开始阶段(0~40 分钟)随时间变化而增加,细胞存活率随药物剂量和药物暴露时间而降低,以上实验结果均可用建立的细

胞 PK/PD 模型进行良好拟合。因此该细胞 PK/PD 模型能较好地描述当细胞外 ECA 浓度随时间变化时 ECA 对细胞的毒性作用,可推及至对 ECA 治疗青光眼的局部用药剂量的指导。

王广基等以阿霉素为模型药物建立了一种肿瘤细胞的 PK/PD 模型(图 18-5)。模型将细胞质、细胞核和线粒体分别视作独立的房室,阿霉素经细胞膜通透后首先进入细胞质,然后进入细胞核、线粒体,因而这三个部位的浓度逐渐升高。其中,X_1、X_2 和 X_3 分别代表细胞质、细胞核和线粒体内药物浓度,K_1、K_2 和 K_3 表示相应的药物转运速率,P_1、P_2 和 P_3 分别代表细胞膜、细胞核膜和线粒体膜的通透系数,代表了细胞外液与细胞质、细胞核与细胞质,以及线粒体与细胞质之间的相对通透能力。$xm1$、$xm2$ 和 $xm3$ 为三个亚部位的阈值浓度,即亚细胞器的最大药物载量,当药物浓度积累高于该水平后药物浓度变化速率为负值。R 代表药效,即线粒体膜电位(MMP)。三个亚部位的 PK 变化用 logistic 模型描述。建立的 PK/PD 模型经过拟合、计算出的 PK、PD 参数表明,MCF-7/Adr 细胞各亚细胞器的阈值 xm、表观通透系数 P 均显著低于 MCF-7 细胞对应的阈值和通透系数。这很好地反映了耐药的机制:MCF-7/Adr 细胞所能容纳阿霉素的能力要小于 MCF-7 细胞,并且阿霉素在 MCF-7/Adr 细胞上透膜转运能力要低于 MCF-7 细胞。该 PK/PD 模型定量揭示了 MCF-7/Adr 细胞对阿霉素耐药,以及 20(S)-Rh2 逆转耐药的细胞 PK 机制。

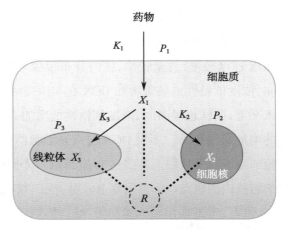

图 18-5　阿霉素在乳腺癌细胞中的 PK/PD 模型

第四节　细胞药代动力学的应用

基于细胞 PK 研究可反映"微观"细胞及亚细胞的药代动力学变化规律,通过对不同代谢酶、转运体表达水平的测定以及亚细胞器的分离提取,阐明药物进入细胞的方式、胞内及亚细胞靶点处药物含量,对药物研发、筛选、临床应用等具有重大意义。通过全面研究药物在细胞内的处置过程,可以有效地筛选评价新型细胞内靶向药物,提高成药性评价的准确性和效率,降低药物研发风险;指导设计靶向前药或者制剂,提高靶向性,降低毒副作用,增加新药/新制剂研发的成功率;阐明药物在细胞内的相互作用及机制,为临床合理用药提供依据。

一、作用靶点发现及机制研究

近年来随着精准医学的倡导和提出,为了提高药物疗效、减小毒副作用,人们不断将研究视野从宏观转向微观,尤其是对于一些毒副作用比较强的药物,如化疗药物,相关新药研发或剂型改造,都偏向于将药物更多地蓄积在靶器官、靶细胞内,甚至是亚细胞水平的靶点上。此类药物只有药物分子准确地结合在靶点上才能发挥药效。不同药物的细胞内靶点不同,细胞核、细胞质、线粒体、溶酶体等都可以作为药物发挥药效或毒效的单一靶点或复合靶点。对于一些成分复杂的天然药物,或者疗效明确的单体化合物,进行细胞 PK 的研究有助于发现、确定其靶点和作用机制。

肿瘤的临床治疗常会出现 MDR,即肿瘤细胞对一种抗肿瘤药物显示耐药性的同时,对其他多种结构不同、作用靶点不同的抗肿瘤药物也有耐药性。随着化疗药物的广泛应用,肿瘤的耐药性问题越来越突出,现已成为影响肿瘤治疗效果的重要因素之一。MDR 与一些外排转运蛋白的表达上调直接相关,如 P-gp 和 MRP1。这些外排转运体将一些药物分子泵出细胞,降低细胞内的药物浓度,进而使细胞对药物的敏感性降低,产生耐药性。这些转运体有非常广泛的底物特异性并影响底物药物的细胞内浓度,其改变将会引起细胞内药物转运和分布的改变。一些外排转运体的底物抗肿瘤药物在肿瘤细胞敏感株和耐药株上的细胞内分布具有显著差异。例如,DOX 是经典的抗肿瘤药物,其靶点位于细胞核,细胞核内的药物浓度与其细胞毒性直接相关。而 DOX 又是 P-gp 的底物,其细胞内浓度 / 亚细胞器内浓度又受 P-gp 表达的影响。DOX 在敏感乳腺癌细胞(MCF-7/S)和耐药乳腺癌细胞(MCF-7/A)中的摄取动力学行为具有显著差异。MCF-7/S 摄取 DOX 速度较快,总量较多,特别是细胞核内分布较多;而 MCF-7/A 摄取 DOX 速度较慢,总量较少,核内分布很少。当给予人参皂苷 Rh_2 及维拉帕米后,在全细胞水平上,呈时间、浓度依赖性地显著增加 DOX 在 MCF-7/A 内的累积,并提高其进入细胞器的速率和程度。在亚细胞水平上,同样也呈时间、浓度依赖性地增加 DOX 在细胞核、线粒体及细胞质内的累积,尤其是细胞核内的增加最为显著。不仅 DOX 进入亚细胞器的量增多,且进入速度也显著提高。研究发现 DOX 耐药细胞的细胞膜及核膜上高表达 P-gp 形成"双重屏障",降低 DOX 向核转运的速度和程度,阻碍其有效到达细胞核内的靶点。人参皂苷 Rh_2 可克服"双重屏障"的阻碍,实现对 DOX 的增效作用。结合靶细胞 PK/PD 研究,定量揭示了人参皂苷 Rh_2 增效作用的 PK 贡献度为 78%。研究者以优化 DOX 向核内转运速率和程度为目标,通过细胞、整体 PK 和 PD 结合研究,还发现了其他具有开发前景的肿瘤多药耐药逆转剂,如 23- 羟基白桦酸(23-HBA)。因此,在亚细胞水平上进行药物的 PK 研究,定量地揭示其变化规律,有助于探索机体的微观生理、病理变化,并进一步针对性地指导治疗药物的药效评价。

二、药物的筛选

随着科学技术的进步,药物筛选技术的日新月异。目前,主要有两种筛选模式:一种是基于单纯靶标的药物筛选,另一种是基于细胞模型的药物筛选。由于基于单纯靶标的药物筛选模式要求靶标必须明确,且靶蛋白能够分离纯化,具有一定的局限性,故现在基于细胞模型的筛选模式越来越受到关注。PARP 是一种 DNA 修复酶,主要定位在细胞核内,与应激条件下 DNA 修复密切相关。在化疗过程中,药物造成的 DNA 损伤易被癌细胞的 PARP 修复,进而造成耐药。研究者在对一系列新型 PARP 抑制剂的研究过程中,筛选出两个候选化合物 HDM 和 DHR。有趣的是,在肿瘤细胞模型上发现 HDM 的抗肿瘤药效显著高于 HDR,但两者胞内总浓度并没有显著性差异,呈现 PK-PD 不相关的现象。通过药物亚细胞分布动力学的研究发现,HDM 细胞核内的浓度显著高于 HDR,与药效结果高度一致,提示由于 PARP 抑制剂的作用靶点在细胞核内,在该类药物设计中应注重其透过细胞核膜的能力。因此,基于细胞 / 亚细胞水平的 PK 研究在药物筛选和早期研发过程中也显现出尤为重要的地位。

三、新型药物制剂的设计

目前大多数化疗药物普遍具有水溶性差、PK 行为不理想的特征,从而导致其药效较低,毒副作用大,限制了临床应用。各种类型的纳米制剂通过对药物的包载,可以实现药物助溶、增溶等目的。纳米制剂还可以通过一些特殊手段,如规避体内的单核吞噬系统进而延长体内循环时间。此外,给予纳米制剂不同类型的"靶头",可促进药物特异性地向某些器官、组织富集,使其具有靶向性以减少其全身范围内广泛分布带来的毒性问题。纳米制剂的上述特征和优点,有助于改善药物的宏观处置特征,而最后映射出的药效改变,同样和纳米制剂的细胞内的 ADME 行为息息相关。因此,设计、改良出新型的纳米给药系统,在细胞水平改变药物的动力学行为,可有助于纳米制剂的研发和应用。

研究发现一种可生物降解的紫杉醇聚合物胶束纳米制剂相比于游离紫杉醇,其在细胞内被摄取程度大幅增加。紫杉醇胶束给药后,其紫杉醇的细胞质分布是游离紫杉醇给药后的 4 倍以上,而核内浓度无明显差异,说明其具有很强的细胞质靶向性。在体研究也证实紫杉醇胶束胞内释放迅速,能显著增加药物在细胞内的蓄积及细胞质靶向分布,显著抑制肿瘤生长,延长存活时间,体内药效明显优于市售制剂泰素(紫杉醇注射液)。此外,该聚合物胶束本身还具有抑制外排转运体的功能,发挥逆转肿瘤耐药的作用。对不同的抗肿瘤纳米制剂进行细胞 PK 研究,探讨其影响因素,不仅能较好地预测和评价药物疗效及毒副作用,阐明纳米制剂的作用特点,而且对纳米制剂的前期设计优化也具有重要的指导意义。

四、指导临床联合用药

联合用药在临床治疗中相当普遍,主要是为了达到增效减毒的目的,然而在靶细胞层面其相互作用的研究尚不多见。基于细胞 PK 的相互作用研究将为临床合理的联合用药提供科学依据。恩替卡韦是抗乙肝病毒(HBV)的一线药物,为鸟嘌呤核苷类似物,对乙肝病毒多聚酶具有抑制作用,其抗病毒作用高、选择性强,且治疗过程中病毒变异率低,但临床长期使用有一定的肝损伤作用。甘草酸二铵是目前国内临床上常用的一类保肝药物,可在体内经 11-β 脱氢酶代谢产生甘草次酸。临床数据显示,联合使用甘草酸二铵能显著增强恩替卡韦的疗效且减少肝损伤。然而,在大鼠模型中以甘草酸二铵、甘草次酸进行预处理再联合使用恩替卡韦考察其药效,发现其 PK 参数未发生显著变化。基于细胞 PK 的研究发现,甘草次酸和恩替卡韦联合给药后,细胞质及细胞核内恩替卡韦的药物浓度显著提高,与其在细胞内抑制病毒 DNA 的药理作用部位相一致,且亚细胞内药物浓度的增加与药效的增强呈正比,提示甘草酸二铵可代谢成甘草次酸增加恩替卡韦在细胞内靶部位的分布,进而增强其抗病毒药效。因此,细胞 PK 研究对于临床合理用药也具有重要的指导意义。

五、展望

现阶段由于技术手段的限制,观测药物在细胞水平上的经时处置过程往往基于单一的方式、方法,例如,大多数药物 PK 行为的高分辨实时观察需要依赖于基于分子荧光技术的激光共聚焦显微镜,亚细胞水平的药物浓度定量测定方法也只有通过分离细胞器并用液 - 质联用(LC-MS)等技术进行测定。并且大多数实验必须在体外开展,无法实时观测在体情况下药物 / 机体的变化。相信今后随着各个学科的新技术、新方法不断涌现,细胞 PK 可以更加准确、快速、便捷地参与到药品研发与评价研究当中。

目前的细胞 PK 研究体系还不够完善,尚不能全面体现在体组织生理状态及药物在组织内的分布情况。三维细胞模型具有与组织、在体更为相近的生理特性,是促进细胞到组织、体外到体内转化的重要桥梁。PK 研究从细胞 / 亚细胞、球体细胞水平延伸到在体组织水平,推动体外到体内的预测、转化,即"亚细胞 - 细胞 - 组织 - 整体"全方位细胞 PK 技术体系的建立将是未来的发展方向。

（**周 芳　张经纬　刘嘉莉**）

参考文献

［1］ZHOU F,ZHANG J,LI P,et al. Toward a new age of cellular pharmacokinetics in drug discovery. Drug Metabolism Reviews, 2011,43:335-345.

［2］KANG A,HAO H,ZHENG X,et al. Peripheral anti-Inflammatory effects explain the ginsenosides paradox between poor brain distribution and anti-depression efficacy. J Neuroinflammation,2011,8:100.

［3］ZHOU F,HAO G,ZHANG J,et al. Protective effect of 23-hydroxybetulinic acid on doxorubicin-induced cardiotoxicity: acorrelation with the inhibition of carbonyl reductase-mediated metabolism. Br J Pharmacol,2015,172:5690-5703.

［4］ZHA W,LIANG G,XIAO J,et al. Berberine inhibits HIV protease inhibitor-induced inflammatory response by modulating er stress signaling pathways in murine macrophages. Plos One,2010,5:e9069.

［5］The International Transporter Consortium. Membrane transporters in drug development. Nat rev drug discov,2010,9:215-236.

［6］LIU S,ZHENG W,WU K,et al. Correlated mass spectrometry and confocal microscopy imaging verifies the dual-targeting action of an organoruthenium anticancer complex. Chem Commun,2017,53:4136-4139.

［7］THURBER G M,YANG K S,REINER T,et al. Single-cell and subcellular pharmacokinetic imaging allows insight into drug action in vivo. Nat Commun,2013,4:1504.

［8］HEARNDEN V,MACNEIL S,BATTAGLIA G. Tracking nanoparticles in three-dimensional tissue-engineered models using confocal laser scanning microscopy. Methods Mol Biol,2011,695:41-51.

［9］MEHTA G,HSIAO A Y,INGRAM M,et al. Opportunities and challenges for use of tumor spheroids as models to test drug delivery and efficacy. J Control Release,2012,164:192-204.

［10］ZHANG J,ZHOU F,WU X,et al. Cellular pharmacokinetic mechanisms of adriamycin resistance and its modulation by 20(S)-ginsenoside Rh2 in MCF-7/Adr cells. Brit J Pharmacol,2012,165:120-134.

［11］倪苹,张经纬,刘嘉莉,等. 细胞药代动力学研究进展. 药学进展,2014,38:881-885.

第十九章 代谢组学与药代动力学结合研究

第一节 代谢组学与分析方法

一、代谢组学

20世纪后期,生命科学和基因检测技术的快速发展为探索生命奥秘和阐明疾病发病机制提供了前所未有的可能。为此,美国科学家率先提出人类基因组计划(human genome project),不久,美、英、法、德、日和我国科学家共同参与了这一与"曼哈顿原子弹计划"和"阿波罗登月计划"并称为三大科学计划的人类基因组计划,人类基因组计划也被称为生命科学的"登月计划"。按照该计划的设想,经过10年左右的时间,六国科学家通过分工合作,共同完成和揭开组成人体2.5万个基因、约30亿个碱基对密码绘制出的人类基因全部图谱。在这一宏大计划实施过程中,与基因编码密切相关的功能酶与蛋白组,与蛋白功能实现密切相关的内源性小分子代谢组研究也陆续开展。1999年,英国帝国理工大学Jeremy Nicolson教授提出了代谢组学(metabolomics)概念,代谢组学是定性、定量研究内源性代谢物整体受外界刺激或内源生理/病理变化而引起动态变化的一门学科。代谢组学源自代谢组一词,代谢组(metabolome)是指一个生物或细胞在某特定生理时期内所有低分子质量代谢物的集合(包括代谢中间产物、激素、信号分子和次生代谢物),它直接反映了细胞的生理状态,是细胞内在变化和外在表型之间相互联系的核心,在理解错综复杂的生物化学和生物系统中担任着重要的角色。

早在中世纪人们就已经认识到体液中的分子携带着疾病信息,如利用尿样的不同颜色和气味对疾病进行辨别,应该是人类最早对体内小分子与疾病关联的意识。现代医学研究已发现很多体内小分子物质存在正常范围,超出这些正常范围则可能引发某些疾病。如糖尿病诊断的重要指标是血样中的葡萄糖和糖化血红蛋白等,痛风往往表现出体内尿酸水平升高。但生命科学中还有很多与生物体代谢有关的问题需要解决,很多与基因、蛋白相关的规律还不清楚,需要相应的研究方法和手段。代谢组学研究的核心问题就是对给定样品中的小分子代谢物进行定性和定量分析,利用现代检测技术对生物样本中小分子代谢物进行全面的定性和定量检测,通过分析进一步深入到与生命活动相关的代谢特征。在生物医药方面,代谢组学主要通过疾病样本与正常样本比较、疾病样本与药物处理样本比较从而获得机体疾病状态的信息、药物干预以及其他应激的影响,为研究疾病生物标志物,方便临床诊断,探索病理机制、药物作用机制、毒性机制等提供重要信息。

由于内源性小分子种类繁杂、理化性质差异巨大、浓度范围宽广,代谢组学所测定内源性分子的多样性和复杂性决定了高通量检测的必要性,因此检测内源性分子的工作极具挑战性。对内源性小分子代谢组的检测最早可以追溯到 20 世纪六七十年代,当时主要采用气相色谱方法检测血液、尿液、组织中有机酸、糖类、胆汁酸等多类物质。随着检测仪器的进步,现代代谢组学检测的内源性小分子数量不断增多。按照检测物质的选择性进行划分,代谢组学又可以分为非靶向代谢组学(无靶向全扫描模式检测所有可以检测的物质)和靶向代谢组学(靶向检测特定通路/类别的化合物)。代谢组学检测通常有两大主流方法:核磁共振和色谱-质谱联用的检测方式。两种检测方式都可以对给定样本进行无靶向检测,但又各有特色:核磁共振更加突出定量和结构信息而质谱的检测灵敏度更高,采用气相色谱-质谱联用以及液相色谱-质谱联用,配合不同的色谱柱和色谱条件,可检测包括各种体液、组织、粪样、细胞、细菌、植物、土壤、环境中的多种类别、不同性质的小分子代谢物。无论是采用核磁共振还是色谱-质谱联用技术检测方式,都能获得丰富的数据信息。为了有效提取差异代谢物信息,代谢组学借助于多变量统计的分析方法分析所收集的信息,最常用的方法是利用模式识别的分析方法。分析方法的发展使代谢组学的应用得到了突飞猛进的发展,近二十年来,代谢组学发展迅速,已经在医学、病理学、生理学、微生物、药理学、毒理学、农业与育种、营养学等多个生命科学的各专业领域得到广泛应用,并取得了很多振奋人心的成果。

二、高通量代谢组学分析平台

代谢组学的研究对象主要是分子量小于 1 000Da 的内源性代谢物。这类物质具有数量庞大、结构种类多样、理化性质差异大、含量范围宽等特征,核磁共振(nuclear magnetic resonance,NMR)和质谱(mass spectrometer,MS)是代谢组学研究中应用最广泛的两种分析检测技术平台。

1. **基于核磁共振的分析方法**　NMR 技术具有无损伤性,不破坏样品的结构和性质,可在接近生理条件下进行实验,可在一定的温度和缓冲液范围内选择实验条件,可以进行实时和动态的检测分析。也可以根据需求设定不同的脉冲参数,对复杂样品中的多种代谢物同时完成定性和定量分析。样品前处理简单,分析速度快,且对代谢物没有偏向性,对所有化合物的灵敏度是一样的,适合于液体、固体样品的分析。生物样本检测中常用的是氢谱(^{1}H-NMR),另外还有磷谱(^{31}P -NMR)、碳谱(^{13}C -NMR)和氟谱(^{19}F-NMR)。NMR 技术在代谢组学研究中通常用于动物体液和组织提取物的代谢组分析。NMR 技术的优势在于能够实现无创性、无偏向的检测,生物样本不需要烦琐处理,具有较高的分析通量和重现性。但是 NMR 的灵敏度相对较低,不适合分析大量的低浓度代谢物,且复杂混合物的 NMR 谱图解析非常困难。近年来针对 NMR 技术的不足,一些新的技术逐渐得到发展和应用,如魔角旋转(magic angle spinning,MAS)技术,通过在测试过程中使样品与磁场方向成 54.17 度的旋转角,克服了由于偶极耦合(dipolar coupling)引起的线展宽、化学位移的相异性,有效提高了检测灵敏度和图谱质量。

例1　NMR 检测血清和肝脏组织中内源性小分子方法

(1) 仪器与试剂:采用瑞士 Bruker 公司 AvanceII-600MHz 核磁共振仪。以三甲基甲硅烷基丙酸钠盐(TSP)为 0.00ppm 进行相位调整。

(2) 样品处理方法

血清:4℃条件下解冻血清样本,取血清 200μl 加入 800μl 甲醇,混匀后 12 000g 离心 5 分钟。取上清液 800μl 在 SpeedVac system（Hersey Instrument Co.，Ltd，China）35℃下真空干燥。干燥后的浓缩物加入 450.0μl 蒸馏水、50.0μl 磷酸缓冲溶液（$K_2HPO_4\cdot3H_2O$：$NaH_2PO_4\cdot2H_2O=4$：1，pH=7.4）和 50.0μl 5.0mmol/L TSP 重水溶液，混匀后 12 000g 离心 5 分钟，取上清液 500μl 移入 5mm 核磁管，NMR 数据采样前，4℃保存备用。

　　肝脏组织：取肝组织于 4℃解冻，准确称取 0.3g 肝组织于匀浆器中，加入 80% 甲醇 3.0ml 对肝组织进行匀浆提取，提取液转移至 5.0ml 离心管，10 000g 离心 10 分钟，取上层清液 2.5ml，使用 SpeedVac system（Hersey Instrument Co.，Ltd，China）于 35℃下挥发干溶剂以得到浓缩样本。取浓缩样本加入 450.0μl 蒸馏水、50.0μl 磷酸缓冲溶液（$K_2HPO_4\cdot3H_2O$：$NaH_2PO_4\cdot2H_2O=4$：1，pH=7.4）和 50.0μl 5.0mmol/L TSP 重水溶液，混匀后 12 000g 离心 5 分钟，取上清液 500μl 移入 5mm 核磁管，NMR 数据采样前，4℃保存备用。

　　（3）NMR 数据采集和预处理：实验温度设为 295K，采用 Noesy 脉冲序列压制大分子物质信号。预饱和法压制水峰，^{1}H-NMR 检测频率为 599.95MHz，累积扫描 64 次，采样数据点为 86 760，谱宽 14ppm，采样延迟 2 秒，经傅里叶变换后得到一维 ^{1}H-NMR 图谱。以 TSP 化学位移 0.00ppm 基准，采用 Topspin 2.1（Bruker Biospin GmbH，Rheinstetten，Germany）对每个 ^{1}H-NMR 光谱进行手动相位调整及基线校正。为消除水峰和残余甲醇峰的影响，3.36~3.37ppm 和 4.75~5.18ppm 区域数据被删除，测定样品色谱图与鉴定化合物见图 19-1。

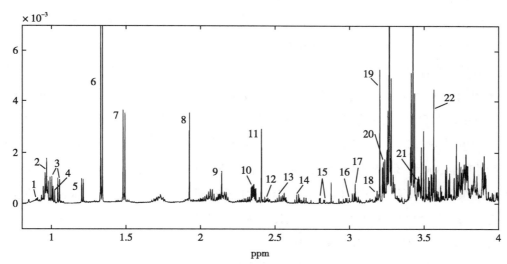

鉴定的化合物：1. 极低密度脂蛋白；2. 亮氨酸；3. 缬氨酸；4. 异亮氨酸；5.（R）-3- 羟基丁酸；6. 乳酸；7. 丙氨酸；8. 乙酸；9. N- 乙酰半胱氨酸；10. 谷氨酸；11. 丙酮酸；12. 谷氨酰胺；13. 柠檬酸；14. 蛋氨酸；15. 精氨酸；16. 肌酐；17. 肌酸；18. 胆碱；19. 肉碱；20. 甜菜碱；21. 牛磺酸；22. 甘氨酸。

图 19-1　NMR 高通量分析肝脏组织中小分子色谱图

　　2. 基于气相色谱 - 质谱的分析方法　MS 具有较高的灵敏度和专属性，可以实现较宽动态范围内多种化合物的同时定性、定量分析。常用的质谱分析技术主要包括液相色谱 - 质谱（liquid chromatography/mass spectrometry，LC/MS）、气相色谱 - 质谱（gas chromatography/mass spectrometry，GC/MS）和毛细管电泳 - 质谱（capillary electrophoresis/mass spectrometry，CE/MS）。气相色谱 - 质谱（简称气质联用），是一种将气相色谱的物理分离和质谱检测相结合的分析方法。与液相色谱 - 质谱的软电离方式（如电喷雾离子化、大气压离子化)有所不同,气相色谱-质谱一般采用电子流直接轰击方法对所有待测物进行轰击,强行拆解待测物结构(俗称硬电离),因此,气相色谱-质谱的物质结构、碎片离子信息较液相色谱-质谱丰富,有利于对未知物质进行结构分析和鉴定。气相质谱-色谱通常可以分为四极杆质谱、飞行时间质谱,可以采用一定荷质比范围内离子全扫描或者单个离子检测2种方式实现定性、定量检测。另外,近年来研发的全二维质谱,相当于可对四极杆质谱、飞行时间质谱所检测的分析物/色谱峰进行第二次气相色谱-质谱分析,增强了气相色谱-质谱分析能力,使得分析/鉴定化合物数量成倍增加,分析质量也得到改善。

由于气相色谱-质谱载气、毛细管柱材料、轰击分析物能量的一致性很强,因此相同分析物在不同仪器、不同型号仪器上产生的质谱图具有较高相似性。另外,通过与标准物质保留时间进行对比校正,相同物质在不同仪器上所校正的保留时间(保留时间指数)高度一致,增强了来源于不同样品、不同实验室/不同仪器上分析物质的可比对性,为未知化合物鉴定提供了极大的便利,也使得气相色谱-质谱数据库可以在更大范围内实现信息共享,同时也提升了气相色谱-质谱数据库的价值。

例2 GC/MS检测血清中内源性小分子方法

(1)仪器与试剂:采用气相色谱-质谱(GC/MS)监测系统,气相毛细管柱为熔融的硅烷化石英毛细管(DB-5固定相,内膜厚度$0.25\mu m$,内径$0.25mm$,长度$30m$)。$[^{13}C_2]$-肉蔻酸作为稳定同位素内标,肉蔻酸甲酯(methyl myristate,MEMY)为外标。

(2)样品处理方法:取$50\mu l$血清经$37℃$解冻后,加入含内标甲基肉蔻酸$5\mu l$后加入甲醇$200\mu l$,涡旋振荡5分钟,$20\,000g$高速离心10分钟,取上清$100\mu l$于GC小瓶中;将上述GC小瓶置于减压挥干仪中,挥干4小时,向GC小瓶中加入$30\mu l$甲氧胺吡啶溶液($10mg/ml$)进行肟化,振荡3分钟后,室温条件下反应16小时。在样品中加入$30\mu l$甲基三甲基甲硅烷基三氟乙酰胺(MSTFA,含1%氯三甲基硅烷TMCS)进行衍生化反应,涡旋2分钟,三甲硅烷基化反应1小时后,在GC小瓶中加入$30\mu l$甲基硬脂酸庚烷溶液($15\mu g/ml$),振荡1分钟,采用分流进样模式(分流比8.0),进样$0.5\mu l$进行GC/MS检测。

(3)GC/MS色谱分析条件:起始柱温$80℃$,进样口温度$200℃$,保持初始温度$80℃$持续5分钟,以$20℃/min$速度升至$300℃$,保持5分钟。EI离子源温度为$200℃$,传输管温度为$220℃$,溶剂延迟时间为4.5分钟。载气为氦气,流速为$1.50ml/min$,进样后清洗时间为60秒,流速为$6ml/min$。质谱检测起始时间为4.5分钟,终止检测时间为19分钟。全扫描模式,扫描速度为$2\,500Hz$,扫描范围为$50\sim700m/z$,获得的GC/MS色谱图和鉴定的化合物见图19-2。

GC/MS的主要优点包括较高的分辨率和检测灵敏度,并且有可供比对的标准化谱图库,如NIST、Wiley等,可以用于代谢物的鉴定。近年来发展起来的二维(GC×GC/MS)技术,具有分辨率高、峰容量大、灵敏度高及分析时间短的优势,被广泛应用于复杂代谢特征谱的分析。GC/MS缺点在于难以直接得到体系中难挥发性代谢物的信息,对于挥发性较低的代谢物需要进行烦琐的衍生化处理。普遍采用两步衍生化法,第一步是对羰基、醛基采用羟基胺形式进行肟化,第二步是以硅烷基替代极性基团(如羟基、巯基、羧基等)中的活性质子氢,降低分子内和分子间的氢键作用力,增加分子的挥发性。通过这种衍生化的方法可以分析多种类型的极性代谢物,包括氨基酸、有机酸、脂肪酸、脂质、糖类及糖的衍生物(如磷酸化糖)等。需要指出的是,在GC/MS分离分析过程中的加热过程也可能使一些热不稳定的代谢物发生降解从而对分析结果产生影响。

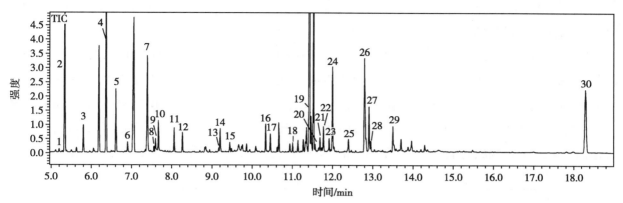

鉴定的化合物为：1. 丙酮酸；2. 乳酸；3. 丙氨酸；4. 3- 羟基丁酸盐；5. 尿素；6. 缬氨酸；7. 3 个峰(亮氨酸、甘油、磷酸盐)；8. 异亮氨酸；9. 脯氨酸；10. 甘氨酸；11. 丝氨酸；12. 苏氨酸；13. 蛋氨酸；14. 焦谷氨酸；15. 肌酐；16. 肉豆蔻酸；17. 谷氨酰胺；18. 柠檬酸；19. 赖氨酸；20. 酪氨酸；21. 甘露酸 -4- 内酯；22. 葡萄糖酸 -1,4- 内酯；23. 棕榈油酸；24. 棕榈酸；25. 肌醇；26. 亚油酸；27. 硬脂酸；28. 色氨酸；29. 花生四烯酸；30. 胆固醇。

图 19-2　GC/MS 高通量分析血清中小分子色谱图

3. 基于液相色谱 - 质谱的分析方法　液相色谱 - 质谱(LC/MS)是一种将液相色谱的物理分离和质谱检测相结合的分析方法。LC/MS 的检测流程包括在检测液体中化合物的分离和质谱检测分析。它使用由小粒子填料填充的色谱柱作为分离器，样品在高压流动相带动下进入色谱柱，根据样品不同组分的理化性质不同，不同组分通过色谱柱的时间长短不同而对目标化合物进行分离。质谱通过对目标粒子离子化，通过电磁场对不同质荷比的粒子进行差异化分类，再检测其质量电荷比，对离子丰度进行检测和定量分析。二级以及多级质谱可以选择目标离子进行裂解，通过裂解碎片对目标粒子的结构进行进一步分析，辅助进行未知化合物鉴定。LC/MS 方法具有高灵敏度、高分辨率特点，主要应用在分析化学、食品、药学、环境和代谢组学等领域。

LC/MS 技术是目前被广泛采用的代谢组学分析技术，相对于 GC/MS 和 NMR，能够对更大极性和更大分子量的代谢物(如磷脂类)进行有效分离分析。LC/MS 普遍采用软电离方式，配合高分辨串联质谱检测器，如 Q-TOF、IT-TOF、FT-ICR、Orbitrap 等能够有效获得化合物的结构信息，大大提高了代谢物鉴定的准确性。近年来超高效液相色谱(UPLC)的应用也为复杂生物样本分离提供了更好的分离手段。根据色谱柱填料的特殊性质也能够实现对特殊类型化合物的分离分析。而 LC/MS 的主要劣势在于基质效应和流动相程序洗脱对重复性的影响。

例 3　LC/MS 检测肾脏组织中内源性小分子方法

(1) 仪器与试剂：采用超高效液相色谱 - 飞行时间质谱(UPLC-QTOF/MS)检测系统，超高效液相色谱系统包括 1290 高压泵、1290 自动进样器及 1290MCT 柱温箱(Agilent, USA)，连接高分辨四极杆 - 飞行时间串联质谱仪(Agilent 6545 quadrupole-time of flight, Agilent, USA)，使用 ACQUITY UPLC HSS T3 色谱柱(1.8μm, 2.1mm×150mm, Waters, USA)，5-^{13}C- 谷氨酰胺作为稳定同位素内标。

(2) 样品与处理：冰浴上切取约 20mg 肾脏组织，称量并记录准确质量，手术剪剪碎后，加入锆珠 2 粒及 80% 甲醇水溶液 800μl(含内标 5-^{13}C-glutamine, 15μg/ml)，研磨仪研磨至无肉眼可见的组织碎片，置 4℃下放置 1 小时后，20 000g 离心 10 分钟，取上清液 200μl 至 LC 进样瓶中，置真空蒸发浓缩仪中挥干；挥干的 LC 样品加入流动相 100μl，振荡 5 分钟，在 4℃下 18 000g 离心 5 分钟，取 5μl 进行 HPLC-QTOF/

MS 分析。另外随机选取若干样品提取溶液,混合后按上述步骤制成质控 QC 样本,进样过程中每间隔 10 个样品插入 QC 样品以监测监控系统稳定性。

(3) UPLC-QTOF/MS 色谱分析条件:利用 ACQUITY UPLC HSS T3 色谱柱(1.8μm,2.1mm×150mm, Waters,USA)对代谢物进行色谱分离,流速为 0.4ml/min,柱温为 40℃;水相流动相(A)为 0.1% 甲酸水,有机相流动相(B)为乙腈,梯度洗脱条件为:0~1.5 分钟,5% B;1.5~2.5 分钟,5%~15% B;2.5~6 分钟,15%~60% B;6~10 分钟,60%~95% B;10~12 分钟,95%~5% B;12~15 分钟,5% B。离子源为 Dual AJS ESI,负离子检测,扫描范围为 50~1 700m/z;每隔 10 个样品进行 MS 质量矫正,获得的色谱图和鉴定的化合物见图 19-3。

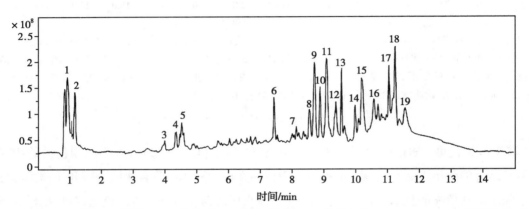

鉴定的化合物为:1. 牛磺酸;2. 柠檬酸;3. 色氨酸;4. 氯苯丙氨酸;5. 吲哚硫酸;6. 3α,9α,11β- 三羟基 -5β- 胆酸 -24-酸;7. 鞘氨醇 -1- 磷酸;8. 8- 羟基葡糖醛酸;9. PE［20：4(5Z,8Z,11Z,14Z)/0：0］;10. PS［18：2(9Z,12Z)/0：0］;11. PE(16：0/0：0);12. PS(21：0/0：0);13. 15- 羟基 -5e,8z,11z,13z 二十碳三烯酸;14. 神经节苷脂 GA2(d18：1/18：0);15. PE(18：0/0：0);16. 16z 十八碳二烯酸;17. 乙酸托塔罗酯;18. 异戊二醇;19. 十八碳二烯酸。

图 19-3　UPLC-QTOF/MS 高通量分析肾脏组织中小分子色谱图

采用 LC/MS 进行代谢组学分析的主要优点在于分辨率和检测灵敏度较高、样品处理步骤简单,更适用于 GC/MS 不能分析或者分析较困难的难挥发或热稳定性差的代谢物。将 LC 与四极杆 - 飞行时间(Q-TOF)、离子肼 - 飞行时间(IT-TOF)等高分辨质谱联用后可以进行非靶向代谢组学分析,而与三重四极杆(QQQ)和四极杆离子井(Q-Trap)等质谱串联,利用多反应监测(MRM)则可以进行靶向代谢组学分析。LC/MS 这种高灵活性和普适性,使它成为代谢组学研究中最常用的分析平台。LC/MS 的主要缺点在于没有统一的代谢物数据库,检测时需要结合不同色谱柱、色谱条件,分别采用正负离子检测模式进行,为取得完整的代谢物数据需要较长的仪器分析时间。

4. 基于毛细管电泳色谱 - 质谱的分析方法　有别于常用的代谢组学检测仪器,如 NMR、GC/MS 和 LC/MS,CE/MS 基于毛细管电泳的原理对内源性小分子进行分离、鉴定和定量分析。CE/MS 最突出的优势在于较高的分离效率和微量进样量(1~20nl),在单次分析过程中能够实现对阴离子、阳离子和中性分子的有效分离,有利于分析和检测水溶性的极性化合物,被广泛应用于对有机酸、氨基酸、核苷及核苷酸、维生素、硫醇、糖类和肽类等复杂内源性代谢物的分析。这些特点使得 CE/MS 成为进行高通量非靶向代谢组学研究的一种重要分析技术。采用 CE/MS 进行代谢组学研究的主要优点是:①适用于对内源性小分子中大部分水溶性极性物质,如糖、糖的衍生物(如磷酸化糖)、核苷酸、氨基酸、有机酸、短链脂肪酸等。②可以清晰分离大部分同分异构体(如 G6P、F6P、G1P,图 19-4)。③不需要进行衍生化或更换色谱柱,一次进样即可进行光谱分析和质谱检测。但 CE/MS 也有其缺点。例如,对脂溶性物质存在较大检测盲区;目前该类平台缺少公开的可共享的数据库;CE/MS 系统操作难度较高,对操作人员的专业和技术要求比较严格。

例4 CE/MS 非靶向检测血液中水溶性极性小分子

(1) 仪器与试剂:采用毛细管电泳 - 飞行时间质谱仪(CE/TOFMS)检测系统(Agilent Technologies, Waldbronn, Germany),熔融石英毛细管(内径 50μm,长度 80cm),电泳缓冲液(试剂 ID:H3301-1001 用于正离子分析用,H3302-1021 用于负离子分析用,Human Metabolome Technologies, Inc., Tsuruoka, Japan)。

(2) 样品处理方法:冰浴上将 50μl 血浆(或血清)加入 450μl 的含有内标[蛋氨酸砜(methionine sulfone), 10- 卡珀磺酸(10-capphorsulfonic acid)]的甲醇溶液中,涡旋振荡 30 秒。加入 500μl 三氯甲烷和 200μl 超纯水,涡旋振荡 30 秒,充分混合,离心(2 300g,4℃,5 分钟)后,取上层水溶液 400μl,经过超滤膜 (0.22μm)过滤管离心过滤(9 100g,4℃,2~5 小时),去除蛋白质等大分子。滤液经减压挥干浓缩仪浓缩 (1 500r/min,1 000Pa,室温,2~3 小时)后,重新悬浮于 50μl 超纯水中,待 CE/MS 进样分析。

例5 毛细管电泳色谱质谱分析方法

使用 CE/TOFMS 检测系统,按要求在经过内面镀膜处理的熔融石英毛细管中注入适合正、负离子分离检测的电泳缓冲液。分别以正、负离子模式针对样品成分进行分析。毛细管电压设置为 4 000V(正离子模式)或者 3 500V(负离子模式)。分析样本在 50mbar 的压力下注入 10 秒(约 10nl,正离子模式)或者 25 秒(约 25nl,负离子模式)。离子扫描范围为 50~1 000*m/z*。CE/MS 非靶向检测极性小分子的典型色谱图(部分)见图 19-4。

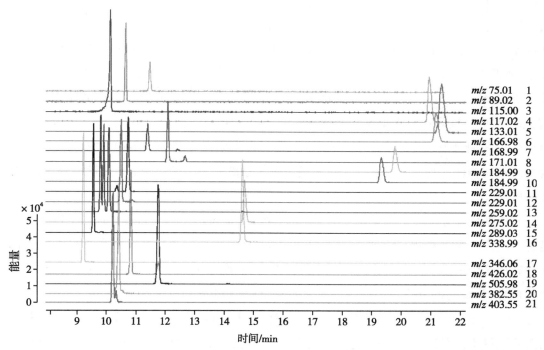

鉴定的化合物为:1. 乙醇酸盐;2. 乳酸;3. 富马酸盐;4. 琥珀酸盐;5. 苹果酸盐;6. 磷酸烯醇丙酮酸;7. 磷酸二羟基丙酮;8. 甘油 -3- 磷酸;9. 3- 磷酸甘油酸盐;10. 2- 磷酸甘油酸盐;11. 核酮糖 -5- 磷酸;12. 核糖 -5- 磷酸;13. 包括 3 个峰, 葡萄糖 -6- 磷酸、果糖 -6- 磷酸、葡萄糖 -1- 磷酸;14. 6- 磷酸甘油酯;15. 景天酮糖 -7- 磷酸;16. 果糖 -1,6- 二磷酸;17. 单磷酸腺苷;18. 腺苷二磷酸;19. 腺苷三磷酸;20. 辅酶 A;21. 乙酰辅酶 A。

图 19-4　CE/MS 非靶向检测极性小分子典型色谱图

　　CE/MS 平台表现出对极性物质的良好定量测定效果,CE/MS 代谢组学研究不断取得进展,国际上一些成熟的 CE/MS 代谢组学分析服务商已经可以提供数百种物质的绝对浓度定量分析,在日本、美国和欧洲都得到较为广泛的应用。因为适合用于极性小分子代谢物的高通量分析,CE/MS 系统已经成为代谢组学领域的一个有力手段,在肿瘤细胞代谢特征研究、药物作用机制研究、疾病标志物探索等方面正显示越来越高的应用价值。近年来,Human Metabolome Technologies,Inc. 开发的毛细管电泳 - 傅里叶变换质谱(CE/FTMS)高分辨系统,可以较大幅度地提高样品中小分子物质的检测数目。随着技术的不断成熟,CE/MS 在代谢组学领域的应用前景更加值得期待。

　　代谢组学旨在全面测定内源性小分子物质,其涵盖的分子数量之多、理化性质之复杂、体内浓度差异之大都给代谢组学测定工作提出了极大的挑战。虽然现有的代谢组学平台和测定技术取得了很大进步,但距离代谢组学研究初衷仍有很大距离。另外,现有的代谢组学分析平台和技术都具有优点,也存在相应的不足。为获取更加全面、丰富的代谢物信息,更全面了解机体的代谢特征,联合多个代谢组学平台和测定技术,建立基于多种分析技术的综合代谢组学平台已成为代谢组学分析发展的重要方向。

三、多变量数据与主成分分析

　　采用高通量测定仪器对生物样品中的内源性分子进行分析测定,可以获得大量内源性分子定性和半定量信息。为了分析样品之间或各分组之间相似性和差异性,需要对含有众多变量的数据进行分析。对含有众多变量数据进行分析的方法不同于含有少数几个变量的数据分析方法,任何选择其中单个变量指标对观测样品进行分析的方法都会失之偏颇,无法反映数据全貌和综合特征。同时对含有多个变量的数据进行分析的方法统称为多变量分析,其比单变量(univariate)数据包含更多的信息、分析,更加复杂和抽象。通常情况下,经过仪器分析和数据提取,获得的代谢组学数据为一个矩阵数据,包括两个核心元素:观测对象(observation,即观测样品)以及测定变量(variable,色谱峰或者化合物)。一般把观测对象置于表格第一列,测定变量置于表格第一行,组成一个含有 N 个观测样品、K 个检测变量的数据矩阵,表格中对应位置为观测样品 N_i 中检测变量 K_i 对应的定量数据(图 19-5)。

　　第一列为观测对象 / 观测样品(observation),第一行为测定变量(variable),一般为色谱峰或者鉴定的化合物。各观测样品与测定变量交叉位置的数据为该变量测定的定量 / 半定量结果,由此组成代谢组学数据矩阵。

　　多变量数据统计分析中一个重要方法是主成分分析(principal component analysis,PCA)。主成分分析就是将上述含有 N 个观测对象、K 个检测变量的数据矩阵看成一个含有 K 维空间的数学模型,N 个观测样品分布在这个模型中。从数据分析的本质目的看,数据分析目标总是为了了解观测样品之间的差异性或相似性,为最终的分析决策提供参考。因此,对一个矩阵数据来说,在 K 维空间中,为了解释观测样品之间的差异性或者相似性,基于最小偏二乘法原理总可以找到一条直线,使所有观测样品距离该直线的总残差最小,而投影在此直线方向的方差最大,这个方向的轴线可以最好、最大程度地描述观测样品的差异性或相似性,沿着这条轴线方向可计算观测样品总体离散程度参数,获得描述观测对象总体差异性或相似性的参数,此为第一个主成分。在此基础上,可以在与上述轴线垂直的平面上找到第二个最重要的轴线方向,获得观测对象第二显著的差异性和参数,此为第二个主成分(以此类推可以获得第三、四……主成分)。以此 2 个轴线为坐标,将分布在 K 维空间观测样品以简化形式投影到此平面上,获

测定变量（variable，测定到色谱峰或化合物）

Primary ID	Win001_C02	Win002_C01	Win002_C02	Win003_C01	Win003_C03	Win003_C04	Win003_C05	Win004_C01	Win004_C02	Win004_C03	Win004_C04	Win005_C01	……
4S1_1	102712	10613500	16392200	733512	2286720	1707320	2448660	311280	215223	964384	1205910	1376140	
4S2_1	192065	13147100	23658200	740424	3574000	948912	1978400	232143	309124	1052430	699837	2701060	
4S3_1	1534310	8468870	23838700	385988	3629470	820747	2665790	124406	182673	1273850	294299	2943180	
4S4_1	59022	7646920	29348600	623327	4110720	473163	2145700	171932	166995	851846	366064	2359940	
4S5_1	1710420	5630360	19535600	443893	3742650	754589	1768850	169815	60996	787985	348533	1704420	
4S6_1	704390	13693400	20105200	636723	2620060	3157930	3190830	211974	265185	3196590	651695	7780000	
4W1_1	2494240	5020380	16451600	450055	2239760	725671	5337550	232191	337635	1613830	374617	4764630	
4W2_1	528919	13508900	37607400	924567	1350480	3137920	2249010	690572	149185	2451800	93912	2525490	
4W3_1	1365640	10573700	19782400	802909	1445510	3837680	4296970	264690	322301	3624570	586291	6360650	
4W4_1	1139800	9045690	24614000	592088	2461130	2019900	2860020	292361	178100	1962230	307391	3984230	
4W5_1	1470390	8810780	20891600	345468	3182810	1448200	1574460	88788	55207	1741630	63259	4628700	
4W6_1	1613170	5960270	28364900	473784	3583840	380084	4873380	219381	221816	932608	581436	2736420	
8S1_1	1175940	9134890	18671900	674806	3476710	100530	3648260	234700	12309	673076	253722	2465210	
8S2_1	1203360	4836180	11613500	335403	3769090	409842	3231020	121855	138784	828381	325200	3287710	
8S3_1	1261080	4096540	26422500	222222	3345650	123822	3382600	77494	158457	779353	218888	2739650	
8S4_1	1262850	6046550	25612500	517101	3682630	1439290	2159330	155371	132899	1435790	242388	3888440	
8S5_1	896473	5109900	17972600	464307	2483990	1940710	2991020	165137	287627	1793230	457439	5571310	
8S6_1	882981	11687600	21293000	858569	1472510	4794120	3309170	324225	476616	1819020	910277	5305250	

观测样品（observation）

………

图 19-5　代谢组学数据矩阵

得所有观测样品在二维平面分布散点图，可以清晰展示观测样品间相似性和差异性；如果有三条轴线，就是三维立体坐标轴。依此类推到 N 个轴线和 N 维空间。由于人类想像很难超过三维的空间，因此，为了便于直观观测，通常取 2 个或者 3 个主成分对应图进行直观观察。

例如，对来源相同的血液样品分别制备成为血浆和血清后，PCA 分析显示血清（S）和血浆（P）分别位于左右两侧，提示存在明显差异。与血清样品相比，血浆样品离散较大，不如血清样品集中。该分析方法的优点是模型拟合完全基于测定数据，无人为分组等外界影响因素，图谱真实反映了 2 个主成分下各个样品之间真实距离远近和原始数据面貌（图 19-6）。

采用 SIMCA 或者 MATLAB 等软件，通过主成分分析可以直观地给出主成分分析得分图，可描述观测样品的差异情况。在以生命科学为中心的代谢组学研究中，测定样品往往是动物、植物、细胞或者临床来源样品，因此，也称为样品分布散点图，即观测样品在多维空间中的分布图。从样品分布散点图中可以直观看出不同观测样品、不同组别样品之间相对位置和距离远近，据此判别样品相似性或差异性，这也是多变量数据分析或主成分分析的主要优点。在保证模型有效情况下，各个观测样品或各组观测样品之间的距离反映了观测样品相似和差异程度。观测样品之间距离越靠近，其相似性越高，测定变量值相近；反之，如果观测样品之间距离越远，差异性越大，测定变量值差异也较大。与主成分得分图 / 样品分布散点图对应，主成分载荷图 / 变量散点分布图显示了检测变量或小分子化合物在主成分模型中的分布。两种图相互关联、彼此对应，在同一矢量方向上存在正相关，在相反矢量方向上存在负相关，距离越近，差异程度越小；距离越远，差异程度或倍数越大。为直观了解测定变量在各组中的水平 / 浓度高低差异，还可以采用热图的方式进行展示（图 19-7），即用颜色深浅表征数值大小，其优点是以直观、可视化方式展示指标高低、强弱、远近程度等。

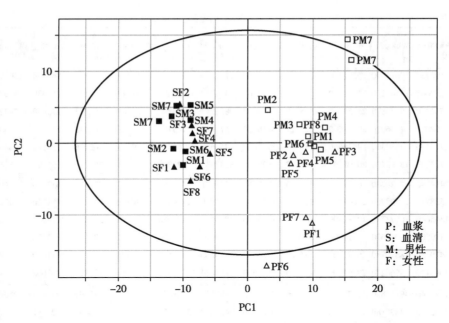

图 19-6　PCA 方法分析来源相同的血浆和血清样品二维平面分布散点图

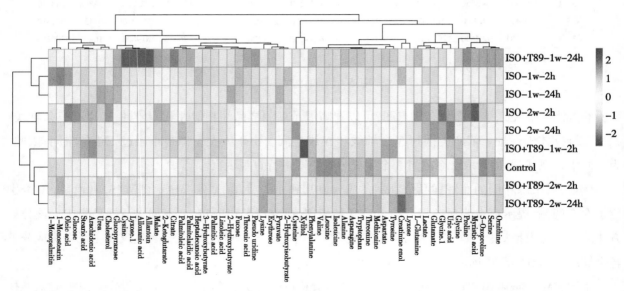

图 19-7　热图方法分析模型动物给药后不同时间血清样品中小分子差异

在得分图和载荷图上,总是存在这样的规律,距离原点距离近的变量对模型贡献较小、距离远的对模型贡献大。由主成分分析法数学模型可衍生多种展示观测样品异同性、测定变量相似性,以及观测样品与测定变量关联算法的数学模型,如偏最小二乘的潜在结构投影关联分析(partial least squares projection to latent structure,PLS)、偏最小二乘判别分析(partial least squares discriminant analysis,PLS-DA)、隐结构正交投影分析(orthogonal projections to latent structures,OPLS)、隐结构正交投影判别分析(orthogonal projections to latent structures discriminant analysis,OPLS-DA)、隐结构双向正交投影分析(orthogonal bidirectional projections to latent structures,O2PLS)、S 形图(S-plot)、共享与特有化合物结构分析图(shared and unique structure-plot,SUS-plot)等,可以更直观、更高效地区分样品、关联观测样品和检测变量、寻找差异变量 / 潜在标志物。在疾病、药效、毒性的标志物研究中,S 形图十分有用,其形状非常像英文字母 S(图 19-8),位于"S"两翼的观测变量 / 分子是两组间差异最为显著的化合物。采用代谢组学方法研究噪音对脑组织中小分子的影响,发现噪音显著影响了脯氨酸、丝氨酸、天冬氨酸、γ- 氨基丁酸等,用这种方法可以高效率地从众多测定分子中找到高价值分子,并清晰展现在 S 形图中。

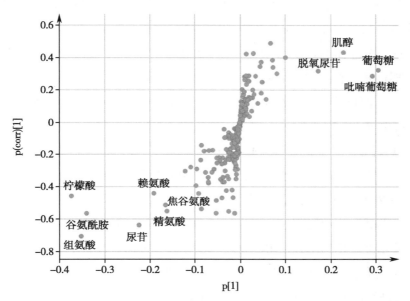

图 19-8　S 形图可清晰展示不同样品 / 组别中差异最大分子

四、代谢组学数据库与代谢通路分析

与基因组学、蛋白组学类似,代谢组学也是通过高通量分析获得大量数据,基于大数据进行研究。由于代谢组学的研究对象是生物体内源性物质,而生命活动在不同类别生物中有很高的相似性和重叠性,通过在前人研究基础上积累数据,建立数据库、利用数据库对研究生命活动规律具有重要意义。代谢组学数据库包括两类,一类是包含生物样本中的内源性小分子化合物的物化性质、波谱特征参数的数据库,主要包括内源性小分子的分子量、结构等基本理化性质、质谱谱图信息、核磁共振信息等,是代谢组学研究中进行化合物鉴定分析的重要参考数据库。例如,质谱数据库 Wiley、气相色谱 - 质谱数据库——美国国家标准与技术研究所数据库(the US National Institute of Science and Technology database,NIST),液相色谱 - 质谱数据库 METLIN。另一类是内源性小分子在不同类别生物体或生物样品中存在与否、浓度范围、上下游代谢通路、代谢通路关联物质、关联基因与酶、关联生理作用、关联病理 / 疾病等,这些多方面信息主要用于代谢通路分析、生物学意义、生理 / 病理意义研究等。例如,京都基因与基因组学大百科(Kyoto Encyclopedia of Genes and Genomes,KEGG)、人类代谢组数据库(Human Metabolome Data Base,HMDB)等。

威立(Wiley)数据库是约翰威立国际出版公司建立的数据库,该数据库既有开发的可以在计算机上使用的软件版本,也有纸质版、可以公开购买的化合物数据库信息,还可以进入公司网站在线查询质谱数据库。Wiley 数据库包含 10 种不同类型的子数据库,包括超过 40 万张的核磁共振(NMR)谱图和 9 万张的质谱(MS)图。Wiley 数据库包含大量的人类内源性小分子谱图,可以为小分子化合物的鉴定提供参考。该数据库还可以和 NIST 数据库配合使用,提高小分子化合物鉴定的正确率和可靠性。

NIST 数据库信息主要利用气相色谱 - 质谱联用仪发射电子流对目标化合物进行轰击,获取丰富的化合物碎片离子信息,因此,该数据库的分子结构信息丰富,为未知化合物鉴定和确认提供了极大便利。另外,因为气相色谱-质谱联用仪一般采用稳定、相同能量(70eV)的电子流,所以同一化合物的质谱碎片信息相似性高度一致,十分有利于不同时期、不同地域、不同型号仪器所测定化合物进行比对分析。最新版本的 NIST 软件可以兼容 127 个数据库来源的超过百万张化合物质谱图,其中涵盖了多种衍生化方式产生的谱图数据。另外,NIST 还开发了自动质谱图解卷积和鉴定系统软件(automated mass spectral deconvolution and identification system,AMDIS),可以方便地对 GC/MS 数据进行解卷积,针对经过毛细管色谱柱分离后保留时间仍然接近的 2 个或多个化合物,在其质谱信号有重叠和相互干扰情况下,该软件可以根据标准化合物谱图自动对化合物碎片进行匹配,将谱图信号有重叠和相互干扰的化合物区分开,从而实现对化合物的准确鉴定,具有较大的实用意义。

麦特林(Metlin)数据库由 Scripps 研究所 Gary Siuzdak 实验室创立,主要用于非靶向代谢组学(non-targeted metabolomics)中小分子化合物的鉴定。该网站收载了 9 万多个包括细菌在内的各种生物体的内源性物质和外源性物质的质谱信息,以及超过 2 万个化合物的二级质谱碎片谱图,其中包括傅里叶变换质谱、串联质谱和液相色谱-质谱信息。Metlin 数据库可以利用化合物的名称、分子式或者质谱荷质比进行搜索,同时还可利用 KEGG、HMDB、CAS 的 ID 号进行查询。数据库可以根据二级谱图中的离子碎片或者中性丢失碎片信息搜寻具有相同碎片和中性丢失的物质;还可以输入整个二级谱图的母离子和特征性碎片,用来进行准确的代谢物鉴定。Metlin 数据库的一个优势是可以根据离子精确质量数进行高通量、快速搜索,但无法进行高通量二级谱图鉴定。IsoMetlin 在 Metlin 基础上开发了用于代谢流研究数据库。代谢流研究通常采用稳定同位素标记(如 ^{13}C 标记)上游代谢物方法,通过计算、解析和寻找被标记的物质流向,追踪上下游代谢通路物质的来源与流向,其特点是基于已知代谢通路进行验证性分析。在 IsoMetlin 中,它可以根据不同的标记(^{13}C、^{15}N、^{2}H、^{18}O)来计算可能产生该荷质比的代谢物。通过这种方式,该方法还可以用来研究和发现未知代谢通路。

KEGG 以基因和基因组功能信息为基础,以代谢模块、代谢通路为线索,将基因、蛋白与代谢物进行关联,并以关联网络的图解方式展示。此网络涵盖了多种代谢通路、信号通路、物质交换各类分子网络信息,是代谢通路研究、代谢网络研究的常用数据库。代谢组学分析师 MetaboAnalyst 是一套在线的代谢组学研究工具,可以借此进行生物标志物筛选、代谢通路分析等。由于代谢通路以复杂的网络形式关联交叉,一个小分子代谢物往往在多个代谢通路中发挥作用,厘清和聚焦核心通路既有赖于代谢组学小分子数据和变化,同时又需要结合代谢通路关联的蛋白和基因变化。

人类代谢组数据库(human metabolome database,HMDB)是由加拿大代谢组学创新中心(the Metabolomics Innovation Centre,TMIC)在 2007 年创建,经过多次更新升级,该网站(网址:https://hmdb.ca/)收载了超过 7 万个内源性分子/代谢物,每一个化合物赋予了唯一代码。HMDB 不但提供内源性小分子的分子式、分子量等基本信息,还包含每个物质在常规生物样品中的浓度范围、生理功能及涉及代谢通路,并与基因网络数据库 KEGG 进行关联,是一个较为全面、实用的内源性物质数据库。HMDB 对大量内源性小分子的来源和归属进行了较详细的归类,并根据文献整理出各化合物在不同类别人群相应生物样本、组织/器官中的浓度/含量水平,为代谢组学研究提供了非常有价值的数据。数据库中还包含了化合物大量的二级质谱图、气相色谱-质谱图及核磁共振数据,可以为基于质谱或者 NMR 的代谢组学分析提供代谢物鉴定的参考和依据。

内源性小分子是生命活动所必需或者在生命活动过程中产生的分子,这些分子或是生物体所需的营养物质,或是代谢来源物质,或是代谢过程产生的中间产物或终产物。代谢组学研究的主要目标是发现与生命活动有关、与疾病或病原/病理有关、与环境或外界刺激因素有关、与药效或作用机制有关、与毒性或毒性机制有关的分子、标志物和代谢通路。因此,在通过研究和鉴定发现目标化合物群后,需要对目标化合物群进行代谢通路归属分析,以更好地确定研究目标与哪些具体代谢通路有关,深入解析其生理学、生物学、药理学、毒理学等意义,并研究内在机制、实现调控目标、发现生物标志物。

大量的生物化学基础研究已经发现很多对生物体至关重要的代谢通路,如糖代谢、脂代谢、三羧酸循环、尿酸循环、磷酸戊糖通路、氨基酸代谢/蛋白质合成、谷胱甘肽合成等。代谢通路分析就是在上述已知的代谢规律基础上进行的,可以借助研究人员所掌握的生物化学知识、代谢通路知识进行研究,也可以借助专业数据库、网络数据库进行解析,如 KEGG、HMDB、代谢组学分析师(metaboanalyst)均可以用于代谢通路分析。在初步确定相关的代谢通路后,还可以采用对相关代谢通路基因、酶调控的方法,或者采用稳定同位素物质的代谢流分析方法进行验证。

借助代谢组学分析师 MetaboAnalyst 工具,可基于提供的差异化合物,在已知代谢通路中进行网络交叉关联分析,发现与研究相关的重要代谢通路,包括 pathway impact 和 enrichment 两种方式(图 19-9)。其优点是展示代谢通路比较清晰,实际研究中需要进一步配合相关代谢通路涉及的基因、酶表达与功能,进行深入分析和得出正确结论。

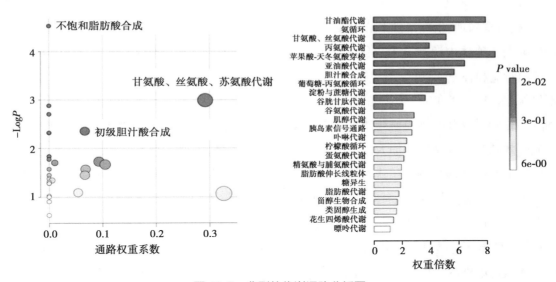

图 19-9　典型的代谢通路分析图

第二节　代谢组学与药代动力学结合研究

一、药物代谢组学

代谢组学重点研究广泛参与机体生命活动、具有各种代谢功能的内源性小分子,而 PK 主要研究药物在体内的代谢和处置过程。两者虽然在研究对象上有所区别,但本质上有相似和相通之处,甚至还共用相同、相似的代谢酶、转运体,例如,CYP450 酶、UGT、NADP、NAD、P-gp、GLUT、MDR、OAT 既是药物代谢、转运主要酶 / 辅酶,也是很多内源性分子如糖、脂、有机酸、核酸、激素等的代谢酶和转运体。在影响药物暴露水平和体内过程的众多因素中,药物代谢消除和排泄发挥至关重要的作用。已有数据表明内源性物质的代谢消除、排泄与外源性物质(如药物毒物)具有很高的相似性和一定的重叠性。在代谢方面,CYP450 酶不仅主要负责催化外源性药物代谢,也是介导众多内源性物质代谢的关键蛋白,如 CYP7A1 对于胆固醇、CYP3A4 对于多种甾体类激素、CYP4F 对于前列腺素、CYP2J 对于花生四烯酸等。另外,胆红素、5- 羟色胺经过 UGT 进行葡糖醛酸结合代谢与很多药物的Ⅱ相代谢一致。在排泄方面,如 OATP 转运体对内、外源性物质,尤其是药物的吸收、分布、消除具有重要影响。OATP1B1 可从门脉系统吸收和转运多种内源性物质和药物进入肝细胞进而代谢和清除,内源性物质包括胆汁酸、甲状腺激素、前列腺素等,外源性药物包括甲氨蝶呤、瑞格列奈和他汀类药物。功能性有机酸如尿酸,容易受到 OAT 转运体影响,而很多含有羧基基团的药物也是经过此转运体外排,其尿液中内源性酸性物质排泄量必然在一定程度上反映含有羧基、经过同样途径排泄药物的排泄特征。

从研究内容看,PK 是研究药物在体内吸收、分布、代谢、排泄行为、特点和规律的学科,其重点是描述随时间变化,药物在机体内空间转移、质变和量变的体内过程。这种药物在体内过程反映的是机体对药物的处置作用。而代谢组学研究生物体在基因调控、蛋白质和系统代谢作用下,体内小分子随生物体的生长、发育、变化(突变)、疾病、衰老、对外界刺激等过程导致的数量和浓度水平的变化规律,是生物体代谢特点,或特定病理、生理条件下的代谢变化特征。从药物治疗疾病、对机体产生影响的角度看,代谢组学所研究的生物体内源性分子变化反映了药物对机体的影响和调节作用,与 PK 反映的机体对药物的作用互相对应和补充。

不仅如此,PK 与代谢组学还存在更密切、更深层次的关联。大量临床数据证实,不同个体服用相同药物,即使给药剂量相同,体内血药浓度水平、PK 行为也会产生很大差异,因此在临床上相同给药方案往往造成药效减弱或毒副作用加大的情况。究其原因,与个体的性别、年龄、遗传特征、生理特点、脏器功能、情绪、工作状态、运动强度、营养状况及所处的环境等有关。如何准确表征个体差异,根据个体特点制订临床给药方案、设定给药剂量,一直是临床药学需要解决的最重要的问题。通常情况下,药物在体内的吸收、分布、代谢和排泄均受到个体差异的影响,代谢受到机体遗传因素的影响很大,以基因多态性为核心的药物基因遗传学研究长期以来是临床个体化用药、给药剂量调整的核心依据,但其局限性在于无法体现遗传以外的其他因素对个体差异造成的影响。而越来越多的证据表明,遗传因素以外的因素对个体差异造成的影响更大,单纯考虑药物遗传学因素 - 药物代谢酶的基因多态性远远不能满足迅速发展的临床需求。但如何表征个体差异一直是未解难题,系统生物学特别是代谢组学为表征个体差异提供了一个完美的平台,系统生物学包括基因组学 / 转录组学、蛋白组学、代谢组学,代谢组学研究生物体在内源性(如生理、生长、发育、突变等)或外源性(如病原、药物、毒物、环境等)各因素影响下,受自身基因调控、蛋白质和系统代谢作用的影响下内源性小分子的变化,这些内源性分子是多种因素影响的综合的、终末的结果,具有信息的综合性、终端性特点。内源性小分子作为营养 / 必需物质,或系统功能及代谢通路的终产物,反映了基因表达水平、酶功能状态、营养 / 必需物质的供应 / 消耗、代谢通路、信号通路等全面的信息。除了能涵盖代谢酶基因多态性的药物遗传学贡献,还可以反映包含生活方式、饮食习惯、环境影响、合并用药等诸多外界因素的影响。因此,代谢组学数据综合反映了个体基本的物质基础,为表征个体状态、个体特点提供了基础,其与 PK 的结合研究有望为临床个体化用药提供有力支持。

如上所述,由于 PK 与代谢组学之间所存在的密切关联,2006 年,Clayton 等在 *Nature* 杂志上发表文章,正式提出"Pharmaco-metabonomic"即"药物代谢组学"的概念,定义为"基于数学模型通过对干预前的内源性物质定量数据预测药物或者外源性物质给药后的体内结果"。类似于代谢组学,药物代谢组学同样需要借助于生物样品分析其中内源性小分子浓度水平,依据干预前个体的基础数据信息预测机体给药或受到外源性物质 / 毒物影响后药物在体内暴露水平和由此而产生的药效、毒性、不良反应等。为临床药学研究制订合适的给药方案、调整给药剂量提供依据。药物代谢组学的概念和内容完好地契合了个体化用药与精准医疗理念,受到了学界和政府广泛的重视。美国医学界在 2011 年首次提出了"精准医学"的概念,2015 年美国总统奥巴马又在美国国情咨文中提出"精准医学计划",加强此方向的科学研究与创新发展。不久前,我国政府也计划将在精准医疗领域投入更多资金积极推进精准医疗的发展,为药物代谢组学发展提供了良好的机遇。

（一）药代动力学性质及参数预测

大量的生物医学研究成果表明,相当大一部分药物反应的个体差异是由遗传因素造成的,也就是说患者的药物代谢基因类型影响着药物反应的个体差异。个体差异通常体现在药物体内过程的差异,包括生物利用度、组织分布、代谢及排泄,并进一步可能影响到药物的作用——无效或毒性。因而临床上常常利用血药浓度监测(therapeutic drug monitoring,TDM)来指导药物治疗方案的调整,进行个体化给药。但进行 TMD 的前提是已经给予患者一定的药物暴露,而我们无法预知初始暴露剂量下患者的应答反应如何,即存在一定的风险因素。最近,一系列研究证实药物代谢组学与 PK 之间有着十分密切的联系,通过基础代谢谱就能够预测药物的动力学行为、PK 参数甚至药物代谢酶的活力和被诱导潜能等。

研究发现通过健康志愿者尿液中的代谢标志物可预测他克莫司(FK506)的 PK 参数。基于 29 名健康志愿者给药前尿样中 1 256 种代谢物水平和口服他克莫司后 72 小时内血药浓度的监测水平,通过构建 PLS 模型共鉴定出的 1 256 种代谢物并利用其中的 22 种绘制代谢网络,可成功预测不同个体中的 PK 参数包括 AUC、清除率、谷浓度,并拟合预测出给药后正常人 AUC,数学公式为 $AUC_{norm}=0.51PE$(乙醇胺)$+0.59AcA$(乙酰精氨酸)$-0.47MG$(甲基鸟苷)$-0.41CT$(皮质酮)。此数学公式不仅可以辅助临床预测个体体内暴露水平和制订给药方案,还提示了该药物体内关联的分子机制,为临床提供参考信息。

阿托伐他汀用于降低胆固醇效果良好,但临床上用药个体差异明显。为研究表征个体差异的内源性小分子与阿托伐他汀体内暴露水平之间关联,对临床高血脂治疗患者($n=48$)给药前血浆内源性小分子进行代谢组学分析、给药后血药浓度进行测定。PK 研究结果显示,48 名受试者给药后体内代谢和暴露水平差异巨大,C_{max}、AUC_{0-t} 及代谢率的极大值与极小值分别相差 15、12、21 倍。采用给药前个体血浆中小分子数据与 C_{max}、AUC_{0-t} 进行关联分析,分别筛选出 17、12 个与 C_{max}、AUC_{0-t} 相关化合物,与体内暴露水平建立 C_{max}、AUC_{0-t} 预测模型(图 19-10)。由从 36 例代谢组学和 PK 数据组成的基础模型对 12 例被预测模型组患者数据进行预测,C_{max} 预测模型可以解释 75% 的 C_{max} 个体差异,对基础训练组、预测组来说,C_{max} 实际值与预测值呈良好线性相关(相关系数分别为 $r=0.863$、$r=0.825$)。AUC_{0-t} 预测模型可以解释 77% 的 AUC_{0-t} 个体差异,对训练组、预测组受试者,AUC_{0-t} 实际值与预测值线性相关良好。将 C_{max}、

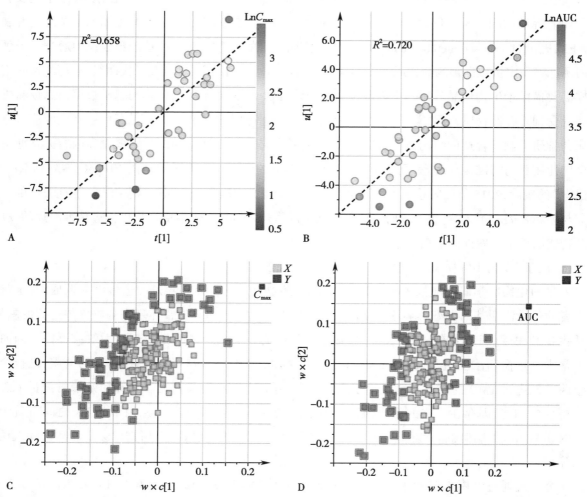

基于代谢组学筛选的内源性分子建立 C_{max}、AUC_{0-t} 预测模型，C_{max} 及 AUC_{0-t} 实际值与预测值线性相关良好。
资料引自(Huang Q, et al. J Proteome Res, 2015, 14: 3970-3981.)。

图 19-10　C_{max}、AUC_{0-t} 实测值与预测值线性相关性分析

AUC_{0-t} 划分为高值亚组和低值亚组后，利用模型进行预测，也实现了良好的亚组分类。提示采用代谢组学所测定的给药前内源性小分子，可以初步实现阿托伐他汀体内暴露水平的预测，为药物代谢组学应用于临床血药浓度预测、临床给药剂量和方案调整提供了依据。

（二）个体差异研究

药物在体内的个体差异不仅表现在遗传因素上，还与年龄、性别、饮食、环境、生理、病理等有关，内源性小分子是机体存在和代谢功能实现的物质基础，在一定程度上反映了个体差异和特点。运用药物代谢组学方法研究影响个体对于阿司匹林反应差异的代谢性机制，发现在所有研究对象中阿司匹林皆引起血清代谢模型的变化，干预前后高水平的血清素预示着高程度的血小板聚集。而体外实验也证实，血清素会增强血小板的反应性，提示对阿司匹林反应的个体差异与血清素水平密切相关。另外发现个体对阿司匹林的反应与嘌呤水平也有关，给药后低反应人群的腺苷和肌酐明显高于敏感人群。不仅如此，还发现对阿司匹林的反应强弱与腺苷酸激酶基因的变异相关。整合两种研究手段可能有利于更好、更深入地解释个体差异产生的机制，推动心血管疾病的个体化治疗。

在重度抑郁症治疗中，患者对于选择性 5- 羟色胺再摄取抑制剂（SSRI）舍曲林的反应存在很大的个体差异，导致抗抑郁效果不尽相同。药物代谢组学研究显示，给药前的血清代谢图谱可以预测患者对于舍曲林的反应，对舍曲林药效良好的患者在给药前 5- 甲氧色胺（5-MTPM）水平较高，而给药后明显下降，5- 甲氧吲哚醇（5-MTPOL）和褪黑素（MEL）水平明显上调，而犬尿氨酸 / 褪黑素与 3- 羟基犬尿氨酸 / 褪黑素的比值则下降，这些现象没有在药效不佳的弱反应者中出现。提示抑郁症的恢复与机体利用5- 羟色胺合成 MEL 及 5-MTPOL 有关。采用西酞普兰治疗抑郁的研究发现甘氨酸的水平与疗效呈现负相关，对编码甘氨酸合成和降解的酶的单核苷多态性（SNP）进行基因标记和检测，证实甘氨酸脱氢酶中的 rs10975641 SNP 与治疗效果的表型相关。提示代谢组学所发现的内源性分子及其代谢通路相关的信息值得个体差异研究考虑和重视。

基于药物代谢酶的基因多态性阐释个体差异、用于指导临床用药方案的临床价值已经得到公认，近来不断有报道显示内源性物质还能预测药物在体内排泄 / 消除个体差异。例如，恶性淋巴瘤患者给予甲氨蝶呤前的尿液代谢谱与给药后的甲氨蝶呤清除率及毒性呈显著相关性，一些具有预测能力的标志物，如戊酰基甘氨酸、甲基乙酰乙酸、3- 羟基丙酸等不仅可表征肾小管分泌功能，对肾小管介导的外源性药物的排泄也可进行预测。因此，以内源性小分子为研究基础的药物代谢组可综合反映个体 / 生物系统的生化状态和机能贮备 / 应激潜能，是反映药物体内变化，表征或预测不同个体 / 生物系统对于药物处置方式、快慢的有效手段。

二、药效评价与药效标志物

在肿瘤治疗领域，代谢组学的主要价值体现在发现可供诊断以及预测的生物标志物，目前还被应用于药效标志物的发现。应用 HPLC 以及 GC/MS 检测肿瘤患者内源性二氢尿嘧啶与尿嘧啶的含量，证实两者比值可以反映 5- 氟尿嘧啶（5-Fu）的浓度和二氢嘧啶脱氢酶（DPD）缺乏情况，为预测胃癌患者对5-FU 的治疗反应和为胃癌患者 5-FU 化疗方案的调整及剂量个体化提供了依据。另外一项荷瘤鼠的整体动物实验中，在建立的小鼠胃癌移植瘤模型给予顺铂和 5-Fu 进行治疗后，研究干预前后血浆的代谢谱并构建预测模型，结果显示模型对化疗敏感性的预测度高达 90.4%。鉴定出的化合物，如 1- 酰 - 溶血卵磷脂、多不饱和脂肪酸及其衍生物，与化疗敏感性有关，可能作为化疗敏感性的潜在指标。

中药药效评价是个公认难题，因为中药通常药效缓和、持久，表现为对机体功能和代谢的综合调节作用，采用常规临床参数进行评价难以很好地体现中药药效，其药效标志物获取困难，代谢组学在中药药效评价方面显示出良好应用前景。中医认为人体疾病的产生源于机体正常的平衡体系被打破，因此，中医药治疗十分注重对机体的整体、系统化调节、调理。虽然大量中医药实践不断提示中医整体观思想的正确性，但长期以来，没有合适的技术手段和科学数据能提供具有说服力的证据，体现中医整体调节的效果。代谢组学关注于机体内源性小分子，研究生物体在内源性（如生理、生长、发育、突变等）或外源性（如病原、药物、毒物、环境等）各因素影响下，受自身基因调控、蛋白质和系统代谢作用的影响，以及生活方式、饮食习惯、环境影响、合并用药等诸多外界因素的影响，其数据信息具有综合性，在一定程度上综合反映了个体基本物质基础，是表征个体状态、个体特点的良好方法，为中医药治疗的整体观思想提供了可以借鉴的手段。大量研究表明，高血压与代谢综合征密切相关，自发性高血压大鼠（SHR）是CD36 基因缺陷大鼠，由于脂肪酸摄取功能缺陷导致体内脂质等多种代谢紊乱，突出表现在体内脂肪酸水平明显上升、血压升高趋势明显。代谢组学研究发现 CD36 基因缺陷 SHR 与正常对照 Wistar 大鼠的代谢表型有明显差异,对差异化合物进行分析,结果显示 SHR 有明显的糖代谢、脂肪酸代谢紊乱,最显著的代谢特征是血液中脂肪酸及其共同氧化代谢物 3- 羟基丁酸水平明显升高,采用人参总皂苷连续给药后,不仅显著降低了脂肪酸及 3- 羟基丁酸水平,还显著调节大鼠的异常代谢逐步向正常对照 Wistar 大鼠方向靠近(图 19-11),并且逐渐显示出对 SHR 的降压作用(图 19-12),提示人参总皂苷可能正是通过调节脂代谢的紊乱而发挥降压作用。而代谢组学所展示的整体代谢调节作用以一个新模型反映了中药药效,所发现的内源性小分子水平随给药而产生的变化也为 PK/PD 研究提供了潜在药效标志物。

与单味中药或提取物相比,复方中药的整体药效评价更加困难。临床上复方丹参滴丸用于心肌缺血和缓解心绞痛的治疗,该药在美国 FDA 进行的 Ⅱ期临床研究发现:抗心肌缺血药效良好,可明显改善临床患者运动耐受试验(ETT)表现;但临床发现患者短期服药(4 周内)后,血药浓度高峰前后,药效良好,当体内血药浓度水平下降,药效也随之减弱,即药效随体内血药浓度水平变化而波动,表现为 PK/PD 相关。然而,患者较长时间持续服药(8 周)后,虽然体内血药浓度仍然呈峰谷波动变化,但药效保持平稳,不随 PK 而明显波动,出现 PK/PD 不相关现象(图 19-13)。为研究这个问题,中国药科大学药物代谢动力学重点实验室代谢组学研究团队利用基于 LC/MS-MS 测定技术的分析与药代平台、GC/MS 测定技术的代谢组学平台,研究了复方丹参滴丸单次、多次给药后体内 PK 变化、对心肌缺血模型大鼠的代谢调节作用。PK 研究发现与单次给药相比,多次给药后体内暴露水平稍有增加,但血液与组织中药物峰谷

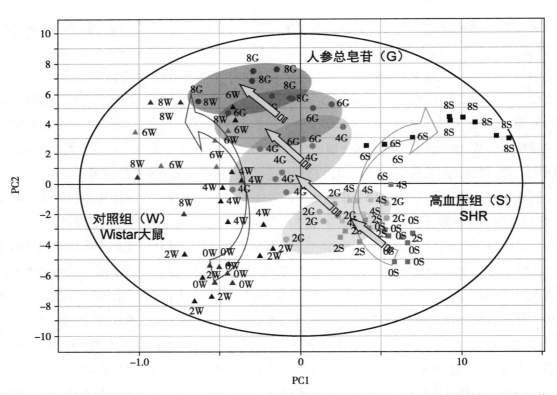

S:SHR,自发性高血压大鼠;W:Wistar 对照大鼠;G:人参总皂苷用药组;0、2、4、6、8:给药前(0 天)和给药后 2 周、4 周、6 周、8 周。资料引自(Aa J,et al. Acta Pharmacol Sin,2010,31:930-937.)。

图 19-11　人参总皂苷对自发性高血压大鼠的代谢调节作用

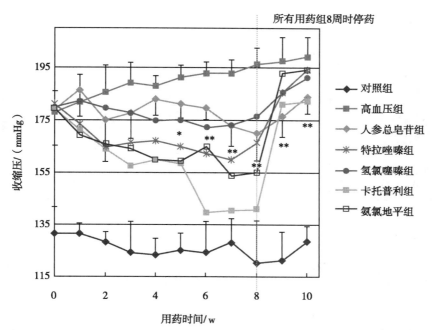

人参总皂苷持续用药后显示出缓和、持久的降压作用,停药2周后大鼠血压仍然显著低于模型组。
西药给药组(特拉唑嗪、氢氯噻嗪、卡托普利、氨氯地平)降压效应较为明显,但停药后血压快速回升。
资料引自(Aa J,et al. Acta Pharmacol Sin,2010,31:930-937.)。

图 19-12　人参总皂苷与西药给药后大鼠血压变化图

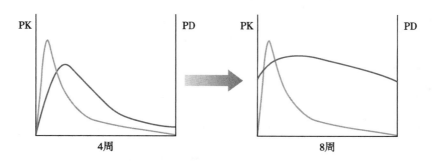

图 19-13　美国临床研究发现复方丹参滴丸长期给药后出现 PK/PD 不相关问题

浓度波动规律不变,未出现药物浓度峰谷消失现象,提示多次给药后药物成分体内暴露水平变化不是造成药效持续平稳的原因。代谢组学研究发现复方丹参滴丸给药对模型大鼠异常代谢具有明显调节作用(图 19-14)。并且短期给药(1 周)的代谢调节作用与血药浓度水平呈现一致的波动变化;而长期给药后,代谢调节作用趋向稳定,不随血药浓度水平波动而明显变化,提示复方丹参滴丸临床 PK/PD 不相关原因与其代谢调节作用有关。该研究初步阐释了美国 FDA 审评专家对复方丹参滴丸临床 PK/PD 不相关的疑难问题,有力地支持了复方丹参滴丸的在美国 FDA 的Ⅲ期临床研究,为推进复方丹参滴丸在美国临床研究解决了一个重大疑难问题。

　　进一步对内源性小分子、代谢通路进行研究,发现复方丹参滴丸可显著逆转心肌缺血所导致的能量产生降低趋势,体外和整体动物研究显示复方丹参滴丸调节脂肪酸代谢、糖代谢、酮体生成与代谢通路中关键分子及其相关酶/转运体的基因表达水平,提示复方丹参滴丸通过改善心肌能量代谢从而缓解心肌缺血状态的潜在机制,为阐释复方丹参滴丸抗心肌缺血药效作用机制提供了证据。在此项研究中,

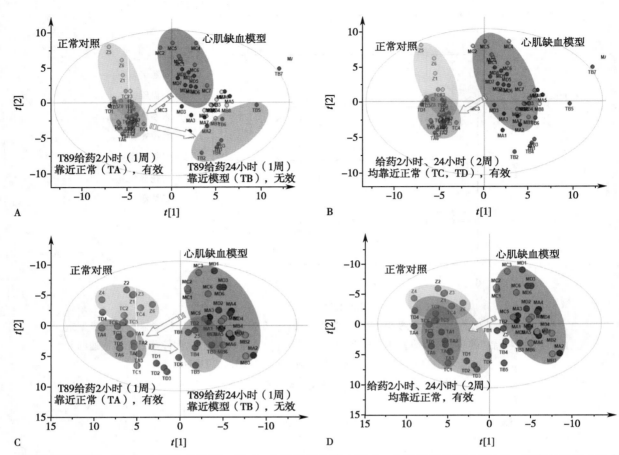

A. 血浆样品给药 1 周；B. 血浆样品给药 2 周；C. 心肌组织给药 1 周；D. 心肌组织给药 2 周。Z：正常对照组；MA 与 MB：1 周模型组 2 小时、24 小时样品；TA 与 TB：1 周复方丹参滴丸组 2 小时、24 小时样品；TC 与 TD：2 周复方丹参滴丸组 2 小时、24 小时样品。资料引自（Aa N, et al. Metabolomics, 2019, 15：128.）。

图 19-14　复方丹参滴丸调节心肌缺血模型大鼠血浆和心肌组织代谢表型

发现异丙肾上腺素诱导的心肌缺血模型动物血液中柠檬酸、丙酮酸、三羟基丁酸等明显异常，而用药后受到调节，恢复趋向正常，为解决该药物临床缺乏药效标志物问题提供了很好的候选指标。

　　代谢组学研究结果显示心肌缺血模型动物的血浆和心肌组织代谢均出现明显异常。无论是血浆样品还是组织样品，复方丹参滴丸用药 1 周，给药 2 小时后样品(药物浓度水平高)靠近正常组(远离模型组)，提示产生明显代谢调节作用；给药 24 小时后样品(浓度水平极低)靠近模型组(远离正常组)，药效随药物浓度产生一致性波动，存在峰谷现象。用药 2 周后，无论给药 2 小时后样品(药物浓度水平高)，还是给药 24 小时后样品(浓度水平极低)，均靠近正常组(远离模型组)，即药效保持稳定，不随药物浓度产生明显波动，峰谷效应消失，提示复方丹参滴丸对异常代谢调节与药效密切相关。

三、药物毒性预测与评价

　　临床用药最重要的考量指标是药效，需防范的最大风险是毒副作用。由于个体差异，不同患者对药物的反应差别很大，可能造成药效变化和毒性发生，给临床选择药物和确定剂量带来很大困扰。越来越多的数据表明药物代谢组学为解决这一问题提供了很好的策略,研究工作也逐步由动物试验、临床前研究转化到一线临床。

　　临床上少量患者使用乙酰氨基酚会出现肝脏毒性,导致肝脏毒性的因素有哪些? 是否能被提前预测? 一项乙酰氨基酚诱导大鼠肝脏毒性研究发现:造模前尿液代谢表型与给药后肝脏损伤程度之间存在关联性,给药前尿液中较高的牛磺酸(taurine)水平与动物肝脏损伤程度成负相关性,这一结果与牛磺酸具有解毒效应相吻合。该研究第一次证实了药物对个体引起的反应能够由给药前的代谢物表型预测。在此基础上,研究临床 71 名健康成人在给予对乙酰氨基酚前、后的尿液,结果显示,虽然基于给药前的代谢谱数据未达到预测毒性效果,但给药后短时间内(谷丙转氨酶升高前)的尿液代谢谱可被明显区分为毒性易感型和耐受型,准确率高达 70% 以上。这种基于给药前基础代谢表型预测给药后药物体内暴露或者毒性反应的模式也成功应用于半乳糖苷对肝脏的损伤上。

　　药物代谢组学对药物的血液毒性、肾毒性、心脏毒性及神经毒性等都显示较好的预示作用。抗肿瘤药物往往存在较大的个体差异,个体对化疗药物的敏感程度、毒副作用的反差尤其强烈。对 52 例局部或转移性的直肠癌患者的血浆代谢谱进行分析,同时研究卡培他滨治疗患者的毒性反应,发现低密度脂蛋白所衍生的脂类(包括不饱和脂肪酸、胆碱、磷脂)水平与毒性评级正相关,提示脂质标志物可预测卡培他滨在非手术型直肠癌治疗中毒性发生的强弱。顺铂的肾毒性存在很大个体差异,而患者给药前的尿液代谢谱可预测顺铂的肾毒性,并且毒性标志物与组织中 NADH 含量高度相关,以此为基础进行顺铂毒性预测,准确率达 66%。

　　在肾功能研究中,通过 8 年随访 1 434 名健康受试者,记录 123 例发展成慢性肾病。利用 LC/MS 分析了血清代谢谱,发现肾血循环中有 9 种代谢物水平的下降幅度比肌酸酐更大,提示这些代谢物可独立于肾小球滤过率(GFR)应用于肾功能的评价。其中,瓜氨酸和胆碱可作为肾代谢的标志物,犬尿酸可反应肾脏分泌能力,为临床慢性肾病预测提供了新的标志物。

　　心脏毒性也是临床普遍且严重的药物副作用之一,相当一部分药物会引起心律失常、心肌缺氧、心肌病变等损害。目前常以心电图 Q-T 间期延长是临床预示心脏毒性的主要标志。一项采用豚鼠进行的研究显示,在使用不同剂量的抗菌药物司帕沙星后,心电图分析显示司帕沙星可剂量依赖性地引起豚鼠 Q-T 间期延长,代谢组学分析发现干预前的代谢表型轮廓可以预示司帕沙星的心脏毒性,其中嘧啶 -5'-二磷酸(CDP)、去氧皮质酮、天门冬氨酸和硬脂酸与心脏毒性有关。此外,以异烟肼诱导的中枢神经毒性研究中,发现给药前大鼠的尿液代谢谱表型可以预测异烟肼的神经毒副作用风险程度,尿液中的乳酸和葡萄糖与异烟肼的乙酰化代谢及中枢毒性反应程度高度相关。该研究结果为预测异烟肼的不良反应提供了新方法,有助于肺结核患者进行临床分类治疗以降低治疗风险。

　　雷公藤甲素对自身免疫性疾病具有治疗作用,但也对多种组织器官具有毒性。在大鼠试验中,雷公藤甲素单次给药就使得大鼠出现急性毒性,特别是高剂量时生化参数,如谷丙转氨酶、谷草转氨酶、白细胞、总尿素氮、肾小球滤过率、动物行为、肝脏组织切片等均出现明显异常,但低剂量下,各项常规检测指标无明显变化。采用基于 GC/MS 测定技术的代谢组学平台进行研究,发现药物毒性呈明显的剂量依赖性(图 19-15)。在常规生化检测未发现低剂量雷公藤甲素出现毒性情况下,代谢组学所显示的代谢表型出现明显变化,提示代谢组学比常规生化参数评价毒性可能更加敏感。并且,雷公藤甲素对代谢表型的影响具有显著的剂量依赖性和时间依赖性。对比研究显示血浆中牛磺酸、脂肪酸、三羧酸循环中间产物

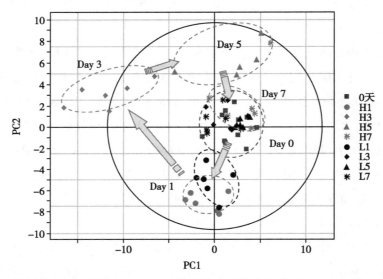

L: 低剂量; H: 高剂量; 0、1、3、5、7: 给药前(0 天)或给药后 1、3、5、7 天。高
剂量雷公藤甲素(2.4mg/kg)给药引起 SD 大鼠代谢谱出现明显异常,特别
是给药后第 1、3 天,至第 5、7 天有恢复趋势;低剂量雷公藤甲素(0.6mg/kg)
给药引起 SD 大鼠代谢谱在第一天出现异常,随后(第 3、5、7 天)较快趋向
正常。资料引自(Aa J, et al. Metabolomics, 2011, 7:217-225.)。

图 19-15 雷公藤甲素给药后引起 SD 大鼠代谢表型出现明显变化

水平在雷公藤甲素用药后变化明显,提示肝脏毒性和线粒体呼吸功能受损,即雷公藤甲素诱导的肝毒性
与肝细胞线粒体受到损伤有关。

为研究不同代谢表型模型动物对 PK 参数的影响,采用不同能量供应的特殊饲料大鼠,研究雷公
藤甲素给药后代谢表型、毒性反应和 PK 参数,结果显示不同营养供应组体内代谢表型有明显差异;与
正常饲料组相比,高脂饲料组大鼠毒性不明显,体内暴露水平,如 C_{max}、AUC 均明显低于正常饲料组,而
饮食限制组大鼠毒性和给药后死亡率最高,体内暴露水平,如 C_{max}、AUC 均明显高于正常饲料组。对内
源性小分子与雷公藤甲素 PK 参数进行关联性分析,结果表明给药前大鼠血清中谷氨酸(glutamic acid)
和肌酸酐(creatinine)水平与 C_{max} 及 AUC 呈现良好相关性(图 19-16),可较为准确地预测口服给予雷
公藤甲素后大鼠的 PK 参数,提示代谢组学所表征的个体内源性分子可用于预测某些药物的 PK/TK
参数。

四、展望

从研究对象人和药物的主客体关系看,PK 研究客体药物在人体内的动态变化过程,反映了机体对
外源性药物进行处置,使之产生生物转化及量变过程,体现了机体内含基因、酶、转运体等系统因素的作
用效果。而代谢组学研究人体内小分子浓度水平变化,反映了机体代谢特点,特别是经过药物治疗后对
体内小分子的影响和调节作用,体现了药物对机体内基因、酶/受体、转运体等分子靶点、信号通路多种
因素的影响。两种研究互为对应、相互补充,进行代谢组学与 PK 结合可以更加全面、系统、清晰地阐明
药物体内过程、作用模式、调控靶点,有望在临床个体差异与指导临床用药、药效与药效标志物研究、药
物作用机制研究、毒性评价等多个领域得到更加广泛的应用。

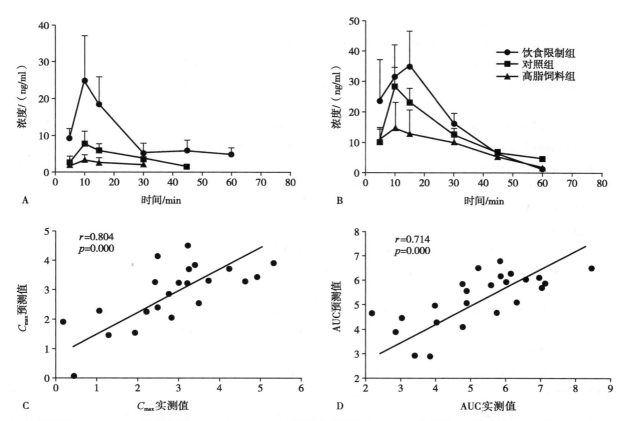

A. 给药剂量 0.6mg/kg；B. 给药剂量 1.8mg/kg；C. C_{max} 实测值与预测值；D. AUC 实测值与预测值。r：经回归分析的相关系数；p：回归显著性分析值。

图 19-16　雷公藤甲素的 PK 与代谢组学关联研究

（阿基业）

参考文献

［1］NICHOLSON J K，LINDON J C，HOLMES E. Metabonomics：understanding the metabolic responses of living systems to pathophysiological stimuli via multivariate statistical analysis of biological NMR spectroscopic data. Xenobiotica，1999，29，1181-1199.

［2］KITANO H. Systems biology：a brief overview. Science，2002，295（5560）：1662.

［3］许国旺．代谢组学：方法与应用．北京：科学出版社，2008.

［4］林顿．代谢组学手册（The Handbook of Metabonomics and Metabolomics）．北京：科学出版社，2008.

［5］贾伟．医学代谢组学．上海：上海科学技术出版社，2011.

［6］ERIKSSON L，JOHANSSON E，KETTANEH-WOLD N，et al. Multi- and megavarivate data analysis：principles and application. Umetrics Academy，2001，43-58.

［7］阿基业．代谢组学数据处理方法——主成分分析．中国临床药理学与治疗学，2010，15（5）：481-489.

［8］阿基业，何骏，孙润彬．代谢组学数据处理——主成分分析十个要点问题．药学学报，2018，53（6）：929-937.

［9］WIKLUND S，JOHANSSON E，SJÖSTRÖM L，et al. Visualization of GC/TOF-MS-based metabolomics data for identification of biochemically interesting compounds using OPLS class models. Analytical chemistry，2008，80（1）：115-122.

［10］XIA J，WISHART D S. Using MetaboAnalyst 3.0 for comprehensive metabolomics data analysis. Curr Protoc in

Bioinformatics,2016,55:14.10.1-14.10.91.

[11] MUHREZ K,BENZ-DE B I,NADAL-DESBARATS L,et al. Endogenous metabolites that are substrates of organic anion transporter's(OATs)predict methotrexate clearance. Pharmacol Res,2017,118:121-132.

[12] CLAYTON T A,LINDON J C,CLOAREC O,et al. Pharmaco-metabonomic phenotyping and personalized drug treatment. Nature,2006,440(7087):1073-1077.

[13] PHAPALE P B,KIM S D,LEE H W,et al. An integrative approach for identifying a metabolic phenotype predictive of individualized pharmacokinetics of tacrolimus. Clin Pharmacol Ther,2010,87(4):426-436.

[14] HUANG Q,AA J,JIA H,et al. A pharmacometabonomic approach to predicting metabolic phenotypes and pharmacokinetic parameters of atorvastatin in healthy volunteers. J Proteome Res,2015,14(9):3970-3981.

[15] ELLERO-SIMATOS S,LEWIS J P,GEORGIADES A,et al. Pharmacometabolomics reveals that serotonin is implicated in aspirin response variability. CPT:pharmacometrics & systems pharmacology,2014,3:e125.

[16] YERGES-ARMSTRONG L M,ELLERO-SIMATOS S,GEORGIADES A,et al. Purine pathway implicated in mechanism of resistance to aspirin therapy:pharmacometabolomics-informed pharmacogenomics. Clin Pharmacol Ther,2013,94(4):525-532.

[17] ZHU H,BOGDANOV M B,BOYLE S H,et al. Pharmacometabolomics of response to sertraline and to placebo in major depressive disorder-possible role for methoxyindole pathway. PloS one,2013,8(7):e68283.

[18] JI Y,HEBBRING S,ZHU H,et al. Glycine and a glycine dehydrogenase(GLDC)SNP as citalopram/escitalopram response biomarkers in depression:pharmacometabolomics-informed pharmacogenomics. Clin Pharmacol Ther,2011,89(1):97-104.

[19] NAKAYAMA Y,MATSUMOTO K,INOUE Y,et al. Correlation between the urinary dihydrouracil-uracil ratio and the 5-FU plasma concentration in patients treated with oral 5-FU analogs. Anticancer Res,2006,26(5b):3983-3988.

[20] AA J Y,WANG G J,HAO H P,et al. Differential regulations of blood pressure and perturbed metabolism by total ginsenosides and conventional antihypertensive agents in spontaneously hypertensive rats. Acta Pharmacol Sin,2010,31(8):930-937.

[21] GUO J,YONG Y,AA J,et al. Compound danshen dripping pills modulate the perturbed energy metabolism in a rat model of acute myocardial ischemia. Scientific reports,2016,6:37919.

[22] SHI J,CAO B,WANG X,et al. Metabolomics and its application to the evaluation of the efficacy and toxicity of traditional Chinese herb medicines. J Chromatogr B Analyt Technol Biomed Life Sci,2016,1026:204-216.

[23] AA N,GUO J H,CAO B,et al. Compound danshen dripping pills normalize a reprogrammed metabolism of myocardial ischemia rats to interpret its time-dependent efficacy in clinic trials:a metabolomic study. Metabolomics,2019,15:128.

[24] AA J,SHAO F,WANG G,et al .Gas chromatography time-of-flight mass spectrometry based metabolomic approach to evaluating toxicity of triptolide.Metabolomics,2011,7:217-225.